Fachbücher *therapie kreativ*
Band 2

Leibbewegungen, Herzkreise und der Tanz der Würde

Methoden und Modelle der Tanz- und Bewegungstherapie

Udo Baer / Gabriele Frick-Baer
Leibbewegungen, Herzkreise und der Tanz der Würde
Methoden und Modelle der Tanz- und Bewegungstherapie
Affenkönig-Verlag 2008
ISBN 978-3-93493-323-1

2. Auflage 2008

Umschlaggestaltung: Schneider Visuelle Kommunikation unter Verwendung
eines Bildes von © Klaus Schneider
Satz: Sabine Bremer, Düsseldorf
Druck: Clausen & Bosse, Leck

Udo Baer, Gabriele Frick-Baer

Leibbewegungen, Herzkreise und der Tanz der Würde

Methoden und Modelle der Tanz- und Bewegungstherapie

Affenkönig

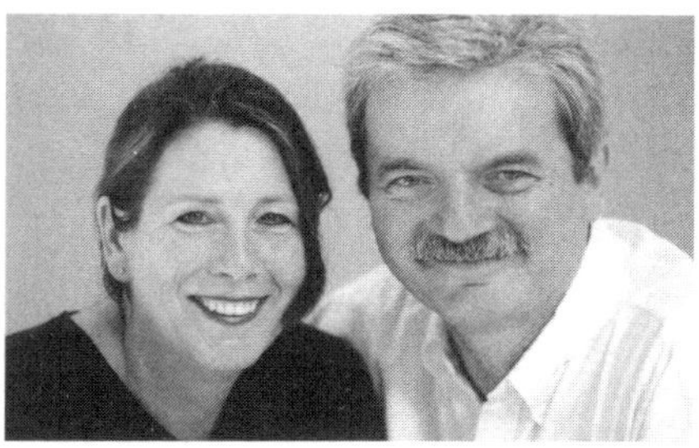

Udo Baer, Neukirchen-Vluyn – Jg. 1949. Dr. phil., Dipl. Pädagoge, Kreativer Leibtherapeut (HPG). Leiter der Zukunftswerkstatt *therapie kreativ,* die er auch mitbegründete. Er arbeitet seit vielen Jahren in therapeutischer Praxis und leitet Aus- und Fortbildungen in künstlerischen Therapien. Zahlreiche Veröffentlichungen von Fachbüchern.

Gabriele Frick-Baer, Neukirchen-Vluyn – Jg. 1952. Diplom-Pädagogin, Kreative Leibtherapeutin (HPG). Mitbegründerin der Zukunftswerkstatt *therapie kreativ.* Sie arbeitet seit vielen Jahren in therapeutischer Praxis und als Leiterin von Seminaren und Ausbildungsgruppen in künstlerischen Therapien, u. a. in Kreativer Traumatherapie. Autorin zahlreicher Fachbücher und Artikel.

www.therapie-kreativ-baer.de

Inhaltsverzeichnis

Vorwort

Wenn wir gefragt werden, was Tanz- und Bewegungstherapie ist, dann fallen uns zunächst keine theoretischen Erklärungen, sondern Menschen ein. Da ist die Frau, die strahlend mit einem Blumenstrauß in die vereinbarte letzte Therapiestunde kommt, um dort Bewegungen für ihre wiedergewonnene Lebensfreude zu finden. Eineinhalb Jahre zuvor hatte sie vereinsamt, magersüchtig und selbstmordgefährdet nach einem Klinikaufenthalt die Einzeltherapie begonnen. Da ist der verängstigte junge Mann, dem es zum ersten Mal seit Jahren gelingt, seine Hand wünschend auszustrecken. Da sind die so genannten „hyperaktiven" Kinder, die sich nach einer tänzerischen Dschungelreise erschöpft und behaglich im selbst geschaffenen „Kuschelraum" aneinander anlehnen. Da ist die sterbenskranke alte Frau im Krankenbett, deren rechte Hand gemeinsam mit der Hand des Therapeuten zum Adagio von Mozarts Klarinettenkonzert tanzt. Da ist das Paar, das keine Worte mehr füreinander hat und im tänzerischen „Verraumen" merkt, dass die Liebe zueinander erloschen ist. Da sind die alten Frauen und Männer in der Klinik für chronisch kranke SchmerzpatientInnen, die ihren „Tanz der Würde" tanzen ...

Und uns fällt auch unser eigenes Erleben ein, die Freude und Begeisterung an und mit den KlientInnen oder der Schrecken und das Mitgefühl bei den Kränkungen und Verletzungen, von denen uns KlientInnen erzählen. Unsere Hilflosigkeit, wenn KlientInnen der Mut verlässt, Veränderungen zu wagen. Und unsere Zweifel, wenn Lebensmuster, unter denen KlientInnen leiden, sich als hartnäckig und widerspenstig gegenüber Veränderungen erweisen.

Tanz- und Bewegungstherapie versteht den Menschen als erlebendes Wesen und nimmt die KlientInnen mit all ihren leiblichen Aspekten ernst, mit ihren Stimmungen und Gefühlen, ihren Erregungen und Spannungen, ihrem Körpererleben und ihren Selbstbildern, ihrem Denken und ihren sozialen Beziehungen. Tanz- und Bewegungstherapie ist unserem Verständnis nach Leibtherapie, das heißt, wir unterstützen KlientInnen darin, ihre Fähigkeiten, sich zu erleben und anderen Menschen erlebend zu begegnen, wiederzugewinnen und damit mehr Wahlmöglichkeiten in ihrem Leben zu eröffnen. Auf dem Boden dieses Verständnisses von Menschen und Therapie bietet die Tanz- und Bewegungstherapie, wie wir sie hier vorstellen, eine Fülle von Möglichkeiten, heilende Veränderungsprozesse einzuleiten, zu unterstützen und zu fördern. Davon wollen wir in diesem Buch erzählen.

Auch wenn dieses Buch vor allem ein Praxisbuch ist, werden wir die theoretischen Modelle vorstellen, die unserer Praxis zugrunde liegen. Wir haben uns dabei bemüht, dies so verständlich wie möglich zu tun. Wir benutzen gegenüber KlientInnen keine anderen Begriffe als im Gespräch mit FachkollegInnen. Selbstverständlich benötigen wir Fachbegriffe, um zu beschreiben, was in therapeutischen Prozessen geschieht. Doch diese

Begriffe müssen verständlich und nachvollziehbar sein. Wir benutzen deshalb nur in Ausnahmefällen Fremdwörter als Fachbegriffe, wir bleiben z. B. lieber beim guten alten „Körperbild“ als bei den modischen Begriffen „Körper-Imago“ oder „Body-Chart“. Zu unserer therapeutischen Haltung der KlientInnenkompetenz gehört, dass wir unsere Arbeit so transparent und verständlich wie möglich machen wollen.

Die Darstellung von Theorie und Praxis in diesem Buch ist eng miteinander verzahnt. In den ersten Kapiteln liegt der Schwerpunkt auf der Theorie. Dort wollen wir vor allem die Modelle vorstellen, auf denen sich unser Verständnis von Tanz- und Bewegungstherapie gründet, und einige, von denen es sich abgrenzt. Aber auch dort führen wir zahlreiche praktische Beispiele aus unserer Arbeit an, um mit ihnen die theoretischen Modelle zu illustrieren bzw. zu belegen. Die restlichen Kapitel, und damit der Hauptteil des Buches, dienen der Vorstellung von praktischen Methoden der Tanz- und Bewegungstherapie. Auch dort sind, wo notwendig und sinnvoll, theoretische Erläuterungen eingebaut. Bei den vorgestellten Methoden erläutern wir besonders diejenigen, die wir selbst neu oder wesentlich weiterentwickelt haben.

Tanz- und Bewegungstherapie, wie wir sie verstehen und hier vorstellen, hat zahlreiche Quellen. Eine der Quellen ist der Tanz selbst. Dabei interessieren uns nicht in erster Linie Schrittfolgen oder Raumwinkel; vor allem das Erleben im Tanz ist aus therapeutischer Sicht eine genauere Betrachtung wert, denn im Tanzerleben gründen zahlreiche Qualitäten der Tanz- und Bewegungstherapie. Eine zweite wichtige Quelle ist die Säuglingsforschung. Sie liefert Erfahrungen und Modelle, die die Entwicklung des Säuglings und Kleinkindes als Erlebnisprozess beschreiben, woraus sich grundlegende Überlegungen zu Menschenbild und Therapieverständnis ableiten lassen. Therapie ist unseres Erachtens Erleben und sie verändert Erleben. Unser Verständnis davon wurde durch die Leibphilosophie v. a. durch Merleau-Ponty, Schmitz und Fuchs geschärft, die u. a. zahlreiche Begrifflichkeiten zum Verstehen menschlichen Erlebens und therapeutischer Prozesse liefert. Eine weitere Quelle ist die Humanistische Psychologie, deren Modelle teilweise in unsere Überlegungen einfließen. Wichtigste Quelle für dieses Buch ist aber unsere Praxis. Jede Klientin, jeder Klient ist einzigartig, jede therapeutische Begegnung ist eine einmalige Herausforderung. Dies zwingt uns immer wieder, konkreten Herausforderungen mit neuen praktischen Experimenten zu begegnen. Daraus entwickeln sich neue Methoden und Modelle.

In der Tanz- und Bewegungstherapie gibt es – zumindest in Deutschland – kaum Diskussion und nur wenig fachliche Auseinandersetzung. Veröffentlichungen fremder Schulen werden ignoriert und nicht einmal im Literaturverzeichnis der eigenen Publikation erwähnt. Diesen Zustand halten wir für bedauerlich. Uns geht es nicht darum, KollegInnen oder therapeutische Richtungen abzuwerten. Wir wollen uns aber dort, wo wir es für notwendig halten, mit anderen Positionen und therapeutischen Haltungen kritisch auseinander setzen. Tanz- und Bewegungstherapie muss und wird sich weiterentwickeln. Dazu bedarf es einer fruchtbaren Auseinandersetzung.

Wir verwenden die Begrifflichkeiten Tanz und Bewegung bzw. Tanz- und Bewegungstherapie weitgehend deckungsgleich. Mancherorts gängige Unterscheidungen zwischen Tanz und Bewegung haben uns nicht überzeugt. Wird z. B. als Unterscheidungsmerkmal genannt, dass Tanz mit Musik verbunden sei und Bewegung nicht, so fallen uns aus unserer therapeutischen Arbeit zahlreiche Tänze einschließlich tänzerischer Dialoge ein, die ohne Musik stattfanden und doch von allen Beteiligten als Tanz empfunden wurden. Wird andererseits gesagt, dass Bewegungen im Vergleich zum Tanz weniger ausdrucksstark seien, so möchten wir auf die Dichte und Intensität verweisen, die Bedeutungsgesten haben können, wie wir sie unter anderem im Kapitel 8 vorstellen. In den USA, in denen es eine längere tanztherapeutische Geschichte gibt als in Europa, hat sich die Bezeichnung „dance / movement-therapy" etabliert (Bolaender 1992). Uns scheint die Suche nach Unterscheidungen zwischen Tanz und Bewegung zur Zeit nicht sehr fruchtbar zu sein. Fruchtbarer und wichtiger ist uns die Unterscheidung zwischen verschiedenen Tanz- bzw. Bewegungs*qualitäten*: zum Beispiel zwischen dem Tanz, der Erleben öffnet, und dem Tanz, der Erleben einengt und unterdrückt, oder zwischen Alltagsbewegungen und Bedeutungsgesten usw. Darauf werden wir an verschiedenen Stellen dieses Buches eingehen.

Und noch ein paar Begriffshinweise: Wir reden in diesem Buch von KlientInnen und meinen damit auch PatientInnen. Auch hier sehen wir keine grundsätzlichen begrifflichen Unterscheidungen, die Bezeichnung KlientInnen ist uns lediglich vertrauter und gewohnter. In einigen Beschreibungen von Auszügen aus therapeutischen Interaktionen „duzen" wir uns mit den KlientInnen, in anderen sagen wir „Sie" zueinander. Beides ist uns in unserer therapeutischen Praxis vertraut und gewohnt. Wenn in den Beispielen von „dem Therapeuten" bzw. „der Therapeutin" die Rede ist, so meinen wir uns beide damit. Sollte es sich dabei um eine Kollegin oder einen Kollegen handeln, weisen wir ausdrücklich darauf hin.

Wir wenden uns mit diesem Buch vor allem an Tanz- und BewegungstherapeutInnen. Aber auch alle anderen TherapeutInnen, die den Körper, das Erleben, die innere und äußere Bewegung in ihre Praxis einbeziehen, können von diesem Buch profitieren. Manche der vorgestellten Methoden, wie z. B. das Verraumen, sind aus der Tanz- und Bewegungstherapie hervorgegangen und können auch von TherapeutInnen, die nicht mit Körper und Bewegung oder anderen kreativen Methoden arbeiten, fruchtbar integriert werden. Voraussetzung ist, dass diese TherapeutInnen ihre Aufmerksamkeit auf das Erleben und die Erlebnisfähigkeit der KlientInnen richten und Therapie nicht nur als „Technik", sondern als einen Beziehungsprozess verstehen.

Kleinere Wiederholungen wird es geben, Überschneidungen sind unvermeidlich, wenn man von Menschen, von ihren lebendigen Prozessen berichtet. Erleben lässt sich nur schwer in Kapitel sortieren. Manche von Ihnen werden das Buch von Anfang bis Ende durchlesen, andere fangen vielleicht beim „Tanz der Hoffnung" an, wenden sich dann den tänzerischen Dialogen zu und werden sich anschließend vertiefend den Ausführungen über Resonanz widmen. Wie dem auch sei: Nehmen Sie das Buch wie eine Landschaft. Man kann sie sich systematisch erschließen (was wir in diesem Fall empfehlen), man kann aber auch mal hierhin und mal dorthin wandern (womit wir rechnen). Beides ist möglich.

Dieses Buch beruht auf einer fast 20-jährigen Praxis. Es war eine Herausforderung, es auszuarbeiten und zu Papier zu bringen, zumal wir ja auch noch als Vater und Mutter, Tochter und Sohn, als Liebende und als in therapeutischer Praxis und Ausbildung Tätige aktiv waren und sind. Gleichzeitig hat uns das Erarbeiten und Schreiben Spaß gemacht. Wir haben dabei wieder einmal gemerkt, wie viel wir auch in professioneller Hinsicht aneinander und voneinander haben. Der Versuch, unsere Erfahrungen in Worte zu fassen, hat in unserer Ausbildungstätigkeit schon eine lange Tradition, doch dies schriftlich in einem Buch zu tun, das der Öffentlichkeit vorgestellt wird, fordert ein zusätzliches Maß an Klärung und Klarheit.

Wir danken unseren KlientInnen für ihre Kreativität und unseren KollegInnen und AusbildungskandidatInnen für die fruchtbare Zusammenarbeit. Suse Wolters hat uns bei den Schreibarbeiten großartig unterstützt. Sabine Bremer hat, wie schon oft, ihre Kreativität und Professionalität in die Gestaltung des Buches einfließen lassen. Danke. Ulrike Struck, Rosalia Costagliola und vor allem Karin Bieber und Susanne Richter haben unser Manuskript ganz oder in Teilen gelesen und uns wertvolle Anregungen gegeben, von denen wir viele aufgegriffen haben. Für Fehler und Schwächen übernehmen wir aber die alleinige Verantwortung. Wir danken allen Genannten und Ungenannten für die Ermutigung und Unterstützung.

Wir bitten um Rückmeldungen. Kritik, Lob, Hinweise, Anregungen beim Lesen des Buches und aus der Umsetzung und dem Erproben der vorgestellten Methoden sind uns sehr willkommen. Tanz- und Bewegungstherapie ist kein Zustand, sondern ein Vorgang, ist selbst ein kreativer lebendiger Prozess der Entwicklung und Weiterentwicklung. Dazu bedarf es der Öffentlichkeit und der kritischen Auseinandersetzung.

1

Tanzen und Erleben

1.1 Was dem Tanzen innewohnt

Was könnte mehr Klarheit geben über den Tanz als der Tanz selbst?" (Paul Valéry, zit. n. Brandstetter, 1993, S. 370). Was könnte mehr Klarheit geben über die therapeutischen Potenziale des Tanzes als der Tanz selbst? Wir wollen dafür die Phänomene, die Erscheinungen des Tanzes betrachten, aber dies nicht in erster Linie äußerlich, sondern vor allem von innen, vom Erleben der Tanzenden selbst. Offensichtlich ist der Tanz ein Grundbedürfnis des Menschen. „Der Tanz ist weder eine Erfindung der Gegenwart noch eines Tanzmeisters der europäischen Renaissance, und selbst zur Zeit der altägyptischen Tempeltänzerinnen hat er bereits eine Vorgeschichte ... Wenn von irgendeinem Beginn spezifisch menschlichen Seins gesprochen werden kann, so steht am Anfang nicht nur das Wort, sondern auch der Tanz." (Koch, 1995, S. 11)

Tanz- und Bewegungstherapie nutzt die dem Tanz innewohnenden Möglichkeiten. „Tanz richtet sich immer an die gesunde Seite der menschlichen Natur, die in jedem noch so kranken oder verwirrten Menschen vorhanden ist. Jeder von uns erinnert sich an eine Zeit, in welcher sein Körper noch im Urzustand seiner eigenen Freude lebte. Diese Urfreude an der Bewegung lebt im Tanz in der vielleicht intensivsten Form weiter. Jeder, der die Welt des Tanzes erlebt hat, weiß, wieviel Freude der Körper uns geben kann. Deshalb möchte ich das angeborene Talent des Körpers zur Freude an sich selbst aufleben lassen und versuchen, die seelischen Wunden zu heilen, indem ich dem Menschen ein neues und positives Gefühl für seinen eigenen Körper zu vermitteln versuche." (Schoop, 1974, S. 72). Erfunden haben die Potenziale des Tanzes nicht die TherapeutInnen, erfunden und entwickelt wurden sie von der Menschheit, Generation für Generation, lange bevor das Wort „Therapie" zum ersten Mal gedacht wurde.

Was wohnt dem Tanzen inne?

- Tanzen verbindet. Je weiter man in die Tanzgeschichte zurückschaut, desto ausschließlicher findet man Ketten- und Kreistänze. Dass Menschen alleine tanzen, ist in Europa eine Entwicklung, die erst in der beginnenden Neuzeit einsetzt. Wenn Menschen sich anfassen und sich dabei gemeinsam bewegen, dann schafft das Verbindung und Sicherheit. Durch Wiederholungen können Rituale entstehen. Altägyptische und etruskische Grabmäler zeigen Ketten von tanzenden Menschen: „Komplizierte Grabrituale als Gedenkfeiern boten auch Schutz vor Angst und Zuflucht in die Gemeinschaft." (Wosien, 1985, Text zu Abb. 35)

Aus den Kettentänzen wurden später Kreistänze. Es wurde um ein Feuer getanzt oder einen Totempfahl, zahlreiche Sonnenanbetungstänze waren Kreistänze, in denen sich die Tänzer um das Sonnensymbol auf der Spitze eines Pfahles oder um ein Feuer in Sonnenrichtung herumbewegten. Im europäischen Mittelalter war der Dorfplatz gleichzeitig der Tanzplatz. Die Tradition, auf dem Dorfplatz um den Baum herum zu tanzen, hat sich stellenweise noch in den Tänzen um den Maibaum erhalten.

Tanzen verbindet: Das bedeutet auch, dass Tanz ein Gemeinschaftsgefühl hervorruft und Menschen unterschiedlichen Standes und unterschiedlicher Gesinnung verbinden kann. Die Tanzhistorikerin Marion Koch schreibt über die mittelalterlichen Dorftänze: „Meldet sich, aus Anlass eines Festes, ein Tanz an, so wendet sich diese Ankündigung potenziell an alle Bewohnerinnen und Bewohner eines Dorfes oder einer Stadt. Sei es bei der Kirchweih, beim Karneval oder bei einer Hochzeit, stets findet sich das Neben- und Miteinander des Bauern und seines Knechtes, des Schmieds und der Hebamme; selbst Bettler und Vaganten mischen sich unter die Teilnehmenden." (Koch, 1995, S. 62 f). In der Tanz- und Bewegungstherapie können wir dieses Potenzial des Tanzes nutzen. Kreis- und Kettentänze bieten sich an, Verbindungen zu schaffen. Gemeinsam durchgeführte Bewegungsrituale bieten die Möglichkeit, mit dem Körper, mit dem ganzen Erleben Sicherheit und Gemeinschaft zu erfahren und sind besonders dann sinnvoll, wenn durch Behinderung oder geistige Verwirrung Verunsicherungen bestehen, z. B. bei verwirrten alten Menschen.

– Tanz ist Ausdruck und ermöglicht Ekstase. Jeder Tanz drückt etwas aus, spricht und zeigt etwas vom Erleben der Tanzenden. Selbst beim domestizierten Tanz, der gesellschaftlichen Regeln unterworfen und in sie hineingepresst wurde (s. Kap. 1.2), kann ein Hauch der ursprünglichen Vitalität der Tanzenden durchscheinen. Im freien Tanz, der Erlebnismöglichkeiten zulässt, ja fördert, drücken Menschen ihr Erleben aus. „Der laufende, ungebremste Motor ‚Vitalität' setzt sich, abhängig vom Improvisationsspielraum der einzelnen Tänze und je nach Anzeige des persönlichen Stimmungsbarometers – Freude, Wut, Lust – in Tanzbewegung um und bringt die jeweilige Laune wenig zurückhaltend zum Ausdruck. Wie sich das Tanzbild dann im Extremfall darstellt, beschreibt Albrechten im Jahr 1705: ‚So springet / juchzet und schreyt man überlaut / als wenn lauter unsinnige Teuffel beynander wären / das gantze Haus muß davon erzittern'." (Koch, 1995, S. 80)

Tanz zeigt nicht nur den Status quo des Erlebens der Tanzenden, im Tanz verändert sich auch das Erleben, es steigert sich, wird freier, offener, intensiver, Tanzen ermöglicht Ekstase. Dieser Begriff stammt aus dem Griechischen ek-stasis und bedeutet: Aus-sich-heraus-Treten, Begeisterung, Verzückung. In der Therapie nutzen

KlientInnen den Tanz, um „aus sich herauszutreten", aus all dem, was sie fesselt und einengt, in verhärteten Mustern verharren lässt. Immer wieder wurde von Tänzerinnen und Tänzern berichtet, die über den Tanz ihre eigenen seelischen und körperlichen Leiden heilen konnten, so etwa von Jeanne Richepin, die später als Jane Avriel im Moulin Rouge bekannt wurde. Sie war dort eine berühmte Can-Can-Tänzerin im Paris der 70er Jahre des 19. Jahrhunderts. Im damaligen Can-Can waren Exzentrik und Individualität Programm, in ihm äußerte sich ein „Lebensgefühl, das sich über alle Reglementierungen und Tabugrenzen hinwegsetzte" (Ochaim/Balk, 1998, S. 79). Richepin war schon im Alter von 13 Jahren als „Hysterikerin" in eine psychiatrische Anstalt für zwei Jahre eingewiesen worden. „Die von der Mutter zugefügten Misshandlungen hatten ihren Spuren hinterlassen. Mit dem Tanz gelang es ihr, diese Symptome zu bewältigen." (a. a. O., S. 79)

– Tanzen transzendiert. Das lateinische ‚transcendere' bedeutet Überschreiten. „Die Grenzen des Erfahrbaren und Erkennbaren werden überschritten, Wahrnehmungswelten aufgeweicht und erweitert. Das Imaginäre nimmt seinen Lauf, das Ich wird geöffnet." (Koch, 1995, S. 24)

Das schon erwähnte Potenzial des Tanzes, sich auszudrücken, aus sich herauszugehen erhält hier noch eine zusätzliche Qualität. Der tanzende Mensch erlebt sich nicht nur anders und sich verändernd, er kann eine über die Grenzen des persönlichen Raums hinausgehende Verbundenheit mit der Natur oder mit Gott erleben. Deshalb war Tanz immer Bestandteil von Glaubensausdruck und Gebet. Die frühesten Götter bzw. Verehrungsobjekte der Menschen waren Tiere. Zahlreiche indianische oder afrikanische Tänze zeigen auch heute noch, wie im Tanz Tiere imitiert werden. „Tiermaskentänze wurden im Bewusstsein ausgeführt, sich damit der göttlichen Natur des heiligen Tieres zu nähern und auf diese Weise auch dem Gott, der ihm innewohnte." (Wosien, 1985, S. 21) Tanzen war auch ein Versuch mit dem, was den Menschen fremd und verehrungswürdig war, eins zu werden. Dazu zählten Tiere, von denen das Überleben der Menschen abhängig war, dazu zählten aber auch die Sonne oder die Planeten. Im Laufe der Jahrhunderte und Jahrtausende wurde der Tanz immer mehr zu einem festen Bestandteil jeglichen Glaubensausdruckes:

Tanzen war ein Gottesdienst,
War ein Beten mit den Beinen!
(Heinrich Heine, „Atta Troll", zit. n. Neff, 1993, S. 24)

Erst durch das Christentum, das in den meisten Zeiten und Ländern den Tanz als zu leidenschaftlich bzw. zu sexuell bekämpfte, wurde diese Verbindung aufgehoben. Im indischen Glauben ist diese Verbindung vor allen Dingen in der Person des Gottes Schiwa noch deutlich. Im Tirukuttu Darshana heißt es z. B.:

> *„Schiwas Tanzplatz ist allenthalben,*
> *allenthalben ist sein Tanz.*
> *So wie Schiwa alles ist und allgegenwärtig,*
> *so wird Schiwas lieblicher Tanz allenthalben sichtbar.*
> *... Der tanzende Fuß, der Klang der klingenden Glöckchen,*
> *Die Lieder, die man singt, und die wechselnden Schritte,*
> *Die Gestalt, angenommen von unsrem Gurupara, dem Tänzer,*
> *Entdecke die in dir selbst, dann fallen deine Fesseln."*
> (zit. n. Neff, 1993, S. 21 f)

Wir greifen den transzendierenden Aspekt des Tanzes auf. In Methoden wie z. B. dem „Tanz des Glaubens" (s. Kap. 9.3.4) geschieht dies unmittelbar und ausdrücklich. Auch in vielen anderen Zusammenhängen begegnen KlientInnen in der Tanz- und Bewegungstherapie existenziellen und Sinnfragen ihres Lebens und finden im Tanz Möglichkeiten, sich mit ihnen kreativ auseinander zu setzen. Wesentlich ist allerdings, dass in der therapeutischen Arbeit keine bestimmte Art des Glaubens vorgegeben wird, sondern der persönliche Weg der KlientInnen, sich mit Sinn- und Glaubensfragen auseinanderzusetzen, geachtet wird.

– Tanzen veröffentlicht. Wenn ein tanzender Mensch sich zeigt, dann gibt er dem Schauenden die Möglichkeit darauf zu reagieren. Seit dem 17. Jahrhundert sind in Europa Tanzende jeweils als Paar aus dem Kreistanz herausgetreten und haben sich gezeigt. Vor allen Dingen im 19. und 20. Jahrhundert trat dann das gesellschaftliche Phänomen auf, dass Einzelne tanzten und sich der Öffentlichkeit präsentierten. In dem Sich-Zeigen liegt immer auch der Aspekt des Sich-Preisgebens. Ganz gleich, ob jemand eine große Show auf der Bühne zeigt oder ob das kleine Sich-Zeigen im Partykeller stattfindet, die Tanzenden machen sich damit öffentlich und geben sich öffentlicher Reaktion anheim.

Die Reaktion kann positiv, voller Entzücken und voll Staunen sein. Nicht nur die Tanzenden erleben sich, auch die Zuschauer oder Zuschauerinnen spüren und erleben sich in ihrer Resonanz. Man spürt z.B. das liebevolle Verzücken, wenn Goethes Werther über seine Lotte schreibt: „Tanzen muss man sie sehen! Siehst du, sie ist so mit ganzem Herzen und mit ganzer Seele dabei, ihr ganzer Körper eine Harmonie, so sorglos, so unbefangen, als wenn das eigentlich alles wäre, als wenn sie sonst nichts dächte, nichts empfände; und in dem Augenblicke gewiss schwindet alles andere vor ihr." (Goethe, zit. n. Brandstetter, 1993, S. 15 f) Tanzende können aber auch andere Reaktionen erhalten, Reaktionen der Abwertung und Verachtung. Die Bibel berichtet: „Und da die Lade des Herrn in die Stadt Davids kam, guckte Michal, die Tochter Sauls, durchs Fenster und sah den König David springen und tanzen vor dem Herrn und verachtete ihn in ihrem Herzen." (2. Buch Samuel, 6,1 – 16, zit. n. Neff,

1993, S. 27) Viele KlientInnen haben Erfahrungen gemacht, dass ihre Bewegungen, ihr Körperausdruck, ihr Tanz missachtet oder verachtet wurden. Sie wurden beschämt. Wenn KlientInnen neue Bewegungen, neue Ausdrucksformen und damit neue Erlebensqualitäten erproben und entdecken, dann betreten auch die Erfahrungen der Beschämung und Missachtung den Raum. Sie klingen an im häufigen „Ich kann nicht tanzen" und begleiten als zumindest leichter Schatten die Freude und den Stolz nach einer tänzerischen Entdeckungsreise. Diese Scham muss ernst genommen werden. Tanz- und Bewegungstherapie hilft, durch sie hindurch zu gehen, hilft, zwischen der Scham, die eher der Beschämung und Missachtung entspringt, und der natürlichen Scham, die die Intimität eines Menschen schützt, zu unterscheiden (s. auch Baer/Frick-Baer, 2000).

– Tanzen fördert Begegnung. Im späten Mittelalter lösten sich aus den Kreistänzen Paare, die sich umeinander drehten und schwangen, was damals „Walzen" genannt wurde und woraus später der Walzer entstand. Diese Begegnung hatte etwas Wildes, Freies, Sexuelles. Beim Tanzen, so zitiert Koch einen Zeitzeugen aus dem Jahr 1533, „werden mänlin vnd freylin frech / frisch / frey vnd gayl ..." (Koch, 1995, S. 81) Auch in der heutigen Disko oder auf der Fete ist das Anbändeln beim Tanz für viele Jugendliche (und Erwachsene!) einer der häufigsten Wege des Flirtens und der Kontaktaufnahme. Gerade deshalb wurde der Tanz seit dem ausgehenden Mittelalter geächtet. Da er nicht zu verbieten oder zu vernichten war, weil sich Tanz über alle Verbote hinweg immer wieder durchsetzte, wurde versucht, die tanzende Begegnung zu entkörperlichen und jeder erlebensmäßigen Begegnung zu berauben. Im höfischen Kunsttanz der ersten Hälfte des 18. Jahrhunderts, aus dem später das Ballett entstand, wurde die erlebende Begegnung reduziert. „Körperkontakt erlaubt der höfische Kunsttanz kaum; undenkbar, sittenwidrig und unmoralisch wäre eine Umarmung ... Berührungen ergeben sich lediglich an der äußeren Peripherie des Körpers, nämlich an den oberen Gliedmaßen der Finger und maximal an den oberen Handballen ... Das Sexuelle zeigt sich im Kunsttanz weder stumm noch lauthals, es wird ‚geflüstert'. Es ist die permanente Andeutung, die die Erahnung des anderen nur mehr weckt und ködert. Auf diese Anspielung beschränkt sich der höfische Tanz generell und diese verleiht ihm den Reiz." (Koch, 1995, S. 296 f) Selbst in der reduzierten und stilisierten Form des Tanzes kann ein „Raum der Begegnung" (s. Kap. 11.4) entstehen, wenn auch in reduzierter Form und Qualität. In der Tanz- und Bewegungstherapie können KlientInnen tanzend Bewegungen und Begegnungen erproben, die eigenen Muster, mit denen sie anderen Menschen begegnen, im tänzerischen Dialog (s. Kap. 10) erfahren und verändern. Dabei begegnen sie all den inneren und äußeren Einschränkungen, ihren Verboten, Hemmungen, Ängsten, Enttäuschungen, Gewalterfahrungen und Beschämungen, die Begegnung hemmen oder verhindern, aber sie erfahren auch die begegnungsfördernden Potenziale des Tanzes. Sie erfahren, dass die tänzerische Begegnung Resonanz und Angenommensein eröffnet, lebendigen

Austausch und Liebe ermöglicht. John Lennon besingt die Liebe, die aus dem gemeinsamen Tanz entsteht, in seinem Lied *I'm happy just to dance with you*:

> *I just wanna dance with you all night,*
> *in this world there's nothing would rather do,*
> *'cause I'm happy just to dance with you.*
> *Just to dance with you is everything I need,*
> *before this dance is through,*
> *I think I'll love you too,*
> *I'm so happy when you dance with me.*
> (John Lennon, zit. n. Neff, 1993, S. 372)

– Tanz kann verführen. Ob der Tanz Begegnung ermöglicht oder Ausdruck und Ekstase, ob er das Erleben von Verbindung fördert oder Erlebniserfahrungen „über die Grenzen hinaus" eröffnet, immer haben diese Potenziale etwas Zweischneidiges: Sie können als Möglichkeit der Entwicklung und Befreiung zur Förderung von größeren Wahlmöglichkeiten der Menschen genutzt werden, sie können aber auch dazu dienen, die Grenzen der Würde und damit der eigenen Persönlichkeit zu überschreiten. Dem Kreistanz wohnt z.B. das Potenzial inne, Gemeinschaft zu erleben. Dieses Potenzial kann in verführerischer Weise genutzt werden, diese Gemeinschaft auf einen „Führer" auszurichten: „Einen Kreis tanzen heißt also nicht mehr nur die Bodenlinie des Kreises erfüllen, sondern sich als peripher abhängig empfinden von den Kraftströmen eines imaginären oder tatsächlich kreisenden Mittelpunkts." (Fritz Böhme, zit. n. Karina/Kant, 1996, S. 140) Die Kraftströme des Mittelpunkts, das war im Nationalsozialismus der Führer, das war aber auch schon vorher in den 20er Jahren bei vielen AusdruckstänzerInnen wie Mary Wigman und Rudolf von Laban „das Deutsche", was diese dann in den 30er Jahren zu aktiven Unterstützern des Nationalsozialismus machte. Rudolf von Laban schrieb 1936, dass er „einen durchaus eigenen rassisch gebundenen Tanzkult erstrebt" (a. a. O., S. 51). Er inszenierte dafür „Bewegungschöre", die zu getanzten Massenaufmärschen verkamen und auch später zu einem beliebten Verführungsinstrumentarium diktatorischer Regimes jeglicher Art wurden. „Dies sei doch die Chance des Nationalsozialismus, eine Kunst zu fördern (vom Tanz ist die Rede, die Verf.), die wie keine andere rassisches Gedankenkengut in Bewegung umsetze ...", schrieb etwa Fritz Böhme im November 1933, „Tanzkritiker und Förderer des neuen deutschen Tanzes eines Laban und einer Wigman ..." (a. a. O., S. 135)

Tanz- und Bewegungstherapie weiß bzw. muss um das verführerische Potenzial des Tanzes wissen. (Für uns ist deshalb der Ausdruckstanz nicht unkritisch eine der „Quellen" der Tanztherapie.) Die Literatur ist voll von Berichten über Tanzende, die im Mittelalter nicht aufhören konnten zu tanzen, dadurch Arbeit für ihren Lebensunterhalt vernachlässigten und schließlich ihre Gesundheit, ihr Leben aufs Spiel setzten. Mit erhobenen Zeigefinger wurden diese Geschichten von denjenigen, die Tanz als unmoralisch, anzüglich und liederlich bekämpften, ausgenutzt. Im Mittelalter kursierte eine Geschichte, nach der Engel einige Menschen, die an einem kirchlichen Feiertag getanzt hatten, durch Zauber dazu zwangen, ein Jahr lang ohne Unterbrechung zu tanzen. Diese Geschichte ist Grundlage für zahlreiche Erzählungen und Märchen späterer Jahrhunderte. Auch in Hans Christian Andersens Märchen „Die roten Schuhe" heißt es: „Tanzen tat sie, und tanzen musste sie, tanzen in der dunklen Nacht." (Andersen, zit. n. Brandstetter, 1993, S. 109)

Jenseits aller Belehrung und allem Drohen vor den Folgen des Tanzes steckt in diesen Geschichten ein wahrer Kern, nämlich dass dem Tanz das Potenzial der Verführung innewohnt, auch der Verführung, über die eigenen Grenzen hinauszugehen. In der Tanz- und Bewegungstherapie kann dieses Potenzial lebendig werden und Klientinnen helfen, „einmal über ihren Schatten zu springen". Umso wichtiger ist es für uns, nicht nur Anwälte des Fördernden und Öffnenden des Tanzes zu sein, sondern auch Anwälte der inneren Grenzen eines jeden Menschen.

– Tanz kann revoltieren. Tanz birgt nicht nur die Potenziale persönlicher Veränderungen und Entfaltung in sich. Wenn diese Potenziale an die Grenzen gesellschaftlicher Normen, Regeln, Gesetze und andere Schranken stoßen, kann aus Tanz ein Element der Revolte werden. Die Obrigkeit bekämpfte diese Tänze dann, ganz gleich, ob Kaiser und Kirche den „wilden" Bauerntanz zu verbieten versuchten oder die preußische Gendarmerie den „zügellosen" Walzer oder den „unsittlichen" Schieber, aus dem sich später die Standardtänze entwickelten. Ein schon erwähntes Beispiel für das revoltierende Potenzial ist der Can-Can. Heinrich Heine schrieb 1942 aus Paris: „ ‚Wir tanzen hier auf einem Vulkan' – aber wir tanzen ... der Can-Can ist ein Tanz, der nie in ordentlicher Gesellschaft getanzt wird, sondern auf gemeinen Tanzböden, wo derjenige, der ihn tanzt, oder diejenige, die ihn tanzt, unverzüglich von einem Polizeiagenten ergriffen und zur Tür hinausgeschleppt wird." (zit. n. Brandstetter, 1993, S. 28 ff) Damals war der Can-Can noch nicht das formierte Beine-Zeigen aus der Berliner Friederichshalle oder dem Silvester-Fernsehballett. Dieser Übergang geschah schrittweise. Aus dem Can-Can, in dem das Pariser Volk seine Revolte ausdrückte, wurde als Nächstes der Can-Can in Pariser Varietés, der als Ausdruck einer „Ungezähmtheit" beschrieben wurde, die „bewies, dass die revolutionären Erdstöße nicht aufgehört hatten." (Kracauer, zit. n. Ochaim/Balk, 1998, S. 13) „Lustausbruch", „Betäubung", „Emotionalität", das waren die Bezeichnungen, die mit dem Can-Can verbunden waren, als er vom „wilden Gesellschaftstanz" allmählich zum vorgeführten Tanz des Varietés entwickelt wurde. Er behielt so viel seiner ursprünglichen Kraft und Lebendigkeit, dass der sich aus ihm entwickelnde Varietétanz zu einem Hort sinnenhaften, erlebnisfördernden Tanzens wurde, parallel zu dem damals technisierten emotionsentleerten Ballett, das sich aus dem höfischen Tanz entwickelt hatte. Der Can-Can war wie der spätere moderne Ausdruckstanz ein emotional bestimmter Tanz, in dem keine Geschichten, Rollen oder Inhalte dargestellt wurden. „Der Weg war letztlich frei für den Tanz als Äußerung innerer Bewegtheit, als körperlicher Ausdruck von Gemütsverfassungen ... Die Bewegungen wurden bestimmt vom Temperament der Tänzerinnen, sogar von ihrer momentanen Gefühlsverfassung." (Ochaim/Balk, 1998, S. 56) Dieses Moment der Revolte hat der Can-Can in seine Bühnentanzphase hineingerettet. Einige der ersten Ausdruckstänzerinnen waren zuvor Varietétänzerinnen. Auch dort war die Improvisation „ein integrierter Bestandteil dieser Tänze, die ihnen eine ganz neue Spannung verlieh, von der das Publikum gefesselt und elektrisiert wurde: Es war die Spannung des Unvorhersehbaren." (a. a. O., S. 57)

Die Spannung des Unvorhersehbaren ist Bestandteil eines jeden tänzerischen Erlebens in unserer Arbeit, ganz gleich, ob frei improvisiert wird oder aus einem Thema bzw. einer Form heraus Bewegungen dem eigenen Erleben gemäß entwickelt werden – der Tanz birgt in sich die Möglichkeit der Veränderung, ja der Revolte gegen das Bestehende.

Tanz- und Bewegungstherapie, wie wir sie verstehen, weiß um all diese Potenziale des Tanzes, von denen wir hier nur die für uns wichtigsten aufgeführt haben. Wir nutzen sie im Interesse unserer KlientInnen. Wir staunen immer wieder und sind überrascht über die Vielfalt, die aus dem Tanz entsteht, und über die Kreativität, die ihm innewohnt.

1.2 Tanz zwischen Domestizierung und Erlebnisöffnung

Da Tanzen, wie wir gesehen haben, Ausdruck der Vitalität der Menschen ist und da diese vitalen Lebensäußerungen durchaus in Konflikt geraten können zu den Interessen, Normen, Weltanschauungen, Regeln der Mächtigen und Herrschenden, ist die Geschichte des Tanzes immer auch eine Geschichte des Versuchs, den Tanz zu unterdrücken, ihn zu domestizieren. Wie diese Domestizierungsversuche verliefen, ist von Interesse für Tanz- und BewegungstherapeutInnen, denn auch fast alle KlientInnen blicken auf eine Geschichte zurück, in der auf die eine oder andere Weise versucht wurde, ihre Vitalität, ihre Lebendigkeit, ihre Erlebensfähigkeit einzuschränken. Wir werden zwar einen Blick in die Geschichte des Tanzes werfen, dabei aber nicht eine umfassende Würdigung der Tanzgeschichte vorstellen – es geht uns vielmehr darum, in einem schnellen Gang durch die Geschichte die Kraft und die Qualitäten des erlebnisöffnenden Tanzes in der Auseinandersetzung mit den verschiedenen Versuchen der Domestizierung herauszuarbeiten.

Der erste, platteste, rigideste, erfolgloseste Versuch, den Tanz zu unterbinden, bestand darin, ihn zu verbieten. Im Jahr 589 wurde der Tanz zum ersten Mal durch das Konzil von Toledo verboten. Diese und viele weitere päpstliche und bischöfliche Verbotsanordnungen hatten aber kaum Auswirkungen: Es wurde weitergetanzt. Gefährlicher für den Tanz (und für die Tanzenden!) wurde es mit dem Beginn der Reformation. Im Zeitalter der Hexenverbrennungen ist die Gleichsetzung von „Tanz“ und „Teufelswerk“ eine große Bedrohung für die Tanzenden. Etliche Reformatoren setzten zeitweilig vollständige Tanzverbote durch, so z.B. Johannes Calvin in Genf. Aber auch die Gegenreformatoren wetteiferten mit einigen Reformatoren darum, wer den Tanz am besten verteufeln und verbieten könne. Die Vorwürfe der verschiedenen kirchlichen Richtungen sind beliebig austauschbar: „eine Verderbnis der Sitten“, „ein Teufelischer Tanz“, „ein tödlicher schad der seelen“, „eine ubertretung vnd verwegenheit“ usw. (zit. n. Koch, 1995, S. 170). Auch in der Literatur wird der Tanz bekämpft. Von Grimmelshausen immerhin zitiert unterschiedliche Meinungen, zum einen, dass das Tanzen seine „Anweisung von des Himmels-Lauff her bekommen“ hat, „von der Bewegung der Planeten und Sterne“ und zum anderen: „Wann mein Brill nicht falsch ist so hat der Teuffel das Tantzen erfunden dann der Lust dazu ist nichts anders als ein Anzeigung eußerster Leichtfertigkeit ...“ (zit. n. Neff, 1993, S. 231 f). Sebastian Brant schreibt rund einhundert Jahre vor Grimmelshausen in seinem Gedicht „Vom Tanzen“:

> *„Was heut der Tanz zuweg noch bringt!*
> *Aus Tanzen Unheil viel entspringt:*
> *der Übermut, Hoffärtigkeit,*
> *die Förderung der Unkeuschheit,*
> *im Tanz wir bei Frau Venus sind,*
> *und alle Zucht dabei entschwindt.“*
> (zit. n. Neff, 1993, S. 229)

Auch in der Neuzeit ließe sich eine lange Geschichte der Unterdrückungsversuche des Tanzes beschreiben. Alle diese Versuche waren letztendlich erfolglos. Wir begegnen in unserer therapeutischen Arbeit und in unseren Ausbildungsgruppen oft Menschen, denen irgendwann in der Kindheit oder Jugend verboten wurde zu tanzen. Dieses Verbot mag Jahre, manchmal sogar Jahrzehnte gehalten haben. Irgendwann setzte sich die Lust auf Lebendigkeit, die Leidenschaft des Ausdrucks dann doch durch und der Tanz wurde wieder entdeckt. Der Tanz ist eine Lebensäußerung des Menschen und wird es immer bleiben. Das zeigt sich in der Biografie einzelner Menschen, das zeigt sich in der Geschichte des Tanzes.

Da Tanzen offenkundig nicht zu verbieten war, setzte mit der beginnenden Neuzeit in Europa der Versuch ein, ihn zu domestizieren. Der erste Schritt bestand darin, zwischen guten Tänzen und schlechten Tänzen, zwischen gutem Tanzen und schlechtem Tanzen zu unterscheiden. Martin Luther begriff, dass der Tanz nicht zu unterdrücken war, „weil Tanzen auch der Welt Brauch ist“. Er erlaubte deshalb Tanzen „des jungen Volkes, das zur Ehe greift, so es auch züchtig, ohne schandbare Weise, Worte oder Geberde ...“

geschieht (zit. n. Koch, 1995, S. 179). In der Nachfolge Luthers wurde diese Unterscheidung ausgefeilt. Von entscheidender Bedeutung war dabei das Wort „züchtig". Züchtig sollte der Tanz sein und nicht unzüchtig. Doch woran war „Züchtigkeit" festzumachen? Zum einen daran, dass der Tanz erlaubt sein musste von Eltern, Pfarrern und der Obrigkeit. Zum anderen begann man zu unterscheiden zwischen verschiedenen Arten des Tanzes und zwischen verschiedenen Tänzen. Gelobt wurde der Kunsttanz, der höfische Tanz, verdammt wurde das „wüste Lermen der gemeinen Leute" (Pastor Johann Lange, 1704, zit. n. Koch, 1998, S. 181). Diese Unterscheidung setzte sich über lange Zeit fort: „Während die Tänze des einfachen Volkes geschmäht und verdammt werden, erhält der höfische Tanz das Prädikat ‚Kunst'." (Koch, 1998, S. 262) Aus dem höfischen Tanz entwickelt sich im 19. Jahrhundert das Ballett, aus dem wilden „Walzen" der Bauern entwickeln sich andere Tänze des Volkes, neben dem schon erwähnten Can-Can und den Schiebern vor allem der Ur-Walzer. Der Walzer war auch der einzige namentlich genannte Tanz, gegen den schon Martin Luther explizit wetterte: „... und ich wollte, dass dies öffentlich von der Obrigkeit verhindert würde: nämlich dass die Jünglinge die Mädchen im Kreise herumdrehen, besonders öffentlich, wenn viele zuschauen." (zit. n. Koch, 1998, S. 184 f)

Die Unterscheidung zwischen guten Tänzen und schlechten Tänzen ist keinesfalls eine Angelegenheit ferner Vergangenheit. Auch in unserem Jahrhundert wurde zwischen „gut" und „schlecht" unterschieden. Die Trennlinie lief beim Tanz als solchem nicht so sehr zwischen „arisch" und „jüdisch", – auch wenn der Ausschluss vom Tanzen die jüdische Bevölkerung vernichtend betraf – sondern zwischen „arischen" und „Negertänzen". Die vielfach hochgelobte Mitbegründerin des Ausdruckstanzes, Isadora Duncan, steht für viele Erneuerungen des Tanzes, v.a. für die Stärkung der Rolle der Frau im Tanz. Doch war sie eine Rassistin, die ihre Schulen entsprechend ausrichtete. Sie schrieb z. B. 1928: „Es müssen desgleichen die Verbote gegen die frivolen Karikaturen und Symbole von Sex ausgesprochen werden, die sich in Tänzen wie Foxtrott oder Black-Bottom finden." (zit. n. Karina/Kant, 1996, S. 48)

Tanz- und Bewegungstherapie, wie wir sie vertreten, wendet sich gegen diese Ausgrenzung und Unterdrückung. In jedem Tanz, in jeder Art von Bewegung können Lebensäußerungen von Menschen ihren Ausdruck finden. Jeder Tanz kann in der Tanz- und Bewegungstherapie unterstützend oder heilend wirken. Jede Tanztherapeutin, jeder Tanztherapeut hat selbstverständlich persönliche Vorlieben, die sich in Empfehlungen für ihre KlientInnen äußern oder darin spiegeln, welche Tänze in der therapeutischen Arbeit genutzt werden. Dies hat eher mit biografischen Erfahrungen und, wie gesagt, persönlichen Neigungen zu tun, als mit einer grundsätzlichen Haltung. Prinzipiell gilt: Jeder Tanz kann persönliches Erleben eröffnen. Wir können KlientInnen einladen, verschiedene Tänze auszuprobieren und zu erkunden. Viele KlientInnen kommen in die Therapie mit einer Lebensgeschichte, in der ein bestimmter Teil ihrer Lebensäußerungen „erlaubt" war, während andere verboten oder missachtet wurden. Im Tanz können die Vielfalt, die Unterschiedlichkeit, auch die Widersprüchlichkeit von Erleben und Lebensäußerungen erfahren und erprobt werden. Hugo von Hofmannsthal beschrieb diese Widersprüchlichkeit am Tanz einer Tänzerin: „Er geht an die Grenzen der Wollust und er ist keusch. Er ist ganz den Sinnen hingegeben, und er deutet auf Höheres. Er ist wild, und er ist unter ewigen Gesetzen. Er könnte nicht anders sein, als er ist. Es kommt alles darin vor." (zit. n. Brandstetter, 1993, S. 244)

Ein weiterer Versuch der Domestizierung des Tanzes besteht darin, den Kern des Tanzes, das Erleben, von ihm abzuspalten und ihn durch einen Formenkanon auszurichten. Hier wurde im 18. und vor allem im 19. Jahrhundert ein Weg gefunden, der Forderung nach „Züchtigkeit" des Tanzes Gehör zu verschaffen. Die Literatur ist voll von Beschreibungen, wie insbesondere der Ballettunterricht als Disziplinierung und „Züchtigung" erlebt wurde und wird. Günter Grass schrieb beispielsweise in seinem Text „Die Ballerina": „Monotonem, preußischem Reglement gleich ist das Exercice der Ballerina. Ein zerquältes, zerdrücktes Fleisch versteckt sich in weißen, roten, gar silbernen Ballettschuhen. Die Füße der Ballerina sind hässlich zu nennen. Geschundene, offene Zehen, ein übergroßer Spann. Sie scheinen die wahren Opfer all dieser gültig gezeigten Schönheit zu sein. Hier unten sammelt sich, was oben harmonisierte Geste und weiches Lächeln kaschiert. Das Maß dieser Schuhe bestimmt noch Mittelalter und Inquisition." Und: „Der Spiegel wird durch die Ballerina zum unnachsichtigen Werkzeug der Askese. Hellwach trainiert sie vor seiner Fläche. Ihr Tanz ist nicht der Tanz mit geschlossenen Augen. Nichts anderes ist ihr der Spiegel als ein Glas, welches alles zurückwirft, überdeutlich, ein unerbittlicher Moralist, dem zu glauben ihr zum Gebot wird." (zit. n. Brandstetter, 1993, S. 149ff.) Viele KlientInnen und TeilnehmerInnen unserer Fortbildungen kennen, was Grass beschreibt. Sie berichten, wie ihnen die Freude am Tanz und am Tanzunterricht genommen wurde, weil nicht das Erleben im Vordergrund stand, sondern die Züchtigung und damit die Domestizierung des Tanzes und die Domestizierung durch das Tanzen. Diese Seite des Tanzes kann seine wunderschönen, seine befreienden Seiten überdecken – und hat leider eine lange Tradition. Schon der gothaische Hoftanzmeister Mereau stellte am Ende des 18. Jahrhunderts „Betrachtungen über den wahren Anstand und über die Mittel, die Haltung des Körpers zu verschönern" an. Er pries den Tanz als Mittel, „Anstand" und „äußeres Benehmen" zu erhalten. „Um diesen Grad der Vollkommenheit zu erlangen, fange man damit an, den Kindern eine gute Haltung zu geben ..." (zit. n. Neff, 1993, S. 147 ff.) Ein Weg, das Erleben des Tanzes abzutöten und die Tanzenden einem Figurenkanon zu unterwerfen, war die Geometrisierung des Tanzes. Die Tanzflächen eines Saales wurden beim Übergang vom höfischen Tanz zum Ballett in geometrische Linien, Achsen und andere Raumwege geteilt, der Körper selbst wurde in Tanzbüchern mit mathematischen Winkelbezeichnungen versehen. „Die dem höfischen Tanz charakteristische Geometrisierung des Körpers in Raum und Zeit erfährt hier ihre impulsgebende, praktische und theoretische Ausarbeitung." (Koch, 1995, S. 274) Die

Industrialisierung und Technisierung führte dazu, dass Städte und Straßen geometrisch angeordnet wurden, die Ästhetik der letzten zwei Jahrhunderte wurde in weiten Teilen durch die Mathematik und Mechanik bestimmt. So auch der Tanz: „Das klassisch-akademische Ballett beruht auf einem streng rationalen System. Die Positionen und die Schritte der Tänzer folgen den Gesetzen der Mechanik und der Geometrie. Die Repräsentation der Choreografie ist zentralperspektivisch ausgerichtet und gekennzeichnet durch Symmetrie der Raumgliederung: Die Tänzer und Tänzerinnen erscheinen als Figurinen des Logos." (Brandstetter, 1993, S. 406)

Die Tänzerin und Tanztherapeutin Trudi Schoop schreibt: „Es war faszinierend, ab und zu mit Patienten zu arbeiten, die Tänzer waren. Ihre seelischen Störungen mögen im Anfang schwerer zu erkennen sein, einfach deswegen, weil sie sich geschickter bewegen, bessere Koordination haben, sich beeindruckender geben und im allgemeinen ihren Körper gekonnter als der Durchschnittsmensch gebrauchen. Aber bei näherer Betrachtung stellt es sich dann heraus, dass eben diese technische Fertigkeit eine perfekte Fassade, eine ideale Verteidigung sein kann, hinter der sich das Gestörtsein eines Menschen umso sicherer verbirgt." (Schoop, 1974, S. 125)

Den Tanz als erlebnisöffnend zu verstehen und in der Tanz- und Bewegungstherapie zu nutzen oder ihn als Weg der Disziplinierung und Unterwerfung des Körpers und der Bewegung unter die Geometrie zu nutzen, sind zwei diametral entgegengesetzte Haltungen. Unser Weg ist der erste und wir werden darin immer wieder bestärkt, weil wir in unserer therapeutischen Praxis erleben, welches Leid dadurch angerichtet wird, wenn versucht wird, das Erleben von Menschen zu unterdrücken, zu domestizieren, auszurichten. Selbstverständlich kann es richtig, wichtig und sinnvoll, manchmal notwendig sein, Tänze zu erlernen. Einen Tanz zu erlernen, bedarf Phasen, in denen zwischen Richtig und Falsch unterschieden wird, in denen Haltungen und Bewegungen gelernt, geübt und einstudiert werden. Die gelernte Form kann nützlich sein, Erlebensmöglichkeiten zu erweitern: der Schwung des Drehtanzes, das Spannen und Lösen im Modern Dance, das disziplinierte Gehalten-Sein im Ballett, der kraftvolle Bodenkontakt im afrikanischen Tanz ... Doch Absicht und Ziel, solche Tänze zu erlernen, ist, wie gesagt, die Erweiterung des Erlebens, nicht die Beherrschung der Form. Wird die Beherrschung der Form, die Virtuosität der Technik zum Maßstab und Inhalt des Tanzens, hat dieser Tanz mit Tanz- und Bewegungstherapie nichts mehr zu tun. Diese Art von „Ausrichtung" domestiziert das Erleben, wendet sich gegen den Leib, gegen den erlebenden Menschen: „‚Die Tänzerin und der Leib' – damit ist der Gegensatz von Körper-Sein und Körper-Haben angesprochen und zugleich seine Rolle in der Kulturgeschichte der Naturbeherrschung und Selbst-Instrumentalisierung des Menschen. In Alfred Döblins gleichnamiger Erzählung führt die hass- und ekelerfüllte Selbst-Marter der Tänzerin zuletzt zu ihrer Selbst-Auslöschung. Der Tanz wird zum Mittel der Befreiung vom eigenen Leib, zum Machtinstrument eines endgültigen Triumphs über die Trägheit des Körpers." (Brandstetter, 1993, S. 411)

Für uns ist es wichtig, dass Tanz- und BewegungstherapeutInnen auch nach einem möglichst breiten Spektrum von Beweglichkeit und tänzerischem Ausdruck streben. Doch entscheidend für ihre therapeutischen Qualitäten ist nicht, dass sie möglichst viele Tanztechniken beherrschen oder sich technisch besonders gut darstellen können. Entscheidend ist auch nicht, dass sie bewegungstechnisch jede Bewegung einer Klientin abbilden können. Entscheidend ist, dass sie das Erleben eines anderen Menschen in dessen innerer und äußerer Beweglichkeit wahrnehmen, sich darauf einstellen und dazu lebendige Resonanz ausdrücken können. Tanz und Bewegung als Möglichkeit des Erlebens zu verstehen und zu nutzen ist wichtiger als – salopp ausgedrückt – die Beherrschung des Spagats. Deshalb können unserer Meinung nach auch beispielsweise RollstuhlfahrerInnen Tanz- und BewegungstherapeutInnen werden, denn Tanz ist für uns nicht die Beherrschung des Körpers, sondern, wie Jean Paul sagte, „eine körperliche Poesie".

Im Tanz, wie wir ihn verstehen und in der Tanz- und Bewegungstherapie nutzen, gibt es kein Richtig und kein Falsch. Es gibt einzig und allein die Fragen: Welches Erleben wird im Tanz ausgedrückt? Welche Begegnung geschieht im Tanz? Jedes Bewerten von Richtig und Falsch, ganz gleich in welchem Gewand (diese Bewegung ist „echt" oder „nicht echt", dieser Tanz ist „authentisch" oder „nicht authentisch") kann die KlientInnen wieder in dieselben Muster und Erlebensbedingungen zurückführen, die sie krank gemacht haben und aus denen sie Auswege suchen, nämlich dass „Obrigkeiten" über sie urteilen und für sie entscheiden, was richtig und was falsch ist.

Es gibt noch einen weiteren Weg zu versuchen, den Tanz zu domestizieren und vor allen Dingen die Tanzenden zu unterwerfen, den Weg, den Tanz auf ein Ziel, auf ein Ergebnis hin auszurichten. Das bekannteste und verbreiteste Ziel ist die Nutzung des Tanzes zur Ertüchtigung. Hier war Rudolf von Laban, dessen Verdienst für die Bewegungsbeobachtung in der Tanztherapie generell hochgehalten wird, leider ein Vorreiter, der mittels des Tanzes die „arische Rasse" bzw. das „Deutschtum" ertüchtigen wollte (Karina/Kant a. a. O.). Er entwickelte, wie er selbst beschrieb, seine Bewegungskategorien aus der Beobachtung von Fabrikarbeiterinnen im Auftrag eines englischen Industriellen, der die Bewegungen seiner Arbeiterinnen auf höhere Produktivität ausrichten wollte (u. a. Laban, 1935/1989 S. 246). Laban nutzte die dabei gewonnenen Begrifflichkeiten und Kategorien in der Tanzpädagogik beim Training von Tänzerinnen und Tänzern und wollte entsprechenden Unterricht zur Volksertüchtigung an Schulen zur Pflicht machen. Seine Geometrisierung des Körpers und des Raums setzte er später, 1936, in der Planung von tänzerischen Massenaufmärschen zu Ehren Hitlers und des Deutschen Reiches um.

Eine Ausrichtung des Tanzes besteht auch darin, ihn zu „verheiligen". Damit meinen wir nicht, dass im Tanz Fragen des Glaubens und der Spiritualität ausgedrückt werden. Wir meinen damit, dass man den Tanz selbst einem „heiligen Charakter" unterwirft, so wie es der Tanzhistoriker de Ménil 1905 formulierte (zit. n. Koch, S. 250). Diese Heiligkeit bedeutet nämlich, dass etwas anderes, nämlich das, was je nach Definition „unheilig" ist, ausgegrenzt werden muss. Das historisch erste und häufigste, was ausgegrenzt wurde, um die Heiligkeit des Tanzes zu konstruieren, war seine „schmutzige", „sexuelle", „weibliche" Seite. „Mit dem Satz, es ist wichtig, zu wissen, dass die Tänzerin keine Frau ist, die tanzt,' bringt Mallarmé für die Welt des Bühnentanzes die ästhetische Richtlinie der Ballerina, nämlich ihre Geschlechtslosigkeit, ihre Asexualität, ihre marianische Reinheit auf den Punkt." (Koch, 1995, S. 249)

Aus der „heiligen" Überhöhung kann Gefährliches entstehen. Das wird in den Worten der schon erwähnten Isadora Duncan deutlich: „Die Tänzerin der Zukunft wird ein Weib sein müssen, deren Körper und Seele so harmonisch entwickelt sind, dass die Bewegungen des Körpers die natürliche Sprache der Seele sein wird ... Sie wird die Mission des weiblichen Körpers und der Heiligkeit all seiner Teile versinnlichen ... Von allen Teilen ihres Leibes wird der Geist ausstrahlen und der Welt die Botschaft von den Gedanken und Hoffnungen Tausender von Frauen bringen. Sie wird die Freiheit des Weibes in ihrem Tanze ausdrücken. Welch ein Feld erwartet sie da! Fühlt ihr nicht, dass sie nahe ist, dass sie kommen muss, die Tänzerin der Zukunft!" (zit. n. Neff, 1993, S. 173) Diese Botschaft Isadora Duncans richtet sich an „alle Frauen", an „die Welt" – gleichzeitig hetzt sie aber, wie bereits erwähnt, gegen die „Negertänze" und zeigt damit, dass die Ausrichtung des Tanzes auf ein Ziel, eine Botschaft immer damit verbunden ist, dass anderes und andere ausgegrenzt werden. Schwarze Menschen gehören folglich nicht zu den „Tausenden von Frauen", zu den „Tänzerinnen der Zukunft". Das „Unharmonische" wird negiert, ja ausgemerzt, die FührerInnen sind es, die bestimmen, was „authentisch", „harmonisch", ja „ganzheitlich" ist. Es ist die gleiche Isadora Duncan, die ihre Schulen rassistisch ausrichtete. Fast alle bekannten VertreterInnen des Ausdruckstanzes (mit der rühmlichen Ausnahme Kurt Jooss, der die ersten Versuche, jüdische TänzerInnen aus den Kompanien zu entfernen, zum Anlass nahm, nach Holland auszuwandern) wie Mary Wigman oder Rudolf von Laban, Isadora Duncan und Gret Palucca betrieben einen Führerkult. Sie versuchten, selbst religiöse Sekten zu gründen, wie von Laban, oder erklärten, wie Mary Wigman, ihre Tanzart zu einer Frage des „Glaubens", deren „Hohepriester" sie waren (s. auch Karina/Kant, S. 52 ff.). Die Nationalsozialisten versuchten den Tanz auf ihr System und ihre Ideologie auszurichten: „Auch der Tänzer muss zuerst auferbaut sein als deutscher Mensch und eingebaut sein in die nationalsozialistische Bewegung. Nicht nur äußerlich, sondern als ganzer Mensch, mit Wollen, Denken und Fühlen", so schrieb der bekannte Tanzhistoriker und Tanzkritiker Fritz Böhme 1936 in seinem Artikel „Die Aufgabe des Tänzers der Gegenwart" (zit. n. Müller/Stöckemann, 1993, S. 123). Rudolf von Laban, der schon im März 1933 seine Tanzensembles von Jüdinnen und Juden „säuberte", obwohl er erst Jahre später gesetzlich dazu gezwungen gewesen wäre, meldete die „Ausrichtung" seiner Tanzgruppe und erklärte ebenfalls 1936: „Wir müssen den Genius unserer Rasse, unseres Blutes, auch im Tanz und in der Art, wie wir zum Tanze stehen, erleben." (zit. n. a. a. O., S. 127) Mary Wigman stand dem nicht nach: „Der Anruf des Blutes, der an uns alle ergangen ist, greift tief und trifft das Wesenhafte." (1935, zit. n. a. a. O., S. 127)

Wenn die beschriebenen Ausrichtungen des Tanzes ein Teil der Domestizierung von Tanzenden ist, dann gilt – wenn wir das Gegenteil wollen und beabsichtigen –, dass der Tanz ziellos und ergebnisoffen zu sein hat. In der Tanz- und Bewegungstherapie wissen wir nicht, was beim Tanzen „herauskommt". Vielleicht haben wir Vermutungen oder Fantasien, was KlientInnen beim Tanzen erleben werden, doch oft, ja zumeist sind wir überrascht. Dem Tanzen wohnt immer ein Moment der Überraschung inne. Genausowenig wie es gilt, dass beim Tanzen bestimmte Bewegungen gemacht werden müssen, genauso wenig darf es gelten, dass beim Tanzen eine bestimmte Art des Erlebens zu geschehen hat. Es geht uns nicht darum, dass Menschen sich beim Tanzen besonders „schön" oder „harmonisch" oder „liebevoll" oder „authentisch" erleben. Es geht uns darum, dass sie „sich" erleben, dass sie dieses Erleben wahrnehmen, dass sie dieses Erleben ausdrücken und dass sie Wege der Veränderung in ihrem Erleben probieren können. Dieses Erleben kann widersprüchlich sein, es kann schön und hässlich, liebevoll und wut- und hasserfüllt sein: Eben die ganze Palette des Menschlich-Seins muss die Chance haben, in der tanz- und bewegungstherapeutischen Arbeit seinen Platz zu finden. Dann ist Tanz- und Bewegungstherapie Leibtherapie, Therapie des Erlebens.

2

Leibwahrnehmung

2.1 Leib

Eine Klientin erzählt, dass ihr seit zwei Tagen in ihrer Haut nicht wohl sei. Sie fühle sich „unruhig", wisse nicht, wohin mit sich. Gleichzeitig hadere sie mit sich, dass sie „nichts dagegen tut", dass sie zum Beispiel „nichts unternimmt, was gut tut". Die Klientin beschreibt, was sie erlebt, wie sie sich erlebt. Mit dem Wort „Unruhe" (Sie werden diesem Begriff später als einer „Leibbewegung" wiederbegegnen) beschreibt sie ihr ganzheitliches Erleben. „Unruhig" ist sie nicht nur körperlich – aber auch. „Unruhig" ist sie nicht nur emotional – aber auch. „Unruhig" ist nicht nur ihr Denken – aber auch. Das Thema, das die Klientin in die Therapiestunde hineinbringt, ist ein Thema ihres Erlebens. Der Therapeut greift ihr Erleben auf und fragt nach, wie sich einzelne Aspekte des Erlebens konkret ausdrücken.

„Wie spürst du die Unruhe körperlich?" „Überall. In mir bewegt sich alles hin und her, manchmal kreist es. Ich weiß es nicht so genau, es ist ziemlich diffus. Ich kann mich jedenfalls nicht konzentrieren. Wenn ich ein Buch anfange zu lesen, lege ich es schnell wieder weg. Die Unruhe ist mehr innen." Der Therapeut schlägt ihr nun vor, ihre Unruhe in Bewegung auszudrücken: „Ich bitte dich, ein kleines Experiment zu machen. Stell dich doch bitte irgendwo hier in den Raum und spüre deiner Unruhe nach. Versuche diese Unruhe auszudrücken, in kleinen oder großen Bewegungen." Die Klientin steht auf und geht schnellen Schrittes in die Mitte des Raumes, hält kurz inne und geht dann nach rechts und links – hin und her. Immer schneller, immer hektischer wird ihr Gang. Ihre Unruhe ist jetzt nicht nur im Körper eingesperrt, sie wird verkörpert. Sie ist sichtbar, wird körperlich in der Bewegung ausgedrückt. Ihre Körpergrenzen waren vorher die „Haut, in der sie sich nicht wohl fühlte", waren Grenzen, in denen ihre Unruhe eingesperrt war. Nun, wo sie ihre Unruhe in den Raum hineinbewegt, sichtbar macht und ausdrückt, erscheinen diese Begrenzungen im Auge des Betrachters im Raum. Sie umschließen imaginär das Terrain, in dem sie sich bewegt, im Therapeuten entsteht das Bild eines Tigers im Käfig. Plötzlich hält die Klientin inne, erstarrt, atmet schwer und tief und spannt gleichzeitig Becken und Rücken an. Der Therapeut fragt: „Was ist jetzt?" Zuerst reagiert sie mit spannungsgeladenem Schweigen, dann stößt sie hervor: „Ich halte mein Alleinsein nicht mehr aus!" Sie beginnt zu weinen, erst zart und leise, dann immer kräftiger, bis sie mit dem ganzen Körper schluchzt. Die Spannung, die Trauer, der Schmerz, all das, was nur als diffuse Unruhe spürbar war, bricht nun aus ihr heraus ...

Dieser kleine Auszug aus einer Therapieeinheit soll illustrieren, dass wir in der Tanz- und Bewegungstherapie KlientInnen immer wieder Experimente vorschlagen, die mit der Körperwahrnehmung und dem Körperausdruck zu tun haben. Dabei kann es sich um sehr einfache Vorschläge handeln, zum Beispiel: „Spüre, was jetzt in deinem Körper ist", oder: „Mache eine Bewegung, die jetzt von deinem Körper gemacht werden möchte", oder : „Drücke das, was du sagst, in einer Bewegung aus." Wir schlagen manchmal auch komplexere und konkretere Bewegungsfolgen oder Tänze vor, die unsere experimentelle Haltung ausdrücken. Unter experimenteller Haltung verstehen wir, dass die KlientInnen gebeten werden, Bewegungen auszuprobieren. Jedem Experiment ist das Moment der Überraschung gemeinsam. Dies ermöglicht den KlientInnen, neue Erfahrungen zu machen, festgefahrene Wege zu verlassen, Veränderungsprozesse zu erproben.

Und noch etwas kann dieses Beispiel illustrieren: In der Tanz- und Bewegungstherapie ist der Körper, sind körperliche Bewegungen und Impulse unser Hauptbezugsfeld und Ausgangspunkt unserer Experimente. Doch der Körper stand als Körpererleben („unruhig") im Vordergrund, und der körperliche Aspekt war nur einer unter mehreren, da der Hauptinhalt des Prozesses der Klientin und Hauptinhalt der therapeutischen Arbeit das Erleben der Klientin war. Am Prozess beteiligt waren auch geistige Aspekte, das Denken der Klientin, ihr Selbstbild, zum Beispiel ihre Selbstvorwürfe, die sie sich machte. Und beteiligt waren auch die emotionalen Aspekte, ihre Gefühle, die am Anfang nicht greifbar waren, die sich nur in der diffusen Unruhe äußerten, aber dann durch das Experiment des Körperausdruckes konkreter, fassbarer und fühlbarer wurden. Dem Erleben der Klientin gehörte auch die Wechselbeziehung zwischen sich und ihrer Lebenswelt an, die sich z.B. in ihrer Einsamkeit äußerte. Diese Aspekte sind an jedem therapeutischen Prozess beteiligt: Der körperliche, senso-motorische Aspekt, der geistige Aspekt, der seelische, emotionale Aspekt und der soziale Aspekt. Andere Aspekte des Erlebens kommen hinzu. Wir verwenden für den Menschen in der Gesamtheit der Aspekte des Erlebens das Wort „Leib".

Unser Interesse und auch das Interesse der KlientInnen ist es, die Verbindungen zwischen Körper, Denken, Gefühlen und anderen Regungen des Leibes (wieder-)herzustellen und zu erhalten, die Leiblichkeit wiederzubeleben.

Leib ist dabei mehr und etwas anderes als ein Sammelbegriff für Körper, Seele, Geist. Leib ist das, was der Mensch erlebt, der lebende, der erlebende Mensch. Die Worte „Leib", „Leben", „Erleben" haben den gleichen Wortstamm, „lib" oder „lip". Der Leib ist kein Konstrukt unseres Bewusstseins, sondern Ausgangspunkt unserer Lebendigkeit, all unserer Lebensäußerungen, auch des Denkens. Der Leib denkt, der Leib bewegt sich, hört, spürt, schmeckt, fühlt, der Leib atmet und ist im Kontakt mit seiner Umwelt. Mancherorts wird „Leib" als altertümliche Bezeichnung für Körper gebraucht. Für uns sind das zwei unterschiedliche Begriffe. Von der Leibphilosophin Annegret Stopczyk übernehmen wir eine anschauliche Beschreibung der Unterschiede: Wir „sitzen" sozusagen mit unserer inneren Aufmerksamkeit in diesen Körperbereichen (die Rede ist hier von Augen und Mund) und spüren sie von innen. „Dieses ‚Innensein' ist es, was ich mit dem Wort ‚Leib' umschreiben und vom Wort ‚Körper' unterscheide." (A. Stopczyk, 2000, S. 289) Die Bedeutung des Wortes Leib als Ausdruck des lebendigen und erlebenden Menschen kommt in unserer gegenwärtigen Umgangssprache am ehesten in der Bezeichnung „im Mutterleib" zum Ausdruck. Der Mutterleib – das meint nicht nur Körper, das bezeichnet den lebendigen, Leben spürenden und Leben entwickelnden Leib der Mutter.

Wichtig ist das Verständnis des Leibes für das Menschenbild, das wir unserer therapeutischen Arbeit zugrunde legen. „Leiblichkeit ist die grundlegende Weise des menschlichen Erlebens." (Fuchs, 2000, S. 15) und: „Der Leib ist in der Welt, wie das Herz im Organismus." (Merleau-Ponty) Es gibt in Europa eine philosophische Tradition, die den Leibbegriff zum Ausgangspunkt genommen hat und fruchtbare Beiträge zum Verständnis des Menschen geleistet hat und leistet. Wir berufen uns auf dieses Denken, weil es in weiten Teilen mit unserer Erfahrung übereinstimmt. Es trägt zum Verständnis dessen bei, was wir in der Therapie tun und hilft uns, das, was wir praktisch tun, besser in Worte zu fassen. Statt eine diffuse „Ganzheitlichkeit" zu fordern oder den Begriff Körper nur durch das Wort Leib zu ersetzen, kann aus der Tradition der philosophischen Beschäftigung mit dem Leib auf ein differenziertes inneres Verständnis des Leibes und der Zusammenhänge zwischen Leib und Raum, Körperlichkeit und Umfeld zurückgegriffen werden.

Diese philosophische Tradition beginnt mit dem 20. Jahrhundert. Zuvor waren der Begriff und die Analyse des Leibes zweieinhalb Jahrhunderte lang gleichsam „untergetaucht". Descartes hat im 17. Jahrhundert mit der Befreiung des Geistes von mittelalterlicher Fesselung den Körper aus der Philosophie vertrieben. Er vertrat die Auffassung, „dass ich eine Substanz bin ... deren Natur darin besteht zu denken und die zum Sein keines Ortes bedarf, so dass dieses ich ... völlig verschieden ist vom Körper." (zit. n. Fuchs, 2000, S. 30) Descartes begründet den Siegeszug des Bewusstseins bzw. des Gehirns. Körperliche Regungen werden nach Descartes genauso durch das Gehirn wahrgenommen wie äußere Gegenstände, etwa die Sterne. Sie sind ihrer Bedeutung nach, vom Gehirn aus betrachtet, gleich weit „außerhalb". Vor allem wurde von Descartes immer wieder gegen die bis dahin traditionelle Auffassung argumentiert, dass die Seele ihren Sitz im Herzen habe. „Was die Meinungen derjenigen betrifft, die denken, dass die Seele ihre Leidenschaften im Herzen erhalte, so ist sie nicht weiter der Beachtung wert. Denn sie ist allein darauf begründet, dass die Leidenschaften hier gewisse Veränderungen empfinden lassen. Es ist leicht festzustellen, dass diese Veränderung gleichsam im Herzen nur mittels eines kleinen Nervenstrangs, der vom Hirn ins Herz hinabreicht, so wie der Schmerz auch gleichsam im Fuß empfunden wird, mittels der Fußnerven. Ja, selbst die Sterne werden gleichsam am Himmel wahrgenommen, durch die Vermittlung ihres Lichtes und der optischen Nerven. Somit ist es genauso wenig notwendig, dass unsere Seele ihre Funktion unmittelbar im Herzen ausübt, wie es auch nicht notwendig ist, dass sie im Himmel sei um dort die Sterne zu sehen." (zit. n. Fuchs, 2000, S. 30) Der „Kopf" übernimmt die Macht, das Herz hat abzudanken. Der Verstand wird absoluter Herrscher. Der Körper ist nur noch Objekt der Wahrnehmung, Analyse und Manipulation.

Mit Beginn des 20. Jahrhunderts wurde dann der Leib Schritt für Schritt in die philosophische Anthropologie wieder eingeführt, wobei jeder Schritt große Auswirkungen auf das Verständnis der psychiatrischen Erkrankungen hatte, jenseits der bloßen Annahme von „Geistes"krankheiten und biochemisch-stofflichen Störungen. Edmund Husserl, dessen Phänomenologie sich vor allem mit dem Bewusstsein beschäftigte, führte immerhin die Empfindungen als einen eigenen, auch unabhängig vom Verstand gegebenen Phänomenbereich ein. Ludwig Klages erschloss die Qualität des „Erlebens" und betonte, dass an jeder Wahrnehmung auch innere Bilder, Empfindungen und Bewegungsimpulse beteiligt sind. Max Scheler führte den Begriff Leib für die innere Wahrnehmung und den Begriff des Milieus für die „als wirksam erlebte" Umwelt des Lebens ein. Erwin Straus schließlich untersuchte in seinem Hauptwerk mit dem schönen Titel „Vom Sinn der Sinne" die sinnlichen Wahrnehmungen und erklärt das Empfinden als eigene, vom Erkennen unterscheidbare Art des Erlebens, über das Menschen in Beziehung zur Welt treten.

Den größten Schritt zu einer Phänomenologie des Leibes unternahm Merleau-Ponty. Er analysierte in der Abgrenzung zu Husserl z. B. die Wahrnehmung als einen leiblichen Akt, der vor dem Bewusstsein liegt bzw. beginnt. „‚Ich sehe einen Baum' ist mehr als die Reizung von Sinneszellen. Der Anblick einer brennenden Kerze ist für das Kind ein anderer ..., nachdem es sich einmal daran verbrannt hat." (Merleau-Ponty, 1965, S. 75) Das bedeutet: „Jede Sinneswahrnehmung enthält einen Anteil früherer Leiberfahrung." (a. a. O., S. 268) „Nichts Menschliches ist ganz und gar unleiblich" war Grundlage und Ergebnis Merleau-Pontys Denken.

Legte Merleau-Ponty einen Schwerpunkt seiner Analyse des Leibes auf die Wahrnehmung und damit auf das Hinausgreifen des Leibes in den Raum, in die Lebenswelt, so führt Hermann Schmitz die Leibanalyse fort und konzentriert sich auf das leibliche Erspüren. Abgesehen von vereinzelten Untersuchungen von Gefühlen entwickelte Schmitz ein differenziertes Begriffssystem leiblichen Spürens und leiblicher Kommunikation. Der Psychiater und Philosoph Thomas Fuchs führt diese Tradition weiter. Er entwickelt die Leibphänomenologie fort mit wichtigen Beiträgen, auf die wir in späteren Kapiteln zurückkommen werden. Für eine Leibphilosophie „aus weiblicher Sicht" hat Annegret Stopczyk mehrere vor allem historische Studien vorgelegt.

Betrachtet man die Entwicklung der Leibphilosophie im Laufe des 20. Jahrhunderts, so umschloss die erste Hälfte dieses Jahrhunderts eine allmähliche Wiederentdeckung verschiedener Leibqualitäten, die dann in der Grundlegung und Begründung des Leibbegriffes durch Merleau-Ponty ihren Höhepunkt fand. In den 80er und 90er Jahren ging es dann nicht mehr um die Begründung und Entfaltung des Verständnisses vom Menschen als erlebende Wesen, sondern um die Nutzbarmachung dieses Verständnisses für verschiedene Bereiche menschlichen Lebens. Was liegt näher, als die Philosophie, die sich im Verstehen des erlebenden Menschen gründet, gerade für das Feld nutzbar zu machen, das die Wiederbelebung von Erlebnisfähigkeiten des Menschen zum Inhalt hat, die Psychotherapie. Dazu bedarf es einer weiteren Ausgestaltung der Leibbegrifflichkeiten. Es gilt, nicht nur die Achtung der Leiblichkeit und das Zusammengehören der verschiedenen Leibaspekte wie Körper, Geist, Emotionen, Interaktionen zu fordern (was schon viel ist!), es gilt darüber hinaus zu versuchen, die innere Struktur des Erlebens zu verstehen und dafür auch entsprechende Begrifflichkeiten zu entwickeln und zu nutzen. Um auf das Beispiel am Anfang dieses Kapitels zurückzukommen: „Unruhe“ ist ein Begriff des Erlebens, kein Begriff, der sich nur oder vorwiegend auf körperliche oder gedankliche oder soziale oder emotionale Aspekte bezieht. Mit solchen Begriffen können wir das Erleben von Menschen beschreiben sowie den therapeutischen Prozess, der Beschränkungen und Veränderungen von Erlebnismöglichkeiten zum Inhalt hat. Leibliche Begrifflichkeiten haben wir bei Leibphilosophen wie den erwähnten H. Schmitz und T. Fuchs gefunden sowie, wie schon erwähnt, in der Säuglingsforschung. Die meisten Begriffe, Hinweise und Anregungen zum Verständnis der inneren Struktur des Erlebens gaben uns die KlientInnen.

Einzelne Aspekte des Leibes können in den Vordergrund treten, insofern reden wir u.a. vom Körpererleben, von emotionalen und geistigen Prozessen als „Aspekten des Leibes“ oder Leibregungen, die sich im Wechselspiel von Vordergrund und Hintergrund bewegen. Sollte dieses Wechselspiel gestört sein, sollten sich die einzelnen Leibregungen trennen und zu keinem gemeinsamen leiblichen Erleben mehr fähig sein oder sollten einzelne Aspekte des Körpers, der Gefühle, des Denkens, der inneren Bilder usw. vom Erleben abgespalten sein, dann ist dies pathologisch, also ein leidvolles und Leid schaffendes Produkt von Kränkung und Druck, Erziehung und Missachtung. Wir betonen die Leiblichkeit so sehr, weil in unserer Kultur Leiberleben gering geschätzt, ja vielfach unterdrückt wird. In Krafträumen und Diäten wird der Körper „bearbeitet“, instrumentalisiert. Das Denken darf nichts mit Körperlichkeit und Fühlen zu tun haben (das wäre ja „unwissenschaftlich“), Gefühle sind der Werbung vorbehalten oder können im Big Brother-Container besichtigt werden. Sollte die Sehnsucht nach dem Erleben zu groß werden, gibt es dafür esoterische Nischen oder „Erlebnisurlaub“ im „Erlebnisbad“ ... Unsere KlientInnen sind dieser Trennungen und Abspaltungen müde, sie zeigen uns täglich ihren Wunsch nach Wiederbelebung der Leiblichkeit. Tanz- und Bewegungstherapie kann deshalb unserer Meinung nach nicht Körpertherapie sein, sondern muss Leibtherapie werden. Dazu wollen wir einen Beitrag leisten.

2.2 Achtsamkeit

Das A und O der Leibtherapie ist die Leibwahrnehmung. Zur Leibwahrnehmung wiederum bedarf es der Achtsamkeit. Achtsamkeit ist ein leibliches Phänomen, eine Haltung der Aufmerksamkeit, die sich jenseits von geistigem Verstehen, körperlichem Spüren und emotionalem Fühlen bewegt und doch diese Elemente einschließen kann. Ich achte auf mich, ich beachte meine Umgebung – dazu muss ich wenigstens einen Moment innehalten, mir und anderen Aufmerksamkeit schenken. Achtsamkeit ist Wahrnehmung – ich nehme wahr, dass ich mich langweile oder Hunger habe, dass mich jemand fragend anschaut oder dass eine angespannte Stimmung herrscht. Achtsamkeit umfasst aber auch die Haltung, mich und meine Wahrnehmungen überhaupt ernst zu nehmen, ihnen Raum zu geben.

Wenn ich mich wahrnehme, können manche Aspekte meiner Leiblichkeit im Vordergrund stehen, z. B. der bohrende Kopfschmerz, das aufregende Liebesgefühl oder die Gedanken, die um eine bestimmte Frage oder ein bestimmtes Problem kreisen, mein ganzes Erleben in ihren Bann ziehen. Zumeist stehen einzelne Aspekte im Vordergrund unserer Aufmerksamkeit, während andere im Hintergrund bleiben. Dieses Prinzip von Vordergrund und Hintergrund, das die Gestaltpsychologen entdeckt und ausgearbeitet haben (z.B. Köhler, Wertheimer) und das in der Gestalttherapie verbreitet wurde, gilt nicht nur für die Wahrnehmung äußerer Umstände, es gilt auch für die Achtsamkeit des eigenen Erlebens. Im Vordergrund der Achtsamkeit kann der Kopfschmerz stehen, doch gleichzeitig können wir im Hintergrund unseres Erlebens die Angst spüren, die Arbeit nicht mehr zu schaffen, oder ein Grummeln im Bauch oder die Gedanken, durchhalten zu müssen. Das, was im Hintergrund war, kann Vordergrund werden, indem wir bewusst den Fokus unserer Wahrnehmung darauf lenken.

Wir Menschen verfügen über eine besondere Fähigkeit: Wir können die Regungen unseres Leibes beachten und wir können sie ganz oder überwiegend aus unserer Wahrnehmung ausblenden. Die Müdigkeit oder der Hunger z.B. können über einen langen Zeitraum „weggeschoben“ werden. Viele Menschen können diese Regungen des Leibes „irgendwo“ im Hintergrund lassen, diese „melden“ sich dann ab und zu. Werden auch diese Signale nicht beachtet, dann werden die Regungen der Müdigkeit und des Hungers „lauter“ und prägnanter, bis sie schließlich das ganze Erleben ergreifen und entsprechende Beachtung verlangen. Doch selbst dann kennen diese Menschen Wege, die Wahrnehmungen ihrer Leibregungen auszublenden und sie weiter zu missachten. Manche Menschen bekämpfen „ihre Müdigkeit“ mit Unmengen Kaffee, Alkohol und Drogen, oder an Magersucht Erkrankte blenden in ihrem Kampf gegen den eigenen Körper Hungergefühle völlig aus.

Die Fähigkeit der Menschen, ihre Achtsamkeit gegenüber Leibregungen zu minimieren oder sie ganz auszuschalten, ist eigentlich ein biologisches Notprogramm, das unseren Vorfahren im Überlebenskampf geholfen hat. Hunger und Müdigkeit konnten bei der Jagd zeitweilig „zurückgestellt“ werden, wodurch diese erfolgreicher wurde. Stimmungen, Gefühle und andere Leibregungen konnten in den Hintergrund geschoben werden, um die Konzentration auf überlebenswichtige Aufgaben zu erhöhen. In unserer zivilisierten Zeit wurde die Ausnahme zur Regel, wurde für die meisten Menschen die Ausnahmesituation zur Alltagserfahrung. Die Berufstätigkeit und die Haushaltsarbeit, das Autofahren und die „gesellschaftlichen“ Verpflichtungen sind für viele Menschen Grund genug, Achtsamkeit für ihre Leibregungen zu einem überwiegenden Teil oder gar vollständig „herunterzufahren“.

Therapie ist Achtsamkeit, weil in der Therapie KlientInnen ihr Erleben beachten und die daraus entspringenden Regungen ihres Leibes spüren. Therapie braucht Achtsamkeit, weil nur dann, wenn KlientInnen sich ihres Erlebens gewahr werden, sie mitbekommen können, welche Hindernisse, Hemmnisse, Barrieren ihr Erleben einseitig gestalten oder einschränken und welche Möglichkeiten sich auftun, ihr Leben zu verändern. Therapie schafft Achtsamkeit, ja ist eine Schule der Achtsamkeit, weil die TherapeutInnen den KlientInnen dabei behilflich sind, ihre Achtsamkeit zu entwickeln, auch dem Hintergrund ihres Erlebens nachzuspüren und gerade dem, was im Alltag zu kurz kommt oder zu kurz zu kommen droht, Aufmerksamkeit zu schenken.

Viele Beispiele dieses Buches handeln davon, wie TherapeutInnen den KlientInnen Experimente, tänzerische bzw. Bewegungsexperimente vorschlagen, die geeignet sind, die Achtsamkeit ihres Erlebens zu erweitern und zu schärfen. Der tänzerische Dialog bietet die Möglichkeit mitzubekommen, wie Menschen sich in der Interaktion mit anderen verhalten und wie sie sich im Kontakt mit einer anderen Person erleben. Oft stellen TherapeutInnen Fragen oder lenken die Aufmerksamkeit fragend und spiegelnd auf bestimmte Aspekte des Erlebens der KlientInnen: „Was erleben Sie jetzt gerade?“, „Bekommen Sie mit, was Ihr Fuß gerade macht?“, „Mir fällt auf, dass Sie, wenn Sie etwas zu mir sagen, sehr deutlich wegschauen. Wie erleben Sie unseren Kontakt?“ Durch diese Fragen oder mit Fragen verbundenen Spiegelungen wird die Aufmerksamkeit der KlientInnen oft auf Aspekte ihres Erlebens gelenkt, die sonst wahrscheinlich im Hintergrund ihrer Achtsamkeit geblieben wären oder die sie sonst gar nicht mehr beachtet hätten. Häufig bedarf es nicht einmal besonders ausgefallener Experimente, Fragen oder Spiegelungen. Gerade, wenn Menschen viel reden, aber ihrem Erleben keinen oder kaum Ausdruck geben können, oder wenn sie in ihren Mitteilungen und Überlegungen sehr stark in der Vergangenheit oder in der Zukunft „festhängen“, sagen wir ihnen: „Ich möchte Ihnen einen Vorschlag machen: Nehmen Sie sich für eine oder zwei Minuten eine Auszeit von unserem Gespräch und widmen Sie sich in dieser Zeit einzig und allein sich selbst und ihrer Achtsamkeit, nehmen Sie wahr, was Sie erleben, ganz gleich, ob es sich um Gedanken handelt oder um Gefühle oder körperliche Impulse, nehmen Sie sich wahr.“ Diese Pause, diese Unterbrechung kommt vielen KlientInnen sehr lang vor, auch wenn es sich nur um 60 Sekunden handelt, woran zu ermessen ist, wie gewohnt sie es sind, über Leibwahrnehmungen „hinwegzuhetzen“. Fast immer, wenn auf diese Weise die Achtsamkeit freier wird von den „Störgeräuschen" der Beschäftigung mit der Vergangenheit oder mit der Zukunft, wenn das Erleben im „Hier und Jetzt" (ein „klassisches" Prinzip der Gestalttherapie, das unsere grundsätzliche und durchgängige Beobachtung in der therapeutischen Arbeit verdient) Vorrang bekommt, beachten die KlientInnen etwas von sich, das kostbar und beachtenswert ist.

Auch wenn sich KlientInnen mit einem Thema beschäftigen, dabei aber subjektiv nicht „weiterkommen", schlagen wir gelegentlich vor innezuhalten: „Nehmen Sie sich einen Moment Pause und fragen Sie ihren Körper, was er zu diesem Thema meint." Häufig nehmen KlientInnen dann gar nicht körperliche Aspekte, sondern andere Regungen ihres Leibes, vielleicht einen Gedanken oder ein Gefühl, manchmal auch eine diffuse leibliche Stimmung wahr, aber diese Intervention hilft fast immer, dass sich das „Feststecken" löst, dass Bewegung in den Prozess kommt. Gelegentlich fragen wir auch: „Was meint Ihr Bauch dazu?" Wenn wir vermuten, dass im Erleben Gefühle, vor allen Dingen starke Emotionen im Vordergrund stehen, fragen wir: „Was sagt eigentlich Ihr Herz dazu?"

Besondere Achtsamkeit wollen wir in diesem Kapitel dem Atem schenken. Denn: Achtsamkeit hat viel damit zu tun, wie wir Menschen atmen und ob wir die Art unseres Atmens wahrnehmen. Atmen ist eine Bewegung, die verschiedene Besonderheiten hat.

- Atmen bewegt nicht nur die Lunge und die Luftröhre, also die Körperteile, die funktionell zum Atmen gehören: Atmen bewegt weite Teile des Körpers, z. B. auch das Herz und die inneren Organe des Bauches, und kann den ganzen Körper erfassen und beeinflussen, etwa die Zellversorgung mit Sauerstoff.
- Atmen ist Stoffwechsel zwischen innen und außen und damit Teil der Leibbewegungen: hinein-hinaus und engen-weiten: beim Atmen strömt Luft hinein und hinaus, weitet und engt sich der Oberkörper.
- Atmen ist Erleben. Wenn ich meinen Atem als „flach" beschreibe, bezeichnet das oberflächlich, dass sich mein Brustkorb oder Bauch nur wenig erhebt, vielmehr „flach" bleibt. Gemeint ist aber mehr: eine „flache" Erregung, eine „flache" Stimmung, vielleicht ein Gehaltensein, vielleicht Spannung, vielleicht Reaktion auf einen Schreck.
- Atem ist lebenslanger Begleiter des Menschen. Mit dem Atmen beginnt das Leben, Atmen öffnet Zugänge zu Erinnerungen und Perspektiven der Zukunft.
- Atmen reguliert die Achtsamkeit für das Erleben. Viele KlientInnen können dafür sorgen, dass sie weder ihren Körper spüren noch Gefühle wahrnehmen, indem sie „atemlos" über diese hinweg„reden" oder ihre Atmung auf das biologisch niedrigstmögliche Niveau reduzieren. Und umgekehrt: Wenn sie bewusst und freier atmen, öffnen sie damit Türen zu ihrem Erleben.
- Über das Atmen können Menschen ihren Körper erleben. Mit ein bisschen Geduld, Aufmerksamkeit und Übung können Menschen ihren Atem in alle Teile ihres Körpers schicken und darüber mit diesen Teilen des Körpers verbundenes Erleben wahrnehmen, vor allem innere Bilder entstehen lassen.

- Atmen ist Rhythmus. Es gibt im Wesentlichen zwei biologische Rhythmen: Den Rhythmus des Herzschlages und den Rhythmus des Atems. Den Rhythmus des Atems können Menschen bewusst beeinflussen. Ihr Atemrhythmus ist immer auch Ausdruck ihres Erlebens bzw. steht in enger Verbindung mit ihrem Erleben, z. B. ihrer inneren Muße, ihrem Getriebensein, ihrem Zeitgefühl, ihrer Hektik.
- Atmung ist auch ein Spiegel sozialer Resonanz. Unsere Atmung verändert sich in Abhängigkeit davon, mit welchen Menschen wir Kontakt haben und in welchen Atmosphären wir uns bewegen. Atmung ist einerseits Seismograf sozialer Einflüsse und Interaktionen; Veränderungen des Atems können umgekehrt die Haltung zur Welt verändern. Mit stockendem oder flachem Atem sehe ich die Welt anders, als wenn ich meinen Atem flexibel fließen lasse.
- Atmen geschieht immer und automatisch. Es ist nicht möglich, nicht zu atmen. Das vegetative Nervensystem reguliert außerhalb unseres Willens die Atmung. Gleichzeitig können wir Menschen bewusst unsere Atmung beeinflussen. Dieser Doppelcharakter schafft zahlreiche Möglichkeiten, in der Tanz- und Bewegungstherapie mit dem Atem zu arbeiten.

Eine grundlegende Möglichkeit die Achtsamkeit für das eigene Erleben zu erhöhen, besteht darin, die Aufmerksamkeit auf den Atem zu lenken: „Nehmen Sie bitte für die Dauer einiger Atemzüge Ihren Atem wahr.“ Oft stellen KlientInnen dabei fest, dass sie nicht so tief und entspannt atmen, wie sie sich das wünschen und „man“ doch atmen sollte, laut der Handlungsanweisungen z.B. in Zeitschriftenartikeln oder der Aussagen von Autoritäten. Wir ergänzen deshalb an dieser Stelle oft: „Es geht im Moment nicht darum, besonders entspannt oder irgendwie ‚richtig‘ zu atmen. Nehmen Sie Ihren Atem so wahr, wie er ist. Schenken Sie Ihrem Atem, schenken Sie sich Beachtung.“

Fast immer beachten die KlientInnen nicht nur isoliert ihre Atmung (das scheint kaum zu gelingen – und muss es ja auch nicht), sondern nehmen dabei ihr Erleben wahr: „Ich merke, wie angespannt ich bin“, „Mir liegt ein enger Ring um die Brust“, „Ich bin so aufgeregt, ich komme gar nicht zur Ruhe. Mein Atem ist ganz schnell und ich fühle mich auch sehr gehetzt.“

Wenn Menschen ihren Atem wahrnehmen, verändern sie darüber automatisch ihre Atmung. Dem Atem Achtsamkeit zu schenken ist nicht „neutral“, sondern beeinflusst den Atem. Auf den eigenen Atem zu achten ist eine Hinwendung nach „innen“, ist Teil oder manchmal erster Schritt einer achtsamen Haltung sich selbst gegenüber. Dies führt in der Regel dazu, dass Menschen sich beruhigen und entspannen. Es kann aber auch dazu führen, dass sie einer Unruhe oder einer Aufregung gewahr werden, die in ihnen lauert und zu toben beginnt, wenn sie Platz in der Achtsamkeit erhält.

Gelegentlich arbeiten wir differenzierter mit dem Atmen und lenken die Aufmerksamkeit auf die einzelnen Atemphasen: „Nehmen Sie Ihren Atem wahr ... Nehmen Sie Ihr Einatmen wahr ... Nehmen Sie Ihr Ausatmen wahr ... Und nehmen Sie die Pause wahr, die zwischen dem Ausatmen und dem Wiedereinatmen liegt. Vielleicht ist diese Pause bei Ihnen klein oder auch groß, das ist ganz egal, schenken Sie ihr Ihre Aufmerksamkeit." Man kann nach einer Weile noch einen Schritt weitergehen und bitten: „Nehmen Sie wahr, welche Gefühle oder inneren Bilder während dieser Pause in Ihnen aufsteigen ..." Die dabei zu Tage tretenden Gefühle oder inneren Bilder sind häufig kostbare Elemente des Erlebens, die im Alltagsstress keine Beachtung finden. Diese Gefühle, Bilder oder auch anderen Regungen des Leibes können dann in Bewegung umgesetzt werden, wie wir in den späteren Kapiteln beschreiben.

Um KlientInnen Wege zu zeigen, die Achtsamkeit für ihren Atem zu erhöhen, setzen wir vor allem in der Gruppenarbeit häufig Übungen ein, die wir den Schriften von Thich Nhat Hanh entnommen haben. Thich Nhat Hanh ist ein vietnamesischer buddhistischer Mönch, ein Prediger der Achtsamkeit. Die Titel seiner bemerkenswert unideologisch daherkommenden Schriften heißen „Zeiten der Achtsamkeit", „Schritte der Achtsamkeit", „Das Glück einen Baum zu umarmen – Geschichten von der Kunst des achtsamen Lebens" usw. Er befürwortet die Beachtung des Atems als Schlüssel einer achtsamen Haltung gegenüber sich selbst und der Welt. Wir nutzen – modifiziert – seine Übungen. Thich Nhat Hanh praktiziert z. B. eine Geh-Atem-Meditation: „Eine der besten Arten, die Erde zu berühren, ist das Üben der Geh-Meditation. Wir schreiten langsam, massieren die Erde ... Wir versuchen nicht, irgendwohin zu gehen. Wir kommen mit jedem Schritt an. Wenn wir einatmen, zählen wir die Anzahl unserer Schritte. Machen wir drei Schritte, sagen wir leise: ‚Ein, ein, ein.' Und wenn wir ausatmen tun wir das Gleiche: ‚Aus, aus, aus.' Machen wir drei Schritte beim Einatmen und vier während wir ausatmen, sagen wir: ‚Aus, aus, aus, aus.' Wir hören darauf, was unsere Lungen benötigen und gehen und atmen entsprechend." (Thich Nhat Hanh, 1995, S. 56 f) Wir schlagen im weiteren Verlauf vor: „Während ihr weiter über den Boden geht, nehmt wahr, welches Lebewesen, vielleicht ein Tier oder eine Pflanze, beim Einatmen vor euer inneres Auge tritt. Stellt euch beim Ausatmen ein Wort, vielleicht ein Eigenschaftswort oder eine Farbe oder was auch immer vor, das euch zu diesem Gegenstand in den Sinn kommt." Oder wir schlagen vor, Ein- und Ausatmen mit Bewegungen zu verbinden. Mit dem Programm „Atemgesten" haben wir ein differenziertes Konzept leiborientierter Atemtherapie entwickelt und erprobt, das Atemarbeit mit bildlichen Vorstellungen und vor allem Tanz- und Bewegungstherapie verbindet.

Achtsamkeit ist im therapeutischen Prozess nicht nur eine Angelegenheit der KlientInnen, sondern noch mehr eine der TherapeutInnen. Die Qualität der therapeutischen Wahrnehmung besteht unserer Auffassung nach nicht darin, möglichst umfassend alle Einzelheiten in Erzählungen und Verhalten der KlientInnen zu registrieren. Wichtig ist uns, dass TherapeutInnen einen offenen, schweifenden Blick haben, mit dem sie KlientInnen wahrnehmen, nicht nur das, was im Vordergrund ist, sondern auch das, was sich im Hintergrund zu verbergen droht. Und vor allem ist uns wichtig, dass sich die Aufmerksamkeit nicht nur auf die KlientInnen richtet, sondern auch auf sich selbst. Therapie bedeutet unserer Meinung nach: die KlientInnen ernst nehmen, sich selbst ernst nehmen und dabei miteinander in Kontakt zu bleiben. Dies schließt ein, mit sich achtsam zu sein. Wie wir in späteren Kapiteln noch genauer erläutern werden, ist Therapie ein Prozess, in dem die Resonanz der TherapeutInnen auf die KlientInnen von besonderer Bedeutung ist. Die Achtsamkeit des Therapeuten oder der Therapeutin ist deshalb eine dreifache: Die TherapeutInnen müssen achtsam sein für das Erleben ihrer KlientInnen und ihre Achtsamkeit ihrem eigenen Erleben widmen. Zusätzlich gilt es, ein besonderes Augenmerk auf die jeweilige Wechselbeziehung zwischen den KlientInnen und sich zu legen. Diese dreifache Achtsamkeit bedarf eines besonderen Trainings. Sie ist für uns TherapeutInnen etwas Wunderbares – in welchem Beruf ist es nicht nur erlaubt, immer wieder auf sich selbst zu achten, sondern sogar zwingend geboten ...!

2.3 Integrierte Körperwahrnehmung

Tanz- und BewegungstherapeutInnen sind in besonderer Weise geschult und erfahren, körperliche Prozesse wahrzunehmen: Wie ist die Körperhaltung? Wo sind Spannungen oder Unterspannungen im Körper? Welche Bewegungen, welche Teile des Körpers treten in den Vordergrund und welche bleiben im Hintergrund? Welche Bewegungsqualitäten und -modalitäten werden genutzt und welche nicht? Wieviel Raum nimmt sich der Klient oder die Klientin? Die Wahrnehmung des Körpers und der Bewegung betrachten wir jedoch nie isoliert, nie als Aspekt „an sich". Da Tanz- und Bewegungstherapie Leibtherapie ist, ist die Körperwahrnehmung im therapeutischen Zusammenhang immer auch Leibwahrnehmung.

Immer, wenn ein bestimmter, ca. 40-jähriger Klient von seinem Vater erzählt, selbst wenn er ihn nur beiläufig im Nebensatz erwähnt, vollziehen sich kleine, aber auffällige Veränderungen in seinem Körper. Die Muskulatur im Brustbereich wird angespannt. Der Rücken wird steif und aufgerichtet, die Schultern werden leicht hoch gezogen. Dabei presst der Klient den Unterkiefer gegen den Oberkiefer, wodurch sich beim Sprechen auch die Stimme verändert. Als der Therapeut ihm die körperlichen Veränderungen spiegelt und er sie bewusst wahrnimmt und überprüft, fällt ihm auf, dass er zusätzlich die Gesäßbacken zusammenkneift. Der Therapeut bittet ihn, die Veränderungen einzeln nacheinander bewusst vorzunehmen, also bewusst die Gesäßbacken zusammenzukneifen, den Brustkorb einzuengen, die Schultern hochzuziehen und die Kiefer zusammenzupressen – und dann wieder loszulassen – und dies zu wiederholen. Dieses einfache und grundlegende Experiment (angelehnt an klassische Methoden aus der Gestalttherapie) hat eine dreifache Wirkung. Zum einen nehmen darüber viele KlientInnen ihren Körper und körperliche Spannungen oder andere Veränderungsprozesse wahr, merken zum Beispiel, dass während des Zusammenpressens der Kiefer auch noch der rechte Fuß bewegt wird und Ähnliches. Zum zweiten sind KlientInnen, wenn sie diese Bewegungen aktiv vornehmen, ihnen nicht mehr ausgeliefert. Sie verwandeln ihre passive Haltung in eine aktive Haltung. Sie fühlen sich diesem Körperprozess nicht mehr ausgeliefert, sondern können ihn selbst bestimmen, zumindest beeinflussen. Wer die Fähigkeit erwirbt, die Anspannung zum Beispiel der Schultern zu verstärken, der kann diese Anspannung auch verringern, muss sie zumindest nicht mehr nur erdulden. Die dritte Wirkung besteht darin, dass sich in diesem Experiment häufig Leiblichkeit erschließt, also Erlebenszugänge und Leibverbindungen eröffnen, dass sich Verbindungen zwischen körperlichen Prozessen und Gefühlen, Veränderungen von Verhaltensweisen und sonstigen Leibregungen ergeben und erleben lassen. Als der erwähnte Klient seine beschriebenen körperlichen Geschehnisse bewusst und auf die Achtsamkeit seines Erlebens konzentriert durchführte, entstanden in ihm Bilder von Situationen, in denen sein Vater ihn verprügelt hatte. Als Reaktion auf die Schläge und oft auch schon in Erwartung der Schläge hatte er seinen Rücken versteift, die Pobacken zusammengekniffen, die Schultern angespannt und nach oben gezogen. Da ihm während der Schläge verboten wurde zu schreien und zu jammern, engte er sich auch den Brustkorb und den Hals ein. Diese Reaktionen hatten sich körperlich quasi verselbstständigt. Durch die bewusste aktive und aktivierende Wahrnehmung der körperlichen Prozesse öffneten sich Verbindungen zu bildhaften Erinnerungen. Nicht nur das Körpergedächtnis erinnerte sich, auch das geistige bildhafte Denken. In der weiteren therapeutischen Arbeit konnte der Klient, nachdem auch emotionale Erinnerungen mit schmerzhaften Gefühlen zutage getreten waren, Zugang zu neuem Erleben und darüber auch zu einer neuen körperlichen Haltung finden.

Ein anderes Beispiel: Eine junge Klientin, Anfang 20, tanzte selbstversunken inmitten anderer Menschen, mit viel Platz um sich herum. Die Augen waren meistens geschlossen und, wenn sie gelegentlich geöffnet wurden, wirkten sie nach innen gerichtet. Sie tanzte in einem von ihr für sich sozusagen reservierten Teil des Raumes, ohne die Umgebung wahrzunehmen, flüssig und geschmeidig. In dem Augenblick aber, in dem eine andere Person, ob es die Therapeutin oder eine andere Teilnehmerin der Gruppe war, den imaginären Raum von ca. zwei Metern um sie herum betrat, veränderte sich ihre Haltung. Ihre Bewegungen wurden hölzerner und gehaltener. Ihr Nacken richtete sich leicht auf, der Kontakt ihrer Füße zum Boden verringerte sich. Darauf aufmerksam gemacht, war sie zuerst erstaunt, dann konnte sie, genauer darauf achtend, die Beobachtungen bestätigen. Die Therapeutin schlug ihr vor, mit diesem Geschehen zu experimentieren. Die Klientin tanzte alleine und geschützt in ihrem Zwei-Meter-Schutzraum vor sich hin. Als die Therapeutin sich schließlich der Grenze dieses Raumes näherte, spürte sie, dass sich in diesem Moment etwas veränderte: „Ich merke das jetzt ganz genau, dass sich etwas verändert, aber ich weiß nicht was. Ich bin ganz durcheinander. Mir ist das auch peinlich, dass ich es nicht weiß.“ Die Therapeutin horchte auf, als sie die Peinlichkeit erwähnte – auch weil sie selbst ein wenig Scham empfand beim Näherkommen – und fragte: „Woran merkst du, dass es dir peinlich ist?“ Die Klientin stutzte, musste dann lachen und sagte: „Ja, vielleicht ist es das, was passiert, wenn mir jemand nahe kommt. Ich merke dann, dass mich hier jemand beobachtet, dass mich jemand mitbekommt. Vorher ist das ganz weg, dann tanze ich für mich allein, als ob mich niemand sieht. Mir ist es peinlich, dass mich jemand so selbstversunken sieht, vielleicht auch so ungeschützt ..." Im weiteren Verlauf arbeiteten sie weiter an dem Thema Scham und vor allem an den Verbindungen zwischen Scham und Nähe oder Distanz zu anderen Menschen bzw. zwischen Scham und ihren körperlichen Empfindungen und Reaktionen. Auch hier war die Körperwahrnehmung verknüpft mit der Wahrnehmung des sozialen Kontaktes und eines vorher unbemerkt gebliebenen Gefühls. Dadurch, dass die Klientin ihre Scham in ihren sozialen Bezügen wahrnahm, trat eine Veränderung in ihrer körperlichen Haltung ein. Sie konnte ihre Möglichkeiten ausprobieren, sich vor den anderen zu schützen und damit spielen, auch bei der Annäherung anderer „bei sich" zu bleiben.

Immer wieder beobachten wir, dass die Körperwahrnehmungen der KlientInnen nicht „statisch" sind, sondern dass Veränderungen eintreten, wenn sich die Nähe oder Distanz zu anderen Menschen verändert. Dies gilt es zu beobachten und zu beachten. Körperveränderungen stehen in Verbindung mit inneren Bildern, Erinnerungen, Gedanken; mit der Bewegung oder Haltung verändert sich auch die Erregung, verändern sich Gefühle. Das meinen wir, wenn wir von integrierter Körperwahrnehmung reden.

Isoliert den Körper wahrzunehmen, „bloße" Bewegungen zu beachten und zu analysieren, ist eine Fähigkeit, die wir Menschen nicht beim Spüren des Körpers benötigen, sondern allein zu seiner Beherrschung. Der Tänzer oder die Sportlerin, die ihren Körper zu bestimmten Leistungen treiben wollen, bedürfen einer besonderen Körper- und Bewegungsanalyse bzw. besonderer Bewegungs- und Trainingstechniken. Die Techniken der isolierten Körperwahrnehmung und eines entsprechenden Körpertrainings können dann durchaus ihren Sinn haben, wenn es z. B. nach langer Bettlägerigkeit gilt, körperliche Funktionen zu reaktivieren, oder wenn tänzerische oder sportliche Bewegungsabläufe optimiert werden sollen. Mit dem therapeutischen Interesse hat dies jedoch in den meisten Fällen wenig zu tun. Da das Körpererleben prinzipiell individuell und subjektiv ist, brauchen wir keine objektivierenden „Beobachtungsbögen" oder andere Instrumente der „Körpererfassung" oder „Körperdiagnostik". Abgesehen davon hat die komplexe menschliche Bewegung eine besondere Wirkung: alle Bewegungsbeobachtungssysteme tendieren dazu, immer komplexer und komplizierter und damit unserer Meinung nach unpraktisch und unhandbar zu werden. Bernd Voigt berichtet zum Beispiel, dass der „Bewegungsanalyse-Katalog" der psychoanalytischen Tanztherapie „über 160 Einzelmerkmale" enthält (Trautmann-Voigt, Voigt, 1997, S. 119). Wie kann ein Therapeut oder eine Therapeutin den Anforderungen eines solchen Bogens gerecht werden?

In der Tanz- und Bewegungstherapie sind vor allem zwei Aspekte der leiblichen Wahrnehmung von Bedeutung. Der erste besteht darin, dass die schon beschriebene ganzheitliche, leiblich integrierte Wahrnehmung nicht das Besondere ist, sondern etwas Alltägliches, zumindest das Alltägliche sein sollte. Wir Menschen nehmen leiblich wahr, wenn wir denn dürfen und es uns nicht wegtrainiert wurde. Fuchs hat dies an einem

Beispiel treffend beschrieben: „Ich nehme niemals mit einem Sinnesorgan wahr, sondern mit verschiedenen Seiten meiner Person. Wenn ich sage: ‚Ich höre einen Kuckuck rufen', so höre ich nicht etwa nur einen Schall [...], ich höre überhaupt nicht nur mit meinen Ohren, sondern zugleich mit meinem Gedächtnis, indem ich den typischen Ruf eines bestimmten Vogels wieder erkenne; mit meinem Leib, insofern ich mich mit dem gehörten Vogel in einem gemeinsamen Raum (z. B. im Wald spazieren) erlebe; mit meinem Gefühl, insofern ich die Melodik und den Ausdruck des Rufs empfinde; und schließlich mit meinem Willen, indem ich ihn beachte und auf ihn ‚horche'. All dies ist vereint in der Wahrnehmung des Kuckucks-Rufes; ... Wahrnehmung gibt uns die Dinge ‚als sie selbst', als Gegenstände außerhalb unseres Leibes; sie vollzieht sich aber auch auf dem Untergrund des leiblichen Raumes, der uns mit den Dingen verbindet, und der Vorerfahrungen, die wir mit ihm gemacht haben." (Fuchs, 2000, S. 163)

Wie oft begegnen wir KlientInnen, die einer solchen Wahrnehmung eines Kuckucks-Rufes nicht mehr fähig sind. Vielleicht fühlen sie die Neugier und das Interesse nicht mehr, das der Kuckucks-Ruf bei ihnen hervorrufen könnte, weil ihnen diese Gefühle „ausgetrieben" wurden. Vielleicht ruft der Kuckucks-Ruf bei ihnen eine körperliche Erregung hervor, die von emotionaler Taubheit begleitet wird, eine von Gefühlen abgespaltene Reaktion auf die Erinnerung an gemeinsame Waldspaziergänge mit der ehemals geliebten Frau, vielleicht überhören sie ihn gar, weil sie in ihrer Kindheit mit so vielen schrecklichen Klängen konfrontiert waren, dass sie ihr Gehör gegen alles verschlossen, was nicht unbedingt lebensnotwendig und funktional ist. Therapie versucht dann, die leibliche Wahrnehmungsfähigkeit wieder zu beleben und sich gemeinsam mit den KlientInnen auf den Weg zu machen zu lernen, leiblich wahrzunehmen.

Der zweite für die Therapie wichtige Aspekt der leiblichen Wahrnehmung besteht darin, dass Wahrnehmung immer eine Wechselwirkung zwischen Wahrnehmendem und Wahrgenommenem ist. „Wahrnehmung ist das Geschehen, in dem sich uns Menschen Dinge, Situationen sinnhaft und bedeutsam präsentieren. Sinn und Bedeutsamkeit meint immer eine Beziehung von Wahrnehmendem und Wahrgenommenem; ohne diese Sinn konstituierende Beziehungen nehmen wir gar nichts wahr." (Fuchs, 2000, S. 173). Wir als TherapeutInnen und die KlientInnen sind daran beteiligt. Der Therapeut nimmt z. B. am Klienten wahr, dass sich gelegentlich dessen Atmung verflacht. Dies weckt sein Interesse, er gibt dieser Wahrnehmung damit eine Bedeutung. Welche Bedeutung es ist und welchen Sinn dieses Phänomen für den Klienten hat, weiß er nicht. Er lässt seinen Blick weiter schweifen und registriert die Verknüpfung mit einem zweiten Phänomen, die Erwähnung des Vaters, und reagiert darauf. Die Bedeutung dieser Wahrnnehmungen für den therapeutischen Prozess erschließt sich erst in der Interaktion von TherapeutInnen und KlientInnen. Wahrnehmung ist ein wechselseitige, interaktiver Prozess.

2.4 „Lebendige“ und „stille“ Leibinseln

Fragt man ein krankes Kind: „Wo tut es weh?“, antwortet es, „Im Bauch“. Fragt man nach: „Wo tut es denn da genau weh?“, kommt wieder als Antwort: „Ich weiß nicht genau, einfach im Bauch.“ An dieser Stelle geben die meisten ÄrztInnen auf und schicken das Kind zum Röntgen oder greifen auf andere diagnostische Apparate zurück. Nur nach einem besonderen Training können Menschen Veränderungen in ihrem Körper physiologisch und anatomisch genau lokalisieren. In der Regel beschreiben oder benennen Menschen, wenn sie über das Erleben ihres Körpers sprechen, Gegenden oder Räume. Bleiben wir beim Schmerz; Schmerz ist Leibwahrnehmung, weder nur Gefühl noch nur rein körperliches Spüren. Schmerz ist beides und doch noch etwas Eigenes. Manchmal erfasst er größere Regionen unseres Leibes: „Der Rücken tut weh“, „Ich habe Halsschmerzen“. Durch Manipulationen kann der Schmerz vielleicht genauer lokalisiert werden: „Genau dort, wo die Hand hindrückt, ist der Schmerz am größten.“ Manchmal beginnt der Schmerz an einer Stelle und breitet sich von dort aus, erfasst eine Region, einen Raum des Körpers.

Müdigkeit, um eine andere Leibwahrnehmung zu erwähnen, kommt meist ähnlich unbestimmt daher. Man ist „ganzheitlich“ müde. Wenn die Müdigkeit genauer oder differenzierter erlebt wird, dann beschreiben Menschen dies nicht in anatomisch genauen Begriffen, nennen in der Regel keine einzelnen Gelenke oder Muskeln, Organe oder Sinnesfunktionen, sondern beschreiben leibliche Regionen, oft mit körperbezogenen Begriffen: „Ich bin müde im Kopf“, „Ich habe müde Beine“. Diese und ähnliche Räume bzw. Regionen unseres Leibes haben wir früher als „Körperinseln“ bezeichnet. Wir möchten uns nun für die körperbezogene Leibwahrnehmung der treffenderen Bezeichnung von Hermann Schmitz anschließen, der von „Leibinseln“ spricht.

Schmitz beschreibt zuerst einen Menschen, der sich von außen betrachtet; sei es, dass er von oben auf sich herab schaut oder sich im Spiegel erblickt: Der Blick wird stetig von oben nach unten oder von rechts nach links über den Körper wandern. Ähnlich verhält es sich, wenn ein Mensch sich von außen ertastet. Wird der gleiche Mensch nun versuchen, sich ohne Tasten und Schauen von oben nach unten stetig zu spüren, wird er merken, dass dies nicht geht. „Statt eines stetigen räumlichen Zusammenhangs begegnet dem Spürenden jetzt bloß noch eine unstetige Abfolge von Inseln, z.B. folgende von oben nach unten: Schlund, Brustwarzengegend, Magengrube mit dem charakteristischen ‚Gefühl in der Magengegend‘, anale und genitale Zone, vielleicht noch etwas in der Gegend der Oberschenkel, Kniegegend, Fußknöchel, Sohlen. Es können mehr oder weniger Inseln sein, darauf soll nichts ankommen.“ (Schmitz, 1965, S. 26) Welche Leibinseln und wie sie wahrgenommen werden, ist bei den Menschen verschieden und kann sich wandeln. „Jeder Spannungs- und Entspannungsimpuls, jeder leise oder laute Schmerz oder Kitzel, ja sogar ein beständiger, nicht von außen oder durch Willkür herbeigeführter, geräuschloser und gewöhnlich unbeachteter Wandel verschiebt unablässig das Gefüge des körperlichen Leibes. Immerfort bilden sich neue Inseln und verschwinden alte; sie verschmelzen und sondern sich, verschieben ihre Grenzen oder ihre Schwerpunkte, wechseln von betonter zu unbetonter Gegebenheit oder umgekehrt, ..." (a.a.O., S. 26).

Der Schmerz ist eine leibliche Regung, die Menschen in einer oder in mehreren Leibinseln wahrnehmen können. Andere Regungen von Leibinseln können das Jucken oder der Kitzel sein, Herzklopfen, Hitzewallungen oder auch die „Kühle im Kopf" (s. auch Schmitz, 1989, S. 43).

Für TherapeutInnen ist es in mehrerlei Hinsicht wichtig, um die Existenz und Bedeutung von Leibinseln zu wissen. In seinem Körper Leibinseln zu spüren statt genauer anatomischer Details ist kein Manko der KlientInnen, wie es einem nach einem Arztbesuch oft vorkommen mag, sondern „normal". Auch bei psychiatrischen Erkrankungen können Leibinseln eine besondere Rolle spielen. Sie können im Erleben eines Menschen verschwinden, so dass dieser sein „rechtes Bein" verliert oder plötzlich den „linken Arm doppelt" erlebt. Organisch hat sich für diese KlientInnen nichts verändert, wohl aber ihr Leiberleben. Auch der so genannte „Phantomschmerz" kann als Erleben von Leibinseln erklärt werden. Nach einer Fußamputation kann ein Mensch den amputierten Fuß spüren und vor allem Regungen der Leibinseln wie Schmerzen oder Kitzel oder Jucken. Dies ist keinesfalls nur ein abgesonderter geistiger Prozess. Das Erleben der Leibinsel Fuß trotz einer Amputation kann bewirken, dass der Mensch beim Gehen so zu tun versucht, als sei dieser Fuß noch da (was er ja seinem Erleben nach noch ist), so dass er versucht sein Gewicht auf diesen Fuß zu verlagern.

In unserer therapeutischen Arbeit benutzen wir die Leibinseln in dreierlei Hinsicht. Auf einen Aspekt werden wir später im Kapitel Leibbewegungen eingehen und dort beschreiben, wie die Zusammenhänge zwischen Leibinseln und z. B. dem Spannen und Weiten therapeutisch zu nutzen sind. Ein zweiter Aspekt ergibt sich im Zusammenhang von Leibinseln und Imaginationen. Wenn Menschen beschreiben, wie sie Leibinseln erleben, bedienen sie sich oft bildhafter Vorstellungen: „ ... wie ein dicker, fester Kloß", „ ... schwer wie Blei", „ ... wie ein dunkles Loch". Umgekehrt ist es ebenfalls möglich, über Imaginationen nahezu jedes Erleben in einer Leibinsel körperlich zu lokalisieren. Wir fragen dann die KlientInnen z. B.: „Wo spürst du deine Angst im Körper?". Die KlientInnen antworten manchmal spontan, wie aus der Pistole geschossen, häufig brauchen sie aber Zeit bzw. die Erlaubnis, sich ein bisschen Zeit zu nehmen, um in den Körper hineinzuspüren: „Die Angst ist wie ein Klumpen, der im Bauch sitzt ... irgendwo hier am oberen Rand des Bauches."

Die meisten KlientInnen können ihr Erleben im Körper lokalisieren und für ihr Erleben im Körper einen Ort finden. Dieser Ort ist gewöhnlich eine Leibinsel mit mehr oder weniger scharfen Konturen. Die Umrisse der Leibinsel können sich verändern, sie können sogar wandern, die Art der Angst kann vom „Bauch" zur Herzgegend oder in den Hals aufsteigen. Für die TherapeutInnen ist es wichtig, zu wissen und deutlich machen zu können, dass es keine anatomisch „richtigen" Orte des Erlebens gibt. Es ist uns wichtig, die KlientInnen zu ermutigen, nachzuspüren, wo sie subjektiv in ihrem Körpererleben Orte, Regionen, Inseln finden oder finden können und welche bildhaften Vorstellungen sie davon haben. Wir fragen deshalb oft im Konjunktiv: „Wenn Ihre Freude einen Ort im Körper hätte, wo wäre dieser ...?" Wenn KlientInnen einen Aspekt ihres Erlebens in einer Leibinsel körperlich lokalisieren, besteht der nächste Schritt im therapeutischen Prozess zumeist darin, die Achtsamkeit der KlientInnen auf diese Leibinsel zu lenken und sie zu ermutigen, dabei aufkommende Bilder ernst zu nehmen und auszusprechen. Bleibt man bei dem Beispiel des Klienten mit dem „Angstklumpen" im Bauch, bitten wir z. B.: „Richten Sie Ihre Aufmerksamkeit auf Ihren Bauch und insbesondere auf diesen Klumpen in Ihrem Bauch, lassen Sie sich ein paar Minuten Zeit und nehmen Sie wahr, was geschieht ... Vielleicht hilft Ihnen dabei Ihr Atem ..." Häufig wird durch die Achtsamkeit die Wahrnehmung der Leibinsel schärfer. Wie wir beschrieben haben, verändert Achtsamkeit das Erleben. Achtsamkeit ist nicht nur ein Geschehen, das sich von außen der Leibinsel Bauch bzw. dem Klumpen zuwendet, sondern ist ein Erleben des Bauches inklusive des Klumpens selbst, so dass sich auch die Bilder des Erlebens verändern können. „Je mehr ich meinen Bauch wahrnehme, desto ruhiger werde ich. Ich weiß immer noch nicht, wovor ich eigentlich Angst habe, die Angst ist immer noch da, aber ich bin nicht mehr so nervös. Komisch ist, dass der Klumpen im Bauch immer größer wird." Der Therapeut: „Welche Farbe hat der Klumpen?" „Grau, erst war er dunkelgrau, jetzt, wo der Klumpen größer wird, wird er immer heller."

Aus der diffusen Angst wurde die Wahrnehmung der Leibinsel Bauch mit einer Imagination, dem Klumpen; die Imagination der Leibinsel wiederum geriet in Bewegung, das Bild wurde konkreter und beweglich. Hier nun konnte der Therapeut diese innere Bewegung aufgreifen und vorschlagen, sie zu einer äußeren Bewegung werden zu lassen: „Ich schlage Ihnen ein Experiment vor. Suchen Sie sich einen Platz im Raum und stellen sie sich vor, Sie sind dieser graue Klumpen. Stellen Sie sich auch vor, wie Sie immer größer und immer heller werden und drücken Sie dies in Bewegungen mit ihrem ganzen Körper aus. Bitte lassen Sie Bewegungen entstehen, die das Größer- und Hellerwerden ausdrücken und begleiten." Der Klient stellte sich nahezu in die Mitte des Raumes, die Füße, Knie und Schenkel fest zusammengepresst, den Kopf gesenkt, die Arme wie in einer Zwangsjacke um den Oberkörper verschränkt: der dunkelgraue Angstklumpen. Dann begann er sich zu weiten, sich Raum zu nehmen, erst mit den Händen, dann mit dem Kopf, dann auch mit den Beinen, schließlich mit den Augen, immer weiter hinausgreifend, plötzlich wieder zurückzuckend und zurückschreckend, dann doch wieder Bewegungen in die Weite schickend. „Ich habe eben gemerkt, wovor ich Angst habe. Ich habe Angst, mir zu viel Platz zu nehmen, und gleichzeitig brauche ich viel Raum und viel mehr Platz, als ich jetzt habe. Doch habe ich Angst, dafür einen drüber zu kriegen, wie ich es von früher kenne. Bei der Bewegung eben, wie es in mir immer weiter wurde, habe ich gemerkt, dass ich es so nicht mehr aushalte, so eng. Ich will meinen Weg nach draußen finden ..."

Bislang haben wir nur Leibinseln erwähnt, die dem Erleben zugänglich waren. Wir begegnen aber auch – und dies ist der dritte Aspekt der Leibinseln, der für die therapeutische Praxis wichtig ist – Leibinseln, die ganz oder teilweise nicht erlebbar, fühlbar, spürbar sind. Wenn wir z. B. eine Gruppe von KlientInnen bitten, sich eine entspannte Stellung zu suchen und eine Spürreise durch ihren Körper zu machen, werden zumindest einige danach berichten, dass sie bestimmte Regionen ihres Körpers, einzelne Leibinseln nicht gespürt haben: „In meinem Becken habe ich nichts gespürt, da habe ich auch keine Bilder", „In meinem unteren Rücken fühle ich nichts", „Meine Füße sind wie tot". Im strengen Sinne kann man nicht sagen, dass diese KlientInnen in diesen Leibinseln nichts erlebt haben. Sie erleben schließlich das Nicht-Fühlen, das Nicht-Spüren, aber es handelt sich nicht um ein Erleben wie im bisher beschriebenen Sinne, kein Erleben, aus dem Bilder oder bildhafte Vorstellungen, Leibregungen spontan entstehen. Leibinseln, die dem unmittelbaren Erleben nicht zugänglich sind, bezeichnen wir als „stille Leibinseln". Auf stille Leibinseln können KlientInnen auch stoßen, wenn sie sich mit einem Gefühl oder einer Stimmung beschäftigen. Depressive Stimmungen finden z. B. häufig ihren Ausdruck in einem „Gefühl der Gefühllosigkeit". Wenn wir KlientInnen, die über das Gefühl der Gefühllosigkeit klagen, fragen, wo denn dieses Gefühl einen Ort in ihrem Körper haben könnte, wird häufig die Leibinsel des zentralen Brustraumes um den Solar Plexus herum genannt. Wenn wir bitten, dorthin zu spüren, erleben die meisten KlientInnen die leibliche Entsprechung zum Gefühl der Gefühllosigkeit: Sie spüren dort „nichts" – eine stille Leibinsel.

Was kann man nun tun? Das Nicht-Spüren und Nicht-Fühlen beunruhigt die KlientInnen, sie wollen etwas daran ändern, haben aber auch Angst davor. Sie sind hilflos und wissen nicht, wie sie die stillen Leibinseln wieder zu lebendigen machen können. Wir empfehlen, vier Wege zu versuchen:

– „Nehmen Sie eine Hand oder beide Hände und legen Sie sie auf den Teil Ihres Körpers, den Sie nicht spüren können. Lassen Sie Ihren Atem fließen und nehmen Sie wahr, was Sie erleben." Hier kombinieren wir Achtsamkeit mit Berührung. Eine stille Leibinsel steht unseren Erfahrungen nach meistens unter hoher (Muskel-)Spannung. Berührung und Achtsamkeit kann diese Spannung lindern, zumindest etwas anschmelzen und dadurch auch den Erlebnisprozess in Bewegung bringen. Wenn die stille Leibinsel sich nicht in besonders intimen Regionen wie etwa dem Becken befindet und wenn eine vertrauensvolle Beziehung zwischen KlientIn und TherapeutIn vorhanden ist, kann die Berührung auch durch eine Hand oder die Hände der Therapeutin oder des Therapeuten erfolgen. KlientInnen erleben dies häufig, als würden die Hände der TherapeutInnen ihnen „Lebendigkeit" einhauchen. Auch hier mindert die Berührung die Spannung, wodurch sich die Leibinsel weiten und darüber dem Erleben der KlientInnen öffnen kann.

– Wenn eine Leibinsel still ist und dem Erleben nicht zugänglich, lenken wir oft die Aufmerksamkeit auf deren Umgebung. Therapeutin: „Nimm wahr, wie groß der Bereich ist, an dem du an deinem Oberkörper nichts spürst, und wo die Grenzen sind, an denen du wieder etwas spüren kannst." Der Klient zeigt die Region. Therapeutin: „Woraus besteht die Grenze?" Klient: „Aus einer Mauer." Therapeutin: „Wie groß ist die Mauer?" Klient: „So hoch, dass ich nicht drüber sehen kann, also mindestens zwei Meter, und dick ist sie auch, sehr dick, mindestens einen halben Meter. Die kann niemand umstoßen." Therapeutin: „Woraus besteht die Mauer?" „Aus Granit, nicht nur aus einfachen Mauersteinen, sondern aus festen Granitblöcken, da ist nichts zu machen."

Hier kann die Therapeutin überprüfen, ob dieses Bild des Klienten als Metapher auf Situationen seines Lebens passt, und fragen: „Kennst du eine solche Mauer in deinem Alltagsleben? Wo kommst du z. B. sonst in deinem Leben auch ‚nicht durch', wo kannst du ‚nichts machen'? Was fällt dir spontan dazu ein?" Diesem Klienten fällt sofort sein Vater ein, bei dem er auch „nichts machen" kann, ein Thema, das dann weiter bearbeitet wird und neue Bezüge zum Körpererleben des Klienten auszeigt. Oder die Therapeutin kann vorschlagen, das Bild zu verkörpern oder in eine Bewegung umzusetzen: „Stell dir vor, du bist die Mauer, nimm mal eine Haltung ein oder mache eine Bewegung, um die Mauer darzustellen." Wenn der Klient das tut, kann man fragen: „Wie erlebst du dich jetzt? Wie geht es dir?" Oder: „Wozwischen stehst du? Was steht vor dir, was steht hinter dir, wozu bist du nützlich als Mauer ...?" Eine Klientin sagte einmal in einer ähnlichen Situation: „Hinter mir sind die wilden Tiere, da ist es chaotisch und wild und ich muss aufpassen, dass die nicht heraus kommen, und ich muss auch aufpassen, dass niemand den wilden Tieren etwas zu Leide tut ..." Die Klientin konnte sich im weiteren Verlauf des therapeutischen Prozesses mit ihrer eingesperrten „Wildheit", ihren leidenschaftlichen Gefühlen und Bedürfnissen auseinander setzen.

Manche KlientInnen haben keine bildhaften Vorstellungen von den Grenzen der stillen Leibinseln, wohl aber ausdrucksstarke Imaginationen von deren Umgebung: „Drumherum ist es matschig, wie ein Sumpf, in dem man versinken kann." Auch mit diesen Bildern kann man auf verschiedene Art und Weise weiterarbeiten. Anschließend fragen wir immer: „Bitte spüren Sie jetzt noch einmal in den Bereich, in dem Sie vorhin nichts gespürt haben. Was erleben Sie jetzt?" Das „Nichts" ist nur in seltenen Fällen ganz verschwunden, zumeist bedarf es längerer und wiederholter Prozesse, um stille Leibinseln wieder lebendig werden zu lassen. Fast immer aber hat sich durch die Arbeit eine Veränderung ergeben, es gibt möglicherweise bildhafte Vorstellungen von dem „Nichts" – womit das „Nichts" eben zu „Etwas" geworden ist – oder die Region hat sich verkleinert oder wird nicht mehr als so „bedrückend" erlebt.

– Gelegentlich nehmen wir andere Leibinseln gleichsam „zur Hilfe", um eine stille Leibinsel wiederzubeleben. Dabei bedienen wir uns, wenn möglich, der dem Leib innewohnenden Polaritäten. Befindet sich eine stille Leibinsel auf der rechten Seite, werden wir den Klienten oder die Klientin auffordern, sich mit dem Pendant auf der linken Seite zu beschäftigen. Befindet sich der Raum des „Unspürbaren“ z. B. an der Vorderseite des Rumpfes, werden wir die Klientin oder den Klienten fragen, was sich auf der entsprechenden Rückseite ihres bzw. seines Leibes befindet und was sie oder er dort spürt. Beispiele und Anregungen für diese Arbeit finden sich im Kapitel 7 in den entsprechenden Abschnitten über die Leibbewegungen. Häufig lässt sich die Lebendigkeit der stillen Leibinseln wiedergewinnen, indem man sich nicht unmittelbar mit der stillen Leibinsel, sondern mit einer Leibinsel beschäftigt, die mit der stillen Leibinsel in Verbindung steht. Wir fragen: „Gibt es irgendwo in deinem Körper eine Reaktion?“ Oder: „Kann dir eine andere Region zu Hilfe kommen?“

Manchmal sind diese Verbindungen außergewöhnlich und entsprechen nicht den bei den Leibbewegungen beschriebenen Polaritäten. Der Klient z.B., der beschrieb, dass sich seine Füße wie „tot“ anfühlten, er gar keinen Zugang zu ihnen habe und dort nichts spüren könne, wurde vom Therapeuten befragt: „Wo ist denn in deinem Körper der Gegenpol zu deinen Füßen?“ Der Klient lachte: „Ich weiß auch nicht warum, aber spontan sind mir die Zähne eingefallen, keine Ahnung wieso.“ Im weiteren Prozess beschäftigten sie sich damit, wie der Klient seine Zähne erlebte, und entdeckten aufregende Verbindungen zwischen Zähnen und Füßen (gemeinsam hatten sie z. B. die Scheu bzw. das Unvermögen, „bissig“ zu sein), die die erste Tür zur Revitalisierung der Füße öffneten.

– Gute Erfahrungen haben wir mit einem Medienwechsel gemacht, vor allem mit dem Musizieren. In unserer Praxis gibt es zahlreiche Musikinstrumente, vor allem solche, die jeder Mann und jede Frau ohne Übung nutzen kann, um eigenes Erleben zum Klingen zu bringen. Wenn eine Klientin z. B. ihr Becken nicht spürt und es als „Nichts“ beschreibt und auch keine Bilder zu diesem „Nichts“, dessen Grenzen und Umgebung entwickeln kann oder mag, schlagen wir ihr vor: „Such dir aus den hier liegenden Instrumenten und Klangwerkzeugen etwas aus, mit dem du dieses ‚Nichts‘ zum Klingen bringen kannst. Vielleicht hast du in deiner Vorstellung einen Klang, vielleicht probierst du verschiedene Instrumente aus, bis ein Klang entsteht, der dem ‚Nichts‘ entsprechen könnte.“ Fast immer finden die KlientInnen einen entsprechenden Klang, fast immer schafft dieser Klang Zugang zu dem Erleben, das sich in der stillen Leibinsel verbirgt, und kann Anlass zu Bewegung oder Begleitmusik zu einem Tanz werden.

3

Regungen des Leibes

3.1 Leibregungen

Der Leib, der lebendige und erlebende Mensch ist immer im Fluss. Mag dieses Fließen noch so sehr gehemmt, eingeschränkt, erfroren, erstickt oder erkaltet sein wie etwa bei schweren psychiatrischen Erkrankungen, ganz lassen sich die Lebensäußerungen des Leibes nie unterdrücken oder zurückhalten; dies gelänge nur um den Preis des biologischen Todes. Der lebendige Mensch erregt sich, er regt sich immer und auf äußerst unterschiedliche, mehrschichtige und mehrdimensionale Weise. Alle Äußerungen des Leibes, die der Wahrnehmung zumindest potenziell zugänglich sind, alle Momente des Erlebens bezeichnen wir als Leibregungen (s. Schmitz, 1989, Fuchs, 2000).

Leibtherapie beschäftigt sich mit Leibregungen. Achtsamkeit als Fundament jeder leibtherapeutischen Aktivität ist selbst eine Regung des Leibes und hat wiederum andere Leibregungen zum Gegenstand. Über das „Ich nehme wahr, was ich erlebe" hinaus ist es im therapeutischen Prozess wichtig, Leibregungen benennen zu können. Die Fülle und die Vielfalt leiblicher Regungen macht es notwendig, diese nach verschiedenen Kategorien zu differenzieren.

Zu den bekanntesten Kategorien, mit denen Leibregungen differenziert und bezeichnet werden, gehören die Begriffe Körper – Seele – Geist. Beginnen wir mit dem *Seelischen.* Unter den seelischen Regungen werden meist die emotionalen, gefühlsmäßigen Regungen des Leibes verstanden, so auch von uns. Dass Gefühle ein Teil des Erlebens sind, wird für die meisten Menschen selbstverständlich sein. Gefühle sind Regungen aus uns heraus, sie kommen von „innen". Sie haben immer auch Auswirkungen auf das Denken und sind begleitet von körperlichen Regungen. Gefühle sind schwer zu definieren, werden aber in Poesie und Literatur seit Jahrtausenden beschrieben. Sie unterliegen eigenen Regeln, einer eigenen Grammatik (s. a. Baer/Frick-Baer, 1999). Gefühle können sich aus dem Erleben gleichsam „herauslösen" und der Person von „außen" entgegentreten. Angst zum Beispiel wird dann nicht mehr gefühlt, sondern tritt dem Menschen vielleicht als angstmachende Wahnvorstellung entgegen.

Unter *Geistigem* verstehen wir das Denken und Verstehen. Dass das Denken und Verstehen etwas mit dem Erleben zu tun haben kann, auch eine Regung des Erlebens sein kann, mag manche verwundern. Zu „abgespalten" vom Erleben ist das Denken der meisten Menschen, zu sehr sind wir darauf trainiert worden, das Denken und Verstehen als einen „höheren" Prozess zu bewerten, der mit unserem Erleben und erst Recht mit unseren Gefühlen oder gar unserem Körper nichts zu tun haben darf. Doch wenn wir betrachten, wie ein Kleinkind oder viele Kinder sogar noch im Grundschulalter etwas verstehen, mit welcher Intensität sie darum ringen, mit welcher Freude sie neu gewonnenes Denken begleiten, mit welchem ganzheitlichen Ausdruck auch des Körpers etwas begriffen wird, dann sehen wir, dass und wie Denken und Verstehen Teil des Erlebensprozesses, also leibliche Regung sein können. Auch in der Therapie erleben wir immer wieder, wie Menschen um Verstehen ringen, wie ihr Denken ihr Erleben beeinflusst und ihrem Erleben entspringt. Auch die inneren Bilder, die Imaginationen (Baer, 1999c, S. 389 ff.), sind leibliche Regungen. Das Bild, das Menschen von sich und der Welt haben, beeinflusst ihr Erleben und ist gleichzeitig Ausdruck ihres Erlebens. Wer die Welt als eine ihm feindliche und ihn verfolgende sieht, erlebt sich als potenzielles Opfer und Flüchtling. Wer sich selbst als minderwertig und verachtenswürdig sieht, dessen Erleben ist davon durch und durch geprägt.

Die Sprache kann Ausdruck eines vom Erleben abgetrennten Denkens sein (dem begegnen wir nicht nur in Gebrauchsanweisungen, sondern auch in vielen Fachbüchern). Sprache kann aber auch leibliche Regung sein, dem Erleben entspringen und Ausdruck des Erlebens sein. Wie oft bitten wir KlientInnen in therapeutischen Situationen, ihr Erleben in einem Wort oder in einem Satz auszudrücken. Wenn dann das Wort „Nein" oder der Satz „Ich bin so, wie ich bin" gesprochen wird, dann ist dieses Sprechen leibliche Regung. Und jede Poesie ist leibliche Regung, ist die Sprache des Erlebens.

Der *Körper* kann beides sein: Leibliche Regung, die wir als Körpererleben bezeichnen, und Körperlichkeit, die vom Erleben „abgespalten" oder „entfremdet" ist. Dem Erleben entfremdet ist der Körper, wenn er Gegenstand der Dressur und Formung wird. Hier sind die Grenzen zwischen Diätenwahn, Training und chirurgischen Körperveränderungen, um Schönheitsidealen nachzueifern, fließend. Entfremdet ist der Körper auch oder besser gesagt, sind Teile des Körpers, wenn sie dem Erleben nicht zugänglich sind. Betrachten wir in einem Beispiel, wie dies aus den unterschiedlichen Perspektiven eines Klienten und einer Therapeutin aussieht:

Der Klient spürt seinen Körper bis auf seinen rechten Fuß. Der rechte Fuß ist eine stille Leibinsel, seinem Erleben nicht zugänglich, aus dem Körpererleben ausgespart. Hier gibt es aus der Perspektive des Klienten zuerst einmal eine klare Unterscheidung zwischen dem Körpererleben und dem entfremdeten Körperteil, dem Fuß. Indem der Klient wahrnimmt, dass ein Teil seines Körpers seinem Erleben nicht zugänglich ist, indem er das „Nichts" spürt, verändert sich sein gesamtes Erleben. Er ist erschrocken, traurig, eventuell wie viele KlientInnen sogar verzweifelt. Das Nicht-Erleben wirkt in das Erleben hinein, der entfremdete Körperaspekt (hier: Körperteil) beeinflusst das Körpererleben. Das Nicht-Erleben, die Entfremdung, die häufig als Abspaltung gespürt wird, zu erfahren, ist oft der erste Schritt, die stille(n) Leibinsel(n) dem Erleben wieder zugänglich zu machen.

Von Seiten der Therapeutin aus betrachtet bezieht sich ihr Interesse nicht nur auf das Körpererleben, sondern auch – und oft besonders – auf die entfremdeten Aspekte. LeibtherapeutInnen unterstützen ihre KlientInnen darin, dass Abgespaltenes wieder in das Erleben integriert, Entfremdetes dem Erleben wieder zugänglich werden kann. Wir betonen: „kann"! Auch wenn viele KlientInnen die Wiederbelebung entfremdeter Aspekte oder Teile des Körpers wünschen, vertreten wir die Ansicht, dass KlientInnen auch in dieser Hinsicht Wahlmöglichkeiten haben sollten. Erleben ist gut, nicht erleben ist schlecht; spürbare Leibinseln sind wichtig, stille Leibinseln sind falsch – solche Wertungen können individuell von KlientInnen vorgenommen werden, es sind aber nicht unsere Wertungen. Wir wissen, dass es oft notwendig, ja überlebensnotwendig sein kann, manches zumindest zeitweilig *nicht* zu spüren, z.B. wenn ein Mensch nach einem Trauma oder in einer Krise damit überfordert wäre. Also nicht: Erleben als Selbstzweck, als Erfüllung einer ideologischen Norm, „koste es für die KlientInnen, was es wolle" und „auf Teufel komm raus", sondern Erleben zu dem Zeitpunkt und in dem Umfang, der für die KlientInnen angemessen ist, um so zu leben, wie sie möchten.

Alle drei Kategorien der leiblichen Regungen, die körperlichen, die geistigen und die seelisch-emotionalen, mit denen wir uns bisher beschäftigt haben, beziehen immer auch die Wechselwirkung zwischen dem einzelnen Menschen und seiner Lebenswelt mit ein. Darüber hinaus gibt es Phänomene leiblicher Regungen, die unmittelbarer Ausdruck der Wechselwirkung zweier Menschen sind. Wir bezeichnen diese als leibliche *Resonanz* und benennen damit eine vierte Kategorie leiblicher Regungen. Wegen der besonderen Bedeutung für die therapeutische Arbeit, die selbst ein Resonanzprozess ist, werden wir im Kapitel 5 auf diese leiblichen Regungen und die damit zusammenhängenden, für die Therapie relevanten Fragen genauer eingehen.

Mit den genannten vier Kategorien lässt sich ein großer Teil leiblicher Regungen benennen und erfassen. Und doch reichen diese Kategorien nicht. Es gibt leibliche Regungen, die sich nicht als körperliche, seelisch-emotionale, geistige, soziale Regungen differenzieren und erfassen lassen. Sie beinhalten zwar all diese Elemente, sind aber mehr als das, etwas anderes und Eigenes.

Dazu gehört das *Befinden.* Hermann Schmitz bezeichnet es als „ganzheitliche leibliche Regung", die „jeweils mit einem Schlage den spürbaren Leib durchzieht" (Schmitz, 1983, S. 43). Man kann sich schlaff oder frisch fühlen, munter oder nervös, vielleicht auch beschwingt, immer durchzieht diese leibliche Regung das gesamte Befinden, den gesamten „spürbaren Leib". Fragen wie das übliche „Wie geht es Ihnen?" zielen zumeist auf das generelle leibliche Befinden ab (wenn sie nicht zur allgemeinen Floskel verkommen sind).

Zwischen dem Befinden und den Gefühlen sind die *Stimmungen* angesiedelt, Langeweile kann eine Stimmung sein oder die unbestimmte Sehnsucht, die Wehmut oder die Heiterkeit, auch der Übermut oder die Melancholie. Sind Befindlichkeiten eher flüchtig, so sind Stimmungen meist beharrlich und dauern über einen längeren Zeitraum an. Für ein Gefühl ist die Stimmung nicht konkret genug und zu wenig gerichtet. Gefühle richten sich auf Personen oder beziehen sich auf konkrete Situationen, Stimmungen bleiben diffus und können die Umgebung anstecken, in den Raum hinaus sich ausbreiten, „wabern". Werden Stimmungen in Bewegungen oder Haltungen ausgedrückt, eröffnet sich oft ein Weg der Konkretisierung. Aus Stimmungen können Gefühle werden oder Regungen des Körpererlebens. Die Achtsamkeit Stimmungen gegenüber ist häufig der erste Weg zu ihrer Veränderung. Der Prozess der Veränderung besteht in der Regel nicht darin, Stimmungen zu „entfernen", so sehr dies manchmal KlientInnen wünschen, die z.B. ihre Langeweile oder Sehnsucht „weghaben" wollen. Der Weg besteht eher darin, Stimmungen zu konkretisieren und in konkrete Gefühle, z. B. des Ärgers oder der Sehnsucht nach Veränderung zu verwandeln.

Stimmungen betreffen eher den Raum unseres Leibes, *Atmosphären* eher den Raum um uns herum, den Umraum, wie er in der Leibphilosophie genannt wird (z. B. Fuchs, 2000). Menschen können aus einer Stimmung heraus Atmosphären verbreiten. Die gelangweilte Tochter kann im Urlaub eine Atmosphäre schaffen, die Eltern und Geschwister ansteckt und entsprechende Resonanzen hervorruft. KlientInnen können in der Therapie sowohl in Gruppen- als auch in der Einzelarbeit Atmosphären verbreiten, denen sich TherapeutInnen nicht entziehen können und auf deren Quelle sie achten müssen. Umgekehrt begegnen uns häufig KlientInnen, die unter Stimmungen leiden, deren Ursprung sie sich nicht erklären können. Häufig sind diese Stimmungen Resonanzen einer Atmosphäre, der sie über lange Jahre in ihrer Kindheit und Jugend ausgesetzt waren. Ganz gleich, ob die Mutter unter einer Depression litt oder der Vater Alkoholiker war, in beiden Beispielen wurde und werden oft Atmosphären verbreitet, die in andere Menschen gleichsam „hineinkriechen" und sich dort in Stimmungen niederschlagen, deren Ursprung für diese Menschen zuerst einmal im Dunkeln liegt.

Erregungskonturen und Leibbewegungen sowie Impulse sind weitere Leibregungen, auf die wir wegen ihrer besonderen Bedeutung für die Tanz- und Bewegungstherapie in den folgenden Kapiteln etwas ausführlicher eingehen werden.

Als LeibtherapeutInnen schenken wir den Leibregungen unserer KlientInnen (und unseren eigenen) besondere Beachtung. Sie sind das Feld unserer Wahrnehmung und gleichzeitig der Boden, auf dem wir Experimente des Erlebens vorschlagen. Jede Leibregung ist Teil der therapeutischen Interaktion.

3.2 Erregungskonturen und Leibbewegungen

Erleben ist mit Erregung verbunden. Ganz gleich ob wir uns im Ärger oder sexuell erregen, ob die Erregung in der Erwartung des Besuchs eines geliebten Menschen oder der Vorfreude auf eine Mahlzeit ansteigt, immer ist Erleben mit Erregung verbunden. Ihre

Höhe und Intensität können unterschiedlich sein und vor allem ihr Verlauf, also ihre Entwicklung in einer gegebenen Zeiteinheit. Erregungsverläufe können flüchtig sein oder abrupt. Sie können stetig auf niedrigem Niveau verlaufen oder über längere Zeit auf hohem Niveau andauern. Sie können ansteigen oder abschwellen, sie können bersten oder explodieren und dergleichen mehr. So unterschiedlich die Erregungsverläufe auch sind, in uns Menschen gibt es die Neigung, dass sich bestimmte Erregungsverläufe verfestigen und zu Teilen unserer Lebensmuster werden. Wir nennen sie dann *Erregungskonturen.* Die Erregungskontur einer Klientin z.B. bestand aus mehreren nebeneinander erlebten, sich wiederholenden Erregungsverläufen. Sie erfuhr sich überwiegend in „einer langsam ansteigenden Erregungskurve", die häufig abrupt abbrach. Diese als unangenehm und enttäuschend erlebte Erregungskontur trat bevorzugt im Kontakt mit ihren Eltern und ihrem Freund auf. Mit Frauen (außer ihrer Mutter) erlebte sie überwiegend „flüchtige" Erregungsverläufe, die sie positiv bewertete. Nur wenn sie mit sich allein war, beim Lesen eines spannenden Buches oder beim Hören klassischer Musik, konnte sie auf- und absteigende Erregungsverläufe erleben, die sie zufrieden stellten.

Erregungskonturen haben drei Besonderheiten: Die erste liegt darin, dass, wie Säuglingsforscher beschreiben, Erregungskonturen die ersten Musteraspekte sind, die in Säuglingen entstehen und sich herausbilden. Schon von den ersten Wochen unseres Lebens an können wir Menschen zwischen an- und abschwellenden Geräuschen, auf- und absteigenden Bewegungen, Kontakten usw. unterscheiden. Andere Menschen werden danach angenommen und differenziert, das eigene Erleben entwickelt sich, indem bestimmte Erregungsverläufe bevorzugt und so zu Erregungskonturen werden (s. a. Stern, 1992. Stern und andere Säuglingsforscher verwenden verschiedene Begriffe wie Aktivierungskonturen, Vitalitätsaffekte usw. Wir finden „Erregungskonturen" am treffendsten.) Erregungskonturen gehören zu den existenziellen Erfahrungen eines Menschen. Sie hängen mit Rhythmus, Zeit und Raum zusammen. In ihnen vermischen sich Eigen- und Fremdbestimmtes, in ihnen können sich Störungen verfestigen, die Menschen ihr ganzes Leben lang begleiten. Vielleicht ist im frühen Entstehen ein Grund dafür zu finden, dass die Arbeit mit Erregungskonturen unserer Erfahrung nach besonders nachhaltige Wirkungen zeigt. Darin liegt die zweite Besonderheit. Die dritte gründet sich darin, dass Erregungskonturen Erlebensprozesse sind. Schon den individuellen Erregungskonturen auf die Spur zu kommen, schafft eine Achtsamkeit und ein Gewahrsein in Bezug auf Grundstrukturen unseres Erlebens und ist für fast alle KlientInnen von besonderer Qualität. (s. Kap. 7.2)

Wir werden später einige praktische Hinweise und Beispiele aufführen, wie mit Erregungskonturen tanz- und bewegungstherapeutisch gearbeitet werden kann (Kap. 7). Eine genauere Erörterung der theoretischen Zusammenhänge von Säuglingsforschung, Leibmustern und Erregungskonturen sowie deren therapeutische Nutzungsmöglichkeiten in allen Bereichen kreativer Leibtherapie ist späteren Veröffentlichungen vorbehalten. Dies gilt auch für die Leibbewegungen.

Leibbewegungen sind Bewegungen des Erlebens. Davon handelt eigentlich dieses Buch in all seinen Kapiteln. Tanz- und Bewegungstherapie, wie wir sie verstehen, ist Leibtherapie, die auf dem Erleben der KlientInnen gründet und auf die Möglichkeit abzielt, Erfahrungen veränderten Erlebens zu machen. In diesem weiten Sinne ist jede tänzerische Improvisation, jeder tänzerische Dialog, jede Bewegungsverraumung, jeder Leibtanz, sind alle Ansätze und Methoden, die hier vorgestellt werden, Leibbewegungen.

Wir benutzen den Begriff Leibbewegungen aber auch noch in einer etwas engeren Bedeutung. Nehmen wir als Beispiel einen Zustand, dem wir im Alltag und vor allem in der Therapie häufig begegnen, die Spannung. Die Spannung ist das Ergebnis einer Bewegung des Spannens. Spannen bzw. Spannung sind vielschichtige Begriffe. Man kann etwas spannen, das sich außerhalb der Körpers befindet, z. B. einen Bogen. Man kann aber auch die Körpermuskulatur, z. B. den Bauch, die Stirn oder das Kiefergelenk anspannen. Spannung oder Spannen beschreibt darüberhinaus Erleben: „Ich bin gespannt auf unser Wiedersehen“, „Ich gehe mit Spannung in das Gespräch mit dem Chef“, „Ich bin nachts so angespannt, dass ich nicht schlafen kann“.

Manche Menschen leben mit hoher Grundspannung, werden ihre Spannung nicht los. Auch wenn wir etwas Äußeres als „spannend“ bezeichnen, meinen wir zumeist, dass wir uns selbst gespannt haben. „Der Film war spannend“ heißt, dass er in uns Spannung hervorgerufen hat. Solche Begriffe wie „spannend“ gibt es in der deutschen Sprache viele. Doch unser Interesse bezieht sich nicht so sehr auf die Sprache, als vielmehr auf unsere therapeutischen Erfahrungen. Seit wir mit den Leibbewegungen arbeiten, fiel uns auf, wie häufig Leibbewegungsbegriffe von KlientInnen in der Therapie erwähnt werden, um ihr Erleben zu beschreiben. Diejenigen Begriffe, die uns am häufigsten begegnet sind und die für die KlientInnen am ehesten Bedeutung hatten, haben wir zusammengestellt und zu ihnen erlebnisöffnende Experimente entwickelt. Gerade weil z. B. das Wort Spannen sowohl eine Erlebensbewegung beschreibt als auch eine muskuläre körperliche Bewegung, ist es möglich, über Erfahrungen des körperlichen Spannens Zugänge zum Erleben des Spannens zu eröffnen.

Wir unterscheiden zwischen drei Gruppen von Leibbewegungen. Zur ersten Gruppe gehören die *primären Leibbewegungen.* Wir zählen dazu das *Schauen,* das *Lehnen,* das *Drücken,* das *Greifen* und das *Tönen.* Greifen ist z.B. ein alltäglicher Vorgang. Man greift nach einer Tasse Kaffee. Wenn ein Kleinkind aber nach einem Gegenstand greift, für den es sich interessiert, kann man sehen, wie sehr das Greifen eine Bewegung des Erlebens ist. Der gesamte Körper greift, die Augen folgen den Händen, die sich nach diesem Gegenstand ausstrecken, vielleicht kommen sogar Töne hinzu. Das Erleben des Kindes ist im Greifen komprimiert und auf das Greifen ausgerichtet. Nicht greifen zu dürfen, bedeutet auch, nicht erleben zu dürfen. Greifen ist wichtig für die Entwicklung des Erlebens, aber auch für die Entwicklung der Bewegungsfähigkeit und die Entwicklung des Be-Greifens.

Das Greifen sowie die anderen vier genannten Leibbewegungen nennen wir „primäre“ Leibbewegungen, weil sie in zweifacher Hinsicht primär sind. Einerseits, weil es sich um Bewegungen handelt, die im frühen Stadium des Menschseins, im Säuglingsalter, entwickelt werden und deren Qualität des Gebrauches wesentlich für die Entwicklung des Säuglings sind. Schon unmittelbar nach der Geburt beginnt der „Tanz des Schauens", der „Tanz der Blicke" zwischen Mutter und Säugling, der die erste Ebene des Dialoges zwischen Säugling und Bezugsperson ist. Wie Säuglinge und Kleinkinder sich anlehnen und z. B. in den Arm hineinlehnen können (wenn sie es denn dürfen), werden wir Erwachsene kaum wieder erreichen können. Dass Säuglinge Töne von sich geben und ihr Erleben mit lauten oder leisen Klängen artikulieren, ist nicht nur nächtliche Ruhestörung, sondern wichtige und differenzierte Erlebensäußerung. Das Greifen hat, wie gesagt, Bedeutung als Ausdruck von Interesse, Verlangen, Sehnsucht, als Motor zu Bewegung und Kontakt. Auch das Drücken als Wegdrücken oder Herandrücken (=Ziehen) ist vitaler Ausdruck von Bedürfnis und erste Regulation von Nähe und Distanz.

Primär sind primäre Leibbewegungen andererseits, weil sie eine grundlegende Bedeutung für den erlebnisbezogenen Zugang des Menschen zur Welt in seinem Umraum, in seiner Lebenswelt haben. Fast alle KlientInnen stellen fest, dass sie in einer oder mehreren dieser primären Leibbewegungen in ihrer Erlebnis- und damit auch Ausdrucksfähigkeit eingeschränkt sind. Die Wiederbelebung der primären Leibbewegungsmöglichkeiten ist häufig ein wesentlicher Bestandteil des therapeutischen Prozesses. (s. Kap. 7.3)

Ein zweiter Block von Leibbewegungen sind die *Richtungs-Leibbewegungen.* Nehmen wir das Gegensatzpaar „vorne-hinten" bzw. „vor-zurück". Die meisten KlientInnen sind nach vorn ausgerichtet, in unserer Zivilisation hat es „voranzugehen". KlientInnen erleben viele Qualitäten, wie sie sich nach vorn ausrichten, vom sehnsuchtsvollen Verlangen bis zum hektischen Getriebensein. Das Gewahrsein dessen, was hinter einem liegt, sich nach hinten zu bewegen, seine Rückseite zu erleben, ist seltener, ungewohnter und dennoch häufig kostbar. Wird eine Hand am Rücken gespürt oder die Rückseite des Herzens erlebt, wird das, was „hinten" meint, plötzlich wertvoll. Rücken an Rücken zu tanzen kann eine Rückenstärkung bedeuten, im Gegensatz zum In-den-Rücken-Fallen oder zum abwertenden: „Du bist ja zurückgeblieben." Auch diese Begriffe haben die Qualität von Leibbewegungsbegriffen, „vor" und „vorwärts" kann man erleben, sich aber auch bewegen. Die Richtungs-Leibbewegungen geben Richtungen des Erlebens an, z. B. vor und zurück, sie bezeichnen aber immer auch Räume: in diesem Beispiel den vorderen Raum und den hinteren Raum.

Die therapeutisch wichtigsten Richtungs-Leibbewegungen haben wir in vier Polaritäten zusammengefasst: *rechts – links, hinein (innen) – hinaus (außen), hoch (oben) – hinunter (unten)* und *vor (vorn) – zurück (hinten).* (s. Kap. 7.4)

Die dritte Gruppe der Leibbewegungen sind die *konstitutiven Leibbewegungen.* Sie treten uns zumeist als Zustände, Befindlichkeiten (= Konstitution) von Seiten der KlientInnen entgegen. Wir haben dies am Beispiel des „Ich bin gespannt" beschrieben. Auch hier haben wir die therapeutisch wichtigsten in fünf Gegensatzpaaren zusammengefasst: *eng – weit, gespannt – gelöst, lebendig – unlebendig, ruhig – unruhig* und *diffus – konkret.* (s. Kap. 7.5)

Inhalt der Therapie ist es, das Prozesshafte der Zustände, des Konstitutiven aufzuspüren und wenn möglich zu aktivieren. Vom Gespannt- oder (Auf-)Gelöstsein gilt es zum aktiven Spannen und Lösen zu kommen. Wichtig bei den konstitutiven Leibbewegungen ist uns, dass mit ihnen Qualitäten beschrieben werden, aber keine Wertungen verbunden sind. Wir meinen keinesfalls, dass *eng* negativ und *weit* positiv ist. Einzelne KlientInnen, wahrscheinlich die meisten, mögen dies so bewerten, andere KlientInnen werden im Weiten unsicher werden und sich verlieren, während sie die Enge als Halt, Sicherheit oder Nähe erleben. Auch wenn fast alle KlientInnen sich nach größerer Lebendigkeit sehnen, streben manche von ihnen an, dass bestimmte Aspekte ihres Erlebens, bestimmte Ängste, traumatische Erinnerungen, krisenhafte Wahnvorstellungen usw. „unlebendig" werden.

Eine weitere Leibbewegung schließlich hat solch grundlegende Bedeutung, dass sie keinem der genannten Blöcke bzw. keiner Qualität von Leibbewegungen allein zuzuordnen ist. Sie beschreibt die Absicht nahezu aller KlientInnen: ihrem Leib innezuwohnen, wohnlich in sich selbst zu sein. Dies mag als Zustand angestrebt werden, ist aber tatsächlich weniger Zustand als Prozess. Insofern handelt es sich um eine Leibbewegung von der Unwohnlichkeit zur Wohnlichkeit hin. Dieser Prozess ist schwer zu beschreiben, aber leicht zu erleben. Er setzt sich aus vielen Elementen zusammen, die in der Therapie erfahren und erlebt werden. In erfolgreichen Therapien machen KlientInnen diese Erfahrung: Sie richten sich in sich ein, sie fühlen sich irgendwann wohnlich in ihrem Leib.

3.3 Impulse und Improvisation

Impulse sind leibliche Regungen, die sich als körperliche Bewegung ausdrücken oder zu einer körperlichen Bewegung hin entfalten können. Impulse sind vielfältig. Ein Impuls kann darin bestehen, einem Kind, das auf uns zu läuft, mit großer Geste die ausgebreiteten Arme entgegenzustrecken oder aber – für andere kaum wahrnehmbar – die Lippen leicht zusammenzupressen. Jede Bewegung, die eine leibliche Regung ist, also erspürbar ist und erspürt wird und dem inneren Erleben entspringt, ist ein Impuls. Nicht gemeint sind alltägliche, meist funktionale oder mechanische Bewegungen wie der Griff zur Kaffeetasse oder das Bürsten der Haare. Zwischen beiden Qualitäten von Bewegungen, zwischen dem Impuls als der aus dem Erleben entspringenden Bewegung und der, nennen wir sie: mechanisch-funktionalen Bewegung gibt es Grauzonen.

Manche Bewegungen stehen im Schatten der Aufmerksamkeit (wir nennen sie Schattenbewegungen, s. Kap. 8.1). Manche dieser Bewegungsregungen sind einfach Gewohnheiten, Ticks oder entspringen Umständen, die mit dem Erleben nichts zu tun haben. Andere dieser Schattenbewegungen sind Teil des Erlebens. Das Hochziehen der Schultern kann Teil des Erlebens von Angst sein, dabei aber am Rande der Aufmerksamkeit verweilen und somit zur Schattenbewegung werden. Ob eine Bewegung – vielleicht nachdem sie von der Therapeutin oder dem Therapeuten ins Licht der Aufmerksamkeit der Klientin oder des Klienten gestellt worden ist – ein Impuls und somit eine leibliche Regung ist oder nicht, können nicht die TherapeutInnen oder andere BeobachterInnen entscheiden, sondern nur die KlientInnen, die einzig und allein über ihr Erleben Auskunft geben können.

Manche Bewegungsimpulse entstehen spontan und können im therapeutischen Prozess aufgegriffen werden. Häufig aber bedarf es des Innehaltens, der Pause, um dem Erleben gegenüber achtsam zu sein, damit ein Impuls entstehen kann. Impulse, die „von innen heraus", aus dem bewussten Spüren entstehen, sind oft überraschend und kostbar. Die Tanztherapeutinnen Mary Whitehouse und Petra Klein bezeichnen diese Bewegungsimpulse als „authentische Bewegungen" (Klein, 1993, S. 128) oder als „echten inneren Impuls" (a. a. O.). Sie meinen wahrscheinlich das Gleiche, was wir eben beschrieben haben, da sie sich aber nicht auf die Begrifflichkeiten des Leibes und des Erlebens stützen und dementsprechend Impulse nicht als leibliche Regungen definieren, bleiben die Bezeichnungen „authentisch" und „echt" äußerst vage und fragwürdig und der Bewertung der BeobachterInnen überlassen.

Wir benutzen diese Begriffe nicht, da wir schon oft erlebt haben, wie sie als Abwertungskeule benutzt wurden: *„Deine Bewegungen eben waren nicht authentisch", „Du bist heute nicht echt"* ... Solche Aussagen geben keinerlei Hinweise auf Veränderungsmöglichkeiten, widersprechen dem Grundsatz der KlientInnenkompetenz und werden oft als kränkend erlebt.

In der tanz- und bewegungstherapeutischen Arbeit fordern wir KlientInnen häufig dazu auf, ihr Erleben in Bewegungsimpulsen auszudrücken bzw. aus ihrem Erleben Bewegungsimpulse entstehen zu lassen: „Du sagst, dass du gerade sehr nervös bist. Welche Bewegungsimpulse entstehen aus der Nervosität?" oder: „Halte einen Moment inne und spüre nach innen. Nimm wahr, welcher Bewegungsimpuls entsteht und gehe ihm nach." Die Arbeit mit einer Gruppe kann man mit der Aufforderung beginnen: „Sucht euch einen Platz im Raum, stellt euch so hin, dass ihr gut und für euch angemessen stehen könnt, nehmt euren Atem wahr ... Nehmt wahr, wie es euch geht ... Lasst daraus eine Bewegung entstehen, ganz egal, ob groß oder klein, eng oder weit ... Gebt dieser Bewegung oder diesen Bewegungen Raum und lasst sie sich entfalten." In diesem Buch sind zahlreiche Beispiele enthalten, in denen TherapeutInnen ihre KlientInnen bitten, Bewegungsimpulse entstehen zu lassen und ihnen nachzugehen, sie „zu entfalten".

Aus einer Bewegung, die dem Erleben entspringt, kann eine weitere Bewegung entstehen, weitere können hinzukommen, die Ursprungsbewegung kann größer, weiter werden, sich mit anderen verbinden, sich verwandeln usw. Dies geschieht in der Regel ohne Musik, sie kann jedoch begleitend oder unterstützend hinzugegeben werden. Aus dem Impuls wird so eine Improvisation.

Das Wort Improvisation entstammt dem lateinischen Improvus = unvorhergesehen. Martin Lenz beschreibt die musikalische Improvisation:

ich sehe mein Instrument
ich sehe Teile meines Körpers
ich sehe meine MitspielerInnen
ich sehe den Raum mit vielen Details
ich sehe innere Bilder beim Spiel
ich sehe die Spannung zwischen meinen Bildern und der Realitität
ich sehe die Diskrepanz zwischen dem, wohin ich will und wohin sich die
Bilder tatsächlich bewegen
ich sehe vor
und es geschieht unvorhergesehen
(Martin Lenz, 1998)

Im Tanz ist Improvisation „vielleicht ein anderes Wort für spielen, neugierig sein, absichtslos experimentieren, erkunden, offen sein" (Thomas Kaltenbrunner).

In der tänzerischen Improvisation geschieht mehreres gleichzeitig, nacheinander, durcheinander. Zum einen ist, wie der tänzerische Impuls, auch die tänzerische Improvisation, die sich aus dem Impuls entfaltet hat, Ausdruck des Erlebens. Das innere Erleben erfasst den Körper, wird öffentlich, geht in Kontakt zu anderen, wird zeigbar, sichtbar, expressiv. Dabei verwandelt sich gleichzeitig das Erleben, die leise Sehnsucht mag zur großen Leidenschaft werden, der Hauch des Ärgers zur expressiven Wut, aus der Langeweile kann Angst entstehen, die Spannung kann sich lösen oder die Gelöstheit sich anspannen ... Improvisation ist also nicht nur Ausdruck, sondern auch Veränderungs- und Verwandlungsprozess. Manches wird neu entdeckt und kann in der Improvisation probierend gefestigt werden. Improvisationen sind im therapeutischen Setting öffentlich. Sie geschehen entweder in der Gruppe, also gemeinsam mit anderen, oder in der Einzeltherapie, wo die Therapeutin oder der Therapeut zumindest als passiver Zeuge an der Improvisation teilnimmt. Tänzerische Improvisation ist folglich immer auch soziale Interaktion, ist Kontakt, ist Begegnung, ist ein Sich-Zeigen, lädt ein zur Resonanz anderer. Aus der Improvisation mag ein tänzerischer Dialog, ein Gespräch oder eine Rückmeldung entstehen.

Eine Klientin zum Beispiel bedauerte, dass bei ihr „die Lust verschwunden" sei, die sexuelle Lust und die generelle, schwer zu greifende Lust am Leben, die Lust Neues zu beginnen. Die Therapeutin fragte, was denn stattdessen da sei. Die Klientin spürte ihre „Leere", die sich in der Weiterarbeit mit der Methode des Verraumens (Kap. 11) in Trauer verwandelte. Schließlich blieb noch die verschwundene Lust. Die „Bahn" für sie war wieder „frei", aber dennoch war sie für die Klientin nicht spürbar.

Die Therapeutin schlug vor: „Nimm dir etwas Zeit und lass Gedanken zu deiner Lust kommen und gehen. Nimm dich dabei wahr und alle Impulse, die in dir entstehen. Wenn du einen Bewegungsimpuls spürst, geh ihm nach.“ Die Klientin widmete sich zwei, drei Minuten ihrer Innenwahrnehmung, stehend, mit geschlossenen Augen, den Kopf ein wenig gesenkt. Schließlich begann sie, leicht die Lippen übereinander zu bewegen. Die Therapeutin ermutigte: „Nimm diesen Impuls und wiederhole ihn. Lass ihn sich entfalten, verstärke ihn oder verändere ihn, je nachdem, wonach Dir ist.“ Die Klientin verstärkte die Lippenbewegungen, führte den Kopf mit den Lippen in Kreisbewegungen mit, griff mit den Armen die Kreisbewegungen auf. Daraus entstand ein Rhythmus, der ihre Füße ergriff, entstanden wieder neue Bewegungen, unvorhergesehen. Die Therapeutin begleitete die Klientin, indem sie sie immer wieder herausforderte, ihren Impulsen, dem „was entstehen will“, zu folgen. Die Klientin fand tanzend ihre Lust wieder.

In diesem Beispiel war der Ausgangspunkt ein Thema, die „verschwundene Lust“. Aber auch wenn kein Thema präsent ist, gilt es zuerst einmal dem einzelnen Bewegungsimpuls Zeit und Raum zur Entfaltung zu geben, damit daraus eine Improvisation entstehen kann.

Für viele TanztherapeutInnen, soweit sie nicht aus der psychoanalytischen Schule kommen, ist die Improvisation ein Kernstück ihrer therapeutischen Praxis. Dementsprechend findet die Improvisation auch in der tanztherapeutischen Literatur Aufmerksamkeit.

Trudi Schoop schreibt: „Die Improvisation ähnelt dem absichtslosen Kritzeln auf Papier – sie ist eine Art Dudeln mit dem Körper – ein Vorgang der freien, wortlosen Assoziation, während der jeder Einzelne seinem Körper erlaubt, sich ohne Willensanstrengung und Hemmung zu bewegen.“ (Schoop, 1974, S. 117) Und Elke Willke meint: „In der Improvisation steht der Mensch vor der Aufgabe zu entdecken, dass er mehr und anders ist als nur ein gut oder schlecht funktionierender Körper. Allein dies zu erfahren, ist für viele Klienten ein heilsamer Vorgang.“ (Willke, 1991, S. 43)

Zwei Bemerkungen seien noch – gerade nach der Durchsicht der Literatur – erlaubt:

- Improvisation ist nicht gleich Improvisation. Wir haben tänzerische Improvisationen gesehen, die uns durch ihren Bewegungsreichtum beeindruckt haben, aber kaum leibliche Resonanz in uns hervorgerufen haben. Haben wir die Tanzenden danach gefragt, was sie während der Improvisation erlebt haben, stieß diese Frage entweder auf Unverständnis oder es kamen nur körperbezogene Äußerungen, wie: „Es war anstrengend“ oder „die und die Bewegung ist mir nicht geglückt.“ Man kann also improvisieren, auch ohne zu erleben. Uns geht es in der Tanz- und Bewegungstherapie folglich nicht um die Improvisation als Methode an sich, sondern darum, dass die Improvisation aus dem Erleben heraus entsteht. Eine ausgezeichnete Möglichkeit dafür ist der beschriebene Weg aus den Leibregungen bzw. Bewegungsimpulsen heraus.

- In der tanztherapeutischen Literatur (und manchmal auch Praxis) wird die Improvisation häufig einseitig als „Austanzen der Erlebnisse, Gefühle und Empfindungen" oder „Abreagieren von Affekten" gesehen (Willke, u. a. 1992, S. 43) oder als Mittel, den „Körper zu selbstständigem Handeln, die intellektuelle Kontrolle zum Abschalten (zu) veranlassen" (Schoop, 1974, S. 117). Die Praxis zeigt, das Improvisation mehr ist, mehr sein kann und mehr sein sollte. In der Improvisation können KlientInnen auch ihr „Steckenbleiben" erleben oder ihren „Rückzug". Hier können Scham und Angst die Bühne betreten und nicht nur der „wilde Tanztaumel" (a. a. O.). Die Verknüpfung der Tanztherapie mit dem Ausdruckstanz über Trudi Schoop und andere hat einerseits dankenswerterweise dazu geführt, dass tänzerische Improvisation als Ausdrucks- und Erlebensmöglichkeit verbreitet wurde, hat aber andererseits auch einseitige Akzentsetzungen begünstigt. Uns ist es demgegenüber gerade wichtig, dass KlientInnen nicht den Erwartungsdruck verspüren, dass in der tänzerischen Improvisation „etwas Tolles" geschehen muss, dass sie dabei „den Kopf ausschalten" müssen, dass sie dabei „die Kontrolle" verlieren sollen. Uns ist es wichtig, dass sich in der tänzerischen Improvisation leibliche Regungen entfalten können, mit all dem, was jeweils aktuell im Hier und Jetzt da ist – ohne Vorgaben, ohne Erwartungen.

4

Wege der Veränderung

4.1 Leibmuster

Dass er immer, wenn es ernst wird, abhaut, ist bei ihm ein Muster." Wenn sich bei Menschen etwas wiederholt, wird oft umgangsprachlich von einem „Muster" gesprochen. Auch in therapeutischen Fachbüchern wird häufig das Wort Muster oder der Begriff „stereotype Muster" verwendet. Dies geschieht allerdings auch da im eher umgangssprachlichen Sinn. Wir schlagen vor, das Wort „Muster" als Fachbegriff zu benutzen, der sich wiederholende Denk-, Fühl-, Bewegungs-, Wahrnehmungs- und Verhaltensweisen eines Menschen bezeichnet. Von besonderer Bedeutung für unser Verständnis von Mustern sind dabei Muster des Erlebens. Wenn wir von Mustern sprechen, meinen wir folglich immer Leibmuster (s. a. Baer, 1999).

Jeder Mensch hat sich zahlreiche Muster angeeignet, Muster, wie er den Kontakt mit anderen Menschen aufnimmt, oder Muster, wie er sich bewegt, Muster, wie er Probleme löst oder auf Krisen reagiert. Für Tanz- und BewegungstherapeutInnen besonders augenfällig sind Muster der Bewegung, die sich in der Körperhaltung verfestigen können. Nehmen wir als Beispiel die Klientin, die immer, wenn die Therapeutin nach einem Gefühl fragt, körperlich nach dem gleichen Muster reagiert: der Atem wird flach, die Schultern spannen nach hinten, die Wirbelsäule richtet sich auf, die Fußsohlen erheben sich von den Fersen ausgehend leicht vom Boden, der Blick fokussiert starr einen fernen Punkt. Diese verschiedenen Elemente wiederholen sich und bilden ein Muster. Vordergründig handelt es sich um ein Körper- oder Bewegungsmuster, denn alle aufgeführten Elemente sind körperlich. Und doch beschreiben wir gerade ein Leibmuster. Schon das Initialelement, die Frage nach Gefühlen, weist auf Aspekte hin, die über das Körperliche hinausgehen. Die Ausgangssituation des Musterablaufs entfaltet sich im sozialen Kontakt zwischen der Klientin und der Therapeutin, also außerhalb des rein Körperlichen. Der Klientin war ihr Muster nicht bewusst. Als sie darauf aufmerksam gemacht wurde und die Musterabfolge wiederholte und dabei ihrem Erleben nachspürte, wurden ihr Angst und ihr Schrecken, wurden innere Bilder lebendig, die mit den beschriebenen Bewegungen verbunden waren.

Leibmuster sind sinnvoll. Ihre Funktion besteht darin, dass Menschen auf Gewohntes und Bewährtes zurückgreifen können. Wenn jemand Autofahren lernt, ist anfangs jeder Schritt von konkreten Entscheidungen begleitet: das Gaspedal ein wenig hinunter drücken, das Lenkrad nach links bewegen, Verkehrsschilder beachten und das Verhalten des Fahrradfahrers einschätzen ... Allmählich entsteht aus der Gewohnheit ein Muster des Fahrens, das die Beachtung allgemeiner Regeln und Vorgaben und individuellen Eigenheiten zu einem persönlichen Fahrstil verknüpft. Dass sich ein solcher Fahrstil, ein solches Muster herausbildet, ist nützlich. Es spart Energie, die Menschen für anderes verwenden können. Muster machen in ihrer Gesamtheit einen wichtigen Teil der Persönlichkeit eines Menschen aus.

Das Beispiel des Autofahrers zeigt, dass Muster aus Erfahrungen entstehen, und zwar vor allem aus sich wiederholenden Erfahrungen. Wie dieser Prozess genau vonstatten geht, ist noch Gegenstand der Forschung. Auch hier hat die Säuglingsforschung wichtige Hinweise gegeben und Teilergebnisse erarbeitet. Eindeutig ist, dass Musterbildung nicht nur ein geistiger Prozess ist, der an Sprache und Denken gebunden ist, sondern als leiblicher Prozess schon lange beginnt, bevor Kinder anfangen zu sprechen. Wenn ein Säugling mehrmals von seiner Mutter mit der Flasche gefüttert wird, macht er dabei Interaktionserfahrungen: In dem von den Säuglingsforschern so genannten „Tanz" laufen Blicke, Berührungen, Greifen, Regungen und Spannungsabläufe in einer bestimmten Reihenfolge ab. Wiederholt sich diese Reihenfolge, verfestigt sie sich im Erleben des Säuglings im geistigen aber auch im körperlichen und verhaltensbezogenen Erleben zu „Repräsentationen generalisierter Interaktionen" oder RIGs. (Stern, 1992) „Babys können die Interaktion mit ihren Eltern erleben. Das ist der Sitz der wahren Kreativität, wo Menschen sich treffen, wenn sie zusammen improvisieren." (Stern in: Trautmann-Voigt, 1996, S. 21 – 22) Die Mutter (oder eine andere Bezugsperson wie der Vater – auch wenn von diesem bei den Säuglingsforschern immer noch nicht die Rede ist) reicht dem Kind z. B. eine Flasche, das Kind ist erregt, greift mit den Händen zu und trinkt. Nach einer Weile sinkt die Erregung. Der erste Durst ist gestillt, die Mutter verhält sich währenddessen still, schaut auf das Kind, ohne besonders einzugreifen. Wenn Durst und Hunger des Kindes nachlassen, beginnt das Kind umherzuschauen, während es weitertrinkt. Dabei nimmt es Augenkontakt zur Mutter auf. Die Mutter erwidert den Blick und lächelt. Der Säugling lächelt zurück und „vergisst" dabei das Trinken. Die Mutter reagiert darauf, schüttelt die Flasche sanft und sagt: „Noch ein bisschen." Angeregt durch das Schütteln oder durch die Stimme der Mutter, saugt das Kind wieder kräftiger, hält die Flasche fester, klammert sich an sie, während der Blick starr auf die Augen der Mutter gerichtet ist ... Solche kleinen Interaktionen festigen sich im Bewusstsein, im Erleben, im Verhalten des Säuglings. Diese Verfestigungen entstehen aus der Interaktion heraus und sind ganzheitlich, also nicht nur auf einzelne, isolierte Aspekte der Lebendigkeit beschränkt. „Wir wissen, dass Babys in der Beziehung recht weit entwickelt sind und lange, ehe sie sprechen, Repräsentationen formen. Letztendlich will ich sagen, dass die Mehrzahl unserer Verinnerlichungen, unsere Selbstwahrnehmung und wie wir uns anderen gegenüber verhalten, präverbal und unsymbolisiert sind." (Stern, a. a. O. S. 25) Daniel Stern, Martin Dornes und andere ringen um Worte und Begriffe, um den Vorgang früher

Musterbildung zu erfassen. Sie reden von „protogeschichtlichen Hüllen", bezeichnen damit Kurven der Erregung und der emotionalen Intensität, „eine zeitliche Kontur innerlicher Gefühle" (a. a. O., S. 26). Sie beobachten und untersuchen, wie einzelne Episoden von drei bis vier Sekunden Länge festgehalten und verfestigt werden, und beschreiben, dass „Handlungen, taktile Empfindungen und Handlungsfolgen ... in sensomotorischen und Ereignisschemata gespeichert, visuelle Wahrnehmungen in perzeptuellen Schemata, Affekte und ihre Veränderungen in Gefühlsgestalten" gespeichert werden (Dornes, 1993, S. 62). „Gefühlsgestalten sind zeitliche und dynamische Muster, z.B. des An- und Abschwellens beim Hunger, beim Ärger oder in der sexuellen Erregung. Jedes Erlebnis hat eine Gefühlsgestalt, d.h. eine zeitliche und dynamische Textur: es kann langsam anschwellen und schnell nachlassen oder umgekehrt schnell anschwellen und langsam nachlassen. Solche Gestalten und dynamische Muster sind das Format, in dem Affekte gespeichert werden." (Dornes a. a. O., S. 57) Auf der einen Seite fühlt es sich unterschiedlich an, ob Hunger oder sexuelle Erregung auf- und abschwillt. Dies äußert sich in den jeweiligen konkreten Gefühlen. Andererseits aber kann die Art des An- und Abschwellens, können Unterbrechungen dabei und Intensivierungen, können diese Verläufe sich zu Mustern herausbilden, die beim Menschen immer wieder auftauchen und seine Erlebnismöglichkeiten beeinflussen. Solche Muster nennen wir in Anlehnung an Stern, wie schon erwähnt, „Erregungskonturen".

Wesentliche Aussage der Säuglingsforschung ist, dass sich Musterbildung aus dem Erleben entwickelt und Erleben beeinflusst. Muster können sich aus wiederholten Erfahrungen und aus Gewohnheiten in ihren Anfängen schon im frühen Säuglingsalter herausbilden; Musterbildung geschieht aber in jedem Lebensalter. Nach unseren Erfahrungen leiden Menschen vor allem an Mustern, die über Jahre oder Jahrzehnte entstanden sind oder sich z. B. nach traumatischen Ereignissen über lange Zeiträume hinweg gefestigt haben.

Muster, mit denen wir uns in der Therapie beschäftigen, sind fast immer „harte" Muster. Darunter verstehen wir Muster, die sich herausgebildet und dabei so verfestigt haben, dass die Menschen nicht mehr flexibel auf neue Situationen reagieren können. Im Krieg bilden Menschen z. B. das überlebenswichtige Muster heraus, ständig unter Hochspannung zu stehen, alles als potenziell bedrohlich zu betrachten und darauf mit Kampfbereitschaft zu reagieren. Manche KlientInnen kommen mit solchen Mustern aus dem „Kriegszustand", der während ihrer Kindheit und ihrer Jugend in ihrer Familie geherrscht hatte. Manche Menschen konnten oder können in friedlichen Zeiten das Muster flexibilisieren und neue, angemessene Muster entwickeln. Bei anderen haben sich die Überlebensmuster verhärtet und sie reagieren wie im Krieg, stoßen dabei anderen Menschen vor den Kopf, behandeln Freunde wie Feinde und scheitern in ihren sozialen Beziehungen. Dann reden wir von „harten", „starren" oder „erfrorenen" Mustern, die es gilt in der Therapie aufzuweichen bzw. aufzutauen und flexibler werden zu lassen (ausführlicher zu Muster und Musterveränderungen s. Baer, 1999c, S. 380 ff).

4.2 Therapie-„Ziele"

Wir haben ausgeführt, dass für zahlreiche KlientInnen ein Ziel ihrer Therapie darin besteht, verhärtete Muster aufzuweichen. Damit klang die Fragestellung an, welche Therapieziele es von Seiten der TherapeutInnen für unsere KlientInnen gibt. Wir werden im Unterschied zu anderen Tanz- und BewegungstherapeutInnen, auf die wir gleich noch kurz eingehen werden, keine verallgemeinernden und grundsätzlich der Tanz- und Bewegungstherapie zugrunde liegenden Therapieziele formulieren. Wir sehen in einer solchen Formulierung die Gefahr, den KlientInnen Ziele überzustülpen und somit pädagogisch (im Sinne von zielorientiert, erzieherisch) oder ideologisch zu werden. Wir betonen deshalb die Wichtigkeit individueller Zielvereinbarungen mit den jeweiligen KlientInnen, soweit diese möglich sind. Dies versuchen wir im Erstgespräch oder in den ersten Stunden der Therapie herauszuarbeiten. Wir fragen die KlientInnen: „Warum kommen Sie in die Therapie?" oder: „Was möchten Sie verändern?" Bewährt hat sich auch die Fragestellung: „Was wünschen Sie und was befürchten Sie?", die man auch verraumen kann (s. Kap. 12). Ähnliches beabsichtigt die Frage: „Was möchten Sie loswerden? Was möchten Sie hinzugewinnen?" Oft sind die KlientInnen selbst überrascht, was sie auf die Frage antworten: „Woran würden Sie, wenn unsere Therapie zu Ende ist, merken, dass diese erfolgreich war?" Manche KlientInnen antworten hier nur vage und allgemein: „Dass es mir besser geht." Manche wissen aber sofort konkrete Lebens- und Erlebnisbedingungen zu nennen oder ihnen kommen sie nach einigem Überlegen in den Sinn wie z. B.: „Dass ich endlich mal in Ruhe durchschlafen kann", „Dass ich mal wieder Lust auf Sex mit meinem Mann habe", „Dass meine Kopfschmerzen seltener werden", „Dass ich morgens beim Aufwachen keine Angst mehr habe vor dem, was der Tag bringt", „Dass ich jemandem in die Augen schauen kann, ohne mich zu schämen" usw.. Auch bei längeren Therapieprozessen gilt es, immer wieder zwischendurch über die Entwicklung Bilanz zu ziehen. Die KlientInnen fassen dann zusammen, worin sie Veränderungen und Entwicklungsschritte erleben, und erhalten eine Rückmeldung seitens der Therapeutin oder des Therapeuten. Dieses Bilanzieren kann entweder in die Beendigung der Therapie oder aber in die Formulierung neuer Ziele münden.

Solcherart individuell formulierte Therapieziele sind für TherapeutInnen und KlientInnen wichtig, um über Absichten und Veränderungswünsche Klarheit zu bekommen. Sie können dennoch nicht mehr als eine Orientierungsrichtung sein. Der therapeutische Prozess ist grundsätzlich offen. TherapeutInnen gehen in jede konkrete Begegnung und in jedes konkrete therapeutische Experiment absichtslos hinein. Wir wollen nicht, dass KlientInnen etwas Bestimmtes erleben, sondern wir wollen sie darin unterstützen, Erlebnismöglichkeiten zu eröffnen. Wenn mit einer Klientin das Ziel vereinbart wurde, Muster zu verändern, die sie immer wieder in der Beziehungsaufnahme zu Männern scheitern lassen, wird für den Therapeuten der Musteraspekt „Beziehungen zu Männern" ein roter Faden sein. Alle Erlebensprozesse im Therapieverlauf werden vom Therapeuten auch in Beziehung zu diesem Musteraspekt gesetzt. Und doch kann konkret ein Arbeitsthema in den Vordergrund treten, das mit der „Männerfrage" vordergründig nichts zu tun hat. Aus der therapeutischen Beschäftigung mit einem Arbeitsthema tritt so vielleicht die lauernde Scham der Klientin in den Vordergrund, die sich schließlich als eine wichtige Funktion in der Beziehung zu Männern erweist.

Zielvorstellungen können deshalb nur eine Orientierungslinie, eine Richtschnur sein. Auch beim Segeln oder Surfen werden Zielpunkte oft nicht gerade angesteuert, der Weg wird von den vielfältigen Faktoren der See, des Windes usw. bestimmt. Auch Therapieprozesse verlaufen nicht geradlinig zielorientiert, sondern voller Windungen und Wendungen, vorwärts, seitwärts verschlungen usw. Konkrete Zielvereinbarungen, die konsequent und gerichtet angegangen werden, können sich nur auf einzelne Symptome wie Platzangst u. Ä. beziehen, bei denen auch zielorientierte therapeutische Verfahren wie z. B. Verhaltenstherapie Erfolg haben. Geht es um Erlebensmuster, sind die Bedingungen komplexer, die Faktoren vielfältiger, die Wege verschlungener.

Betrachten wir die Zielformulierungen verschiedener Tanz- und BewegungstherapeutInnen, dann finden wir in ihnen vor allem Leitbilder und Wertvorstellungen. Die psychoanalytische Tanz- und Bewegungstherapeutin Elaine Siegel behauptet: „Alle Menschen müssen im Verlaufe ihrer Entwicklung lernen, ihren Mutilitätstrieb zu zähmen." (Siegel, 1986, S. 80) Unter „Mutilität" werden „alle willkürlichen und unwillkürlichen Bewegungsfunktionen und -fähigkeiten" (a. a. O., S. 69) zusammengefasst. Ihre Herkunft aus dem klassischen Ballett und die damit verbundenen Wertvorstellungen schlagen sich in Siegels Zielvorstellung von Tanztherapien nieder: „Klassischer Tanz und Choreografie präsentieren die Herrschaft des disziplinierten Bewusstseins über den Mutilitätstrieb und dessen verschiedene Ausdrucksformen, was auch in der Tanztherapie angestrebt wird. Man kann ohne Weiteres behaupten, dass man in einem anatomisch korrekt ausgeführten klassischen Tanz eine Parallele zu den Zielvorstellung der Psychoanalyse erkennen kann. In der Psychoanalyse wie in der Tanztherapie ist man bestrebt, die Triebe zu kanalisieren und sie der bewussten Ich-Kontrolle zuzuführen, um dadurch die Voraussetzung zur vollen Entfaltung der schöpferischen Begabungen zu schaffen." (a. a. O., S. 226) Dass der Weg zur Entfaltung der schöpferischen Begabung über „Kanalisieren" und „Kontrolle" führen müsse, widerspricht unseren Auffassungen diametral. Es gilt auch für das psychoanalytische Therapieziel, sich durch eine Therapie selbst kennen zu lernen: „Am Ende einer erfolgreichen Therapie sollte der Patient sich selbst und sein Leben objektiv und subjektiv kennen." (Siegel a. a. O., S. 220) Erkenntnis kann wichtig sein und Türen zu Erlebnisveränderungen eröffnen. In den meisten Fällen reicht „erkennen" allein jedoch nicht. Die meisten RaucherInnen haben erkannt, dass Rauchen gesundheitsschädlich ist, rauchen aber trotzdem weiter ...

Liljan Espenak, wie Elaine Siegel ebenfalls eine Pionierin der amerikanischen Tanztherapie, ist wie wir vorsichtig in der Formulierung übergeordneter Zielsetzungen und betont, dass es kein therapeutisches Ziel ist, die Entwicklung tänzerischer Fähigkeiten zu fördern. „Sie können ein wundervolles Ergebnis der integrativen Arbeit sein, sind aber keineswegs das Ziel. Das Ziel, wenn es überhaupt ein übergeordnetes Ziel gibt, ist die Wiederherstellung geschädigter Aspekte der Persönlichkeit." (Espenak, 1985, S.V) Verbreiteter sind Zielvorstellungen, in denen Wertvorstellungen, ja religiös-spirituelle Haltungen der TherapeutInnen als Therapieziele formuliert werden. Ein Beispiel dafür liefert Petra Klein: „Die Zielsetzung der Tanztherapie ist, den Menschen in der Entwicklung seines ganzheitlichen Seins zu fördern." (Klein, 1993, S. 76) Die Bezeichnung „ganzheitliches Sein" können wir wie viele vertreten, auch wenn dieser mittlerweile inflationär verwendete Begriff der Konkretisierung bedarf. Später nennt Petra Klein als Ziel den „Kontakt zu unserem wahren Selbst" (Was ist das? Gibt es ein unwahres Selbst?). Noch später wird als Ziel genannt, die Menschen „mit der Essenz ihres Lebens in Kontakt zu bringen" und „die unendliche Kraft des Universums zur Wirklichkeit" werden zu lassen (a. a. O., S. 132). Abgesehen davon, dass wir es gerne etwas bescheidener haben, mögen solche Aussagen durchaus für andere Menschen annehmbare Wert- und Zielvorstellungen widerspiegeln. Diese Vorstellungen aber zu denen der KlientInnen zu machen, ist unseres Erachtens nicht statthaft.

In manchen Kliniken wird unter dem Namen „Tanztherapie" die anthroposophische Heileurythmie angewandt. Ihr Begründer Rudolf Steiner beschreibt sie folgendermaßen: „Man hat ein Kind, das ist in einer gewissen Weise schwach, kränklich. Man gibt ihm diejenigen Bewegungen, die es gesund machen. Und da ergeben sich tatsächlich, man kann man das in aller Bescheidenheit sagen, die allerglänzendsten Resultate." (Steiner, 1923, in: Steiner, 1994) Steiners Anthroposophie ist eine auf dem Glauben an die Wiedergeburt gegründete Religion. Für diejenigen, die daran glauben, mag die Heileurythmie eingebunden in das System der Antroposophie ihren Wert haben. Löst man sie aus diesem Kontext, bleibt eine der vielen Sonderformen der Gymnastik, die wie jede Art von Gymnastik durchaus die Beweglichkeit und das Wohlbefinden fördern können, aber unserer Auffassung nach nicht die Bezeichnung Tanz- und Bewegungstherapie verdienen. (Das heißt natürlich nicht, dass KlientInnen nicht bei TherapeutInnen, die Elemente der Eurythmie in die Therapie einbeziehen, heilsame Erfahrungen machen können!) Gesundungsprozesse sind komplexe Prozesse, bei denen zahlreiche Faktoren mitwirken. „Man gibt" etwas, um bestimmte Resultate zu erzielen – mit dieser Haltung kann man nur selten Menschen heilen. Dieses mechanistische Denken ist selbst in der Schulmedizin auf dem Rückzug. Es hat mit unseren Vorstellung von Tanz- und Bewegungstherapie nichts gemein.

Eher mit unseren Auffassungen überein stimmt die Zieldefinition von Elke Willke: „Ziel der Integrativen Tanztherapie ist es deshalb, die Wahrnehmungsfähigkeit wieder zu eröffnen, die Menschen wieder zum ‚Betroffenen' an sich, an seiner Welt zu machen, die expressiven Fähigkeiten zu erwecken und die kreativen Potenziale zur ästhetischen Symbolisierung zu entfalten und einen auf menschliches Dasein in der Welt bezogenes Sinnverständnis zu schaffen." (Willke, 1992, S. 41–42) „Ästhetische Symbolisierung", worunter ästhetischer Ausdruck oder ästhetische Gestaltung verstanden wird, ist für uns kein Therapieziel und keine Wertvorstellung, die wir als TherapeutInnen in die Therapie hineinbringen. Ansonsten findet sich in dieser Zielformulierung vieles von dem, was wir unter „Wiederbelebung der Leiblichkeit" verstehen. Ähnliches gilt für die Formulierung Anna Halprins, die insbesondere durch ihre Bewegungsrituale und ihre Körperbildarbeit große Beiträge zur Tanztherapie geleistet hat: „Die Heilkraft des Tanzes entfaltet ihr volles Potenzial, wenn es uns gelingt, zum Gefühl der Ganzheit in Kontakt zu treten, und wenn wir die Verbindung zu allem, was uns umgibt, spüren." (Halprin, 2000, S. 13) Wie wir gesehen haben, finden sich in Zielformulierungen Wertvorstellungen und Leitbilder der TherapeutInnen wieder. Auch wenn wir keine verallgemeinerten Therapieziele formulieren wollen, möchten wir doch auch die unserer Arbeit zugrunde liegenden Wertvorstellungen, die sicherlich in all unseren Aussagen durchschimmern oder offen zu Tag treten, hier zusammenfassen:

- Der erste und grundlegende Wert, auf dem unsere Arbeit basiert, ist die Würde des Menschen. „Die Würde des Menschen ist unantastbar", heißt es im Grundgesetz und in Proklamationen. Die Würde fast aller unserer KlientInnen wurde angetastet, verletzt, gekränkt und beschädigt. Oberste Leitlinie jedes therapeutischen Handelns muss deswegen unseres Erachtens darin bestehen, die Würde der KlientInnen zu respektieren. Wir können nicht ausschließen, dass wir in therapeutischen Situationen kränken, weil wir ungewollt zum Teil einer Wiederbelebung krankmachender, verletzender Lebenserfahrungen sind – aber wir schließen aus, dass wir erneut kränken oder verletzen wollen. Das bedeutet, selbst alles zu unterlassen, was, und sei es noch so gut gemeint, die Würde der KlientInnen beeinträchtigen oder gefährden könnte. Und dies bedeutet vor allem, sie darin zu unterstützen und zu begleiten, ihre Würde zu behaupten.
- Wir haben beschrieben, dass und wie bei vielen KlientInnen infolge von Verletzungen ihrer Würde ihr Erleben und ihre Erlebnisfähigkeit eingeschränkt wurden. Diese Einschränkungen können sich in unterschiedlicher Weise zeigen. Ganz gleich, ob das Erleben fragmentiert oder einzelne Aspekte des Erlebens abgespalten, betäubt, isoliert oder übergewichtet werden, die Erlebnisfähigkeit ist beschränkt und beschädigt. Auf Ressourcen, die für die Entfaltung des lebendigen Menschseins wichtig sind, kann nicht zurückgegriffen werden. Eine Wertorientierung, die sich als roter Faden durch unsere Arbeit zieht, ist deshalb die Wiederbelebung der Leiblichkeit. Dabei betonen wir, dass es ausschließlich Sache der KlientInnen ist, wie sich die wiederbelebte Leiblichkeit äußert, welche Gefühle, Verhaltensweisen zu Tage treten. Dies können und wollen wir, die Würde der KlientInnen respektierend, nicht Zielsetzungen unterwerfen. Wir beeinflussen dies selbstverständlich in gewisser Weise, da wir nicht „neutral" sein können. Allein schon unsere Präsenz zeigt Wirkung und hat teilweise Vorbildcharakter. Umso wichtiger ist es, die Wiederbelebung der Leiblichkeit

als einen für die KlientInnen möglichst ergebnisoffenen Prozess zu betrachten und zu gestalten.

- Es ist uns ein Anliegen, die KlientInnen darin zu unterstützen, ihren „Eigensinn" zu stärken. Viele KlientInnen leiden unter der Einschränkung oder Zerstörung ihres Eigensinns, unter ihrem als fremdbestimmt erlebten oder nicht oder kaum vorhandenen Selbstkonzept. Sie fühlen sich selbstverschuldet abhängig – und unwert. Bestärkt darin werden sie dann oft noch von häufig zu hörenden und zu lesenden angeblich „psychologischen Wahrheiten" wie: „Mann muss nur alles in sich selbst finden, sich nur selbst lieben, nur sein wahres Selbst gefunden haben, nur Eins-Sein mit sich ..." – dann könne man auch glücklich leben und habe „das Heft in der Hand". Diese oder ähnlich omnipotente Ansprüche verstärken bei solchen Menschen noch eher ihr Minderwertigkeitsgefühl – weil sie genau das nicht „können". Ihr Selbsthadern, ihre Selbstzweifel nehmen zu, statt dass sie eine Ahnung von einem hoffnungsvollen Weg bekommen. So sehr es stimmt, dass sich die Welt, die sozialen Kontakte auch danach verändern, wie die Innenwelt, die Leiblichkeit des Menschen beschaffen ist, so schlimm und überheblich und schlichtweg falsch ist dieses Lebenskonzept in seiner Einseitigkeit. Menschen sind soziale Wesen und leben auch in Abhängigkeit von anderen Menschen. Das zu negieren macht es KlientInnen unserer Erfahrung nach noch schwerer, sich aus sozialen Verstrickungen und deren Einwirkungen auf die Leiblichkeit und Schuld zu lösen. Menschen brauchen andere Menschen. Dies im gleichen Maße wie die Eigenverantwortlichkeit und Selbstbestimmung eines Menschen zu bejahen, macht die Lösung von Problemen vielleicht nicht leichter, ganz bestimmt aber lebbarer und in seiner Flexibilität auf Dauer stabiler. Die KlientInnen dabei zu unterstützen, sich diesen menschlichen Entwicklungsraum zwischen den beiden Polen Abhängigkeit und Eigensinn so weit wie möglich (wieder) zu erobern, ist uns ein grundlegender Wert.
- Wenn sich Leiblichkeit wiederbelebt, beleben sich ebenfalls die verhärteten Muster, brechen auf, werden flexibler. In der Folge verfügen KlientInnen über größere Wahlmöglichkeiten. Die Erhöhung der Wahlmöglichkeiten ist uns eine weitere wichtige Wertvorstellung. Die Wahlmöglichkeiten können sich auf das Körpererleben und den Körperausdruck beziehen, auf den Reichtum der Emotionalität, auf Denkweisen, Selbstbilder, Verhaltensweisen, Resonanzen und andere Interaktionen. Ein Klient, der unter wiederkehrendem angstvollem Rückzugsverhalten leidet, soll und braucht entsprechend dieser Leitlinie dieses angstvolle Rückzugsverhalten nicht „loswerden" – es kann Situationen geben, in denen ein angstvoller Rückzug durchaus sinnvoll, ja notwendig ist. Wichtig für den Klienten mag es aber sein, dass er Wahlmöglichkeiten hat, dass er nicht immer wieder an den angstvollen Rückzug gebunden ist, sondern über ein breiteres Repertoire von Erlebnis- und Verhaltensmöglichkeiten verfügt.

4.3 Wodurch verändert Tanz- und Bewegungstherapie?

4.3.1 Veränderung in Alltag und Therapie

Menschen, die sich in Therapie begeben, wollen etwas verändern. Oft sind ihre Veränderungswünsche konkret („Ich möchte etwas gegen mein Angst vor anderen Menschen tun“). Manchmal sind die Veränderungswünsche diffus („Ich fühle mich unglücklich“, „Etwas stimmt nicht mit mir“). Manchmal geht es scheinbar und zuerst einmal darum, den Status quo zu bewahren („Ich will meine Ehe retten“). Aber auch da stellt sich immer wieder heraus, dass sich die Bedrohung des Status quo nur dadurch beseitigen lässt, dass sich Menschen verändern.

Menschen verändern sich nicht nur in therapeutischen Prozessen, sondern auch in ihren sonstigen Lebensabläufen. Die Frage, wie Tanz- und Bewegungstherapie verändert, muss folglich zuerst einmal erweitert werden: Wodurch verändern sich Menschen? „Die grundlegende Haltung, die gegenüber einem Menschen eingenommen wird, die leibliche Integration bzw. Desintegration, die Resonanz, die Tridentität, also die Interaktion im Nähren, Spiegeln und Gegenüber zwischen Personen und Lebenswelt, die Bedeutungen bzw. Bedeutungsveränderungen sowie die Bewältigungsstrategien von Krisen“ (Baer, 1999c, S. 411) – dies sind an anderer Stelle ausführlich herausgearbeitete Veränderungsfaktoren.

Auf einige dieser Faktoren werden wir noch eingehen und beschreiben, wie sie von Tanz- und BewegungstherapeutInnen genutzt werden können. Dabei möchten wir betonen, dass es sich hier um den Versuch handelt, für komplexe Prozesse beschreibbare Modelle zu finden. Die Analyse einzelner Veränderungsfaktoren ist notwendig, um zu versuchen zu verstehen, wodurch sich Menschen verändern und wie wir diesen Veränderungsprozess, wenn er gewünscht wird, unterstützen können. Jeder Veränderungsfaktor ist allerdings nur ein Auszug aus einem komplexen Veränderungsprozess, der grundsätzlich multifaktoriell abläuft. Auch Veränderungen in und durch Therapie haben nie nur eine herausarbeitbare Ursache oder einen benennbaren Wirkfaktor. Immer sind mehrere Faktoren beteiligt, oft solche, die nicht im Bewusstsein oder in der Absicht der TherapeutInnen standen. Eine Klientin antwortete z. B. am Ende einer erfolgreichen Therapie auf die Frage, was ihr denn am meisten geholfen habe: „Dass ich überhaupt gekommen bin. Ich hatte so immer eine Stunde für mich. Es war ziemlich egal, was wir dabei gemacht haben, wichtig war, dass es eine Stunde für mich war.“

In populären Zeitschriften und in Gesundheits- und Sportlerkreisen wird ein Veränderungsfaktor besonders betont: „Bewegung hält gesund“, „Bewege dich und werde glücklich“. Zuweilen versuchen auch Tanz- und BewegungstherapeutInnen in der Therapie die passende Bewegung für das Leiden der Klientin oder des Klienten zu finden, die es dann zu üben gilt, damit das Leiden verschwindet. Das Buch von Christel Ulbrich: „Tanz dich gesund! Tanz als Bewegungstherapie“ ist z. B. voll von solchen Übungen. Ihr

Motto ist: „Tanz dich gesund und bleibe fit!“ (S. 16) Erfreulicherweise wird diese Auffassung, die Tanz- und Bewegungstherapie als eine Art Krankengymnastik mit Musik versteht, immer seltener. Menschen, die diese Auffassung teilen, unterliegen einem grundlegenden Irrtum. Es gibt sicherlich Zusammenhänge zwischen innerer und äußerer Beweglichkeit. Regelmäßige Bewegung tut den meisten Menschen körperlich gut und erhöht ihr Wohlbefinden. Insbesondere bei älteren und gebrechlichen Menschen unterstützt eine sensomotorische Deprivation, also eine Einschränkung der Bewegungs- und Sinnesanreize, die Verkümmerung geistiger und damit vor allen Dingen auch der Gedächtnisfähigkeiten. Andere Menschen, die z. B. irgendwann begonnen haben, regelmäßig zu joggen oder andere Sportarten zu betreiben, berichten, dass sich ihre Befindlichkeit und ihre Lebensfreude verändert habe. Und doch scheint es uns viel zu kurz gegriffen, vom Ausmaß der Beweglichkeit und der Bewegungsquantität auf das Erleben und auf die Möglichkeiten zur Veränderung im Leben zu schließen. Wir alle kennen Menschen, die etwa durch Erkrankungen zu Immobilität verurteilt sind und doch geistig, sozial und emotional äußerst rege und mobil sind. Wir kennen andererseits hoch depressive Dauerjogger und HochleistungssportlerInnen, die ihren Sport vielleicht verzweifelt dazu zu nutzen versuchen, ihre verletzte und eingeschränkte Leiblichkeit wettzumachen. Das Ausmaß an Bewegung und Beweglichkeit allein kann folglich kein Veränderungsfaktor sein, auch wenn uns Bewegung und Tanz als heilungsunterstützende Elemente besonders am Herzen liegen. Wir betrachten Bewegung deshalb, wie schon mehrfach betont, immer als Teil leiblicher Prozesse.

Zurück zu den Veränderungsfaktoren: Tanz- und Bewegungstherapie fußt auf und arbeitet mit den Veränderungsfaktoren (ausführlich s. Baer, 1999c, S. 409 ff.), die auch für TherapeutInnen mit anderen Schwerpunkten gelten. Darüber hinaus verfügt Tanz- und Bewegungstherapie über besondere Wirkfaktoren therapeutischer Veränderung, die gleichzeitig als Praxisleitlinien wirken. Wir haben sie im Bild eines Baumes zusammengefasst.

Der Stamm des Baumes der Tanz- und Bewegungstherapie enthält vieles, was sich als roter Faden durch all unsere Ausführungen und unsere Praxis hindurchzieht: die Betonung von Leiblichkeit und Achtsamkeit, unser Therapieverständnis als Resonanzprozess und die hohe Bewertung der KlientInnenkompetenz. Auch auf die Wurzeln des Baumes sind wir schon eingegangen, das Tanzerleben, die Leibphilosophie, die Säuglingsforschung und die Humanistische Psychologie.

Einen Hauptast des Baumes, den tänzerischen bzw. Bewegungsdialog stellen wir ausführlich im Zusammenhang mit dem methodischen Repertoire tänzerischer Dialoge vor. Die beiden anderen Hauptäste ziehen sich durch unterschiedliche Methoden hindurch. Deswegen wollen wir sie, wie auch die Baumkrone „Integration“, hier zusammenfassend und gesondert skizzieren.

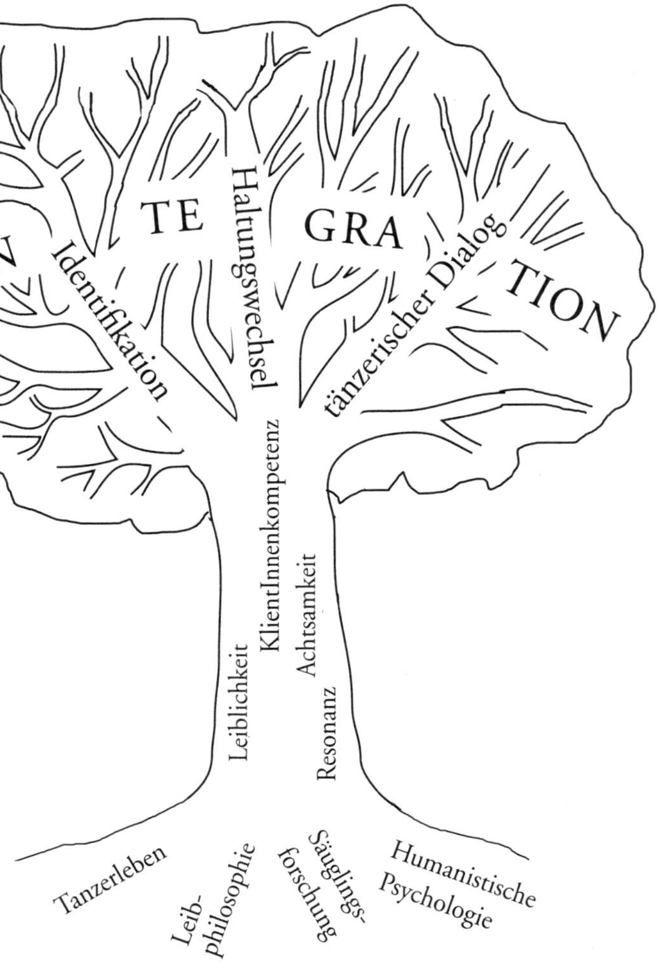

4.3.2 Tänzerische Identifikation und Haltungswechsel

„Stellt euch vor, ihr wäret Könige oder Königinnen. Nehmt eine Haltung ein, die euch königlich erscheint, probiert aus, bis ihr eure eigene königliche Haltung habt ... Nehmt eure königliche Haltung mit dem ganzen Körper ein, auch mit dem Blick, auch mit den Fingerspitzen, auch mit den Füßen. Lasst euer königliches Erleben den ganzen Körper durchdringen ... Ihr seid auf einem Treffen der Königinnen und Könige. Anlässlich ihres 30-jährigen Thronjubiläums hat die schwedische Königin euch alle eingeladen. Ihr bewegt euch nun durch den königlichen Saal, schreitet als Königinnen oder Könige umher, begrüßt die anderen Könige und Königinnen und lasst euch begrüßen ... Die Musik spielt auf und lädt euch zu einem Tanz der Königinnen und Könige ein ... Tanzt und nehmt dabei wahr, wie ihr euch erlebt ...“ Dieser kleine Leibtanz (s. Kap. 9) entsteht aus einer tänzerischen Identifikation. Die GruppenteilnehmerInnen identifizieren sich mit einer Rolle, in diesem Fall mit der einer Königin oder eines Königs.

Diese Identifikation hat nichts gemein mit dem „So-Tun-als-ob", in dem Menschen äußerlich eine bestimmte Haltung einnehmen, innerlich aber etwas ganz anderes empfinden. Dieses „So-Tun-als-ob" ist durchaus nicht verwerflich, es gibt häufig Situationen, in denen es sehr nützlich ist. Im Gespräch mit dem Arbeitgeber mag es unter Umständen angesagt sein, höflich und freundlich zu sein, auch wenn man innerlich explodiert. Auch eine Krankenschwester sieht sich oft gezwungen, eine Fassade zu errichten, eine Maske aufzusetzen, wenn sie ein Krankenzimmer freundlich lächelnd betritt, selbst wenn sie erschüttert ist von einem vorherigen Kontakt mit einem sterbenden Patienten. Diese Haltung des „Als-ob", dieses äußerlich anders sein, als es dem inneren Erleben entspricht, meinen wir nicht, wenn wir von tänzerischer- oder Bewegungsidentifikation sprechen.

Identifikation im therapeutischen Sinne meint eine kindlich-spielerische Haltung. Säuglinge und Kleinkinder können im Ausdruck ihres Erleben noch gar nicht zwischen Innen und Außen differenzieren. Sie können nicht lächeln, wenn sie ärgerlich sind, ihr Ausdruck entspricht dem ganzheitlichen Erleben. Werden sie älter, erwerben sie diese Fähigkeit der Trennung zwischen Innen und Außen. Sie nutzen sie nicht nur, um sich vor Kränkungen und Verletzungen durch Erwachsene oder andere Kinder zu schützen, indem sie sich manchmal verstellen – sie nutzen sie vor allen Dingen, indem sie sich die Vielfalt menschlicher Regungen und menschlichen Ausdrucks spielerisch erschließen. Das kindliche „So-Tun-als-ob" dient dem kreativen Wachstum. Wenn sie sagen: „Ich bin die Prinzessin", dann nehmen sie – vorausgesetzt, sie sind noch nicht darin beschämt (worden) – eine entsprechende körperliche Haltung ein und lassen ein neues Erleben aus dieser Haltung heraus entstehen.

Gleiches geschieht in der therapeutischen Identifikation. Die TeilnehmerInnen der oben erwähnten Gruppe konnten aus ihrer Identifikation mit der Rolle bzw. Haltung einer Königin oder eines Königs ein inneres Erleben entstehen lassen, das zumindest für manche von ihnen neu war und neue Erlebnismöglichkeiten eröffnete. Welches Erleben als König oder Königin entstand, ist individuell verschieden. Die einen spürten in der Haltung Würde, die anderen nahmen Machtgefühle wahr, Dritten wieder war es peinlich, sich so zu exponieren. Kinder (und KlientInnen) beginnen unserer Erfahrung nach die Identifikation, indem sie so tun als ob, dann erleben sie sich als König, Prinzessin, Indianer, Riese und so weiter.

Identifikation ist also ein leiblicher Prozess, wichtig und bereichernd für die Identitätsentwicklung.

Auch später, wenn Menschen als Erwachsene nicht mehr „Indianer spielen", gibt es außerhalb des therapeutischen Rahmens den Prozess der Identifikation. Ein Buch kann einen Leser oder eine Leserin „gefangen" nehmen, in einem Film identifizieren sich die meisten ZuschauerInnen mit den Helden und Heldinnen.

In der kindlichen Entwicklung wird die unmittelbare Identifikation in der Regel in der Vorpubertät durch das Schwärmen für Idole abgelöst. Das sechsjährige Mädchen *ist* die Prinzessin, die 12-jährige *schwärmt* für Lady Di. Idole haben eine wichtige identitätsstiftende Funktion. Sie verkörpern häufig Aspekte der Leiblichkeit der Jugendlichen, die diese an und in sich vermissen oder derer sie sich unsicher sind und nach denen sie sich sehnen. Deswegen nehmen wir in der therapeutischen Arbeit mit Jugendlichen (aber nicht nur mit diesen; bewegende Erfahrungen haben wir damit mit dementen alten Menschen im Altenheim gemacht) häufig Bezug auf Idole. Wenn Jugendliche sich bewegen, tanzen, singen wie ihre idealisierten Stars, können sie Zugang zu der Beantwortung der Frage finden: „Was finde ich an meinem Idol eigentlich so toll?" Ein 13-jähiger Schüler – in seiner Klasse als „Brecher" bekannt –, stark, aggressiv, selbstsicher wirkend, fand einen Musiker „geil". „Was findest du denn konkret an dem so gut und geil? Was möchtest du denn gern von dem abhaben?" Antwort: „Dass der so cool ist. Dem macht es auch nichts aus, wenn jemand ihn abartig findet. So cool möchte ich auch mal sein, wenn mein Alter mich wieder fertig macht." Nimmt man das Schwärmen ernst, ergeben sich oft überraschende Antworten und intensive Zugänge zum Erleben der Jugendlichen.

Älter werdend, lässt die Verehrung von Idolen nach, die Menschen finden andere Wege und Möglichkeiten, ihren Wünschen und Sehnsüchten nachzugehen, auch wenn es vielfach immer noch wichtig sein mag, Vorbilder oder Orientierungspersonen zu haben. Uns scheint, dass immer dann, wenn Übergänge in eine andere Altersklasse oder einen anderen Status anstehen, Vorbilder wieder größere Bedeutung gewinnen, z. B. beim Übergang ins Alter oder in die Mutter- bzw. Vaterrolle. Gelingt die Ablösung aus der Schwärmerei nicht, bleiben Aspekte der eigenen Identität an Idole delegiert. Wohlgemerkt meinen wir damit nicht die Begeisterung für eine Musikgruppe oder einen Fußballklub! Aber es gibt Menschen, die wichtige Teile ihres Lebens auf ein oder mehrere Idole hin ausrichten und ihr Leben und Erleben von einem Schlagersänger, einer Band oder dem Tabellenplatz eines Fußballvereins abhängig machen: Hier ist in der therapeutischen Arbeit dann nicht die Schwärmerei, die Überidentifikation das anzugehende Problem, sondern das, was im eigenen Erleben, in der eigenen Identitätsentwicklung zu kurz kommt.

Überidentifikationen müssen sich aber nicht nur auf prominente Personen beziehen. Manche KlientInnen stehen unter großer Spannung (und haben als Kind meist eine spannungsvolle Atmosphäre mitbekommen) und versuchen unserer Beobachtung nach diese Spannung zu lösen, indem sie sich mit einer anderen Person identifizieren. Manche nutzen dies, indem sie SchauspielerInnen werden oder TherapeutInnen, die sich in andere gut „hineinversetzen" können. Andere identifizieren sich mit allen Personen, die ihnen „nahe" kommen und werden sie ihrem Erleben nach „dann nicht mehr los". Dies führt oft zu einer ruhelosen Außenorientierung, die häufig auch bei Geschäftsleuten zu beobachten ist. Diese KlientInnen versuchen durch Identifikation mit anderen Menschen ihr eigenes Spannungsniveau zu verringern. Dies gelingt in der Regel nicht, im Gegenteil, das vergebliche Bemühen erhöht die Spannung, so dass ein auswegloser Kreislauf entsteht, sofern nicht therapeutisch eine Verringerung des Spannungsniveaus erreicht wird.

Jedes Kind identifiziert sich zumindest phasenweise mit seinen Eltern, nimmt sie als Vorbild und versucht so zu werden wie sie – und gleichzeitig ganz anders. KlientInnen, die unter Überidentifikationen leiden, stecken häufig in diesem Widerspruch. Sie wollen sich mit ihren Eltern (und später anderen) identifizieren – doch es gelingt aus unterschiedlichen Gründen nicht. Besonders deutlich wird dies beim Verraumen. Diesen KlientInnen fällt es häufig leicht, Räume für andere Personen zu bilden, während sie es als schwierig, manchmal unmöglich erleben, Räume für sich selbst zu gestalten. Sich selbst zu erleben und ernst zu nehmen und einen eigenen Raum zu gestalten, ist im Zuge der therapeutischen Arbeit ein Weg, sich von der Überidentifikation zu befreien.

Das Gegenteil der beschriebenen Überidentifikation ist die Unteridentifikation. Eine Klientin z. B. war unfähig, für eine andere Person zu schwärmen oder überhaupt jemanden „gut" oder „toll" zu finden. Ihr waren Identifikationsspiele in ihrer Kindheit verboten worden, aus religiösen Gründen auch das Lesen von Romanen oder das Anschauen von Filmen (als Beschäftigung erlaubt waren nur Handarbeiten). Sie erlebte sich als verarmt und zerbrechlich und hatte zu Beginn der Therapie große Angst, sich mit anderen Rollen tänzerisch zu identifizieren. Es war so, als ob sie sich vor der Lebendigkeit, die andere Rollen ausstrahlen können, schützen müsse. Allmählich und behutsam holte sie in der Therapie ein bisschen von dem nach, was ihr in der Kindheit verwehrt war, und konnte schließlich über die spielerische Identifikation ihr Erleben bereichern und zum Blühen bringen.

Bislang haben wir uns auf Beispiele beschränkt, in denen sich KlientInnen mit anderen Menschen oder personellen Rollen identifizieren. In vielen therapeutischen Situationen und in der Supervision ist dies nützlich und effektiv. Sich z. B. als Therapeutin oder als Therapeut in der Supervision körperlich z. B. mit einer Klientin zu identifizieren und deren Haltung einzunehmen, eröffnet einen neuen und erweiterten Zugang zu ihr, zu sich selbst, zur therapeutischen Beziehung und zu Perspektiven der Weiterarbeit. Wir können uns aber auch mit jedem anderen Aspekt unserer Leiblichkeit identifizieren, z. B. mit bestimmten Gefühlen, Stimmungen, Körperreaktionen oder anderen Resten therapeutischer Prozesse.

In der Körperbildarbeit (s. Kap. 12) nutzen wir die tänzerische Identifikation, um das in den bildhaften Körpervorstellungen enthaltene Erleben zugänglich zu machen („Nimm die Haltung deiner Wirbelsäule ein, sei deine Wirbelsäule ..."). In der Gesundheitsarbeit werden Gesundheits- oder Krankheitsphänomene durch tänzerische Identifikation erlebbar („Du sagst, dass sich dein linkes Bein steif anfühlt. Verkörpere es mit deinem ganzen Körper. Nimm eine Haltung ein oder mache Bewegungen, so steif, wie du dein linkes Bein erlebst ..."). Stimmungen und Gefühle können Gegenstände der Identifikation werden („Die Trauer, die immer nur am Rande deines Bewusstseins auftaucht, die immer wieder, wie du sagst, weghuscht – sei diese Trauer, verkörpere sie, tanz das Weghuschen, das Auftauchen und Weggehen ...").

Sich mit einer Person oder einem Leibaspekt zu identifizieren, bedeutet, ganz in diesen Aspekt oder in diese Rolle hineinzugehen: mit Mimik und Gestik, mit den Sinneswahrnehmungen, mit den Bewegungsqualitäten, mit der Haltung, mit der Stimme usw. KlientInnen nehmen damit eine Haltung an, eine neue, eine andere Haltung. Das Wort Haltung wird in der deutschen Sprache mehrdeutig gebraucht. Mit Haltung wird eine Körperhaltung bezeichnet, aber auch die innere Haltung, die ein Mensch gegenüber einem bestimmten Problem oder einer anderen Person einnimmt und die in Ver-Halten mündet. Haltungen bestimmen die Perspektiven, den Blickwinkel, unter dem wir Menschen etwas betrachten und bewerten. Verhärtete Muster beinhalten zumeist auch verhärtete Haltungen.

Der Haltungswechsel ist deshalb ein weiterer roter Faden, der sich durch die tanz- und bewegungstherapeutische Arbeit zieht. Schon die tänzerische Identifikation ermöglicht einen Haltungswechsel: Jemand nimmt eine andere Haltung ein, tut so „als ob", erlebt sich „so wie", probiert, experimentiert mit dem Erleben, das sich aus einer anderen Haltung ergibt.

Haltungswechsel hat darüber hinaus vielfältige Gesichter:

- Wir schlagen Experimente mit veränderten Körperhaltungen vor, um Erfahrungen damit zu ermöglichen, welche Veränderungen der inneren Haltungen mit ihnen einhergehen können: „Versuche bei der Bewegung, die du gerade machst, die Aufmerksamkeit auf deinen Atem zu lenken." „Während du weiter durch den Raum gehst, entspanne den Nacken, so weit es geht, und nimm wahr, was sich dabei verändert."
- Wenn Menschen Aspekte ihres Erlebens in verschiedene Räume aufteilen (s. Kap. 11) und sich in diese Räume hineinbegeben, werden sie dabei auch unterschiedliche Haltungen einnehmen, einen Haltungswechsel erfahren. Ihre äußere wie ihre innere Haltung wird im Raum der Wünsche anders sein als im Raum der Befürchtungen.
- Allein aus der Achtsamkeit im Entstehenlassen von Impulsen ergeben sich Haltungswechsel. Jede Improvisation ist eine Abfolge von spontanen Haltungswechseln.
- Auch der tänzerische Dialog (s. Kap. 10) unterstützt, ermöglicht und fördert Haltungswechsel.
- Tanztechnik und andere Bewegungsübungen können Haltungswechsel unterstützen. Wenn eine innere Verbindung zwischen Technik und Erleben möglich ist, kann durch gute tanztechnische Arbeit Sicherheit, Dynamik, veränderter Spielraum, deutlicher Ausdruck usw. gefördert werden.
- Häufig sind Haltungswechsel mit inneren Bildern verbunden. Sich wie ein Baum zu fühlen oder wie ein wogendes Kornfeld, geschmeidig wie eine Katze zu laufen oder unbeirrbar wie ein Elefant – solche Bilder beeinflussen Erleben, körperliche und leibliche Haltungen.

Die Liste von Beispielen für Haltungswechsel ließe sich nahezu unbegrenzt fortführen. In den weiteren Kapiteln findet sich dazu reichhaltiges Material.

4.4 Defragmentierung und Integration

Tanz- und Bewegungstherapie ist immer integrative Arbeit. Die Notwendigkeit der Integration setzt voraus, dass etwas zuvor desintegriert war, in Fragmente zerbrochen. Fragmentierungen des Erlebens sind vielgestaltig: Einzelne Aspekte der Leiblichkeit werden verabsolutiert und vom Erleben abgespalten, vielleicht um sich dann den verbleibenden „Rest“ der Leiblichkeit untertan zu machen („Jogge regelmäßig und du wirst glücklich“, „Denke positiv und du besiegst die Krankheit“). Oder Regionen der Leiblichkeit werden zu stillen Leibinseln und sind damit dem Erleben nicht mehr zugänglich. Klinisch nennt man dies Dissoziation. In der Konversion wiederum werden Teile des emotionalen Bereichs, die für den Menschen nicht mehr erlebbar sind, in körperliche Zustände, wie etwa Schmerzen oder Erstarrungen umgewandelt. Auch starre Grenzen zwischen innen und außen oder rechts und links, oben und unten usw. sind Ausdruck von Fragmentierung. Nahezu alle Beispiele und Therapieauszüge, mit denen wir unsere Methoden und Vorgehensweisen illustrieren, zeugen davon.

Wiederbelebung der Leiblichkeit bedeutet Integration, bedeutet der Fragmentierung entgegenzuwirken, also Defragmentierung. Nicht jeder Erlebensaspekt muss dabei bewusst werden. Um die Lebendigkeit möglichst vieler Aspekte des Menschseins geht es, um den freien Fluss des Wechselspiels von Vordergrund und Hintergrund, um Wahlmöglichkeiten, wie wir sie beschrieben haben.

Integration hat aber noch eine zusätzliche Bedeutung. Erfahrungen mit der Therapie geschehen in einem geschützten Raum, in dem das gewachsene Vertrauen zwischen TherapeutInnen und KlientInnen die Wiederbelebung von Leiblichkeit möglich macht. Ziel der Therapie ist jedoch nicht die Lebendigkeit in der Therapie, sondern die Wiederbelebung der Leiblichkeit im Alltag. Insofern gehört es zur therapeutischen Arbeit, eine Brücke zwischen den therapeutischen Erfahrungen und dem Alltagserleben der KlientInnen zu schlagen, damit diese das in der Therapie Erarbeitete und Erfahrene in ihren Alltag integrieren können. Dieser Aspekt von Integration ist wichtig. Er bedarf besonderer Aufmerksamkeit seitens der TherapeutInnen, er bedarf auch eines besonderen Zeitaufwandes. Manche KlientInnen haben ein großes Talent darin, die Therapieerfahrungen fruchtbar in Beruf, Familie und sonstigem Alltagsgeschehen umzusetzen. Bei anderen bleiben die Therapieerfahrungen seltsam „eingekapselt“, bedürfen vielleicht im besonderen Maße des Schutzes, um gedeihen und sich festigen zu können. Um das therapeutische Erleben in das Alltagserleben integrieren zu können, ist es für viele KlientInnen wichtig, das in der Therapie erlebte in Worte zu fassen und zu begreifen. Sie wollen verstehen, was mit ihnen los ist, was sie in der Therapie ausprobieren, was sich wie verändert. Das gibt ihnen Sicherheit und Boden, um Ähnliches auch über den therapeutische Rahmen hinaus zu erproben. Wir bemühen uns deshalb, das Geschehen in der Therapie transparent wie möglich zu machen und versuchen auch deshalb Modelle und Begriffe zu finden, die unseren KlientInnen verständlich sind. Auch dies ist ein Beitrag zur Integration.

5

Leibresonanz und therapeutische Haltung

5.1 Kontakt und Resonanz

Zur Therapie gehören immer mindestens zwei Menschen, die in einem gemeinsamen Prozess daran arbeiten, Veränderungen im Leben eines dieser Menschen zu erreichen. Therapie ist also immer ein Kontakt, und zwar nicht nur ein sporadischer und beiläufiger, sondern ein andauernder und intensiver Kontakt. Tasten sich TherapeutIn und KlientIn am Anfang vielleicht langsam und vorsichtig aneinander heran, wird der Kontakt dann allmählich dichter, eventuell inniger, seine Qualität und Intensität verändert sich.

Kontakt ist immer wechselseitig, interaktiv. Es gibt keinen Kontakt nur in eine Richtung, etwa vom Klienten oder der Klientin zum Therapeuten oder zur Therapeutin oder umgekehrt. Dies gilt für das Gespräch wie für den gemeinsamen Tanz. Insbesondere im Tanz ist der wechselseitige Bezug offenkundig. Auch wenn eine Klientin tanzt und die Therapeutin sie dabei eher passiv beobachtet, beeinflusst die Therapeutin den Tanz der Klientin. Die Klientin tanzt unterschiedlich, je nachdem, ob sie allein in einem Raum ist oder ob sich jemand im Raum befindet, ihr zuschaut und ihr anschließend eine Rückmeldung gibt.

Kontakt ist also ein grundlegender Begriff, um therapeutische Prozesse einschließlich tanz- und bewegungstherapeutischer Prozesse zu beschreiben. Doch was ist Kontakt? Der Begriff wird in der Fachliteratur nicht bzw. nicht schlüssig definiert. Auch die Gestalttherapie, die sich um die Anerkennung der Bedeutung des Kontaktes in der Therapie verdient gemacht hat, verwendet ihn mehrdeutig. Da wird von Frederick S. Perls und in späteren Veröffentlichungen anderer AutorInnen unter Kontakt der Austausch zwischen einem Organismus, also einem Menschen, und seinem Umfeld genauso verstanden wie der Kontakt „mit sich". Da ist einmal die Haut die „Kontaktgrenze", ein anderes Mal ist die Kontaktgrenze „nach außen verschoben". Da die Haut nicht „nach außen verschoben" sein kann, ist hier offenkundig mit „Kontakt" etwas anderes gemeint. Da gibt es offene Bewertungen, wie zum Beispiel in den Bezeichnungen „guter Kontakt" oder „schlechter Kontakt", da gibt es versteckte Bewertungen wie: „Du bist nicht in Kontakt mit dir". Auch in Veröffentlichungen anderer therapeutischer Richtungen und in der Umgangssprache herrscht eine ähnliche Verwirrung.

Offenkundig verstecken sich in dem Kontaktbegriff verschiedene Qualitäten, für die es sinnvoll sein kann, unterschiedliche Begriffe zu verwenden. Unter „Kontakt mit sich" verstehen wir Leibgewahrsam, also sich selbst seines Erlebens, seiner Gefühle, seiner Körperlichkeit, seiner Gedanken, seines Verhaltens bewusst zu sein und Achtsamkeit für sich selbst zu haben. Diese Selbstbeachtung und Selbstachtung zu fördern ist eine grundlegende Haltung der Tanz- und Bewegungstherapie, wie wir sie verstehen. „Kontakt mit anderen" bzw. „Kontakt mit der Umwelt", der immer auch den Kontakt der anderen bzw. der Umwelt mit uns einschließt, kann als Oberbegriff für jede Interaktion, für jeden wechselseitigen Austausch zwischen einem menschlichen Wesen und seiner Lebenswelt, also all dem, was ihn stofflich und sozial umgibt und für ihn Bedeutung hat, bezeichnet werden. Wenn wir Kontakt so umfassend verstehen, dann ist alles, dann ist *jeder* Austausch mit anderen Menschen „Kontakt", auch die Wahrnehmung des Schweigens eines Menschen, auch der soziale Rückzug, auch die Ablehnung einer Person, dann kann es keinen „guten" oder „schlechten" Kontakt geben.

In der Therapie interessiert uns insbesondere, wie Menschen den Kontakt mit anderen erleben. Hier gibt es offenkundig unterschiedliche Qualitäten. Der Kontakt zwischen dem Käufer und der Verkäuferin in der Bäckerei, die ihm einige Brötchen verkauft, ist offensichtlich ein anderer als der zweier Menschen, die sich frisch verliebt haben, oder zweier Freundinnen im intensiven Gespräch oder heftigen Streit. Die letztere Qualität des Kontaktes nennen wir Resonanz. Das Wort „Resonanz" stammt vom lateinischen „resonare" und bedeutet, „zurückklingen", „mitschwingen". Resonanz existiert dann, wenn zwischen zwei Menschen etwas hin- und zurückschwingt und damit der Kontakt eine besondere Wechselwirkung und Intensität erreicht. Wann ein Kontakt eher beiläufig ist und wann aus einem Kontakt Resonanz wird, ist nicht objektiv messbar. Resonanz ist eine *subjektive* Kategorie. Die Menschen wissen das, sie erleben den Unterschied. Resonanz beinhaltet also, dass etwas hin- und hergeht, dass etwas zurückkommt, dass Menschen Echos erhalten, Echos nicht im naturwissenschaftlichen Sinne, dass das Gleiche zurückschallt, was man hinausgerufen hat, sondern im erweiterten Sinne, dass Menschen Reaktionen auf die Signale bekommen, die sie ausstrahlen.

TherapeutInnen erleben Resonanzen mit ihren KlientInnen. Sie müssen in besonderer Weise geschult sein, diese Resonanzen wahrzunehmen und zu beachten und gegebenenfalls in den therapeutischen Kontakt einzubringen. Eine Klientin z.B. erzählt zu Beginn einer Therapiestunde von all dem, was in den letzten Tagen geschehen ist. Sie erzählt und erzählt, schnell, präzise ein Ereignis nach dem anderen abhakend. Die Therapeutin hört zu, fragt gelegentlich nach. Allmählich bemerkt sie, dass in ihr ein Echo auf die Klientin erklingt, leise erst, dann immer kräftiger werdend, ein Echo, das sich nicht auf die Worte oder Sätze der Klientin bezieht, sondern auf etwas jenseits des Gesprochenen. Sie kann es nicht greifen, bemerkt ein Grummeln im Bauch und wird unruhig. Sie geht mit ihrer Aufmerksamkeit etwas von der Klientin weg, um der inneren Unruhe nachzuspüren. Die Klientin bekommt die Veränderung bei der Therapeutin mit, hält in ihrem

Redefluss plötzlich inne und sagt fragend: „Sie halten das wohl alles für dummes Zeug, was ich erzähle!?" Die Therapeutin antwortet: „Nein. Ich höre interessiert zu, und ich merke gleichzeitig, dass mich in den letzten ein, zwei Minuten etwas beunruhigt. Ich weiß nicht, was es ist, und wollte Sie gerade danach fragen." Die Klientin antwortet: „Ich bin ja auch unruhig. Hinter meinem Erzählen tobt es in mir und ich würde es nicht aushalten, mit dem Erzählen zu stoppen. Schon bei dem Gedanken daran bekomme ich panische Angst ..." Und schon sind Klientin und Therapeutin bei dem Thema, bei der Angst und der Unruhe, die sich hinter dem Redefluss verborgen hatten und welche über die bei der Therapeutin entstandene Resonanz wahrnehmbar wurden.

So etwas geschieht immer wieder: Aus dem „normalen" Kontakt entsteht Neues, „etwas" kommt hinzu, Echos werden beim Therapeuten oder bei der Therapeutin spürbar und, wie oben, bei den KlientInnen. Aus Kontakt wird Resonanz. Manchmal langsam, manchmal schnell und plötzlich, aus dem Gespräch oder aus der Bewegung heraus, deutlich oder diffus und ungreifbar. Für TherapeutInnen ist es wichtig, die Resonanzen zu beachten und zu achten, sich dabei ernst zu nehmen und gleichzeitig die KlientInnen. Dies erfordert Übung.

Tanz und Bewegung spielen dabei eine doppelte Rolle. Zum einen sind Resonanzen leiblich, das heißt, sie beinhalten auch das Körpererleben. Letzteres wahrzunehmen sind Tanz- und BewegungstherapeutInnen besonders geschult. Zum anderen haben wir die Erfahrung gemacht, dass tänzerische und bewegungsmäßige Interaktionen das Entstehen von Resonanz fördern, ja unvermeidbar machen. Alle kreativen Therapien, ganz gleich, ob sie den Tanz, die Musik, die Gestaltung oder die Poesie nutzen, intensivieren das persönliche Erleben und unterstützen die Entwicklung von Resonanzen.

Der Begriff Resonanz ist auch diagnostisch interessant. Es gibt unterschiedliche Qualitäten oder Arten von Störungen der Resonanz, die hier in all ihren vielfältigen Erscheinungen auszuführen den Rahmen sprengen würde. Häufig begegnen wir KlientInnen, die eine große Sehnsucht nach Resonanz, nach Echos, nach Reaktionen haben. Sie sind aufgewachsen oder leben in resonanzarmen Familien oder Lebensräumen. Sie haben dabei vielleicht Dutzende von Bekannte, kennen viele Menschen, die sie als „Freunde" bezeichnen, aber wenn man sie fragt: „Von wem bekommst du Trost und Rückmeldungen, wenn du traurig bist? Zu wem gehst du, wenn es dir schlecht geht?", dann fällt ihnen niemand ein, bestenfalls eine Freundin oder ein Freund, die oder der mehrere hundert Kilometer entfernt wohnt. Resonanz ist also eine besondere Kontaktqualität, eine Kontaktqualität, die für Menschen in ihren sozialen Interaktionen wichtig ist, nicht nur in der Therapie. Therapie braucht Resonanz zwischen TherapeutInnen und KlientInnen, um wirken zu können. Therapie beschäftigt sich mit Resonanz, mit ihrer Entstehung, mit all dem, was sie einschränkt oder verhindert; TherapeutInnen bieten Experimente an, in denen KlientInnen probieren können, Resonanzen zu erhalten und auszudrücken. Jeder tänzerische Dialog zum Beispiel ist eine solche Resonanzerfahrung.

Diagnostisch bemerkenswert sind nicht nur die konkreten Resonanzen der KlientInnen auf andere Menschen oder Situationen. Diagnostisch interessant ist auch die Bereitschaft oder Fähigkeit zu Resonanzen. Manche KlientInnen leiden darunter, „alles mitzubekommen" von anderen, andere wieder sind in ihrer Resonanzbereitschaft eingeschränkt, fast betäubt. Ihre als gering erlebte Schwingungsfähigkeit hat oft mit Über- oder Unterspannung zu tun. Eine Saite, die zu wenig gespannt ist, kann genauso wenig schwingen, wie eine, deren Spannung zu hoch ist. Andere KlientInnen sind in ihrer Resonanzfähigkeit partiell gelähmt: Klingen etwa liebevolle oder aggressive Erlebensqualitäten an, erlahmt ihre Resonanzbereitschaft, während sie in der beruflichen Lebenswelt, in der solche Gefühle nicht anklingen, sehr ausgeprägt ist. Und wieder andere KlientInnen kommen mit ihrer Resonanzbereitschaft eigentlich gut zurecht, leiden aber darunter, wie diese von anderen bewertet wird, z. B. als „zu empfindlich". Resonanzbereitschaft ist folglich unterschiedlich und individuell. Fuchs meint: „Resonanzbereitschaft oder Empfindlichkeit für stimmungsräumliche Phänomene ist andererseits auch ein dauerhaftes persönliches Merkmal eines Menschen." (Fuchs, 2000, S. 198) Dauerhaft ja, aber nicht unveränderlich. Wir erleben fast immer in den Therapien, dass mit der Wiederbelebung der Leiblichkeit auch die generelle Bereitschaft und Fähigkeit zur Resonanz wiederbelebt wird.

5.2 Feedback und Sharing

Wenn TherapeutInnen registrieren, wie sie ihre Klientin oder ihren Klienten wahrnehmen, ist diese Wahrnehmung nie neutral oder objektiv beziehungsweise nur auf die Klientin oder den Klienten bezogen. Immer schwingt auch mit, wie die Therapeutin oder der Therapeut die Klientin oder den Klienten erlebt, immer ist auch die leibliche Resonanz beteiligt. Diese Vermischung ist normal. Wer die Vorstellung hat, TherapeutInnen seien die Menschen, die immer und genau zwischen sich und anderen unterscheiden können, die trennen können zwischen ihren eigenen Empfindungen und dem, was sie an ihrem Gegenüber wahrnehmen, hängt einem Trugbild nach. Das könnten nur Roboter, keine Menschen. Doch ist es für TherapeutInnen und erst recht für die KlientInnen wichtig zu wissen, ob sich die Reaktion eines Therapeuten vor allem auf den Klienten oder die Klientin bezieht oder vor allem Ausdruck eigener Erfahrungen und gegebenenfalls Probleme ist. Solche Unterscheidungen – man beachte, dass wir „vor allem" gesagt haben – sind anzustreben und sind Inhalt von Ausbildung und Berufserfahrung der TherapeutInnen. Zur therapeutischen Ausbildung gehört unbedingt hinreichende eigene Therapie. Je besser TherapeutInnen sich und die eigenen Muster kennen, um so eher können sie zwischen Selbstbezug und KlientInnenbezug ihrer Wahrnehmung bzw. ihres Erlebens gewichten. Um Gewichtungen geht es also, nicht um Unterscheidungen oder gar Trennungen. Wenn wir das Erleben als einen subjektiven ganzheitlichen Prozess ernst nehmen, müssen wir diesen Prozess auch uns TherapeutInnen zugestehen und dürfen uns nicht in Schubladen unterteilen, von denen eine das, was die KlientInnen betrifft, enthält und die andere das, was sich auf die eigene Person bezieht.

Das Beispiel im nächsten Unterkapitel wird zeigen, dass eine solche Trennung oft auch gar nicht notwendig ist, ja dass es manchmal für TherapeutInnen sogar unmöglich ist, Gewichtungen vorzunehmen, sondern dass sich diese im therapeutischen Dialog konkretisieren und klarer werden. Doch bevor wir an diesem Beispiel ausführlicher erläutern, was wir meinen, möchten wir einige Begriffe vorstellen, an denen sich TherapeutInnen orientieren können, wenn sie ihre Wahrnehmungen und ihre leibliche Resonanz ihren KlientInnen mitteilen.

Unter *Feedback* verstehen wir Aussagen der TherapeutInnen, die sich in erster Linie auf die KlientInnen beziehen. Einer Person ein Feedback geben, heißt v.a. *Du-* oder *Sie-*Sätze zu formulieren. Die Therapeutin teilt im Feedback der Klientin, die gerade einen Tanz beendet hat, nicht mit, was sie als Therapeutin während des Tanzes erlebt, empfunden, gefühlt, phantasiert, assoziiert hat, sondern macht Aussagen über den Tanz und das Bewegungsverhalten der Klientin: „Deine Arme haben sich sehr stark bewegt, während deine Augen starr waren. Deine Füße traten fest auf den Boden auf, vor allem die Hacken. Du hast dir wenig Raum genommen und im Tanz den Raum deiner Kinesphäre nicht überschritten ..." Auch im Gespräch können TherapeutInnen Feedbacks geben: „Sie haben jetzt schon zweimal, wenn Sie ihre Arbeitsstelle erwähnen, den Atem angehalten und den rechten Fuß von sich gestreckt." Feedbacks sind Beobachtungen, keine Interpretationen und keine Deutung, der Therapeut oder die Therapeutin spiegeln die Klientin bzw. den Klienten. Auch wenn Tanz- und BewegungstherapeutInnen in besonderer Weise darin geschult sind, den Körper und das körperliche Verhalten von KlientInnen wahrzunehmen, so fließt in die Wahrnehmung, in das Feedback immer auch Persönliches der TherapeutInnen mit ein. Welche Bewegung, welche Spannung, welche Haltungsveränderung ihnen auffällt, welche sie für mitteilenswert halten, ist immer auch persönlich geprägt. Das Feedback ist also auch nicht „objektiv". Im Feedback aber bemühen sich TherapeutInnen darum, ihr eigenes Erleben *in den Hintergrund* zu stellen und dem Klienten oder der Klientin Beobachtungen zu spiegeln.

Das *Sharing* beinhaltet demgegenüber vor allem *Ich-*Sätze der TherapeutInnen, die ihr eigenes Erleben ausdrücken. Im Sharing teile ich etwas mit anderen. Ich mache Aussagen über mich. Ich teile mit, was während der Wahrnehmung bei mir passiert ist: „Dein Tanz hat mich sehr berührt, ich bin traurig geworden." „Ich habe Herzklopfen und feuchte Hände bekommen, als ich Ihrem Herzkreis zusah." Auch Fantasien und Erinnerungen gehören zum Sharing. „Als ich Ihnen eben zugeschaut habe, sind mir Erinnerungen an meine Tanzschulzeit gekommen, in der ich mich sehr einsam und beschämt gefühlt habe." „Wie du so dastehst, habe ich das Bild von einem vierjährigen Mädchen vor Augen, das gerade fassungslos darüber ist, was es wohl angerichtet haben mag; das Bild von einem kleinen Mädchen, das die Welt nicht mehr versteht ..." Fantasien über andere sind in erster Linie Aussagen über mich. Sie sind etwas, das in mir geschieht, ausgelöst durch die Wahrnehmung, das Erleben eines anderen Menschen. Wenn wir als TherapeutInnen unser Sharing KlientInnen mitteilen, sind wir, in den Tridentitätsbegriffen (s. Kap. 10.4) gesprochen, in der Rolle des Gegenübers. Wir bieten ihnen unser Erleben, unsere emotionale Resonanz an, als Anregung, über sich nachzudenken, als Mitteilung über die Wirkung, die sie auf andere Menschen, in diesem Fall auf den Therapeuten oder die Therapeutin, haben.

Viele KlientInnen sind hungrig nach Feedbacks und durstig nach Sharings. Sie wollen wissen, wie sie gesehen werden und wie sie wirken. Insbesondere KlientInnen, die in ihrem Leben zu wenig gespiegelt worden sind oder zu wenig emotionales Gegenüber hatten, nutzen TherapeutInnen in dieser Hinsicht.

Tanz- und BewegungstherapeutInnen haben gegenüber anderen KollegInnen eine besondere Möglichkeit: Sie können sowohl Feedback als auch Sharing in der Bewegung darbieten. Die Beschreibung der Bewegung oder Bewegungsfolge einer Klientin oder eines Klienten kann als Bewegungs-Feedback erfolgen, in dem die Therapeutin oder der Therapeut diese Bewegung, so gut sie oder er kann, spiegelt. Die KlientInnen haben dadurch die Möglichkeit, sich selbst quasi von außen zu sehen. Im Bewegungs-Sharing oder tänzerischen Sharing drücken die TherapeutInnen ihre leibliche Resonanz, also das, was sie und wie sie sich im Kontakt mit den KlientInnen erleben, in Bewegungen, Gesten, tänzerischen Improvisationen oder Gestaltungen aus. Diese Bewegungs-Sharings sind wie alle Sharings in erster Linie Aussagen über das Erleben der TherapeutInnen, aber ein Erleben, das Bezug hat zu den KlientInnen. Dieser Bezug ist die Leibresonanz.

5.3 Leibresonanz in der therapeutischen Praxis

Wegen der besonderen Bedeutung der Leibresonanz für die therapeutische Praxis wollen wir einige Resonanzaspekte genauer erläutern und dabei noch einmal auf die Begriffe „Feedback" und „Sharing" zurückgreifen.

Eine Klientin erzählt, sie habe vor einiger Zeit schon einmal schlimmes Ohrensausen bekommen. Sie sei zum Arzt gegangen, er habe ihr Durchblutungsmittel verschrieben, die sie aber nicht vertragen habe. Sie habe in dieser Zeit viel Stress gehabt, beruflich viel zu tun und darüber hinaus noch Besuch von ihrer Mutter. „Ich habe mich dann geschont, habe mich ruhiger verhalten, oft hingelegt. Das hatte der Arzt mir empfohlen." Der Arzt hatte quasi die „Erlaubnis" gegeben, kürzer zu treten und mehr auf sich zu achten. „Im Urlaub ist es dann besser geworden. Den habe ich genutzt um mich öfter aufs Ohr zu legen." Das Ohrensausen sei dann allmählich besser geworden und weggegangen. Aber letzten Samstag sei es plötzlich wiedergekommen, dass habe sie schon „schrecklich erschreckt".

Therapeut und Klientin sitzen sich auf Stühlen gegenüber. Sie befinden sich im

Seminar einer Ausbildungsgruppe, an der ausschließlich Frauen teilnehmen. Die Klientin sitzt sehr angespannt da, nach dem Empfinden des Therapeuten wie vom Schreck erstarrt (Sharing). Der Oberkörper ist sehr festgehalten. Das einzige, was in Bewegung ist, sind die Hände. Die Beine und Füße sind angespannt, nur die Fußspitzen berühren den Boden (Feedback).

Der Therapeut fragt: „Was hast du denn am Samstag gemacht oder gedacht, als das Ohrensausen kam?" „Ich habe Zeitung gelesen, war aber mit meinen Gedanken gar nicht bei der Zeitung gewesen, sondern bei etwas ganz anderem. Ich habe z.B. gedacht, dass ich noch meinen Praktikumsbericht schreiben muss. Eigentlich wollte ich den Samstag und Sonntag ganz ruhig machen, aber dann kamen diese Gedanken. Ich weiß eigentlich schon, was mir gut tut, und sage mir das auch immer, aber ich *bremse* mich immer und *höre* nicht auf mich." Beim letzten Satz kommt eine Spur von Tränen in ihre Augen, die aber sogleich wieder weggeht. Der Therapeut fragt sie, wie es ihr jetzt geht und wie sie sich körperlich wahrnimmt. Sie antwortet, dass ihr Brustkorb angespannt ist und dass sie sich bremst. Der Therapeut: „Wie bremst du dich denn?" Sie horcht in sich hinein, nimmt sich wahr und sagt: „Mein Ausatmen ist ziemlich normal, aber ich bremse mich beim Einatmen." Der Therapeut fragt sie nach ihren Händen und Füßen, denn ihm ist aufgefallen, dass ihre Füße völlig unbeweglich sind und ihre Hände jetzt auch wieder ruhig geworden sind (Feedback). Sie antwortet: „Meine Hände und Füße sind kalt, ganz kalt." Allein schon die Frage des Therapeuten lenkt die Aufmerksamkeit der Klientin auf die Hände und Füße, auch wenn der Therapeut keine anderen Vorschläge macht. Im weiteren Gespräch beginnen ihre Füße sowie ihre Hände gelegentlich zu zucken, zu wippen, geraten zeitweilig in Bewegung, bis sie kurz darauf wieder erstarren. Die Klientin erwähnt dann von sich aus, dass sie „immer an der linken Seite etwas habe". Ihr Ohrensausen sei damals auch nur links gewesen, auch jetzt sei das so. Auch sonst, wenn sie krank sei, z. B. Kopfschmerzen habe, gehe es immer von der linken Seite aus.

Der Therapeut hat nun verschiedene Alternativen, von der Eingangsphase der therapeutischen Arbeit in die Aktionsphase überzugehen und gegebenenfalls ein Bewegungsexperiment vorzuschlagen. Er überlegt, die Bewegungen ihrer Hände oder ihrer Füße oder aber den Unterschied zwischen ihrer rechten und ihrer linken Seite aufzugreifen. Möglich wäre es auch, mit dem Druck zu arbeiten, der sich in ihrem Ohrensausen äußert. Für jede dieser Möglichkeiten der Weiterarbeit gäbe es Anhaltspunkte aus dem bisherigen Verlauf der therapeutischen Begegnung. Aber in der leiblichen Resonanz des Therapeuten, in seinem Erleben, sind diese Möglichkeiten nicht stimmig. Er fühlt sich seltsam starr. Einerseits ist er körperlich erstarrt und andererseits denkt er darüber nach, was er denn nun vorschlagen könne oder solle. Er fühlt in sich eine Spaltung seines leiblichen Erlebens. Sein Denken wendet sich immer mehr in Richtung Soll- oder Muss-Sätze, aber diese Sätze stehen nicht mit seinem Erleben in Verbindung, vor allen Dingen seinem körperlichen und emotionalen. Genau diese Trennung, diese Spaltung hatte die Klientin als ihr Problem beschrieben: Sie wisse, was gut für sie sei, aber sie würde es nicht tun.

Der Therapeut beschließt, der Klientin seine leibliche Resonanz zu zeigen. „Wenn du damit einverstanden bist, setze ich mich jetzt einmal so hin, wie du auf mich wirkst. Ich übertreibe dabei etwas, damit es deutlich wird.“ Der Therapeut setzt sich angespannt hin, sinkt dann etwas ein und spürt Spannungen im Bauch und in seinem Zwerchfell. Er stellt seine Füße starr auf die Spitzen, drückt seine Hände zusammen. Seine Haltung drückt manches von dem aus, wie die Klientin sich selbst beschrieben hat, vor allem aber sein gegenwärtiges Erleben als Wirkung auf die Klientin, als leibliche Resonanz. Der Therapeut greift auf, dass die Klientin meinte, sie wisse, was gut für sie sei, und sagt: „Schau mich an und mache mir Vorschläge, von denen du meinst, dass sie gut für mich seien.“ Die Klientin macht einen Bewegungsvorschlag, der Therapeut antwortet seinem Erleben gemäß: „Das rauscht an mir vorbei.“ Die Klientin macht weitere Vorschläge, aber auch diese rufen keine Resonanz beim Therapeuten hervor, sie erreichen ihn nicht. Er teilt ihr das mit und fragt die Klientin dann, wie sie dies auffasse. Sie antwortet: „Ich bin erschrocken. Es ist ja schlimm zu sehen, wie du da sitzt und wie du bist. Das ist leider richtig, so bin ich oft. Ich bin wirklich sehr erschrocken, so gespiegelt zu bekommen, wie ich bin.“ Bei der Klientin hat sich etwas verändert. Ihr Erschrecken, das sich als Starrheit ihres Körpers geäußert hatte, ist nun für sie fühlbar, Teil ihres Erlebens. Sie wirkt damit aufgeregter, lebendiger.

Der Therapeut versucht, entlang dieser Linie weiterzuarbeiten. Er hat von der Klientin Fragmentierungen ihres Erlebens mitgeteilt bekommen, Fragmentierungen zwischen ihren Gedanken und ihrem körperlichen und emotionalen Erleben. Diese Fragmentierung hat er in seiner Resonanz gespürt. Diese Resonanz zu zeigen, rief bei der Klientin wiederum die Resonanz hervor, dass die Trennung zwischen ihrem Denken und ihrem körperlich-emotionalen Erleben durchlässiger wurde. Da es sich als erfolgreich und erfolgversprechend herausgestellt hatte, mit der Resonanz weiterzuarbeiten und sich selbst als Spiegel und Gegenüber anzubieten, verfolgt der Therapeut diesen Weg weiter. Die Klientin ist vor allem darüber erschrocken, dass der Therapeut so sehr „unter Druck“ erschien. Nachdem er die Resonanzhaltung verlassen hat, teilt er ihr mit, dass er diesen Druck vor allem im Rumpf gespürt habe: „Zwischen Oberschenkel und Zwerchfell, dort in meiner Mitte, war alles zusammengepresst.“ Die Klientin berichtet über den Druck, dem sie ausgesetzt ist und den sie sich selbst auferlegt. Der Therapeut weist darauf hin, dass wenn sich der Druck in der Mitte des Körpers zusammenballe, es sein könne, dass die Extremitäten, vor allem die Hände und Füße, nicht mehr genügend durchblutet und von der Klientin als kalt erlebt würden. „Der Druck kann, wenn er längere Zeit existiert, sich irgendwo ein Ventil suchen, z. B. im Ohrensausen.“ Die Klientin kann mit diesem Bild, dieser Erklärung sehr viel anfangen, sie reagiert lebendig, nickt und lacht: „Wenn ich das Ohrensausen habe, dann höre ich mich ganz genau. Dann höre ich meinen Herzschlag, meine Gedanken, all meine inneren Geräusche, dann kann ich mich wirklich hören.“

Der Therapeut schlägt der Klientin nun ein Experiment vor, in dem sie unterschiedliche Erfahrungen mit dem „Hören“ machen kann. „Ich möchte dabei dein unterschiedliches Erleben der rechten und linken Seite berücksichtigen." Der Therapeut fragt die Klientin: „Darf ich mich mit meinem Stuhl neben dich setzen, an deine rechte Seite?" Sie bejaht. Er fragt: „Wie geht es dir jetzt? Was hat sich verändert?" „Mein rechter Arm, meine rechte Seite wird aufmerksamer, präsenter, wärmer." Sie atmet freier, offener, länger ein und aus, wie der Therapeut beobachtet. Er sagt: „Ich schlage dir nun ein kleines Experiment vor. Ich werde einzelne Sätze wiederholen, die du vorhin gesagt hast. Du lässt sie auf dich wirken und sprichst sie dann nach. Während du sie nachsprichst, achte bitte darauf, was bei dir körperlich geschieht und wie du dich dabei spürst. Möchtest du das versuchen?" Sie bejaht.

Der Therapeut lässt sich und der Klientin etwas Zeit und sagt dann: „Ich atme nicht genug ein." Danach ist Stille. Als die Klientin den Satz hört, wird sie erregter, was sich sofort in ihrem Atmen äußert. Sowohl ihr Ein- als auch ihr Ausatmen wird tiefer, ihre Hautfarbe verändert sich leicht, das Gesicht wird röter. Sie hatte vorhin gesagt, dass sie nicht auf sich höre, jetzt hört sie sich über den Therapeuten als Mittler. Nun gelingt es ihr nicht mehr, wegzuhören, nun ruft der Satz Resonanz hervor. Es geschieht etwas in ihrem Erleben. Sie wiederholt den Satz: „Ich atme nicht genug ein." Ihre Erregung steigert sich noch mehr. Der Therapeut fragt sie, wie es ihr gehe. Sie antwortet, dass sie nicht weiß, was los sei, aber dass sie aufgeregt sei und ihr leicht schwindelig wäre. Der Therapeut erwähnt, dass das häufig geschehe, wenn Atembarrieren sich lockern. Er nimmt wahr, dass ihre Füße zu Beginn seines Satzes noch auf dem Boden standen, aber als er anfing zu sprechen hochgegangen waren und nun nur noch mit dem Fußballen den Boden berührten. Der Therapeut sagt ihr deshalb: „Stell bitte die Füße flach auf den Boden!" Der Bodenkontakt gibt der Klientin Sicherheit angesichts der aufsteigenden Erregung. Ihr Atem wird ruhiger.

Der Therapeut zitiert den zweiten Satz: „Ich stehe unter Druck." Auch hier reagiert die Klientin sofort. Sie schnauft, als sie den Satz hört, zieht laut und deutlich Luft in sich hinein. Sie wiederholt den Satz, richtet sich dabei auf, wirkt auf den Therapeuten gelassener, durchlässiger und sagt spontan: „Oh, da wird mir ganz heiß!" Der Therapeut fragt: „Wo denn?" Sie antwortet: „Hier am Bauch." Sie zeigt mit ihrer Hand auf die Bauch- und Herzgegend. Der Therapeut bittet sie, die Hand auf diese Gegend, diese Leibinsel zu legen und sie wahr- und ernst zu nehmen. Sie tut dies. Ihre Aufregung hat sich konkretisiert auf das Erleben dieses Raumes hin. Sie spürt weiter die Wärme und die Hitze und sagt schließlich: „Ich merke hier meinen Druck, aber ich reagiere zu spät. Manchmal merke ich es auch erst nachträglich, welchen Druck ich gehabt habe ... Irgendwie hat diese Stelle etwas mit meinem Druck zu tun." Sie sinniert noch ein wenig und hält die Hand weiter auf ihrem Bauch.

Der Therapeut fragt sie schließlich, ob er den dritten Satz sagen kann. Die Klientin nickt. Der Therapeut sagt: „Ich sorge nicht genug für mich." Während sie zuhört, werden ihre Augen feucht. Als sie den Satz wiederholt, beginnt sie zu weinen. Der Therapeut unterstützt sie in ihrer Trauer und lässt ihr Zeit. Als er sie nach einiger Zeit fragt, um was sie denn weint, antwortet sie unter anderem: „Bei anderen Menschen kann ich das viel besser als bei mir, mich kümmern und sorgen." Auch hier bietet sich für den Therapeuten die Möglichkeit an, ihr weitere Experimente zum Thema Sorgen und Kümmern vorzuschlagen, aber ohne dass er es genauer begründen kann, außer aus seiner leiblichen Resonanz heraus, ist es ihm wichtig, das Thema „Hören" weiterzuverfolgen und dabei auf die andere Seite zu wechseln. Er fragt die Klientin nach einiger Zeit, ob sie damit einverstanden sei, dass er auf ihre linke Seite wechsle. Sie nickt und er stellt seinen Stuhl links neben sie, wieder in ungefähr einem Meter Abstand, wie vorher auch. Der Therapeut bittet: „Überprüfe bitte, ob der Abstand stimmt." Sie sagt: „Das muss ich ausprobieren." Sie rückt weiter weg und wieder näher heran und stellt ihren Stuhl schließlich etwas weiter vom Therapeuten weg, als dies vorher der Fall war, als der Therapeut rechts von ihr saß. „Auf dieser Seite bin ich viel empfindlicher und offener, deswegen brauche ich einen größeren Abstand." Sie sitzen eine Weile nebeneinander, der Therapeut bittet sie wieder, zu spüren, wie es ihr geht, was sie wahrnimmt. Sie wiederholt noch einmal ihren Eindruck, dass sie empfindlicher an dieser Seite ist, offener, weicher. Sie sagt, sie sei noch traurig, aber diese Trauer würde verklingen. „Ich habe den Eindruck, als sei eine Last von mir gefallen." Dem Therapeuten kommt ein Bild aus dem Märchen mit dem eisernen Heinrich in den Sinn. Er fragt die Klientin, ob sie das Märchen vom Froschkönig und dem eisernen Heinrich kenne. Sie sagt, den Froschkönig kenne sie, aber das mit dem eisernen Heinrich nicht. Der Therapeut erzählt ihr (Sharing, weil das Märchen ja sein Einfall ist): „Nachdem der Froschkönig gegen die Wand geworfen wurde, verwandelt er sich, wie du ja weißt, in einen Prinzen. Dieser verbringt mit der Prinzessin die Nacht. Am nächsten Morgen fährt eine Kutsche vor, mit der der Prinz und seine Braut in das Königreich des Prinzen fahren. Fahrer der Kutsche ist der eiserne Heinrich. Er wird so genannt, weil er während der langen Zeit, als der Prinz verwunschen war, als der Prinz ein Frosch war, auf ihn gewartet hat, bis sich schließlich die Verwandlung vollzog. In dieser Zeit tat ihm das Herz so weh, dass sich um sein Herz eiserne Ringe legten. So wurde er der eiserne Heinrich genannt. Als er dann mit seiner Kutsche und vor allem mit dem Prinzen und seiner Braut in die Heimat zurückfuhr, hörten Prinz und Prinzessin es krachen und fragten, was denn geschehen sei. Der eiserne Heinrich antwortete, dass dies nur der Ring um sein Herz gewesen sei, der abgesprengt und abgefallen sei. Nach einiger Zeit geschieht das Gleiche und wieder war es ein Ring um das Herz des eisernen Heinrich, der sich löste ... So ist die Geschichte. Diese Geschichte fällt mir ein, wenn ich jetzt neben dir sitze, dich wahrnehme und mich spüre. Ich habe den Eindruck gehabt, es sei bei dir auch etwas von deinem Herzen abgefallen, so etwas wie ein Ring. Tränen sind auch eine Möglichkeit, um Eisen zum Schmelzen zu bringen." Der Therapeut sagt ausdrücklich, diese Geschichte sei ihm als Sharing eingefallen, er wisse nicht, ob sie eher etwas mit ihm oder mit ihr zu tun habe. Die Klientin meint, sie könne viel mit der Geschichte anfangen, denn sie habe etwas mit ihr zu tun. Dadurch, dass sie mit Hilfe des Therapeuten mehr auf sich höre und auch ihre Trauer zugelassen habe, bekomme sie jetzt mehr von sich und ihrem Herzen mit. Ihren freieren Gesichtszügen und vor allem ihrem Atem und ihrem beweglicheren Oberkörper ist anzumerken, dass ihr Erleben seine Starrheit verloren hat. Der Therapeut fragt sie nach kurzer Zeit, ob er nun auch einen oder mehrere Sätze auf der linken Seite sagen dürfe. Sie stimmt zu und dem Therapeuten fällt plötzlich ein Satz ein, den er vorher nur am Rande wahrgenommen hatte und sagt: „Ich bin vierzig." Sie atmet sofort tief ein, legt die Hand auf ihr Herz und wiederholt den Satz, traurig, mit Tränen in den Augen: „Ich bin vierzig, schon vierzig." Sie atmet noch heftiger. Als der Therapeut fragt: „Was bedeutet das denn für dich: *schon* vierzig zu sein? Hast du etwas verpasst oder wird etwas höchste Zeit?", wird ihr Atem auf diese Frage hin noch aufgeregter, sie antwortet: „Ja, es wird etwas höchste Zeit." Ihr Atem beginnt nun zu stocken, sie hält ihn schließlich an, diesmal nicht beim Einatmen, sondern beim Ausatmen. Sie vermeidet das Ausatmen, der Therapeut interveniert: „Atme bitte aus." Sie atmet aus und stößt hervor: „Es ist das Thema Kind." Nun kann sie darüber reden, dass sie sich ein Kind wünscht, dass sie das Thema aber erst seit kurzem an sich „heranlässt", dass sie aber „schon vierzig ist" usw. Der Therapeut fragt: „Was sagt dein Herz dazu?" Ihr Herz sagt: „Ja" zu einem Kind. Aber es gibt „Brocken" auf dem Weg. Therapeut und Klientin unterhalten sich darüber.

Hier ging es nicht mehr so sehr darum, dieses Thema differenzierter zu betrachten, sondern vor allen Dingen zu *erleben,* dass es ein wichtiges Thema für sie ist, ein Thema, das sowohl Herzensthema ist als auch Druck macht. Sie hatte zwar an den Praktikumsbericht gedacht und auch anderen Stress gehabt, als sie das letzte Ohrensausen bekam, häufig aber sind es die Herzensthemen, die auf Dauer den gewichtigsten Stress verursachen, und wenn sie nicht Raum der Lebendigkeit erhalten, dauerhaften Druck ausüben. Wenn dann noch ein anderer, vielleicht „kleinerer" Druck hinzukommt, kann das „Fass zum Überlaufen gebracht werden" und sich in körperlichen Symptomen und Krankheit äußern. Die Klientin hat sich in der Arbeit mit dem Therapeuten den Weg zu diesem Herzensthema frei gemacht. Alle Schritte vorher waren Schritte zu ihrem Erleben. Sie hat dabei Fragmentierungen überwunden und mittels der Resonanz des Therapeuten einen Weg gefunden, auf sich „zu hören". Die leibliche Resonanz des Therapeuten und die Resonanz der Klientin auf den Therapeuten waren wichtige Schritte auf dem Weg der Wiederbelebung ihrer Leiblichkeit.

Der Therapeut setzt sich nun wieder, mit ihrer Zustimmung, ihr gegenüber. Auf seine Frage: „Wie geht es dir jetzt?", antwortet sie: „Meine Hände und Füße sind nun warm geworden, ich spüre mich mehr." Ihre Gesichtszüge sind gelöster, ihr Atem, ihr ganzer Rumpf wirkt freier. An dieser Stelle könnte der Therapeut die Arbeit beenden. Aber er schlägt ihr als Integrationsphase einen gemeinsamen Tanz, einen tänzerischen Dialog vor. Seine Absicht ist, all das, was sich als Erfahrung und Energie aus dem Kontakt mit ihrem Herzensthema über die Wahrnehmung der rechten und der linken Seite, über das „Auf-sich-Hören" aus ihrem Herzen gelöst hat und als Wärme und Lebendigkeit dann auch in ihre Hände und Füße gelangt ist, zu festigen und zu verankern. Sie suchen gemeinsam eine Musik aus und tanzen einen Tanz, in dem sich besonders die wiedergewonnene Vitalität der Hände und Füße „austobt".

5.4 Übertragung und Gegenübertragung

Wer sich mit Kontakt, Resonanz und therapeutischer Beziehung beschäftigt, wird unweigerlich auf die Begriffe „Übertragung" und „Gegenübertragung" stoßen. Wer ein bisschen genauer nachforscht, wird, das garantieren wir, nach kurzer Zeit verwirrt sein, denn diese Begriffe werden unterschiedlich definiert und in unterschiedlichen Sinnzusammenhängen gebraucht. Wie manch anderen therapeutischen Begriffen ist ihnen das Schicksal zuteil geworden, inflationär gebraucht zu werden und wie ein Chamäleon, je nachdem wer sie in welchem Zusammenhang benutzt, unterschiedliche Farben anzunehmen. Dieses Schicksal teilen sie mit Begriffen wie „Kontakt", „Hysterie", „Neurose" und so weiter. Wenn man das begriffliche Durcheinander betrachtet, neigt man dazu, sich abzuwenden und diese Worte gar nicht mehr zu benutzen. Und doch lohnt es sich, ein wenig bei den Begriffen Übertragung und Gegenübertragung zu verweilen, weil das mit ihnen verbundene Thema jeder Therapeutin und jedem Therapeuten in der Praxis begegnet. Wir TherapeutInnen erleben immer wieder, dass wir von KlientInnen Reaktionen, Worte, Bewegungen, Handlungen „abbekommen", von denen wir uns nicht angesprochen fühlen. Da scheint dann etwas anderes „in der Luft zu liegen" und wieder lebendig zu werden. Freud hat das als „falsche Verknüpfung" und schließlich als „Übertragung" bezeichnet: „Eine ganze Reihe früherer psychischer Erlebnisse wird nicht als vergangene, sondern als aktuelle Beziehung zur Person des Arztes wieder lebendig." (Freud, 1905, zit. n. Nagara, 1974, S. 487) Den Begriff der Gegenübertragung benutzte Freud nicht. Er stammt von seinen SchülerInnen und bezeichnete ursprünglich die Reaktion der TherapeutInnen auf die Übertragung der KlientInnen.

In der Folge wurde der Begriff der Übertragung immer mehr erweitert und damit - verwässert, teilweise schon von Freud, vor allem aber von seinen NachfolgerInnen und SchülerInnen. Eindeutig formuliert Hans Dieckmann für die Jung'sche Psychoanalyse: „Ich fasse nämlich die Gesamtheit aller psychischen Aktionen und Reaktionen, die innerhalb der analytischen Situation sowohl im Patienten als auch im Analytiker ablaufen, als Übertragungs- und Gegenübertragungsreaktionen auf und grenze die Übertragungsvorgänge nicht von den Vorgängen in einer sogenannten normalen Beziehung ab." (Dieckmann, 1980, S. 114) Auch die psychoanalytische Tanztherapeutin Elaine Siegel betont, dass „ganz frühe Erinnerungen eher durch Tanz- und Bewegung als durch eine verbale Vorgehensweise stimuliert" werden (Siegel, 1986, S. 104) und dass dadurch „die Übertragungsbeziehung außerordentlich verstärkt" wird. Was sie aber unter Übertragung versteht, definiert sie nirgends. Mal bezeichnet sie mit Übertragung Signale eines Patienten: „Seine Muskelpanzerung sagte aus ..." (a. a. O., S. 107), dann wieder wird mit

Übertragung die Resonanz bezeichnet, die ein Klient bei der Therapeutin hervorruft: „Ich bot mich also als seine Bezugsperson an ...", schließlich taucht die „Übertragungspsychose" auf, in der ein Klient die Therapeutin zu Mutter oder Vater werden lässt: „Für den Therapeuten sind die Folgen einer solchen Übertragungspsychose einfach überwältigend. Man muss sich darauf einstellen, dass der Patient in der Behandlung zum wirklichen Kind wird, das nur körperlich erwachsen ist." (a. a. O., S. 110)

Bei Siegel scheint sich eine Widersprüchlichkeit widerzuspiegeln, die im Zuge der praktischen Erfahrungen bei vielen psychoanalytisch orientierten KollegInnen auftritt. Orientieren sich die ersten Veröffentlichungen noch sehr starr und schematisch an den psychoanalytischen Begrifflichkeiten, den Entwicklungsphasen, der Diagnostik, der therapeutischen Technik (wozu die Begriffe Übertragung und Gegenübertragung gehören), so wird dieser starre und eindeutige Bezug durch zunehmende praktische Erfahrungen aufgeweicht und verwässert. Die psychoanalytischen Begrifflichkeiten werden aber nicht aufgegeben oder neu definiert (vielleicht würde dies als Aufgabe der therapeutischen Identität empfunden), so dass nun alte und neue Begriffe nebeneinander stehen. 1997 benutzte Siegel immer noch den Begriff der Gegenübertragung und beschrieb damit „seelische und körperliche Phänomene, die von der Übertragung meiner Patienten in mir ausgelöst werden" (Siegel, 1997, S. 69) und verwendet gleichzeitig, aber eher beiläufig, den Begriff der „körperlichen Resonanz" (a. a. O., S. 69). Wir meinen, dass ein Großteil dessen, was in der Literatur als „Übertragung" oder „Gegenübertragung" beschrieben wird, nichts anderes ist als das, was wir „leibliche Resonanz" genannt haben, die sowohl auf Seiten der KlientInnen als auch auf Seiten der TherapeutInnen entsteht. Selbstverständlich reagieren KlientInnen in ihrem Erleben auf die TherapeutInnen, sei es im Gespräch, im tänzerischen Dialog oder in anderen Formen der therapeutischen Wechselbeziehung. Und genauso selbstverständlich entsteht Resonanz im Erleben der TherapeutInnen, die therapeutisch genutzt werden kann. Dass diese Resonanz häufiger und intensiver auftritt, wenn Menschen sich nicht nur in Worten begegnen, sondern auch über Körper und Bewegung und Tanz, stellen auch die psychoanalytisch orientierten KollegInnen fest. Sie können dies aber nicht einfach als gegebenen therapeutischen Umstand akzeptieren, da sie sonst mit dem psychoanalytischen Gebot der „Reinheit" und „Objektivität" der TherapeutInnen kollidieren, zu deren Gunsten die TherapeutInnen ihre Resonanz unterdrücken beziehungsweise von Gegenübertragungsreaktionen „säubern" müssen. So heißt es bei Siegel am Ende des Kapitels über Übertragung/Gegenübertragung: „Ich selbst habe es nie fertig gebracht, meine Patienten nicht auch als Menschen zu erleben. Ich lerne von ihnen und freue mich über ihre Fortschritte. Aber ich habe gelernt, solche Gedanken für mich selbst zu behalten, damit die Übertragungs-/Gegenübertragungsbeziehung therapeutisch ‚sauber' und ‚neutral' bleibt." (Siegel, 1986, S. 143) Und auch 13 Jahre später heißt es noch zur Gegenübertragung: „Auch Supervisoren müssen ihre Psyche sozusagen reinigen." (Siegel, 1997, S. 85)

Zurück zur Übertragung: Wenn die Reaktionen auf das Erleben des jeweils anderen, wenn das gegenseitige Mitschwingen mit dem Begriff der leiblichen Resonanz erfasst wird, dann kann und sollte mit Übertragung nur eine Sonderform, ein spezifischer Aspekt dieser Resonanz gemeint sein.

Mit Übertragung ist also, und da möchten wir an die ursprüngliche Definition von Freud anknüpfen, etwas Besonderes gemeint: Irgendetwas am Kontakt zwischen KlientIn und TherapeutIn lässt bei der Klientin oder dem Klienten eine Szene oder Beziehung aus einer früheren Zeit ihres oder seines Lebens wieder lebendig werden. Diese Szene oder Beziehung ergreift das Erleben, wird aber nicht bewusst. Sie findet ihren Ausdruck in der aktuellen Beziehung zum Therapeuten oder zur Therapeutin. Das Erleben einer Klientin, für ihren Vater „nie gut genug" gewesen zu sein, wird wieder lebendig und konkretisiert sich darin, wie die Klientin den Therapeuten zu erleben meint. Sie unterstellt dem Therapeuten, dass er die Klientin für eine „schlechte Klientin" hält, die nicht „gut genug" mitarbeitet, und zieht sich vom Therapeuten zurück, so wie sie sich früher vor ihrem Vater zurückgezogen hat. Der Therapeut wird merken, dass sich seine Resonanz verändert, und wird wahrscheinlich auch die Klientin verändert wahrnehmen. Durch Benennen der Veränderungen, durch Feedback und Sharing kann dem nachgegangen werden. Auch der tänzerische Dialog bietet hervorragende Möglichkeiten, die Qualitäten des Kontaktes bzw. der Resonanz zwischen Klientin und Therapeut prägnant zu Tage treten und benennbar werden zu lassen. Der Therapeut kann der Klientin ein Feedback geben und ihr spiegeln, dass und wie er ihren Rückzug wahrnimmt. Er kann ihr ein Sharing geben, dass er sich „nicht gemeint" fühlt und dass es ihm so vorkomme, als hätte eine unsichtbare Person den Raum betreten oder als spiele er eine Rolle in einer anderen Szene. So kann einerseits die Übertragung aufgelöst, andererseits genutzt werden, um Erlebnismustern auf die Spur zu kommen und verhärtete Muster mit den entsprechenden Verhaltenswiederholungen (in diesem Fall Rückzug) zu verändern. Wir möchten den Begriff Übertragung auf solche Resonanzphänomene beschränken. Übertragung entsteht für uns also dann, wenn frühere Szenen oder frühere Beziehungen in der Resonanz mit einem Partner lebendig werden.

Eine solche Übertragungsresonanz gibt es selbstverständlich nicht nur in den therapeutischen Beziehungen, sondern überall da, wo Partnerschaften gelebt werden. In vielen Ehen oder anderen Liebesbeziehungen wissen die Frauen ein Lied davon zu singen, wie oft sie sich vom Mann „wie seine Mutter" behandelt fühlen, und die Männer, wie oft sie sich „wie ein Vater" oder „wie ein kleines Kind" behandelt fühlen. Auch auf der Seite des Therapeuten oder der Therapeutin kann es selbstverständlich Übertragungsresonanzen geben, auch ein Klient oder eine Klientin können für die Therapeutin oder den Therapeuten Szenen oder Beziehungen aus der Vergangenheit lebendig werden lassen. Wir bezeichnen das als Übertragung der TherapeutInnen. Der Begriff Gegenübertragung ist unserer Meinung nach folglich überflüssig. Entweder wird er, um die Verwirrungen in einem weiteren therapeutischen Verfahren anzuführen, inflationär gebraucht: „Unter

Gegenübertragung verstehen wir eine bewusstseinsfähige Resonanz der TherapeutIn auf das, was ihr die KlientIn entgegenbringt, eine empathische Reaktion." (Rahm et al,. 1993, S. 361) Wenn diese Resonanz aber „unbewusst" bleibt und sich wiederholt, also „notorisch" wird, soll dies in der Integrativen Therapie als Übertragung der TherapeutIn bezeichnet werden (a. a. O., S. 363, Petzold, 1980, S. 269). Auch diese Unterscheidung ist verwirrend und überflüssig – und damit ist es auch der Begriff der Gegenübertragung.

Hilfreicher und wichtiger erscheint uns eine andere Unterscheidung zu sein, die TherapeutInnen im Kontakt mit KlientInnen treffen können. Nehmen wir ein Beispiel: Eine Klientin tanzt. Der Tanz „erzählt" von der Einsamkeit und dem Elend ihrer Kindheit. Die Therapeutin schwingt mit, sie schaut zu, nimmt den Tanz und darüber das Erleben der Klientin wahr. Sie achtet gleichzeitig auf ihr eigenes Erleben, das auf den Tanz der Klientin reagiert, von ihm beeinflusst wird. Die leibliche Resonanz der Therapeutin hat zwei Ebenen: Auf der einen Ebene fühlt sich die Therapeutin der Klientin mütterlich zugewandt. Sie möchte ihr helfen, aus ihrer Einsamkeit herauszukommen, sie trösten. Diese Resonanz „antwortet" auf das Erleben der Klientin. Wir nennen diese Resonanz *„Response-Resonanz"*. Übertragung entsteht zumeist auf dieser Ebene.

Gleichzeitig, dem Erleben nach häufig „unterhalb" der Response-Resonanz, gibt es noch eine andere Ebene der Resonanz: Die Therapeutin spürt auch ihre eigene Einsamkeit, ihr eigenes Verlorensein. Das Erleben der Klientin lässt die Therapeutin mitschwingen. Da sie selbst Erfahrungen mit Einsamkeit und Verlorensein hat, werden diese Erfahrungen, diese Erlebnisqualitäten gleichsam „aktiviert", die Therapeutin schwingt synchron mit der Klientin mit. Wir nennen diese Ebene der Resonanz *„Synchron-Resonanz"* oder, da sie oft heimlich bleibt, *„geheime Resonanz"*.

Beide Ebenen der Resonanz sind oft nicht auseinander zu halten. In vielen Situationen ist es aber hilfreich für die TherapeutInnen, ihre eigene Resonanz, ihr Miterleben zu sortieren. Sie können darin unterscheiden, was sie mit den KlientInnen „teilen" und wie sie auf die KlientInnen erlebend „antworten".

5.5 KlientInnenkompetenz statt Körperlesen

Allein die KlientInnen sind kompetent in Bezug auf ihren Körper, ihre Erfahrungen, ihre Emotionalität, ihr Selbstbild, ihre inneren Bilder, ihre Resonanzen – ihr Erleben. Das Erleben ist, wir haben es oft genug betont, ein subjektiver Prozess. Es ist von außen weder messbar noch bewertbar und entzieht sich jeder „neutralen" oder „objektiven" Beobachtung. Die Haltung der TherapeutInnen muss deshalb darin eindeutig sein, dass sie einzig und allein den KlientInnen die Kompetenz für deren Erleben zumessen.

Als Aufgaben der TherapeutInnen ergeben sich daraus: Als erstes müssen die TherapeutInnen diesen Grundsatz den KlientInnen immer wieder mitteilen, um sie ihrer Kompetenz zu vergewissern und sie darin zu bestärken. Viele KlientInnen kommen mit der Vorstellung, dass die TherapeutInnen allwissende Gurus sind, die über Tausende von Techniken verfügen, sie „zu durchschauen" und insbesondere ihren Körper „zu lesen" oder „zu interpretieren" (dazu später mehr). Die Therapeutin, der Therapeut erklärt und versichert: „Das kann ich nicht, das tue ich nicht und das will ich nicht. Nur Sie haben Ahnung von Ihrem Erleben, nur Sie sind wirklich kompetent in Bezug auf das, was in Ihnen geschieht. Aber ich versuche, Sie darin zu unterstützen, Wege zu finden. Ich gehe mit Ihnen auf Spurensuche ..." Zweitens müssen wir davon ausgehen, dass die KlientInnen nicht in der Lage sind, ihr Erleben flexibel wahrzunehmen und nicht über hinreichende Wahlmöglichkeiten ihres Erlebens verfügen, wenn sie sich in Therapie begeben. Die Aufgabe der TherapeutInnen besteht deshalb darin, KlientInnen dabei zu helfen, ihre KlientInnenkompetenz nicht nur zu akzeptieren, sondern auch Wege zu finden, diese zu entfalten. Alle Methoden, die wir in diesem Buch vorstellen, verfolgen diese Absicht. Niemals wird KlientInnen vorgegeben, was sie zu erleben haben. Keine Methode zielt darauf ab, Einsichten über die KlientInnen zu gewinnen, sondern nur darauf, Einsichten gemeinsam mit KlientInnen zu erwerben, bzw. diese darin zu unterstützen, sich selbst, ihre Muster, ihr Erleben besser kennen zu lernen.

Die grundlegende Haltung all unserer Therapien, die den hier vorgestellten Methoden zugrunde liegt, ist die *experimentelle* Haltung. TherapeutInnen machen Vorschläge für erlebnisöffnende Einheiten, die die KlientInnen erstens durchführen oder auch ablehnen können und in denen sie zweitens, wenn sie sie durchführen, die Kompetenz ihres Erlebens entdecken und erweitern können. Drittens ruft das Erleben der KlientInnen in den TherapeutInnen Resonanz hervor. Wir können KlientInnen diese Resonanz anbieten, indem wir ihnen über Sprache oder Bewegung unser Erleben mitteilen. Dabei machen wir Aussagen über unsere Resonanz, nicht Aussagen über die KlientInnen.

Selbstverständlich können TherapeutInnen nicht alles, was sie wahrnehmen und was in ihnen als Echo entsteht, KlientInnen mitteilen. Ist schon die Wahrnehmung selektiv, wählen TherapeutInnen ebenfalls aus, was sie wann äußern. Es bedarf der Diagnostik, der Selbsterfahrung mit den eigenen Mustern und der Supervision, um als TherapeutIn entscheiden zu können, wann welche Art von Rückmeldung angebracht ist. Dies kann man u.E. nicht aus Veröffentlichungen lernen, sondern bedarf der praktischen Erfahrung in der therapeutischen Ausbildung und der kollegialen Rückmeldung bzw. Supervision.

Diese Haltung der KlientInnenkompetenz ist die Grundlage unserer Arbeit. Wir betonen sie deshalb so sehr – und wiederholen uns an dieser Stelle bewusst – weil wir leider oft genug mitbekommen haben, dass und wie KlientInnen auch in Therapien in ihrer Kompetenz eingeschränkt und damit verwundet wurden. Damit wiederholt sich in der Regel das, was KlientInnen krank gemacht hat und sie in die Therapie geführt hat, nämlich dass sie in ihrer Kompetenz und damit in ihrem Selbstwert angezweifelt, lächerlich, ja verächtlich gemacht wurden, dass sie bevormundet und gemaßregelt wurden und nicht ihre eigenen Kräfte und Fähigkeiten entfalten konnten. Das darf sich in der

Therapie nicht wiederholen, deswegen ist uns die KlientInnenkompetenz eine wesentliche Arbeitsgrundlage.

In der Tanz- und Bewegungstherapie ist als Gegenposition zur KlientInnenkompetenz vor allem das so genannte Körperlesen verbreitet. Das Interesse daran, den Körper eines anderen Menschen zu lesen, seine Körpersprache zu entziffern, beruht auf dem grundlegenden Bedürfnis vieler Menschen nach mehr Sicherheit in der Kommunikation. Wer möchte nicht wissen, ob sein Gegenüber das wirklich meint, was er oder sie in Worten ausdrückt? Wer möchte nicht, wenn er eine Liebeserklärung ausspricht, wissen, ob seine Liebe eine Chance hat, ob es sich lohnt, die Liebe zu erklären, oder ob ihn dies nur in eine peinliche Situation bringt? Viele Menschen wollen mehr Sicherheit, mehr Kommunikation. Man weiß ja, dass der Körper spricht, auch ohne Worte. Ein Lächeln strahlt eher Freundlichkeit aus als ein zusammengekniffener Mund, ein offener Blick ist einladender als ein stechender. Doch da entsteht die nächste Unsicherheit. Wir Menschen haben alle gute Erfahrungen damit gemacht, wenn wir uns auf die Körpersprache eines anderen Menschen verlassen haben bzw. genauer gesagt darauf, was die Körpersprache anderer in uns an Resonanz hervorgerufen hat. Wir haben aber alle auch die Erfahrungen gemacht, dass wir uns getäuscht haben. Ist das Lächeln wirklich freundlich oder ist es falsch? Kann sich nicht auch hinter dem Menschen mit dem „verschlossenen“ Gesicht eine warmherzige Person verbergen? Die Unsicherheit bleibt also.

Da nun versprechen die „Körperlese-Experten“, dass man nur genauer lernen müsse, was die Körpersprache ausdrücke, dass man entsprechende Seminare besuchen, Bücher lesen, Videos anschauen müsse, um andere zu „durchschauen“. Wo ein Bedürfnis ist, ist auch ein Markt. Mittlerweile gibt es in den Buchhandlungen dreimal so viele Bücher über Körpersprache und Körperlesen wie über körperorientierte Therapie. Pantomimen und andere Experten machen Versprechungen über jedes Maß hinaus: „Die Ausdruckspsychologie hat die Geheimnisse der Körpersprache entschlüsselt. Wer ihre Signale zu deuten weiß, kann aus Gang, Körperhaltung, Mimik und Gestik und Art des Schreibens mehr erfahren, als aus dem gesprochenen oder geschriebenen Wort. Der Eingeweihte kann aber auch die verstellten von den spontanen Signalen unterscheiden, eine eingeübte, aber ‚zweite Natur‘ von der echten.“ Dieser Auszug aus dem Klappentext des Buches „Die Sprache des Körpers. Menschenkenntnis für Alltag und Beruf“ (Stangl, 1977) zieht alle Register, die die Körperleseindustrie zu bieten hat. Da wird Deutungskompetenz ohne jede Einschränkung versprochen. Da gibt es „Eingeweihte“, die „Geheimnisse entschlüsseln“ – wer will nicht dazugehören und sich so von den anderen abheben ... Und es gibt die Unterscheidung zwischen der „verstellten“ und der „echten“ Natur, einem Idealbild also, dem wir beim Körperlesen in der Therapie ebenfalls begegnen werden. Auch in der Presse wird das „Körperlesen“ propagiert. Die Zeitschrift *Focus* zum Beispiel brachte darüber eine Titelgeschichte (Heft 30/2000). Die *BILD*-Zeitung begann am 23.01.2001 eine Serie, in der Gesichter von Prominenten „gedeutet“ werden. Den Anfang machte Boris Becker: „Kann man Untreue sehen? Ja, z. B. an den Ohrläppchen.“

Wie für jeden Unsinn finden sich ein Doktor und ein Professor als „Experten" für „Physiognomik". „So heißt die Wissenschaft, die sich damit beschäftigt, was man im Gesicht eines Menschen über seinen Charakter ablesen kann." (a. a. O., S. 7)

Bevor wir uns dem Körperlesen in der Therapie zuwenden, möchten wir einen kleinen Ausflug in die Geschichte des Körperlesens machen, um daran auch dessen politische und soziale Implikationen zu verdeutlichen. Der, soweit uns bekannt, erste berühmte Körperleser im deutschsprachigen Raum war Johann Kaspar Lavater, der zu Goethes Zeiten lebte und wirkte. Seine Deutungen vor allem von Gesichtsprofilen machten ihn berühmt. Bei Goethes Profil geriet er ins Schwärmen: „Hier ist Lebendigkeit, Adel und Feinheit! [...] Wie ist drinnen der Verstand immer warm von Empfindungen – lichthell die Empfindungen vom Verstande. – Man bemerke vorzüglich die Lage und Form dieser – nun gewiss – gedächtnisreichen, gedankenreichen – warmen Stirne ... – diese an sich alleine so dichterische Nase ..." (Lavater, 1970, S. 12) Lavater begann damit, die Temperamentsunterscheidungen (Choleriker, Phlegmatiker, Melancholiker und Sanguiniker) am Aussehen festzumachen: „Was in dem Gesichte des Cholerikers eckig, ist cholerisch; was fleischig rund, ist im Phlegmatiker phlegmatisch." (a. a. O. S. 24) Nach Lavaters Tod trat seine Lehre, dass man vom äußeren Erscheinen eines Menschen auf seinen Charakter schließen könne, etwas in den Hintergrund. Mitte des 19. Jahrhunderts flackerte sie mit Franz Joseph Gall, der die später als Phrenologie bezeichnete Schädellehre entwickelte, wieder auf und verebbte schließlich. Zu Beginn des 20. Jahrhunderts bekam das Körperlesen neuen Auftrieb. Es wurde zur Ideologie. Im 19. Jahrhundert war das Bemühen gewachsen, im Gefolge von Hegel, Marx und anderen aus neuen Gedanken sogleich Denksysteme entstehen zu lassen, die das gesamte Denken, das gesamte Leben, die gesamte Natur umspannten. Politisch, wirtschaftlich und schließlich militärisch galt es, die Welt zu beherrschen. Jeder Professor, der etwas auf sich hielt, schuf ein Gedankensystem, das das Denken der Welt beherrschen sollte. Diese Entwicklung fand vor und nach dem Ersten Weltkrieg ihren Höhepunkt. Die meisten der damaligen Ideologien sind untergegangen, und nur wenige, deren Anhänger sich straff organisierten, wie die Theosophen und Anthroposophen, wirken bis heute. Große Verbreitung vor dem Ersten Weltkrieg hatte der Huter-Bund, benannt nach Carl Huter, der ein System der „wissenschaftlichen Psycho-Physiognomik" entwickelt hatte. (s. a. Huter, 1910, A. Kupfer, 1921, S. Kupfer, 1984)

Die abgedruckten Grafiken mögen bei manchen nur ein amüsiertes Schmunzeln hervorrufen. Zum Schmunzeln zumindest ist Huters Trick, sein eigenes Abbild und das seiner Frau kurzerhand zum „normalen Typus des Weibes" beziehungsweise „normalen Typus des Mannes" zu erklären. Alle anderen sind dann Abweichungen. Aber auch zwischen den „normalen" Typen des Mannes und des Weibes gibt es Unterschiede: „Das Weib ist im Durchschnitt in geistiger Hinsicht nicht zu den gleichen Arbeitsleistungen fähig wie der Mann. Der Körper des Weibes charakterisiert das weibliche, negative Prinzip, und mit Recht hat man sein Geschlecht als das schwache bezeichnet." (A. Kupfer,

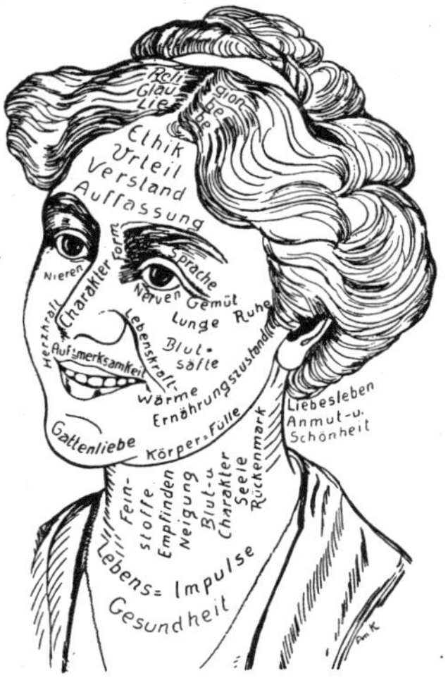

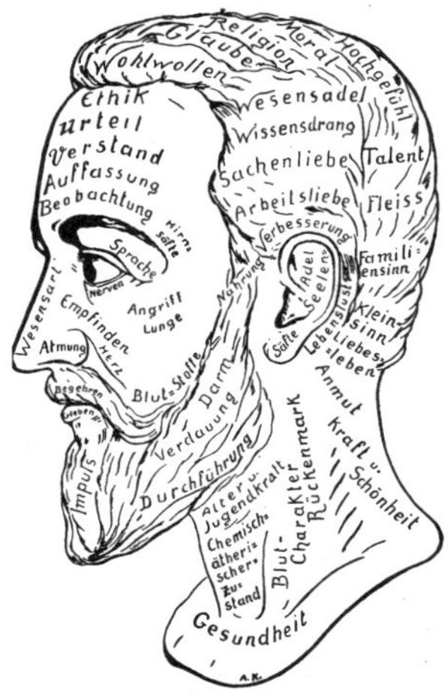

1921, S. 27) Das Schmunzeln kann einem hier schon vergehen, doch es wird noch schlimmer. Wo es „Normales" gibt, gibt es auch „Unnormales", wo ein ideales Naturell „gezeichnet" wird, erscheint auch ein „Verbrechernaturell". (a. a. O., S. 104, s. Grafik)

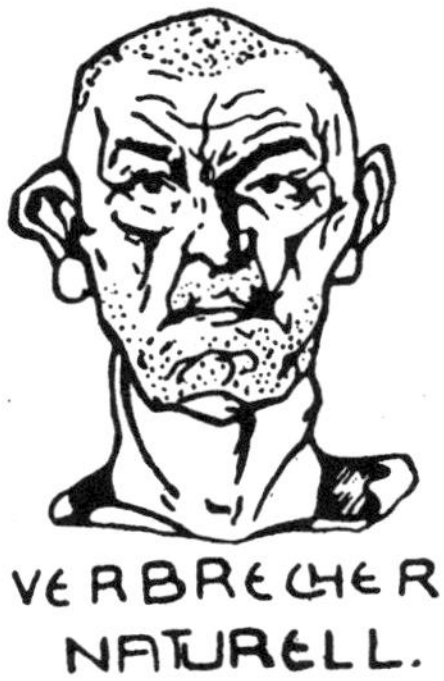

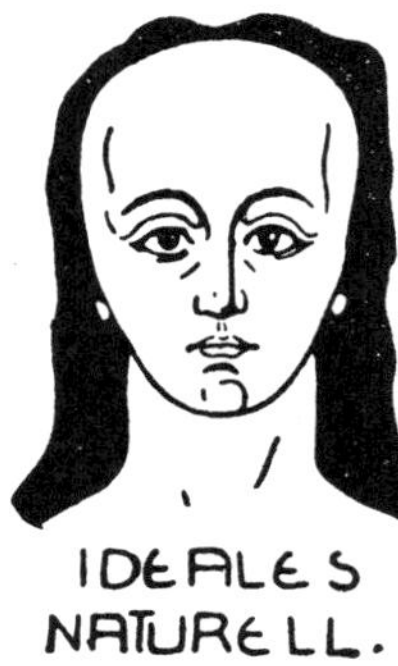

Huter, Kupfer und Konsorten propagierten damals eifrig in Vorträgen und Veröffentlichungen, dass man Verbrecher an äußeren Merkmalen erkennen könne. Noch in den 50er Jahren habe ich (U. B.) von Bekannten gehört, dass man Menschen mit angewachsenen Ohrläppchen nicht trauen könne, da diese Verbrecher seien. Aus dieser Art des „wissenschaftlichen" Körperlesens wird ein Gesellschaftsbild entwickelt, in dem selbstverständlich die Schönen = Guten herrschen. „Mit der Macht und Herrschaft des Guten wird der böse und disharmonische Mensch seine Daseinsmöglichkeit verlieren." (a. a. O., S. 104) Die ideologischen Grundlagen für Euthanasie und Gaskammern waren damit geschaffen. Auch diese Haltung sollte die Welt beherrschen. A. Kupfer preist 1921 sein

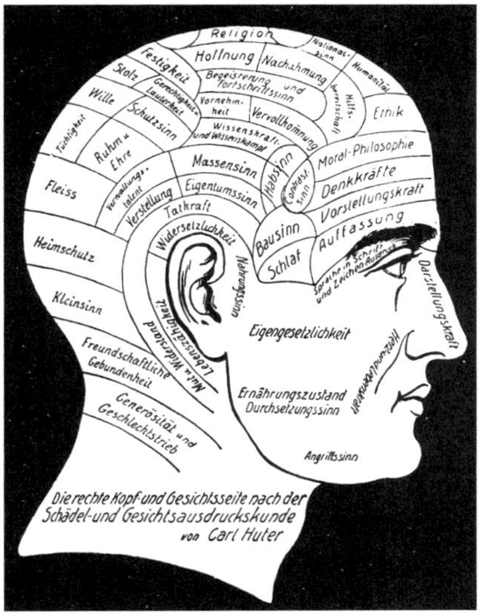

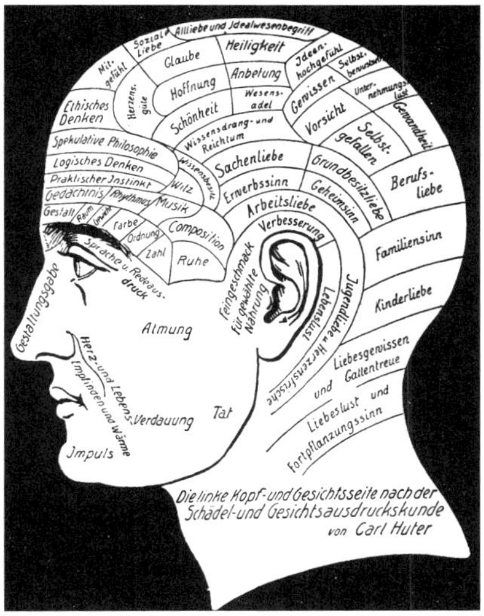

„geniales“ Vorbild C. Huter: „Die Weltherrschaft durch die Waffen und den Krieg hat unser Volk nicht erreicht. Aber es hat einen Mann hervorgebracht, dessen Lehre einmal die Welt beherrschen wird. Die geistige Führerschaft in der Welt, oh deutsches Volk, du könntest sie erreichen, durch diese Psycho-Physiognomik. Greife zu und gestalte deine Einrichtungen danach, vorbildlich für alle Völker der Erde.“ (a. a. O., S. 103 f.)

Die Unterscheidung zwischen „Normalem“ und „Idealem“ auf der einen Seite und dem „Unnormalem“ und „Verbrecherischem“ beziehungsweise „Entartetem“ auf der anderen Seite wurde in den ersten Jahrzehnten des 20. Jahrhunderts intensiviert und verbreitet, bis sie schließlich im Nationalsozialismus ihren Höhepunkt fand. Cäsare Lombroso veröffentlichte 1890 eine „Kriminalanthropologie“, mit der er Zusammenhänge zwischen „anatomischen Merkzeichen und Abnormitäten des Körpers und Gesichts“ (Huter, 1911, 1930[4]) erklärte, was Einzug in die ersten Anfänge der Kriminalwissenschaft fand. Huters „Verfeinerung“ dieser Lehre erschien 1930 unter dem bezeichnenden Titel „Der Typus des Halbentarteten“. Parallel dazu wurde proklamiert, dass es nicht nur einen Zusammenhang zwischen Körperbau und Verbrechertum, sondern auch zwischen Körperbau und Geisteskrankheit gäbe. Der Psychiater Prof. Dr. Ernst Kretschmer verbreitete dies erstmals in dem Werk „Körperbau und Charakter“ (1921). „Also hob alsbald in der Kretschmerschen Klinik ein eifriges Messen, Wägen und Vergleichen an; umfangreiches Menschenmaterial wurde unter die Lupe genommen, mit Bandmaß und Messzirkel untersucht ...“ (Venzmer, 1930, S. 10) Die heute immer noch in vielen medizinischen Lehrbüchern zu findenden Unterscheidungen von Körpertypen (Athletiker, Pykniker und Leptosome), denen wir schon bei Lavater begegnet sind, werden nun auch zu Charaktertypen erklärt und „Beziehungen zwischen Geisteskrankheiten und Körpergestalt hergestellt.“ (a. a. O., S. 11)

Dass und wie schließlich die Nationalsozialisten den „arischen Menschen" als Ideal herausgestellt haben und welche Folgen dies hatte, können wir als bekannt voraussetzen und brauchen wir hier nicht im Einzelnen zu belegen. Der arische Held und Kämpfer war ebenso wie die ideale germanische Mutter blond, groß, athletisch. Der entartete Mensch wurde in den Karikaturen der Nazipresse und wurde in nationalsozialistischen Filmen als klein und buckelig dargestellt, hatte „einen verschlagenen" Blick, angewachsene Ohrläppchen und eine gebogene Nase. Auch hier hatten diese Unterscheidungen etwas Lächerliches, da die nationalsozialistischen Führer nicht ihren eigenen Idealbildern entsprachen (Göbbels wurde im Volksmund als „Schrumpfgermane" bezeichnet). Gleichzeitig erwuchs aber aus diesen Unterscheidungen zwischen „idealen" und „entarteten" Menschen und den behaupteten Zusammenhängen zwischen Äußerem und Innerem furchtbare Gewalt. Sie erstreckte sich auf die als rassisch, körperlich und charakterlich „andersartig" genannten Juden und Zigeuner, auf Geisteskranke, Behinderte, Homosexuelle und andere.

Selbstverständlich ist nicht jedes Körperlesen mit dem nationalsozialistischen Massenmord gleichzusetzen. Wir sehen aber, dass es gemeinsame ideologische Grundlagen und Merkmale gibt. Diese ideologischen Grundlagen sind: „Erhöhung von Idealem" und „Normalem" und gleichzeitige Herabsetzung dessen, was dem nicht entspricht, als ersten Grundsatz und als zweiten Grundsatz die Behauptung, dass sich aus Äußerem Aussagen über Inneres ableiten lasse. Beide Grundsätze sind nicht mit dem Nationalsozialismus verschwunden, man betrachte nur die Darstellung von Guten und Bösen in vielen Filmen und die Darstellung der Guten und Bösen im Sozialismus. Die Guten, die „Arbeiterklasse", das waren wieder in der Vorstellung vieler die blonden, starken Athletiker, die Bösen, die Kapitalisten, waren klein, dick, mit krummer Nase und einem „verschlagenen" Blick und Ähnlichem mehr.

Auch seitens der universitären Psychologie, die während des Nationalsozialismus mit dem „Messen und Wiegen" von „Menschenmaterial" (s. o.) im Sinne des rassistischen Körperlesens beschäftigt war, gab es nach der Zerschlagung des Nationalsozialismus keine kritische oder gar selbstkritische Auseinandersetzung mit ihrer Geschichte. Man wandte sich der amerikanischen pragmatischen Psychologie zu sowie der mittlerweile in Amerika beheimateten Psychoanalyse. Die PsychoanalytikerInnen wissen, das etwas wiederkehrt, wenn man so tut, als sei es nicht gewesen. Sie nennen es Verdrängung und wissen aus der klinischen Beobachtung, dass Verdrängung zu Wiederholung führt, wenn auch in unterschiedlichem Gewand. Genau das geschah mit dem Körperlesen. Der Beitrag des Körperlesens zu den ideologischen Grundlagen der rassistischen Massenvernichtung wurde geleugnet und verdrängt und tauchte Jahrzehnte später wieder in anderem Gewand auf. Dieses Gewand war zumindest zuerst einmal die Therapie.

Ende der 60er, Anfang der 70er Jahre durchzog Amerika und Europa parallel zur 68er Studentenbewegung auch eine Welle der Erneuerung und Revolte der althergebrachten psychologischen Denkweisen und therapeutischen Verfahren. Viele neue Therapieansätze entstanden neben und schließlich auch innerhalb der etablierten Verfahren. Die Gestalttherapie war gleichsam Vorreiter der Wiederbeachtung der Gefühle in der Therapie. Die Bioenergetik war Vorreiter der Wiederbeachtung des Körpers und der Bewegung. Dass Therapie nicht körperlos ist und auch nicht körperlos konzipiert sein darf, dass Erleben immer auch Körpererleben ist, dass auch körperliche Bewegung dazu beitragen kann, erstarrte Muster in Fluss zu bringen – zur Verbreitung dieser Einsichten hat die Bioenergetik dankenswerterweise beigetragen. Doch in ihrem Gepäck betrat auch das Körperlesen wieder die Bühne. Alexander Lowen, Begründer und Hauptverbreiter der Bioenergetik, führte den Begriff Körperlesen oder „Lesen des körperlichen Ausdrucks" (Lowen, 1979, S. 87) wieder ein. Lowen baute die Entdeckung Wilhelm Reichs, dass psychische Konflikte und vor allem psychische Spannungen sich auch in einem „Muskelpanzer" äußern können, aus und entwickelte aus der richtigen Behauptung, dass es Verbindungen zwischen Körperlichem und Seelisch-Geistigem gibt, die Ableitung charakterlicher Eigenschaften aus körperlichen Merkmalen. Unter Berufung auf den bereits erwähnten Kretschmer und gemixt mit psychoanalytischen Diagnosebezeichnungen baute Lowen ein System von „Charaktere" auf, die man an „typischen" äußeren Merkmalen erkennen könne. „Jacks Körper wies die typisch schizoiden Merkmale auf: Er war dünn, verkrampft und starr; die Muskulatur war unterentwickelt, die Motilität (= Gesamtheit der unwillkürlichen Muskelbewegungen, Anm. d. Verf.) reduziert und sein Atem ging schwer." (Lowen, 1998, S. 36) Und weiter heißt es: „Der schizoide Mensch treibt Sport oder betätigt sich körperlich, um seinen Körper besser unter Kontrolle zu bekommen, und nicht, weil er Spaß an einer bestimmten Tätigkeit oder Bewegung hat ... Er kompensiert den Mangel durch vermehrte Kontrolle über den Körper – ausgeübt durch einen vom Willen disziplinierten Geist. Aufgrund dieses Mechanismus werden schizoide Menschen oft zu hervorragenden Schauspielern, Tänzern oder Sportlern." (a. a. O., S. 60) Neben dem „schizoiden Menschen" gibt es dann noch diesen oder jenen „Menschen" oder „Charakter". Jedes zweite körper- oder bewegungstherapeutische Buch, das in den 80er Jahren erschien, legte neue „Charaktertypen" vor.

In einem weiteren Beispiel, diesmal beschrieben von Ron Kurtz, einem der Begründer der „Hakomi"-Methode, die Ende der 80er, Anfang der 90er Jahre als körperzentrierte Psychotherapie in Mode war, geht es nicht um den „schizoiden Menschen", sondern um die „Hysterikerin": „Auch die Schultern der Hysterikerin sind fest, manchmal auch knochig und leicht abfallend. Die Arme erscheinen schwach und uneffektiv. Diese Eigenschaften reflektieren die hysterische Blockade der Impulse des Ausstreckens und die Zurückhaltung von Aggression. Der Rücken der Hysterikerin ist rigide und unnachgiebig. Man findet eine Spaltung an der Hüfte, wo das Gewebe nach unten weicher und sogar schwabbelig wird. Das Becken kann zurückgezogen sein ..." (Kurz, 1985, S. 297) Beim Lesen einiger dieser Charakterisierungen erging es uns wie immer, wenn wir uns mit Typisierung befassen. Hatten wir eine Charakterisierung gelesen, kam uns vieles daran an uns selbst bekannt vor. Wir fühlten uns gesehen, vielleicht sogar ein bisschen verstanden. Das Problem war: Beim Lesen der nächsten Charakterisierung ging es uns genauso, bei der übernächsten wieder, bis wir schließlich verwirrt aufgaben. Ähnliches haben wir von anderen gehört. Das Verführerische dieser Charakterisierungen besteht darin, dass sie eine scheinbare Ordnung und Sicherheit schaffen und einen scheinbar leichten Zugang ermöglichen, sich selbst „einzuordnen". Das Problem der Charakterisierungen ist das Problem vieler plausibler therapeutischer und psychologischer Theorien: Das Einzige, was stört, ist der Mensch. Vom Standpunkt der Theorien aus hört sich vieles einfach, plausibel und nachvollziehbar an, zumindest auf den ersten Blick. Aber wenn man versucht, konkret damit zu arbeiten und die Menschen ernst nimmt und nicht nur als „Menschenmaterial" betrachtet, dann merkt man, dass jeder Mensch individuell ist, jeder Mensch einzigartig in seinen körperlichen, seelischen und geistigen Besonderheiten, in seinem Erleben. Es gilt, diese Besonderheiten, jedes Einzigartige in der therapeutischen Begegnung zu erfassen und zu verstehen.

Unsere Kritik an den zitierten Auffassungen ist deswegen grundsätzlich. Richtig ist, dass es Zusammenhänge zwischen innerem Erleben und körperlichem Ausdruck gibt, falsch ist, dass *bestimmte* Arten der Körperlichkeit und Beweglichkeit auf *bestimmte* Eigenschaften und Befindlichkeiten von Menschen schließen lassen. Das gilt sowohl für Menschengruppen („der schizoide Mensch") als auch für Individuen. Verallgemeinert sind solche Körperlese-Zusammenhänge erstens falsch, zweitens wären sie therapeutisch nicht zu gebrauchen, selbst wenn es sie gäbe. Denn selbst wenn bei 90 Prozent der europäischen Bevölkerung ein bestimmter körperlicher Ausdruck mit einem bestimmten inneren Erleben konform gehen würde, wüssten wir nicht, ob die einzelne Klientin oder der einzelne Klient zu den 90 Prozent oder zu den 10 Prozent gehörte, bei denen es anders wäre. Wir arbeiten nicht mit Mehrheiten oder mit Bevölkerungsgruppen in der Therapie, sondern mit einzelnen Personen und müssen deswegen auf die Einzelnen und deren individuelle Besonderheiten schauen.

Doch auch, was einzelne Personen betrifft, lassen sich keine Schlüsse von Merkmalen des Aussehens auf das innere Erleben finden. Eine Klientin verweilte während einer Gruppenarbeit einmal über einen längeren Zeitraum in einer Haltung, in der sie den Nacken gebeugt und den Kopf nach vorn hängen ließ und stehend ihren Blick auf ihre Füße richtete. Wir vermuteten, dass sie niedergeschlagen, trübsinnig oder depressiv war. In der anschließenden Gesprächsrunde gab sie strahlend ihr Erleben wieder: „Das war wunderbar. Endlich einmal Ruhe – nichts wahrnehmen, sich um nichts kümmern, nur dastehen, Atem spüren, nichts weiter im Blick als die eigenen Füße – herrlich!" Solche Erfahrungen machen wir tagtäglich. Wir nehmen die Resonanz ernst, die andere Menschen mit ihrer Haltung bei uns hervorrufen, und wir sind äußerst misstrauisch, was die Richtigkeit der Eindrücke, die daraus entstehen, anbelangt, weil wir wissen und immer wieder bestätigt bekommen, dass das Erleben der KlientInnen nicht „gelesen" werden kann.

Wir betonen das umso mehr, als wir wissen, dass viele KlientInnen unter negativen Bewertungen (sei es von anderen Menschen oder von sich selbst) leiden. Körperlesen ist, innerhalb und außerhalb von Therapie, immer mit Bewertungen verbunden. Idealbilder werden als Messlatte angelegt. Der schon zitierte Ron Kurtz schreibt gemeinsam mit Hektor Prestera in seinem Buch „Botschaften des Körpers – Bodyreading, Ein illustrierter Leitfaden", dass „ Menschen, deren Körper sich vom Profil wie ein Bogen nach vorne beugen, richtig ausgerichtet sind, während Menschen, deren Bogen in der Mitte nach hinten reicht, eine falsche Ausrichtung haben" (Kurtz/Prestera 1979, S. 45). Beschrieben

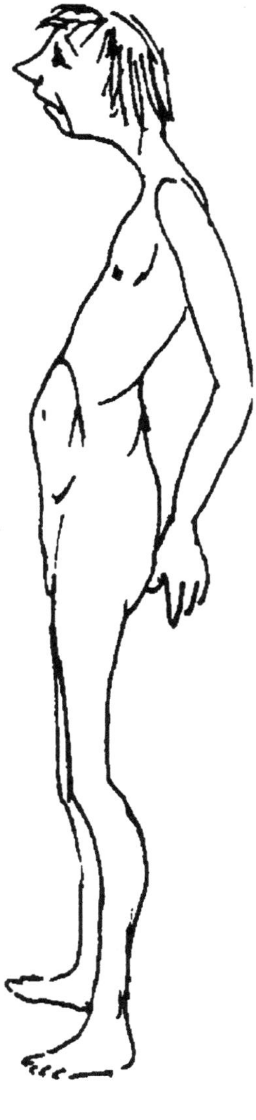

„Mangel hinterläßt Schwäche – Der Körper verbiegt sich aus Schwäche zum Fragezeichen" (Rank, Ansgar; Rank, Dietlinde: Schau auf deinen Körper und fühle wer du bist, 1994, S. 83)

wird der ideale Körper: „Im Idealfall kann der Körper das freie Strömen jedes beliebigen Gefühls zulassen. Ein solcher Körper ist tüchtig und anmutig in seinen Bewegungen, spürt echte Bedürfnisse und reagiert auf sie. Ein solcher Körper hat glänzende Augen, atmet frei, seine Haut ist glatt und die Muskulatur ist von elastischer Spannkraft. Er ist gut proportioniert, und die verschiedenen Teile des Körpers arbeiten gut zusammen. Der Hals ist biegsam und der Kopf frei beweglich. Das Becken schwingt frei. In Bezug auf die Schwerkraft ist der ganze Körper mühelos aufgerichtet, das heisst im Stehen hat er nicht mit dem Zug der Schwerkraft nach unten zu kämpfen. Lust und Wohlbefinden sind die charakteristischen Befindlichkeiten. Ein Mensch mit einem solchen Körper ist seelisch flexibel und seine Gefühle sind spontan." (a. a. O., S. 16) Wir zitieren diese Idealbeschreibung so ausführlich, weil hier einmal in Worte gefasst ist, was den meisten Bewertungen, die mit dem Körperlesen zu tun haben, zugrunde liegt. Alle „Charaktertypen" haben etwas Falsches: „Die verschiedenen, verfestigten muskulären Muster sind Abweichungen von diesem Ideal" (a. a. O., S. 16). Was sollen dann erst behinderte Menschen sagen? Die karikaturhaft abwertenden Haltungen des Körperlesens zeigt sich auch in den abgebildeten Skizzen aus dem Buch „Schau auf deinen Körper und fühle wer du bist. Körperausdruck und Charakterstrukturen in der Bioenergetik." (Rank, 1994) Ideal und gut ist es, schön zu sein.

Mit dem Buch „Krankheit als Weg. Deutung und Be-Deutung der Krankheitsbilder" von Thorwald Dethlefsen und Rüdiger Dahlke (1990) überrollte eine neue Welle des Körperlesens die Lande. Auch hier wieder lag Sinnvolles und Gefährliches, Nützliches und Abstruses nahe beieinander. Sinnvoll und nützlich war und ist es, die Frage nach dem Zusammenhang zwischen Krankheit, Körper, Erleben und Lebenssituation zu stellen und gemeinsam mit KlientInnen auf die Suche nach solchen Zusammenhängen zu gehen. Viele Menschen nahmen das Buch von Dethlefsen/Dahlke und die zahlreichen Folgebücher dieser und anderer AutorInnen dementsprechend als Anregungen auf Fragen bei der Spurensuche. Die Veröffentlichungen selbst aber sind voll von Behauptungen in der Tradition des Körperlesens: „Migräne ist immer eine in den Kopf geschobene Sexualität. Der Kopf wird zum Unterleib umfunktioniert." (Dethlefsen/Torwald, 1990, S. 220) Man betrachte das *„immer"*! Ruediger Dahlke betont zwar in späteren Veröffentlichungen, dass es wichtig ist „individuelle Komponenten im Auge zu behalten" (Dahlke, 1996, S. 18), diese sind aber nur Komponenten innerhalb eines „allgemeinverbindlichen Musters" (a.a.O., S. 18). Diese Muster beschreibt er auf Hunderten von Seiten. Zu den Krankheiten zählt für ihn zum Beispiel das „Doppelkinn". Auf der „Körperebene" rechnet er es (welche Überraschung) dem „Kinn" zu, das, wie wir schon seit Huter wissen, mit „Wille, Durchsetzung" zu tun hat. Auf der „Symptomebene" interpretiert Dahlke das Doppelkinn als „Anspruch auf doppelte Durchsetzungsfähigkeit" oder als „Verkörperte Unersättlichkeit" (a.a.O., S. 177). Schlimmer wird es, wenn Aids als „körperliche Offenheit statt geistig-seelischer" verstanden wird, „was mit dem Leben auf Dauer nicht vereinbar ist“ (a. a. O., S. 100). Wer einen „Buckel“ hat, dem sagt Dahlke: „Der zur Erde nach unten gewendete Blick zwingt zum demütigen Eingeständnis der eigenen Herkunft: die Bäume wachsen einem nicht in den Himmel“ (a. a. O., S. 156). Dahlke schreibt sogar, dass die Bezeichnung „krummer Hund“ für bucklige Menschen „abwertend“ gemeint ist, aber, um „hart, aber deutlich“ (a. a. O., S. 20) zu bleiben, wird diese Bezeichnung in die Symptomdeutung aufgenommen ...

Sehr verbreitetet sind auch die Ansichten von Louise L. Hay, die sie in ihren Büchern belegt. Dort macht sie zweierlei: Sie behauptet, durch richtiges Denken könne man gesund werden. Dazu müsse man falsches Denken ablegen. Das falsche Denken listet sie in Tabellen, die jeweils in Bezug auf einzelne Krankheiten oder körperliche Erscheinungsformen stehen, auf. Auch hier wieder Körperlesen in Reinkultur. Das Schnarchen z. B. hat als „Grund“ die „sture Weigerung, alte Verhaltens- und Denkmuster loszulassen“ (Hay, 1996, S. 250). Hilfreich dagegen sei dann das Wissen um „das neue Gedankenmuster“: „Ich löse mich von allem Denken, das nicht Liebe und Freude ist. Ich löse mich von der Vergangenheit und gehe ein in Neues, Frisches, Vitales.“ (a. a. O., S. 251) Wir kennen viele KlientInnen, die den Erklärungen und den Versprechungen solcher Veröffentlichungen gefolgt sind, aus der Sehnsucht heraus, vom Leiden erlöst zu werden und einfache und praktikable Wege der Veränderung zu finden. Auch hier ist wieder „etwas Richtiges dran“, es gibt Zusammenhänge zwischen körperlichem Befinden und Denken oder anderen geistigen oder seelischen Prozessen. Aber es ist falsch, Ursache-Wirkungs-Prinzipien zu konstruieren. Auch wir unterstützen, dass KlientInnen nicht nur auf das Leiden schauen, sondern auch auf die positiven Aspekte des Lebens, nicht nur auf die Hemmungen und Einschränkungen, die sie haben, sondern auch auf die Ressourcen und Potenziale, über die sie verfügen. Aber es ist falsch, daraus Heilsversprechen zu konstruieren. Viele KlientInnen, die sich auf diese Heilsversprechen eingelassen haben, schämen sich schließlich ihrer Krankheiten. „Ich hätte doch schon längst gesund sein können, wenn ich das richtige Denken, die richtige Einstellung, die richtigen Gefühle gehabt hätte.“ Krank zu sein wird so zur Schuld, als logische Konsequenz der Abwertung von allem, was vom Idealbild der Körperleseströmung abweicht. Behinderten oder deren Müttern wird dann manchmal eingeredet, sie büßten darüber die Schuld aus Verfehlungen eines früheren Lebens, Aids wird mit einer gerechten Strafe für Homosexualität in Verbindung gebracht. Das Denken der „meisten homosexuellen Männer“ sei, so heißt es., eine „Schande“ für die gesamte Kultur. „Viele homosexuelle Männer fürchten den Alterungsprozess wegen der Art, wie Homosexuelle miteinander umgehen. Es ist fast besser zu sterben, als alt zu werden. Und Aids ist eine tödliche Krankheit.“ (Hay, 1996, S. 182)

Aber genug davon. Wir lehnen Ideale in der therapeutischen Arbeit grundsätzlich ab, wir lehnen es ebenfalls grundsätzlich ab, in der Therapie zu unterscheiden, was für die KlientInnen richtig und was falsch ist. Wir halten allerdings Körperlesen und sich daran orientierende therapeutische Arbeit für grundsätzlich falsch. Wir haben diese Warnung vor Idealen und der Unterscheidung zwischen Richtigem und Falschem so ausführlich ausgebreitet, weil sie sich immer wieder in die therapeutische Arbeit einschleicht. Was bei den Bioenergetikern die „richtige" und „falsche" Ausrichtung des Körpers ist, finden wir bei den PsychoanalytikerInnen seit Winnicot als „richtiges" oder „falsches Selbst". Die „authentischen" und „nicht-authentischen" Bewegungen in der Tanztherapie haben wir schon erwähnt. Spannung ist schlecht, Loslassen ist gut, gerade ist gut, krumm ist schlecht und wer einen Buckel hat, muss Demut lernen für das nächste Leben ... KlientInnen brauchen von uns die Unterstützung, selbst zwischen Richtig und Falsch unterscheiden zu lernen, einen „inneren Ort der Bewertung" (Rogers, 1954) zu entfalten, ihre eigenen Bewertungen zu erleben und zu stärken. Wir haben als TherapeutInnen unsere eigenen Bewertungen und stehen auch dazu. Wenn wir sie äußern, was zurückhaltend geschehen sollte, äußern wir sie als *unsere* Bewertungen und nicht als Bewertungen, die für die KlientInnen zu gelten haben. Auch wenn, wie wir hoffen, deutlich geworden ist, dass wir jede Art von Körperlesen im beschriebenen Sinne für falsch und unsinnig halten, müssen und wollen wir noch hinzufügen: Selbst wenn es das Körperlesen gäbe, selbst wenn es funktionieren würde, selbst wenn man aus Körperlichem auf das innere Erleben von Menschen schließen könnte, *dürften* wir es in der therapeutischen Arbeit nicht anwenden, weil es zu einer diskriminierenden und abwertenden Haltung gegenüber den KlientInnen führt und der KlientInnenkompetenz widerspricht. Es gibt Zusammenhänge zwischen dem Erleben eines Menschen und dem körperlichen Ausdruck, aber diese sind subjektiv und nur subjektiv zu erfassen. Die TherapeutInnen haben dazu die Fragen, die KlientInnen haben die Antworten – nicht umgekehrt!

6

Vom Gespräch zur Bewegung

Im Bewusstsein vieler Menschen stehen sich Sprechen und Bewegen alternativ gegenüber. Das hat oft Auswirkungen auf die Denkmodelle in der Therapie: Entweder man spricht miteinander oder man tanzt und bewegt sich, das eine oder das andere. Dieser Gegensatz reiht sich in Dualismen wie entweder Kopf oder Bauch, Herz oder Hirn, Denken oder Fühlen. Wir sind Freunde des „Sowohl-als-auch“: Das Denken ist wichtig *und* der Körper *und* das Gefühl. Die verbale Kommunikation, das Gespräch, ist ebenso notwendig, um zu verstehen und sich zu verständigen, wie die nonverbale Kommunikation des Körpers, der Bewegung.

Wenn man ein Gespräch aufmerksam betrachtet, verschwimmen die Unterschiede zwischen Sprechen und Bewegen. In jedem Gespräch ist auch Bewegung Das gilt auch für jedes Gespräch zum Beispiel zwischen einer Therapeutin und einer Klientin. Die Klientin beugt sich nach vorn und dann wieder zurück, der Blick wendet sich der Therapeutin zu, geht dann nach links oben ins Leere, schließlich nach unten auf den Boden. Die Therapeutin schaut offen auf die Klientin, doch als diese etwas erzählt, was die Therapeutin sehr bewegt, verändert sich ihr Blick. In ihr tauchen eigene Erinnerungen und Bilder aus ihrem persönlichen Erleben auf. Dabei macht sie Schattenbewegungen (s. Kap. 8.1), in ihrem linken Fuß spannt sie die Zehen, die Finger der rechten Hand beginnen leicht auf die Hüfte zu trommeln. Währenddessen versteift sich der Rücken der Klientin, ihre Knie pressen sich aneinander, die Zehen krampfen sich in den Boden, der Atem stockt – die Luft wird schließlich stoßweise aus dem Körper entlassen ... In jedem Gespräch findet ein Tanz der Körper statt. Kein expressiver, kein ausgedehnter Tanz durch den Raum, sondern ein kleiner, verhaltener, aber nichtsdestoweniger achtenswerter Tanz körperlicher Regungen und Bewegungen. Dies weist darauf hin, dass die Grenzen zwischen Sprechen und Bewegen, zwischen Denken und Tanzen gar nicht so klar zu kontrollieren sind, wie vielfach angenommen wird. In der Tanz- und Bewegungstherapie können wir dadurch Übergänge schaffen, das *„Und“* lebendig werden lassen.

In der tanz- und bewegungstherapeutischen Arbeit gibt es natürlich einerseits Unterscheidungen zwischen Gesprächsphasen und Phasen des Tanzes oder der Bewegung – je nachdem was offensichtlich im Vordergrund des Interesses und der gemeinsamen Konzentration steht – aber es gibt auch die Notwendigkeit und Chance fließender Übergänge. Vom Tanzen zum Gespräch ist der Weg einfach. Die Klientin oder der Klient tanzt, und dann fragt die Therapeutin oder der Therapeut: „Wie geht es dir jetzt?" oder „Was haben Sie beim Tanz erlebt?" Umgekehrt ist es zunächst schwieriger, aus dem Gespräch in die Bewegung zu kommen, gleitende und sinnvolle Übergänge zu finden. Der Weg, solche Übergänge zu finden, besteht nicht darin, dass die TherapeutInnen besonders erfindungsreich sein müssen, geniale Ideen und zündende Funken haben müssen, sondern darin, die Bewegungsangebote, die im Gespräch von der Klientin oder dem Klienten gemacht werden, wahrzunehmen und aufzugreifen. Und die TherapeutInnen brauchen Wachheit für ihre eigenen Bewegungsimpulse während des Gesprächs und Mut, ihnen zu folgen, wo sie hilfreich und unterstützend für die KlientInnen sein können (mit dem Mut, auch mal „daneben zu liegen"). Mit gutem Beispiel voranzugehen, kann manchmal ein Gespräch in Bewegung bringen, so z.B. – ganz banal – als Therapeutin oder als Therapeut selbst aufzustehen, während man vorschlägt: „Steh doch mal auf und ...", oder ein Seil in die Hand zu nehmen, während man sagt: „Nehmen Sie sich doch einmal ein Seil und ..." Hier nun einige Beispiele und generelle Hinweise, die den Übergang zwischen relativ themenoffenen Gesprächsinhalten, Bewegungsangeboten und In-Bewegung-Kommen besonders beleuchten sollen.

6.1 Körperaspekte aufgreifen

Eine Klientin erzählt von dem Druck, dem sie ausgesetzt ist und der sie ganz unglücklich macht: Die Familie macht Druck, ihr Mann macht Druck, der Haushalt macht Druck, ihre berufliche Nebentätigkeit macht Druck. Beim Sprechen beugt sie sich immer weiter vor, die Schultern gehen nach vorn, ihr Oberkörper wird zu einer nach vorn gewölbten Schale. Die Therapeutin fragt: „Wo und wie spürst du den Druck jetzt körperlich?"

Die Klientin zeigt auf die Zwerchfell-Magengegend: „Hier!" Dabei presst sie eine Faust gegen diese Stelle. Die Therapeutin greift das auf und sagt: „Spüre dorthin, wo deine Faust ist, spüre diese Stelle in deinem Bauch." Die Klientin atmet flacher und angespannter, ihr Körper beugt sich noch mehr um diesen Punkt herum, als ob sie ihn mit dem restlichen Körper einhüllen wollte. Ihre Augen beginnen feucht zu werden. „Was spürst du? Was fühlst du?" „Ich merke den Druck ... das tut weh. Ich weiß da nicht raus." „Spiel etwas mit dem Druck, verstärke ihn, aber lass ihn auch wieder los. Vielleicht ein bisschen, in kleinen Nuancen, vielleicht auch stärker; du kannst das, was du tust, verändern, probiere es." Die Klientin probiert dies mit Hilfe ihrer Faust und ihrer Haltung, dabei verändert sich ihr Atem. Sie wippt vor und zurück, ihre Augen werden noch feuchter. „Ich merke etwas Trauer, nur ganz leicht, wie von weit hinten und ich merke, wie eng es ist." „Welche Impulse hast du? Spüre deinen Impulsen nach und folge ihnen."

Die Klientin krümmt ihren Körper noch mehr und drückt noch stärker mit der Faust gegen die Stelle in der Mitte ihres Oberkörpers, sie hält den Atem an, dann stößt sie hervor: „Ich mache mir selbst den Druck, ich verstärke den Druck, der von außen kommt. Alles will ich schaffen, immer heißt es, ich muss da durch, das noch, dann wird es besser, ich muss da durch." Sie beginnt zu weinen, wirkt verzweifelt. Die Therapeutin fordert sie auf: „Bleib in Bewegung. Geh deinen Bewegungsimpulsen nach." Sie bewegt sich weiter nach vorn und zurück, verstärkt den Druck und lässt ihn wieder abklingen. Als die Therapeutin fragt „Woher kennst du das: ‚Ich muss da durch!' oder, ‚Du musst da durch!'? Woran oder an wen erinnert dich das? Wessen Stimme hat der Satz?", prustet sie ihren Atem heraus, erhebt sich vom Stuhl, immer noch gebeugt, nun aber auf und ab wippend. Schließlich peitscht sie mit den Armen nach außen, verschafft sich Luft und Raum. „Von meiner Mutter kenne ich das. Die hat sich das selbst immer gesagt und ich habe mir das auch schon ganz früh gesagt. Jeder Schultag hat schon so begonnen." Die Therapeutin unterstützt sie: „Geh weiter den Bewegungen nach, spüre nach, was dich innerlich bewegt und gib den Impulsen auch äußerlich Ausdruck." Ihre Arme werden weiter und breiter, sie bewegt sich in den Raum, schafft einen Raum um sich, gibt den Druck den sie innerlich verspürt nach außen, auch an die Wände und Säulen und die Therapeutin ab; die Enge, die sie verspürt hat, entlädt sich in den Impulsen, sich „Platz zu verschaffen".

Im weiteren bewegten Gespräch wird ihr klar, welche Sehnsucht sie hat, sich Platz zu verschaffen und dieses ständige „ich muss" durch etwas anderes zu ersetzen. „Ich habe immer von Ruhe geträumt, nun aber, in der Bewegung, habe ich einen Hauch von Leichtigkeit gemerkt. Vielleicht trifft das viel eher meine Sehnsucht; vielleicht ist es gar nicht so sehr die Ruhe, die ich brauche. In jedem Fall muss ich mir erst einmal Platz verschaffen – und in diesem Fall tut mir der Muss-Satz mal gut –, um dann nach der Leichtigkeit Ausschau zu halten." Die Klientin und die Therapeutin unterhalten sich dann weiter darüber, welche ersten Schritte möglich und nötig sind, um sich auch im Alltag mehr „Platz" zu verschaffen als einen Ausweg aus dem Damoklesschwert „Druck".

In fast jedem Gespräch werden körperliche Aspekte des Erlebens der KlientInnen sichtbar. Der Therapeut oder die Therapeutin kann sie aufgreifen und den Klienten oder die Klientin dazu anregen, daraus Impulse der Bewegung und des Tanzes entstehen zu lassen. Gelegentlich „delegieren" KlientInnen körperliche Impulse. Sie erscheinen dann nicht beim Klienten oder der Klientin, sondern beim Therapeuten oder bei der Therapeutin, der oder die sie sozusagen stellvertretend spürt. Wir reden dann vom Sharing (s. Kap. 5.2). Im Gespräch mit einer Klientin z.B. begann plötzlich der Rücken des Therapeuten zu schmerzen. Er veränderte seine Sitzposition, doch der Schmerz blieb. Er erzählte der Klientin von diesem Schmerz und fragte sie, was denn ihr Rücken mache, ob der auch weh tue. Sie antwortete, sie würde in ihrem Rücken „merkwürdigerweise" nichts spüren. Der Therapeut – durch diese Aussage in seiner Vermutung des Sharings bestärkt und deshalb hartnäckig auf der therapeutischen Spur bleibend – beschrieb ihr die Stelle, an der sich sein Rücken schmerzhaft gemeldet hatte, und bat sie, diese Stelle und deren Umgebung an ihrem Rücken wahrzunehmen. „Da ist es taub, diese Stelle ist wie eingepennt oder betäubt, da spüre ich nichts." Er bat die Klientin: „Versuche, diese Stelle zu verkörpern, sei die Stelle, die taub ist, nimm mit dem ganzen Körper eine Haltung: Eingepennt und betäubt ein." Die Klientin kauerte sich hin, die Hände über dem Kopf verschränkt und erstarrte. Der Therapeut fragte: „Wie ist das?" „Stumm ... und wütend ... Ich werde wütend und bin ganz stumm, die Wut ist nur innen, drumherum ist nichts. Das interessiert doch keinen, meine Wut." Der Therapeut antwortete: „Ich bin da, ich bin neugierig auf deine Wut." „Das glaube ich und das glaube ich auch nicht." „Probiere es aus, gib deiner Wut einen Ton und eine Bewegung, probiere es aus, ob sie einen Adressaten oder ein Echo findet." Sie begann leise zu summen, dann wurde ihr Summen lauter, schärfer, ihr Rücken ging hoch, dann ihr Kopf, ihre Arme stießen, schoben, drückten und peitschten schließlich in die Luft. Sie erhob sich dabei und es entstand eine Bewegungsfolge der Wut, ein Wuttanz. Der Therapeut forderte sie auf, weiterzumachen, er unterstützte die Weiterentwicklung ihres Tanzes. Er bat sie, ihren Impulsen zu folgen und tanzte mit, stellte sich, reagierte auf ihre Bewegungen ...

Durch diese Erfahrung und durch das anschließende Gespräch wurde ihr deutlich, dass ihre Wut in ihrer Vergangenheit, vor allem in ihrer Kindheit, nie ein Echo gefunden hatte und immer mehr verstummt war. Sie konnte sie nicht einmal mehr spüren, so sehr hatte sie sie betäubt. Erst durch das körperliche Echo des Therapeuten konnte der Prozess in Gang kommen, sich das Gefühl der Wut und seinen Ausdrucks wieder anzueignen.

6.2 Beziehungsaspekte aufgreifen

Schon im vorherigen Beispiel ergab sich aus dem Gespräch eine Körperarbeit, daraus entwickelte sich ein Tanz der Klientin, und ein tänzerischer Dialog mit dem Therapeuten entstand. Damit ist schon ein zweiter Aspekt angedeutet, mit dem aus einem Gespräch ein Tanz werden kann, indem man den Beziehungsaspekt aufgreift und in Bewegung umsetzt. Ein Beispiel:

Eine Frau meldet sich zu einer Einzelarbeit in der Gruppe an. „Ich möchte etwas tun, ich weiß aber nicht was." Sie wirkt unruhig und scheu zugleich, so, als hätte sie einen langen inneren Anlauf gebraucht, sich so zu äußern. Ihr Blick wandert zwischen den anderen Menschen im Raum hin und her, ohne irgendwo länger zu verweilen, schwebt dabei kurz über den Boden. Der Therapeut schließt aus diesen Beobachtungen, dass das unbekannte Thema der Klientin mit Beziehungsgeflechten zu tun haben könnte. Er bittet sie, das Setting zu bestimmen, nämlich auszusuchen, wo sie sich hinsetzen möchte, wo er sich hinsetzen soll und wo die Gruppenmitglieder ihren Platz finden sollen. Sie entscheidet sich für einen Platz im Raum, weist dem Therapeuten einen Platz ihr gegenüber zu, den er auch akzeptieren kann, die anderen dürfen sich etwas weiter weg platzieren, wo sie wollen.

„Wie geht es dir jetzt?"

„Aufgeregt. Mein Herz klopft." Dabei schaut sie den Therapeuten für einen Moment direkt in die Augen.

„Was ist aufregend?"

„Dass wir hier so sitzen und die anderen mich sehen und hören."

Der Therapeut fragt nach: „Wirst du oft gesehen und gehört oder eher nicht? Welche Erfahrungen hast du damit?" Sie erzählt, dass sie immer auf andere, insbesondere auf ihre Mutter hören musste, aber selbst wenig gehört wurde. Die Mutter achtete streng darauf, dass sie nicht „zu laut" oder „zu sichtbar" war. „Man spielt sich nicht in den Vordergrund. Ein Mädchen tut das nicht." Der Therapeut merkt, dass sie ihn während des Erzählens immer mehr ausblendet, seine Anwesenheit sozusagen ausspart und spricht das an: „Und wie geht es dir mit mir?" Sie stutzt. „Normal." Und nach kurzem Zögern: „Nein, das ist schon komisch." Der Therapeut sieht wie ihr dabei der Atem stockt und fragt: „Was spürst du jetzt in deinem Körper?" „Ich spanne mich an." „Kann diese Anspannung auch damit etwas zu tun haben, dass ich ein Mann bin und du eine Frau?" Ihre Antwort ist spontan und eindeutig: „Ja!" Dann verstummt sie, als hätte sie sich erschrocken, ihre körperliche Anspannung erhöht sich offensichtlich, der Atem wird noch flacher. An dieser Stelle ist aus dem Gespräch schon ein Bewegungsdialog geworden. Bei ihr hat sich körperlich etwas, wie beschrieben, verändert, und beim Therapeuten ruft ihre Spannung Resonanz hervor: Er setzt sich aufrechter hin, blickt noch aufmerksamer und erwartungsvoller und spürt, dass auch sein Atem dahin tendiert, flacher zu werden.

Der Therapeut könnte nun damit weiterarbeiten, die körperlichen Impulse der Klientin aufzugreifen, z. B. indem er nachfragen würde: „Wo spürst du die Spannung?" und sie bitten würde, damit zu spielen und Bewegungsimpulse zu entwickeln. Er entscheidet sich aber hier, den sozialen Aspekt des Dialoges, den Aspekt der Beziehung zwischen der Klientin und ihm aufzugreifen, weil dieser ihm weiterhin im Vordergrund zu stehen scheint.

Er bittet die Klientin aufzustehen und steht auch selbst gleichzeitig auf. „Welcher Abstand stimmt für dich gerade?" Sie probiert die Antwort aus, geht einen Schritt vor und wieder zurück und bestimmt dann den Abstand bei ungefähr drei Metern Entfernung.

„Was ist jetzt mit der Spannung?" fragt er, sie antwortet: „Ich spüre sie, vor allem im Brustraum. Meine Arme sind ziemlich bewegungslos."

„Ich schlage dir einen tänzerischen Dialog vor. Ich lege eine Musik auf und wir tanzen zusammen. Lass uns schauen, was dabei mit dir und mit mir, mit uns beiden geschieht. Es kommt nicht darauf an, dass sich etwas Bestimmtes entwickelt. Es ist eine Möglichkeit zu sehen und zu probieren, wie der Kontakt ist und was er jeweils in uns bewirkt." Sie stimmt zu und der Therapeut legt eine CD von Jan Gabarek mit dem Titel „Send words" auf.

Sie tanzt auf der Stelle, auch er bewegt sich an seinem Platz. Beider Arme sind eng anliegend, kaum in Bewegung, nur die Füße beginnen auf der Stelle den Klängen zu folgen. Der Raum zwischen beiden wirkt klirrend vor Spannung. Der Therapeut ist auf der Stelle scheinbar ebenso gefangen wie sie. Der Raum zwischen beiden scheint „unbetretbar“. Er bietet ihr Bewegungsimpulse an, bewegt seine Füße leicht zur Seite oder tritt einige kleine Schritte nach hinten, aber sie geht nicht darauf ein. Nach einer Weile begegnen sich beider Blicke immer wieder kurz und verlieren sich wieder, hin und weg. Nach zwei, drei Minuten beginnt sie schließlich mit den Fingern zu kribbeln. Der Therapeut spiegelt dies, greift die kleinen Impulse auf und lässt die Bewegungen seine ganze Hand erfassen. Auch sie verstärkt oder lässt die Bewegung der Finger sich verstärken, bis ihr schließlich die Hände und die Arme folgen. Beider Bewegungen werden lebhaft. Sie geben sich gegenseitig Nahrung und Mut. Die Klientin beginnt sich von der Stelle zu bewegen, der Therapeut auch. Beider Schritte greifen in den Raum hinaus, beide variieren die Positionen, doch eines bleibt gleich: der Sicherheitsabstand von drei Metern bleibt gewahrt, auch wenn sie sich gegenseitig mit den Bewegungen zu locken beginnen und der Augenkontakt häufiger, fester, stabiler wird. Die Schwelle der drei Meter wird nicht überschritten. Und doch verändert sich etwas in dem Zwischenraum, die Spannung zwischen beiden verfliegt spürbar, löst sich allmählich auf. Nicht mehr die Spannung hält beide voneinander fern, sondern der Respekt. Von der Seite des Therapeuten aus ist es der Respekt vor ihrer Scheu und ihrem Sicherheitsbedürfnis, von der Seite der Klientin ist es der Respekt vor ihrer Ängstlichkeit und Vorsicht. Doch die Klientin macht dabei die Erfahrung, dass auch ohne die Spannung und auch und gerade über die drei Meter Abstand hinweg Begegnung möglich ist, die sie (mit-)bestimmt und die sie nicht zu scheuen braucht: Resonanz. Das ist, wie sie im anschließenden Gespräch formuliert, ihre Haupterfahrung. Erst dadurch, dass ihr Satz „Ich möchte etwas tun, aber ich weiß nicht was“ räumlich ausgedrückt und in Bewegung weiterentwickelt wurde, wurde ihr die Qualität ihrer Kontaktängste deutlich. Sie konnte erfahren, wieviel Bewegungslosigkeit und vor allem auch Angst in ihrer Spannung enthalten ist. Sie bekam gleichzeitig dadurch die Chance, kleine Veränderungen auszuprobieren, innerlich und äußerlich in Bewegung zu geraten und ihren Weg zu erahnen zwischen gespannter Regungslosigkeit und Sich-Verstecken und Sich-in-den-Vordergrund-Spielen. Auch die (gesprochenen) Sharings und Feedbacks der Gruppenmitglieder, die sich freuten, ihre Gruppenkollegin so deutlich gesehen und gehört zu haben, sie für eine Zeit im Mittelpunkt des Interesses stehend erlebt zu haben, konnten sie darin bestärken.

6.3 Verraumungaspekte aufgreifen

Eine Klientin erzählt: „Ich bin hin und her gerissen. Ich liebe meinen Mann und meinen kleinen Sohn, aber wir haben zu wenig Zeit miteinander. Wenn wir als Familie zusammen sind, ist es wunderschön, aber irgendwie ist das zu selten. Aber ich habe doch auch mein Eigenes, meine Arbeit, meinen Tanz, ich brauche das und ich brauche Zeit dafür.

Mein Mann hat auch seine Dinge laufen, vor allem seine Arbeit." Sie erzählt von ihrer Hilflosigkeit, Verbindungen zu finden, sie erwähnt ihre Sehnsucht und ihr Hadern mit dem, was ihr alles nicht gelingt. Dabei erzählt sie auch mit den Händen: in ihrer Sprache bekommt alles, was sie erwähnt, seinen Platz. Ihre Sprache ist räumlich, ebenso ihre Gesten. Wenn sie erwähnt, dass ihr Mann seine Arbeit und seinen Platz hat, dann zeigt sie mit ihren Händen diesen Platz, und wenn sie von ihrem Raum erzählt, formt sie mit ihren Händen einen Raum. Beim Schildern des „Hinundhergerissenseins" schwankt ihr Körper hin und her. Ihre Sprache und ihr Körperausdruck sind räumlich und „schreien" nach „Verraumen". (Unter Verraumen verstehen wir einen therapeutischen Ansatz, der das, was KlientInnen bewegt, in den Raum hineinverlegt und dabei verschiedene Räume entstehen lässt. Dadurch haben die KlientInnen die Möglichkeit Räume zu betreten und wieder zu verlassen, sie von innen zu erleben und von außen zu betrachten. Wir werden später ausführlicher darauf eingehen (s. Kap. 12). Hier ist das Verraumen als ein Weg, aus dem Gespräch in Bewegung zu kommen, aufgeführt.

Die Therapeutin sagt: „Lass uns das, was du schilderst, in den Raum verlegen. Hier sind einige Seile. Ich schlage dir vor, damit zu beginnen, dass du hier in diesem Saal einen Raum abtrennst, mit den Seilen umschließt, der dein Raum ist." Sie tut dies und legt ihren Raum in die Ecke des Saales. Die Therapeutin bittet sie: „Gehe in deinen Raum und schaue dich dort um. Welcher Raum ist noch wichtig? Welchen Raum möchtest du noch gestalten?" Sie gestaltet links von sich den Raum ihres Mannes, der zum größten Teil von dessen Arbeit ausgefüllt ist. Als sie sich den Raum von außen ansieht, staunt sie darüber, wie groß und mächtig dieser Raum ist. Als Drittes folgt dann der Raum des Kindes. „Da drin bin ich gern, hier ist es schön." Sie geht wieder in ihren eigenen Raum zurück, sinniert: „Ich habe Sehnsucht nach meiner Familie, nach unserem gemeinsamen Raum." „Wo könnte der sein?" Sie greift zu einem Seil und gestaltet den Familienraum. Er wird angefüllt mit Decken und Kissen, wirkt sehr viel wohnlicher als die anderen Räume – aber dieser Raum hat eine Besonderheit, er ist mit keinem der anderen Räume verbunden. Zwischen diesen und den anderen Räumen befindet sich ein Zwischenraum. Die Klientin steht wieder in ihrem Raum und schaut von dort aus auf den Raum der Familie: „Dort will ich hin." Sie wird traurig. „So weit weg ist der." Die Therapeutin fragt: „Und was ist mit dem Zwischenraum?" „Er kommt mir vor wie ein See, und der Familienraum ist auf der anderen Seite des Ufers. Ich weiß nicht, wie tief der See ist, ob ich da durchkomme ...."

Das was die Klientin am Anfang erzählt hat, wurde nun für sie sichtbar und damit auch deutlich erlebbar. Sie konnte Räume betreten und sie wieder verlassen. Der Zwischenraum als Verbindungsraum („Wie kann ich alles miteinander verbinden und vereinbaren? Ich weiß es nicht, ich suche danach.") war nun nicht mehr nur eine vage Ahnung, sondern lag jetzt sichtbar und begehbar vor der Klientin. Mit der Unterstützung der Therapeutin experimentierte die Klientin, wagte sich Schritt für Schritt in den „See" vor. Sie probierte Wege, verschiedene Haltungen, verschiedene Perspektiven und konnte dabei ihren Gefühlen, Einfällen, Erinnerungen und ersten Schritten der Veränderung auf der Spur bleiben.

6.4 Sprache und Stille

In allen Beispielen wurde deutlich, dass unsere Sprache voller Hinweise auf Bewegungen ist. Die Sprache „verraumt“ und „verkörpert“, da ist jemand „hin und her“ gerissen oder steht „unter Druck“. Für einen Klienten ist seine Frau immer „so weit weg“, anderen ist „eng“ oder sie suchen nach „Verbindungen“. Wie gesagt, die TherapeutInnen müssen nicht originell sein, um aus dem Gespräch in Bewegung zu kommen, sie müssen nur genau hinhören und die Sprache (sowie die Gesten) der KlientInnen ernst nehmen. Wenn eine Klientin sagt: „Ich will meinen Wünschen mehr Platz geben“, und der Therapeut ihr mit der Aufforderung antwortet: „Ja tun sie das, wo ist der Platz ihrer Wünsche hier im Raum?“, dann ist sie erstmal überrascht darüber, so wörtlich genommen zu werden. Aber da es *ihr* Sprachbild ist, das wörtlich genommen wird, kann sie dies auch tun und in die Praxis umsetzen. Häufig werden solche Aufforderungen und Vorschläge seitens der TherapeutInnen als Zeichen dafür aufgefasst, dass diese den KlientInnen genau zuhören und ihre Worte ernst nehmen.

Die Sprache der KlientInnen ist, wie wir schon erwähnt haben, immer von Gesten und räumlichen und körperlichen Bezeichnungen begleitet, da die Sprache nie ganz „pur“ ist. Da der Mensch nicht in verschiedene Schachteln oder Schubladen aufgeteilt ist, nicht nur Denken und Sprache oder nur Körper oder nur Gefühl oder nur Kontakt, sondern ein leibliches Wesen ist, ist sprachlicher Ausdruck immer auch von körperlichen Bewegungen und Impulsen begleitet sowie von Imaginationen, also inneren Bildern, von Raumvorstellungen. Wenn wir TherapeutInnen das ernst nehmen, können wir diese Tatsache und Fähigkeit aufgreifen und für den therapeutischen Prozess nutzen.

Aber manchmal hilft das nicht, manchmal gerät das Gespräch in eine Sackgasse, Sätze wiederholen sich oder drücken nicht das aus, was die Klientin oder den Klienten eigentlich beschäftigt, weil es vielleicht zu diffus und zu wenig greifbar ist. Man „kommt nicht weiter“ – und es bietet sich der Therapeutin oder dem Therapeuten kein Anhaltspunkt, aus der Gesprächsebene in die der Bewegung zu wechseln. Vielleicht reichen Worte nicht, vielleicht versuchen die KlientInnen über ihre Körperempfindungen oder ihre Gefühle hinwegzureden, vielleicht sind sie in bestimmten Denkansätzen so verfangen, dass sie sich in ihnen verirrt haben und nicht mehr rauskommen. Das kann der richtige Augenblick sein, um Sprache durch den Moment der Stille zu ersetzen und als Therapeutin oder als Therapeut zu sagen: „Ich möchte Ihnen einen Vorschlag machen. Bitte lassen sie die Worte eine Minute ruhen und spüren sie in dieser Minute ihr Erleben, all das, was Ihnen ein- und auffällt, mag es Ihnen im Moment auch noch so unwichtig oder absurd erscheinen.“ Fast immer gehen KlientInnen bereitwillig darauf ein und fast immer erleben sie etwas, das vorher im Hintergrund aber bedeutungsvoll war. Vielleicht spüren sie eine körperliche Spannung oder einen Schmerz, vielleicht kommen Einfälle, Erinnerungen, innere Bilder, vielleicht nehmen sie ein Gefühl wahr oder spüren zumindest die Abwesenheit von Gefühlen oder eine körperliche Taubheit, etwas, woran dann das Gespräch oder eine Bewegung oder ein Verraumen anknüpfen kann.

Gelegentlich kommt den KlientInnen eine Minute sehr lang vor, sie fühlen sich unter Druck gesetzt, diese Minute genau einhalten und ausfüllen zu müssen. Dann ist es erleichternd, ihnen zu versichern, dass sie Bescheid bekommen, wenn die Minute um ist. Seltener reicht die Minute nicht, dann gilt es, die Zeit zu verlängern, zwei oder drei Minuten Stille zu halten und in den Körper hineinzuhören und sich überraschen zu lassen von dem, was ihnen begegnet.

7

Leibbewegungen und Erregungskonturen in der therapeutischen Praxis

7.1 Vorbemerkungen

Seit wir die ersten Erfahrungen mit Leibbewegungen und Erregungskonturen gemacht haben und ihnen besondere Aufmerksamkeit schenken, sind wir immer wieder angenehm überrascht, wie häufig KlientInnen Leibbewegungsbegriffe verwenden und Hinweise auf Erregungsverläufe geben, wie voll die Sprache mit diesen Begriffen des Erlebens ist. Diese Erfahrungen fließen in unsere Modelle ein. In den vorgestellten Aufzählungen sind letztlich alle Leibbewegungen, so wie sie uns am häufigsten seitens der KlientInnen begegnet sind, enthalten, wenn auch in der Feinabstimmung und Bewertung die einzelnen Menschen unterschiedliche Erlebensbegriffe dafür wählen (z.B. „gefangen", „gefesselt" oder „eingesperrt" statt „eng", „frei" oder „offen" statt „weit", „Körperkontakt haben wollen" oder „festgehalten werden wollen" statt „lehnen", „schlucken" statt „hinein", „rauskotzen" statt „hinaus" etc.). „Heute bin ich aber gespannt." „Irgendwie komme ich nicht voran."

„Heute Nacht bin ich aufgewacht und hatte Angst, mich aufzulösen ..." Wenn KlientInnen einen dieser Sätze verwenden und ihnen diese Aussagen wichtig sind, dann können wir dies als Anhaltspunkte für das Angebot eines Erlebnis öffnenden Zugangs aufgreifen und den KlientInnen vorschlagen, das eine oder andere Experiment mit der von ihnen erwähnten oder der gegenteiligen Leibbewegung zu machen. „Meine Liebesbeziehungen enden immer gleich – plötzlich ist es aus und ich weiß gar nicht, wie es passiert ist." „Ich steige immer gleich viel zu intensiv in ein Gespräch ein – ich möchte auch mal plaudern können." „Sonntags ist ein schrecklicher Tag. Obwohl ich noch frei habe, habe ich schon Angst vor Montag, bin schon ganz blockiert." „Ich habe große Schlafprobleme, wache jeden Morgen um 5 Uhr mit großem Schrecken auf und kann nicht mehr einschlafen, obwohl ich hundemüde bin." Solche oder ähnliche Sätze von KlientInnen lassen die Arbeit mit Erlebnis öffnenden Zugängen zu Erregungsverläufen und -konturen hilfreich erscheinen.

Wir reden hier bewusst von „Erfahrungen", „Erlebniseinheiten" oder „Erlebnis öffnenden Zugängen" und nicht von dem eher gebräuchlichen Begriff „Übungen", da es uns in diesem Zusammenhang darauf ankommt, dass KlientInnen Erfahrungen mit ihrem Erleben machen und nicht etwas „üben“, damit sie es dann „richtig“ können. Wir werden in den folgenden Unterkapiteln Erlebnis öffnende Zugänge für Erregungskonturen und die jeweiligen Leibbewegungen vorstellen, die sich in unserer Arbeit sowohl in der Einzel- als auch in der Gruppenarbeit bewährt haben. Es sind Erfahrungen und Anregungen, die weder umfassend noch gar vollständig sind, aber hoffentlich Appetit machen, damit zu arbeiten.

Wir nennen diese Zugänge zu Erregungskonturen und Leibbewegungen Erlebnis öffnend im doppelten Sinn: Sie dienen dazu, sich dem Erleben der Leibregungen zu öffnen. Dabei wird auf kein bestimmtes Erleben abgezielt – dieser Prozess ist offen dafür, was wie erlebt wird. In diesem Prozess begegnen KlientInnen wie TherapeutInnen Störungen des Erlebens, die damit der therapeutischen Arbeit zugänglich werden.

Jede therapeutische Arbeit mit Erregungskonturen und Leibbewegungen wird sich nie mit einer Leibbewegung oder Erregungskontur allein beschäftigen können, immer gibt es Verknüpfungen, Springen von einem zum anderen, Hinübergleiten von der konstitutiven Leibbewegung „Spannen“ zur „flüchtigen Erregungskontur“, von dort aus wieder zur Richtungs-Leibbewegung „vor-zurück“ usw. Die Prozessbeispiele, die in die folgenden Kapitel eingestreut sind, zeigen dies. Konkrete Menschen erleben Leibbewegungen und Erregungskonturen in konkreten und komplexen Verknüpfungen.

Die Gliederung dieses Kapitels und damit die Systematik der Leibbewegungen und Erregungskonturen dient dazu, die Wahrnehmung zu schärfen. Sie spiegelt nicht die inneren Abläufe des therapeutischen Prozesses wider, sondern unterstützt das Sortieren und die Übersicht, das Verstehen und die Didaktik.

7.2 Erregungskonturen

7.2.1 Erregungsverläufe, Erregungskonturen, Leibmuster

Irgendwo läuft ein Fernsehgerät, ein Fußballländerspiel wird übertragen. Sie schauen gar nicht hin, lesen stattdessen Zeitung. Doch zumindest mit einem Ohr hören Sie beiläufig zu, bekommen etwas von dem Geschehen mit. Sie hören zweierlei, die Stimme des Kommentators, zumeist relativ ruhig, sachlich, eher gleich bleibend mit einigen aufgeregteren Zwischentönen – und das Auf und Ab der Zuschaueräußerungen im Stadion. Wenn Sie die Zeitung fertig gelesen haben, werden Sie sagen können, ob es ein aufregendes oder ein eher langweiliges Spiel war, je nachdem welche Erregungen zu Ihnen hinüberschallten.

Erregungen, so zeigt das Beispiel, nehmen unterschiedliche Verläufe. Es gibt Erregungen, die plötzlich explodieren, wie bei einem groben Foul, oder nur flüchtig daherkommen und kaum, dass sie da sind, vergangen sind. Andere schwellen langsam an und brechen wie nach einem missglückten Angriffszug mit einem enttäuschten „Ohhh“ ab. Andere Erregungen schwellen nur langsam ab, z. B. nach einem Tor für die

Heimmannschaft. Manche Spiele verlaufen eher auf einem stetig niedrigen Erregungsniveau, in allenfalls leichten Wellenbewegungen, andere auf hohem Erregungsniveau, laut und aufgeregt. Wir reden von Erregungsverläufen, die bestimmte, beschreibbare Formen annehmen können.

Erregungsverläufe – und das ist ihr weiteres besonderes Merkmal – sind transkonkret, wiederholen sich also jenseits des konkreten Anlasses und Inhaltes der Erregung. Eine Erregung steigt plötzlich an, ganz gleich, ob der Anstoß dazu eine grobe Unsportlichkeit eines Gegenspielers, die Fehlentscheidung eines Schiedsrichters oder ein überraschendes Tor der Heimmannschaft war. Das kennen wir auch außerhalb des Fußballs, im Alltag, von uns selbst oder anderen Menschen. Unsere Erregung steigt plötzlich an (um bei diesem Verlauf zu bleiben), wenn der Freund oder die Freundin uns mit einem liebevollen Geschenk überrascht oder wenn er oder sie unerwartet eine Verabredung absagt. Natürlich ist der konkrete Inhalt der Erregung nicht unwichtig – ganz im Gegenteil, einmal freuen wir uns und einmal ärgern wir uns – doch der Erregungs*verlauf* kann der gleiche sein.

Therapeutisch interessant sind Erregungsverläufe, wenn sie sich wiederholen und verfestigen, ja Menschen manchmal in ein Korsett von immer gleichen Abläufen zwängen, also zu Erregungs*konturen* werden. Jeder kennt Menschen mit hervorstechenden, deutlich sichtbaren Erregungskonturen: „Immer unter Dampf", „Geht schnell hoch, aber dann ist es auch schnell wieder gut", „Vorsicht, kann plötzlich explodieren", „Ich komme von der Aufregung nicht wieder runter ..." Andere Erregungskonturen sind nicht so deutlich, nicht so sichtbar, sondern eher versteckt, aber nichtsdestoweniger ein gewichtiger Teil der Persönlichkeit, der Leibmuster.

Nehmen wir ein Beispiel. Eine Klientin hat im bisherigen therapeutischen Prozess viel über sich entdeckt, ist selbstbewusster und selbstsicherer geworden. Sie hat Vertrauen in den Therapeuten gewonnen, manche Ängste und Scham im Sich-Zeigen und im Kontakt überwunden. Und doch hat sie den Verdacht, dass sich manches bei ihr wiederholt, dass sie „nicht weiterkommt". Irgendwie tritt sie auf der Stelle, ohne dass sie greifen kann, was sie denn nun behindert.

„Oft gibt es Erregungsverläufe, die sich in Menschen verfestigen und sie einengen, ohne dass man es merkt. Das fühlt sich dann oft so an, als käme man nicht weiter, ohne dass man es genau fassen kann. Ich schlage vor", so der Therapeut, „dass Sie einige Erregungsverläufe ausprobieren und darauf achten, was sie erleben. Vielleicht finden Sie oder ich auf diese Weise eine Spur, die Ihnen weiterhilft." Die Klientin stimmt zu. Der Therapeut erklärt: „Ein Erregungsverlauf ist das Ansteigen von Erregung. Erregung kann aus Freude oder aus Ärger ansteigen, der Anlass oder der Inhalt ist hier egal. Wesentlich ist das Ansteigen. Fällt Ihnen etwas ein, irgendeine Situation oder eine Szene, in der Ihre Erregung anstieg, in der Sie sich oder die Sie aufgeregt hat?" Der Klientin fällt die Situation ein, in der sie zu einer Geburtstagsfeier von einem Arbeitskollegen, den sie gar nicht so gut kannte, den sie aber sehr schätzt und sogar „ein bisschen bewundert", eingeladen worden war. Sie freute sich über die Einladung, war „aufgeregt". Der Therapeut bittet die Klientin, die ansteigende Erregung, die Entwicklung ihrer Erregung von der Einladung bis zu der Geburtstagsfeier in Bewegung umzusetzen. Die Klientin versucht zuerst, eine Kurve in die Luft zu malen. Als der Therapeut sie ermuntert, den Erregungsverlauf mit dem ganzen Körper im Raum auszudrücken, geht sie ohne zu zögern los, steigert die Geschwindigkeit ihres Ganges und die Kraft ihrer Bewegungen. Dann stagnieren Tempo und Kraft, ihr Gang wird wellenförmig, eiert in Schlangenlinien durch den Raum. Es sieht so aus, als würde ihre Erregung allmählich versickern. Sie hält inne und sagt: „So war das." Und nach einigem Nachsinnieren: „Und so ist es oft. Ich freue mich auf etwas, ich freue mich über die Einladung, auf die Geburtstagsfeier, kaufe ein Geschenk, überlege, was ich anziehe und dann verliert es sich." Der Therapeut: „Was passiert, bevor es sich verliert? Was passiert beim Übergang zwischen der ansteigenden Erregung und dem Sich-Verlieren?" „Ich glaube, dann fange ich an zu phantasieren. Ich male mir dann aus, wie die Geburtstagsfeier sein wird, wer da sein wird, wie ich dort ankomme, wie ich dem Kollegen begegne, ob er sich über mein Geschenk freut, und dann komme ich ins Grübeln und zweifle plötzlich daran, ob mein Geschenk gut genug ist, ob ich seinen Geschmack getroffen habe und überhaupt, ob ich da zurechtkomme, ob ich das richtige Kleid anhabe, ob ich nicht zu trampelig für diese Feier bin, und stelle mir vor, welche klugen und netten und tollen Leute dort sind und dass ich dort gar nicht reinpasse, ganz sicher werden mir alle meine Unsicherheit anmerken ..." Der Therapeut: „Und was geschieht dann, wenn die Geburtstagsfeier ansteht?" „Wenn ich dann wirklich zur Geburtstagsfeier gehe, dann habe ich sie innerlich schon einige Male durchlebt, dann ist irgendwie schon die Luft raus." Der Therapeut schlägt ihr vor, auch diesen Prozess als Bewegung auszudrücken. Die Klientin sagt: „Gut, jetzt bewege ich mich auf die Geburtstagsfeier zu", und geht wieder los, langsamer als vorhin, angespannt, gebremst, als würde sie sich gegen starken Gegenwind durchsetzen müssen. Der Therapeut fragt: „Wie erleben Sie sich dabei?" „In mir brodelt es, aber nicht mehr so aufgeregt wie am Anfang, eher so wie ein Uhrwerk, ganz gleichmäßig, wie eine innere Unruhe, und äußerlich halte ich fest, bin ich gebremst und möchte, dass man mir ja nicht anmerkt, was in mir vorgeht."

In diesem Prozess geschah zweierlei: Die Klientin nahm einen ihrer Erregungsverläufe wahr und stellte fest, dass dieser sich bei ihr in unterschiedlichen Situationen wiederholte, also eine Erregungskontur war. Und zweitens stieß sie dadurch, dass sie ihren Erregungsverlauf bzw. ihre Erregungskontur in Bewegung darstellte, auf andere Aspekte ihres Erlebens, auf andere Leibregungen, nämlich vor allem auf das Gefühl der Unsicherheit verbunden mit Imaginationen zukünftiger Ereignisse (der Geburtstagsfeier) sowie auf die innere Unruhe, also auf Leibzusammenhänge. Dies ist typisch für die Arbeit mit Erregungskonturen. Dadurch, dass sie in Bewegung ausgedrückt werden, gerät auch innerlich einiges in Bewegung, andere Leibregungen, Leibzusammenhänge werden spürbar und sichtbar und bieten eine Chance zur therapeutischen Weiterarbeit. Therapeutische Arbeit mit Erregungskonturen bleibt nie bei den Erregungskonturen „stehen", sondern greift das auf, was im Erleben von Erregungskonturen in den Vordergrund tritt und arbeitet damit weiter. In diesem Prozess schlug der Therapeut der Klientin vor, ihre „innere Unruhe", eine Leibbewegung, auf die wir in den späteren Abschnitten zurückkommen werden, in Bewegungen auszudrücken.

Der Therapeut ermunterte anschließend die Klientin, andere Erregungsverläufe auszuprobieren. Manche konnte die Klientin sofort in Bewegung umsetzen, bei anderen bedurfte sie des Zugangs über konkrete Situationen, die ihr bzgl. des Erregungsverlaufes einfielen. Bei dem Erleben der absinkenden Erregung wurde ihr deutlich, dass diese ein Grundmuster ihres Lebens war. Wie beim Absinken der Vorfreude auf die Geburtstagsfeier, „versickerte" vieles in ihrem Leben. Viele Initiativen, berufliche und persönliche, die sie ergriff, versandeten in einer Kombination von Fantasie, Unsicherheit und Scham, wie sie in der Bewegung herausfand. Explosive Erregungsverläufe, berstende Erregungen waren ihr, wie sie sagte, „völlig fremd". Sie vermochte sie auch nicht als Bewegung darzustellen. Flüchtige Bewegungen waren ihr vertraut. Mit ihnen verband sie die Leichtigkeit, sich wie ein Schmetterling einmal hierhin, einmal dorthin auf dieses oder jenes Blatt zu setzen. Stetige Erregungsverläufe waren ihr vertraut als Erregungsverläufe auf niedrigem Niveau. Mit ausgestreckten Armen lag sie auf dem Boden und rollte sich hierhin und dorthin: „Das ist schön, ich spüre den Boden und bin trotzdem in Bewegung, das könnte ich stundenlang tun, das erlaube ich mir viel zu selten, das sollte ich mir doch etwas öfter gönnen." Auf die Nachfrage des Therapeuten, wo und wie sie denn dieses Stetige, Niedrige in ihrem Alltag kenne, fiel ihr ein: „Bei langen Spaziergängen, im Urlaub oder früher, als ich oft Schwimmen gegangen bin und Bahn um Bahn zog, langsam aber regelmäßig, das tat mir gut." Sie nahm sich vor, diesem Erregungsverlauf und diesen Ereignissen wieder einen größeren Platz in ihrem Leben zu geben. Auf die Frage, ob sie auch stetige, hohe Erregungsniveaus kenne, schaute die Klientin zweifelnd und meinte dann: „Ich kann es ja mal probieren." Mit angespannten Schultern und festgehaltenen, an die Seiten gedrückten Ellbogen und angewinkelten Armen rannte sie los, dabei abrupt und überraschend immer wieder die Richtung wechselnd, das Kinn vorgeschoben, die Augen starr. Plötzlich hielt sie inne und fiel schluchzend in sich zusammen: „Das kenne ich von meinem Vater, das bin nicht ich, das ist mein Vater. Immer aufgeregt, immer hochgedreht, oft betrunken und ganz unberechenbar." Sie weinte. „Selbstverständlich kenne ich explodierende, berstende Erregungsverläufe von meinem Vater, aber alles, was mit ihm zu tun hat, habe ich weit von mir geschoben. Ich habe mir geschworen, so will ich nie werden, damit will ich nichts zu tun haben. Und ich bin ja auch anders, Gott sei Dank. Ich bin ganz erschrocken, dass mir das immer noch so nah ist." Im Gespräch mit dem Therapeuten vergewisserte sie sich, dass sie „anders" war als ihr Vater *und* dass das Leben und Erleben mit ihrem Vater Spuren in ihrem Erleben und in ihrem Sein hinterlassen hatte. Eine dieser Spuren bestand darin, dass für sie hohe Erregung etwas Schlechtes, etwas Bedrohliches war, etwas, das sie nicht wollte und das sie mit der Art von hoher

Erregung, die der Vater ihr gegenüber gezeigt hatte, verband. Sie fürchtete hohe Erregung und schämte sich ihrer, wenn sie drohte. Deswegen blendete sie berstende Erregungsverläufe aus, und deswegen „versickerten" aufsteigende Erregungen ab einem bestimmten Erregungsniveau, wie vorhin am Beispiel der Geburtstagsfeier beschrieben.

Die Klientin begegnete bei dieser Arbeit Aspekten ihrer Leibmuster, die ihr vorher nicht oder so nicht deutlich gewesen waren. Sie verstand nun besser, „was mit ihr los war", und sie erlebte diese Leibmuster. Der Ausdruck in Bewegung öffnete Türen zum Erleben und schuf gleichzeitig Möglichkeiten, Änderungen auszuprobieren. Veränderungsmöglichkeiten entstanden, wie erwähnt, aus der Arbeit mit den im therapeutischen Prozess zu Tage tretenden Leibbewegungen, hier der inneren Unruhe, oder daraus, auf andere Leibregungen, wie die Scham und Unsicherheit, einzugehen und mit ihnen über tänzerische Identifikation weiterzuarbeiten. Ein anderer Zugang hätte in dem beschriebenen Beispiel darin bestehen können, Erfahrungen mit einem eigenen hohen Erregungsniveau auszuprobieren oder über die Bewegung eigene Wege zur Erregungssteigerung zu finden, und zwar Wege, die der Klientin entsprechen und nicht Wege der Erregungsverläufe ihres Vaters sind. Auf diese Möglichkeiten mit Erregungsverläufen bzw. -konturen zu arbeiten, werden wir später genauer eingehen. Zuvor wollen wir uns noch damit beschäftigen, welche Möglichkeiten der Erlebnisöffnung es gibt.

7.2.2 Erlebnisöffnende Zugänge

Wie können KlientInnen ihren eigenen Erregungskonturen auf die Spur kommen? Die Liste der Erregungskonturen, die wir ausgewählt haben, beinhaltet diejenigen, denen wir in unserer therapeutischen Praxis am häufigsten begegnet sind und denen wir zum Teil andere Begriffe zuordnen konnten:

flach	hoch
ansteigend	abfallend
flüchtig	
explosiv	
stetig	
abrupt	

Die Gegenüberstellungen, wie wir sie hier zum Teil links und rechts vorgenommen haben, treten häufig im Zusammenhang auf und werden von vielen Menschen als miteinander verbunden empfunden. Im individuellen Erleben kann es aber auch Gegenüberstellungen bzw. Verknüpfungen zwischen einer ansteigenden und einer abrupten Erregungskontur oder zwischen hoher und stetiger Erregungskontur geben.

Als Menschen mit einer *flachen* Erregungskontur erleben sich KlientInnen häufig, wenn es ihnen fremd ist, überhaupt in Erregung zu geraten und ihr allgemeines Erregungsniveau im Vergleich zu dem anderer Menschen niedrig ist. Manche sind zufrieden damit, erklären und erleben diese Erregungskontur als ihr Naturell. Sie empfinden ihre Besonderheit häufig als Stärke gegenüber den anderen, als Vorteil gegenüber den „Aufgeregten". Andere Menschen mit dieser Erregungskontur wiederum leiden darunter. Weder im Zorn noch in der Liebe können ihre Erregungskurven soweit nach oben steigen, dass andere Menschen Unterschiede im Erregungsniveau bemerken. Dies kann sich auch im Verlauf der sexuellen Erregung bzw. in einem niedrigen Niveau sexueller Bedürfnissen niederschlagen. Häufig leiden KlientInnen mit flachen Erregungskonturen nicht so sehr direkt unter ihrer Erregungskontur, sondern eher indirekt unter den großen Schwierigkeiten, die sie haben, mit anderen Menschen lustvolle und befriedigende Beziehungen zu leben.

Dieser Erregungskontur auf die Spur kommen können KlientInnen sehr leicht darüber, dass sie sie in Bewegung ausdrücken: „Bewege dich mit dem Erregungsniveau, das du gewöhnlich hast, durch den Raum", oder „Drücke dein Erregungsniveau in der Situation, die du gerade geschildert hast, in Bewegung aus und bewege dich mit dieser Erregung durch den Raum. Nimm wahr, was du dabei erlebst." Hierdurch kommen KlientInnen komplexeren Zusammenhängen zwischen dem Erregungsniveau und ihrem Erleben auf die Spur. Manchmal tritt Leere auf, manchmal wird Gehaltenes deutlich, biografische Zusammenhänge können zugänglich werden. Gelegentlich bedarf es einer Bewegungsspiegelung als Zwischenschritt. Eine Klientin z. B. drückte ihre flache Erregungskontur aus, indem sie durch den Raum „trottete". Der Therapeut fragte: „Was erlebst du jetzt?" Sie antwortete: „Nichts. Ich trotte im Kreis herum." Der Therapeut: „Was fällt dir dazu ein: im Kreis herumzutrotten? Hast du dazu ein Bild, eine Vorstellung, eine Assoziation?" Die Klientin: „Wie ein alter müder Zirkusbär, der schon überall war und alles gemacht hat und jetzt nur noch im Kreis herumtrottet, ganz egal, was um ihn herum geschieht." Ihr war aus der Bewegung ein inneres Bild entstanden, das genauere Erlebnisqualitäten zuließ, ihr Erleben wurde konkreter, fassbarer. Allerdings blieb ihr zuerst einmal schleierhaft, was dieser im Kreis herumtrottende alte Bär mit ihr selbst zu tun haben könnte. Der Therapeut schlug deshalb vor, dass die Klientin sich an den Rand des Raumes stellen möge, während er wie der alte müde Bär im Kreis herumtrotten würde. Die Klientin solle doch sagen, wie dieses Bild auf sie wirke, welche Resonanz es bei ihr hervorrufe. Die Klientin sah dem im Kreis herumtrottenden Therapeuten, der versuchte, die Bewegungen der Klientin zu spiegeln, eine Weile zu und rief dann plötzlich: „Onkel Erwin! Das ist ja Onkel Erwin!" Nun war eine weitere Brücke zwischen dem Bären und der Klientin gebaut, eine weitere Verbindungslinie zugänglich, von der aus über die Bedeutung von Onkel Erwin im Leben und Erleben der Klientin der therapeutische Prozess weitergehen konnte.

KlientInnen mit *hohen* Erregungskonturen beschreiben, ähnlich wie diejenigen mit flachen Erregungskonturen, zwei Aspekte: Zum einen erleben sie sich auf einem kontinuierlich höheren Erregungsniveau als die meisten anderen Menschen, zum anderen ist die hohe Erregungskontur an bestimmte Situationen gebunden, in denen die KlientInnen hoch erregt sind. Die KlientInnen beschreiben, dass sie von dieser hohen Erregung „nicht mehr herunterkommen", dass sie lange, oft für die Ressourcen des eigenen Körpers zu lange, auf diesem hohen Erregungsniveau bleiben, bis sie „zusammenbrechen". Der Zusammenbruch kann darin bestehen, dass sie von einer Sekunde auf die andere in einen tiefen Erschöpfungsschlaf fallen, dass ihr Kreislauf kollabiert oder dass plötzlich depressive Stimmungen auftreten usw. Eine kontinuierliche, anhaltende hohe Erregungskontur wird sozial häufig gern gesehen und belohnt. Die tüchtige Mutter, die drei Kinder, Studium, Haushalt und die Pflege der kranken Mutter managt, der Selbstständige, der rund um die Uhr arbeitet, der Vertreter, der immer „auf dem Sprung" ist, ein Geschäft abzuschließen ... Für manche Berufe, für manche Tätigkeiten ist eine hohe Erregungskontur gleichsam Voraussetzung. Das kann jahrelang, manchmal jahrzehntelang gut gehen, aber irgendwann sind die Reserven des Körpers erschöpft, die Menschen fühlen sich ausgebrannt. Erlebt wird die hohe Erregungskontur oft als ein Getriebensein, manchmal vor etwas weg, manchmal zu etwas hin, von dem man aber nicht weiß, was es ist. Die Sehnsucht nach Ruhe wird zumeist gar nicht wahrgenommen, und wenn, dann als überwältigend groß empfunden. Ihr nachzugehen wird als „gefährlich" erlebt.

Die Entstehungsfaktoren dieser Erregungskontur sind sehr unterschiedlich. Sie können in einem Grundgefühl des Verlorenseins gründen, aber auch Teil eines posttraumatischen Stresssyndroms sein. Solchen Verbindungen auf die Spur zu kommen, ist aber erst der zweite Schritt. Der erste Schritt besteht darin, die Erregungskontur als solche zu erkennen und sie in ihren individuellen Erlebnisqualitäten zu erfahren. Auch hier besteht die einfachste Methode darin, diese Erregungsqualität in Bewegung umzusetzen. Ein Klient rannte, darum gebeten, hektisch hin und her, ständig die Richtung wechselnd, einmal hierhin, einmal dahin, aufgeregt um sich schauend ... Der Therapeut wurde schon vom Zuschauen nach einigen Sekunden müde. Der Klient: „Das verstehe ich gar nicht, dass du müde wirst, mir ist das so vertraut, das kenne ich, das könnte ich stundenlang so machen." Therapeut: „Warum willst du es denn dann ändern?" Klient: „Weil ich mich gar nicht mitbekomme, weil ich nicht weiß, wer ich bin ..."

Um KlientInnen einen Zugang zur *ansteigenden* oder *aufsteigenden* Erregungskontur zu ermöglichen, bieten wir unter anderem an:

- Wenn du den Begriff ansteigende Erregung hörst – welche Art der Bewegung fällt dir unmittelbar ein?
- Erprobe verschiedene aufsteigende Bewegungen.
- Bewege dich durch den Raum und steigere dein Tempo / deine Dynamik / deinen Rhythmus.

– Bewege dich auf ansteigenden Linien durch den Raum.
– Begegne einem Menschen, steigere den Kontakt.

Wie immer wird diese Erregungskontur unterschiedlich erlebt. Für manche „fühlt es sich gut an“ und „macht warm“, andere spüren ihre Lust und erleben sich weit, offen und frei. Einige erleben sich spannend, erregend, verführerisch, brodelnd, lockend, andere haben Angst vor dem Bruch und erleben es als „schwer durchzuhalten“. Wieder andere fühlen sich getrieben und erleben aufsteigende Erregungen oder sonstige Aktivität als „mühsam“.

Auch die *abfallende* oder *absinkende* Erregungskontur kann über Tanz und Bewegung, allein oder im Kontakt mit anderen erlebbar werden, mit unterschiedlichen Erfahrungen: Einer Klientin rollten Tränen herab, sie wurde traurig, schließlich phlegmatisch, wie gelähmt. Sie spürte Resignation, „die Aufgabe führt zu nichts“, Schwere entstand, die sie „wie in Wasser“ aufzulösen drohte. Eine andere Klientin war „enttäuscht“ und verlor jedes Gefühl. Ein Klient wurde in seinem Erleben ohnmächtig, ein anderer schämte sich, wurde unsicher, erlebte absinkende Bewegungen, Töne und Kontakte als Rückzug und „kleiner werden“. Am häufigsten scheint Erleben zu sein, das als negativ bewertet wird. Seltener sind Erfahrungen wie die einer Klientin, die sich als friedlich, zu sich kommend erlebte und Ruhe und Besinnung spürte.

Der Wechsel und der Zusammenhang zwischen ansteigenden und abfallenden Erregungskonturen wirkt für manche Menschen wellenförmig, entspannend und beruhigend, für andere mühsam und beängstigend oder weckt in ihnen die Besorgnis, auseinander zu fließen und sich zu verlieren.

Wie alle anderen kann man auch die *flüchtige* Erregungskontur mit kreativen Mitteln vielfältig erfahren: Flüchtige Bewegungen und flüchtige Begegnungen, flüchtige Klangäußerungen und flüchtige Berührungen können ausprobiert, flüchtigen Gedanken und flüchtigen Gefühlen und Vorstellungen, was dem einzelnen Menschen „flüchtig“ bedeutet, Aufmerksamkeit geschenkt werden. Manche KlientInnen reagieren mit Zorn und Wut auf diese Erfahrungen, andere fühlen sich isoliert und distanziert, einige spüren nichts, andere sehr starke Gefühle, z.B. Scham, großen Mangel oder Trauer. Viele erleben sich als umherirrend und haltlos oder oberflächlich und verantwortungslos, andere werden neugierig und aufgeregt, manche erleben Zartheit und manche Kühle oder Leichtigkeit.

„Probiere eine Bewegung, die explosiv ist.“ Einer Bewegung, die *explosiv* ist, geht ein Spannungsaufbau vorher, dann breitet sie sich aus, strömt dahin, entweder in alle Richtungen oder gezielt auf einen Punkt hin. „Lass explosive Klänge den Raum erfüllen.“ „Probiere explosive Berührungen und explosive Begegnungen aus.“ „Tanze explosiven Kontakt.“ Meist wird etwas als explodierend erlebt, das vorher unter Druck stand, „wie ein Vulkan“. Die Erregung des Berstens dagegen bedarf keiner vorherigen Spannung, in ihr entlädt sich Erregung plötzlich und nach allen Seiten hin. Die berstende oder explosive Erregungskontur wird oft mit Erotik oder Lust verbunden, mit Spaß und Freude, aber auch mit Scham und Schmerz, mit Angst, Gewalt und Bedrohung. Manche Menschen sind zu dieser Erregungsqualität gar nicht in der Lage, sie macht ihnen Angst. Sie haben vor allen Dingen Angst vor möglichen Schmerzen oder vor der eigenen Explosivität. Zu bersten ist für manche Menschen „gefährlich", man kann sich selbst und andere überrumpeln oder Gewalt antun. Manche bersten nur „innerlich" und wieder andere sind durch das Bersten oder Explodieren erleichtert. Etwas wird dann „offensichtlich", die Entladung wirkt befreiend.

Zur *stetigen* Erregungskontur: Auch hier bieten sich zahlreiche Experimente an, mit denen KlientInnen Erfahrungen machen und ihrem Erleben auf die Spur kommen können. Man kann sich kontinuierlich in einem immer gleich währenden Rhythmus bewegen. Man kann kontinuierlich und lang andauernd durch den Raum gehen, lang andauernd in Kontakt mit anderen Menschen treten.

Vielen gibt das Ruhe, Geborgenheit und Sicherheit. Für sie wirkt es beruhigend, erinnert an Wiegenlieder, es tut ihnen gut und verhilft ihnen zu tieferer Atmung. Andere können die „fehlende Dynamik" kaum aushalten, ihnen ist „zu wenig los" oder sie fühlen sich ermüdet, gelangweilt und gefangen.

Abrupt sind Unterbrechungen oder Richtungsänderungen in der Bewegung. Abrupt sind auch deutliche und starke Wechsel jeder Art, etwa in Dynamik und Lautstärke. Abrupt kann ein Kontakt aufgenommen, aber auch beendet werden. Für viele gleich oder zumindest verwandt ist die Erregungskontur „schneidend", „abgeschnitten" oder „beschnitten". Abrupte Wechsel können als abgeschnitten oder abschneidend erfahren werden, schneidende Blicke oder schneidende Bewegungen können Schnitte oder andere abrupte Veränderungen anzeigen oder androhen. Viele KlientInnen, die abrupte Veränderungen erlebt haben, sind schon vorab innerlich darauf eingestellt. Sie sind gespannt, abwartend, manchmal nervös. Das Abrupte kann als Verlust, Irritation oder Tod erlebt werden. Es kann einen Nichts-Ahnenden aus heiterem Himmel überfallen, kann aber auch als Erlösung ersehnt sein und der Klarheit und Lebensorientierung dienen.

Wir hoffen, dass auch aus den wenigen Hinweisen deutlich wurde, wie unterschiedlich und individuell einzelne Erregungskonturen lediglich mit Hilfe Resonanz fördernder Begriffe wie „flacher Erregungsverlauf", „abrupte Bewegung" usw. erlebt und bewertet werden. Daraus folgt: es gibt weder „gute" noch „schlechte", weder „richtige" noch „falsche" Erregungskonturen. Es gilt, gemeinsam mit den KlientInnen deren Erregungskonturen und vor allem der Art und Weise, wie sie sich in diesen Erregungskonturen erleben, auf die Spur zu kommen. Dabei treten individuelle Erfahrungen und individuelle Bewertungen zu Tage.

Neben den bisher geschilderten Hinweisen und Erfahrungen mit Erlebnis öffnenden Zugängen zu einzelnen Erregungskonturen gibt es auch Möglichkeiten, die erwähnten acht Erregungskonturen gemeinsam anzugehen. Eine Möglichkeit ist die Anleitung einer Gruppe zu einem tänzerischen „Schnelldurchgang": „Suche dir bitte den jetzt passenden Platz als Ausgangspunkt für eine Erlebnisreise durch unterschiedliche Erregungsverläufe. Ich werde gleich ein paar Begriffe zu unterschiedlichen Qualitäten von Erregungen nennen. Bitte drücke das, was diese Begriffe in dir auslösen, unmittelbar in Bewegung aus, immer nur ein paar Atemzüge lang. Ich werde die Begriffe relativ schnell hintereinander sagen, damit du ihre Wirkung sozusagen antesten kannst. Welche Bewegung ruft z.B. der Begriff ‚ansteigende Erregung' in dir hervor? Und welche ‚abfallende Erregung'? Was fällt dir in Bewegung ein zu ‚flacher Erregungskurve' und was zu ‚hohem Erregungsniveau'? Drücke doch bitte ‚flüchtig' in Bewegung aus, gehe in flüchtige Kontakte mit anderen Menschen hier im Raum. Und dann probiere ‚explosive Bewegungen und Begegnungen' aus. Laufe ‚stetig' durch den Raum, finde stetige Wege und einen stetigen Rhythmus und achte darauf, was dabei im Kontakt mit anderen Menschen passiert. Dann sei ‚abrupt' in deinen Bewegungen und Begegnungen. Und nun beende diese Erlebnisreise in ein oder zwei Minuten an einem Platz, der dir in dem Moment am passendsten erscheint und lasse dort die Bewegung ausklingen und nachklingen."

Obwohl die GruppenteilnehmerInnen in keinen Erregungsverlauf „voll hineingehen" können (was wir angesichts der Erlebnisfülle für unzumutbar halten würden), werden erfahrungsgemäß alle eine Antwort auf die Frage finden: „Welcher Erregungsverlauf oder Erregungsverläufe waren dir bekannt, vertraut und sicher? Welche eher fremd oder neu, überraschend oder beängstigend? Was ist typisch für dich, was kennst du von dir auch im Alltag? Was beschäftigt dich jetzt gerade in Bezug auf dein Erleben mit den Erregungsverläufen?" Diese erlebte Spurensuche ebnet in der therapeutischen Weiterarbeit den Weg zu den Leibmustern der TeilnehmerInnen.

Eine andere Möglichkeit des Zugangs sei hier noch beschrieben: Der erste Schritt ist dabei ein gestalterischer. In einer Gruppe stellen wir vor, was wir unter Erregungskonturen verstehen. Wir hängen ein Blatt, das in acht ähnlich große Kästchen unterteilt ist, an die Wand und schreiben in jedes Kästchen eine der eben vorgestellten Erregungskonturen. Wir bitten dann die TeilnehmerInnen: „Nehmt bitte ein großes Blatt Papier und teilt es in acht Felder. Malt in jedes Feld, was der Begriff, der in diesem Feld steht, was die Bezeichnung der Erregungskontur in euch als Resonanz hervorruft. Das können Linien sein, aber auch Farben, Gegenständliches und Abstraktes, nehmt eure Resonanzen ernst und malt sie." Es entstehen eindrucksvolle Bilder. Die TeilnehmerInnen spüren natürlich in der Regel unterschiedliche Resonanzen zu den jeweiligen Erregungskonturen. Mit manchen können sie „gar nichts anfangen", bei anderen beginnt das Herz wild zu klopfen, wieder andere sind vertraut oder rufen Abscheu und Widerwillen hervor. In einem nächsten Schritt bitten wir: „Hängt euer Bild irgendwo an der Wand auf, stellt euch davor und nutzt es als choreografische Anleitung. Tanzt die einzelnen Bilder in den einzelnen Kästchen oder auch mehrere im Zusammenhang, ganz wie es euch einfällt und gefällt. Lasst euch von diesen Bildern zu Bewegungen anregen." Hier wird das Erleben vertieft, die Verbindungen zwischen einzelnen Erregungskonturen werden zugänglich und können im weiteren therapeutischen Prozess individuell fortgeführt und bearbeitet werden.

7.2.3 Hinweise zur Therapie

Die Arbeit mit Erregungskonturen ist wirksam, weil sie Kernbestandteile von Leibmustern berührt. Sie kann Szenen, die mit diesen Grundmustern des Erlebens zusammenhängen, intensive Gefühle und Körperreaktionen heraufbeschwören. Erregungskonturen kommen harmlos daher: „Mache bitte eine flüchtige Bewegung oder überhaupt flüchtige Bewegungen“, und schnell kann einem vieles begegnen, vor dem man geflohen ist oder was sich dem Zugriff entzog, obwohl es lebenswichtig war. Mit Erregungskonturen zu arbeiten bedarf deshalb einer fundierten therapeutischen Ausbildung und ausreichender therapeutischer Erfahrung.

Die Wege der therapeutischen Arbeit mit Erregungskonturen seien hier noch einmal zusammengefasst und erläutert:

- Der wichtigste und erste Schritt besteht darin, Erregungskonturen Erlebnis öffnend auf die Spur zu kommen. Dadurch, dass wir als Tanz- und BewegungstherapeutInnen den KlientInnen Formen und Experimente des Bewegungsausdruckes anbieten können und nicht nur im engen Bereich der Gedanken und des Verbalen bleiben müssen, eröffnet sich für die KlientInnen ein breites Spektrum an Wegen, Erregungskonturen zu erleben. Dieses Erleben schafft Einsichten und Aussichten. Noch einmal zu betonen ist, dass mit dem Erleben von Erregungskonturen selbstverständlich individuelle Bewertungen verbunden sind, die je nach Klient oder Klientin äußerst unterschiedlich ausfallen können, wie wir im vorigen Kapitel beschrieben haben. Es darf aber von Seiten der TherapeutInnen keinerlei generelle Bewertungen geben im Sinne von „stetig ist positiv“ oder „abrupt ist negativ“.
- Wenn eine Klientin oder ein Klient eine Erregungskontur tänzerisch darstellt, besteht eine einfache, aber wirkungsvolle Form therapeutischer Intervention darin zu sagen: „Improvisiere damit, probiere etwas anderes aus.“ Eine Klientin tanzte immer wieder aufsteigende Erregungskonturen, die plötzlich abrupt abbrachen. Sie erzählte, dass ihr dies immer wieder in ihrem Leben begegne und dass sie es leid sei. „Probiere in der Bewegung etwas anderes, vielleicht kannst du daraus eine Anregung für dein Leben mitnehmen, vielleicht auch nicht, probiere aus, ob es irgendwelche Varianten, irgendwelche Veränderungsmöglichkeiten in und bei diesem Bewegungsverlauf gibt, den du eben mehrmals gemacht hast.“ Die Klientin improvisierte und fand zwei Varianten heraus. Die eine Variante bestand darin, dass sie die Erregung „langsamer anging“, nur allmählich steigerte, nicht so schnell und hochstrebend, wie sie es gewohnt war. So fand sie mehr Kraft und vor allem Aufmerksamkeit, Schwierigkeiten, die häufig zu abrupten Abbrüchen führten, zu sehen und anzugehen. Die andere Option fasste sie in kurzen Worten zusammen: „Ich brauche jemanden neben mir.“ In den kritischen Situationen des Erregungsanstieges, die zu einem abrupten Abbruch führten, war das Alleinsein ein entscheidender Faktor. Für diesen Verlauf, als sie die

Erregungsverläufe mit der Therapeutin gemeinsam tanzte, ergaben sich mehrere andere Verlaufsmöglichkeiten. In der Improvisation der KlientInnen, im Ausprobieren dessen, was über das Gewohnte hinaus möglich ist, liegt viel Weisheit.

- Eine andere wirkungsvolle therapeutische Intervention ist die Aufforderung, bestimmten Momenten und ihrem Davor und Danach besondere Aufmerksamkeit zu schenken. KlientInnen mit z. B. stark (eventuell bis zur Explosion) aufsteigender und dann abrupt abfallender Erregungskontur erleben oft diesen Moment des Wechsels als problematisch und beachtenswert. Dagegen wird häufig dem Übergang vom „Down-Sein“ zur wieder aufsteigenden Erregung keine Bedeutung beigemessen, obwohl doch gerade diese unbeachtete „Selbstverständlichkeit“ Hinweise zur Lösung geben kann. „Bitte nimm doch noch einmal die Haltung ein, die für den Moment des Zusammenbruchs steht. Und nun beginne mit der Bewegung deiner Erregungskontur bewusst und aufmerksam, kurz bevor du in diese Haltung kommst. Was erlebst du da? Und dann gehe doch bitte in die Haltung und die Bewegung, die kurz nach dem Zusammenbruch kommt; dehne auch diesen Moment ganz aufmerksam aus. Wie machst du das, dass du sozusagen wieder auf den aufsteigenden Ast kommst?“

  „Spannende“ Momente einer Erregungskontur herauszufinden, die sich lohnen könnten, in der beschriebenen Art und Weise experimentell anzugehen, ist vor allem Sache der TherapeutInnen. KlientInnen können mit dieser Hilfe ihre eigenen kompetenten Lösungen erleben und eventuell in Veränderungsprozesse einbeziehen.
- Erlebnis öffnende Zugänge zu Erregungskonturen schaffen Aussichten auf das weitere leibliche Erleben, auf weitere Leibregungen. Therapeutische Arbeit mit Erregungskonturen bleibt nie nur bei einer oder auch bei mehreren Erregungskonturen stehen, sondern öffnet sich immer anderen Leibbewegungen, Gefühlen, Stimmungen, Körperempfindungen usw. Gerade weil Erregungskonturen grundlegende Bestandteile der Leibmuster sind, werden, wenn man sich ihnen erlebend öffnet, komplexe Zusammenhänge von Leibmustern deutlich. Wenn KlientInnen unter bestimmten Erregungskonturen leiden und diese ändern möchten, führt der Weg meist darüber, zuerst einmal andere Leibregungen und insbesondere Leibbewegungen therapeutisch zu bearbeiten, bevor man sich wieder der entsprechenden Erregungskontur, die Ausgangspunkt des Prozesses war, zuwenden kann. Dieser scheinbare „Umweg“ ist immer der direkteste und kürzeste Weg.

In den späteren Beispielen zur therapeutischen Arbeit mit Leibbewegungen werden wir immer wieder auch auf Erregungskonturen Bezug nehmen, da diese beiden Leibregungen unmittelbar miteinander verzahnt sind, und in therapeutischen Prozessen auf beide Bezug genommen werden muss. Hier wollen wir an einem Beispiel die komplexen Zusammenhänge auf dem therapeutischen Weg illustrieren, in dem der Klientin im Erleben ihrer Erregungskonturen die für sie kostbare Qualität der Langsamkeit bewusst wird. Doch diese Langsamkeit braucht, um gelebt werden zu können, einen Raum, einen Ruheraum, den sie über eine anschließende Verraumungsarbeit für sich entdeckt:

Eine Klientin erzählt von Geschehnissen des Alltags. Dabei erwähnt sie ein inneres Bild, das sie einige Tage vorher hatte, in dem sie inmitten eines großen, leeren Industriegeländes stand. Die Klientin kann aber auf die Bedeutung dieses Bildes, das nachhaltigen Eindruck auf die Therapeutin macht, nicht näher eingehen, erzählt stattdessen eine Geschichte nach der anderen und beklagt sich gleichzeitig darüber, dass sie keinen roten Faden findet. Die Therapeutin bietet ihr an, ihr ihren Eindruck von den Geschichten als Bewegungs- und Erregungsablauf vorzustellen. Die Klientin stimmt zu. Die Therapeutin bewegt sich in verschiedene Richtungen durch den Raum, immer wieder stoppend, sich umwendend, mal geradeaus, mal zur Seite oder vorwärts, rückwärts. Immer wieder steigert sich die Geschwindigkeit, wird abrupt abgestoppt und nach einer Richtungsänderung wieder gesteigert. Die Klientin schaut erschrocken, geht mit dem Oberkörper zurück und sagt: „Ja, so ist das. Da ist ja auch kein roter Faden drin, keine Linie ... Aber ich wüsste auch nicht, wie ich da einen roten Faden hineinbekommen könnte." Die Therapeutin schlägt ihr vor: „Versuchen Sie doch einmal selbst das, was sie erzählt haben, in Bewegung auszudrücken. Wenn Sie in der Bewegung drin sind, spüren Sie vielleicht den einen oder anderen Impuls, etwas zu verändern, vielleicht im Tempo, vielleicht in den Linien, vielleicht in der Dynamik, im Erregungsverlauf." Die Klientin setzt sich in Bewegung, auch ihre Bewegungslinien sind chaotisch, ihre Erregungsverläufe steigen an und brechen dann abrupt ab, münden in Richtungsänderungen. Dann versucht sie das eine oder andere zu verändern, bis sie schließlich eine ihr angenehme Veränderung findet: das Verlangsamen. „Wenn ich langsamer bin, bekomme ich mehr mit, auch mich selbst. Das ist angenehmer."

Sie bewegt sich weiter durch den Raum, die Erregungskonturen steigen nun langsamer an, es gibt weiterhin Richtungsänderungen, doch das Abrupte ist aus dem Bewegungsverlauf verschwunden, es gibt langsames Aufsteigen und Absteigen, viel stetigere Erregungsverläufe – und doch liegt etwas diffus Irritierendes, Unsicheres im Raum. Die Therapeutin fragt nach: „Wie fühlen Sie sich?" „Ich weiß nicht genau, irgendetwas stimmt nicht, ich fühle mich nicht sehr wohl." Die Therapeutin gibt ihr ein Sharing: „Ich empfinde Einsamkeit." Klientin: „Ja, davon ist etwas da, aber das trifft es nicht ganz. Ich fühle mich hier in dem großen Raum, in dem ich mich bewege, und überhaupt beim Bewegen immer etwas unwohl, der Raum ist mir vielleicht zu groß." Die Therapeutin schlägt vor, dass sie sich einen Raum abteilt, der so beschaffen ist, dass sie sich in ihm wohl fühlt und sich bewegen kann. Die Klientin geht zu einem Teil des Raums, in dem sich zwei Sessel, mehrere Musikinstrumente und andere Materialien befinden, und sagt: „Hier ist es wohnlich, da drüben, wo es leer ist, nicht. Hier in diesem wohnlichen Teil, ist es angenehmer, hier kann ich gut sein." Die Therapeutin: „Können Sie sich dort auch bewegen?" Die Klientin: „Nein. Hier bei den Sesseln ist der Raum des Sprechens, des Redens, ist der Raum in dem ich mit Ihnen rede. Und hier, wo die ganzen Sachen herumliegen, ist es so wie bei mir zu Hause. Der ganze Kram, die ganzen Haushaltsgegenstände, all das, was man braucht, das gehört zwar zum Wohnlich-Sein, ist aber auch mit Alltag und Arbeit verbunden. Da ist auch kein Platz zum Bewegen." Die Therapeutin bittet die Klientin, sich an die Grenze zwischen beide Räume zu stellen, zwischen den wohnlichen Gesprächs- und Alltagskramraum und den offenen Bewegungsraum, und zu spüren, was sie empfindet. Die Klientin stellt sich mit dem Gesicht zum offenen Raum hin und sagt: „Wenn ich da hineinschaue und wenn ich mir vorstelle, dort hineinzugehen, fühle ich mich verloren. Ich kann mich da zwar bewegen, aber ich fühle mich verloren." Die Therapeutin und die Klientin gehen diesem Gefühl nach. Der Klientin wird deutlich, dass sie ihren Körper nur wenig spürt, wenn sie sich verloren fühlt. Die Therapeutin schlägt schließlich vor: „Suchen Sie sich doch einen Teilraum inmitten des großen Raumes, in dem Sie Ihren Körper spüren können, in dem Sie sich bewegen können. Bauen Sie sich diesen Raum mit Hilfe von Kissen, Decken, Seilen, Stühlen, mit all dem, was Ihnen hier zur Verfügung steht." Die Klientin überlegt, schaut sich um, geht dann zu einer Säule, an der eine mit Blumen gefüllte Vase steht: „Diese Blume ist es. Die Blume ist der Anfang." Sie zögert und weiß nicht mehr weiter. Die Therapeutin ermuntert sie: „Dann nehmen Sie die Blume als Anfang, als Ausgangspunkt, um sich Ihren Raum zu schaffen." Die Klientin baut sehr sorgfältig, immer wieder achtsam verändernd mit Kissen einen Kreis um Blume und Säule, geht dann in diesen Kreisraum hinein, vergrößert ihn etwas und sagt: „Ja, hier ist es. Das ist mein Raum." Die Therapeutin fragt: „Erleben Sie dort Ihren Körper anders?" „Ja, sofort, wenn ich hier hineintrete." Die Klientin wirkt auch entspannter, gelöster, ihr Atem ist freier. Die Therapeutin: „Nehmen Sie sich Zeit, gehen Sie den Impulsen nach, die in Ihnen entstehen." Die Klientin: „Ich habe sofort den Impuls, hier wieder einen Stuhl zum Reden und zum Lesen hineinzutun und alle möglichen anderen Sachen hineinzustellen, also diesen Raum auch so voll zu machen, wie da drüben den anderen Raum, aber etwas lässt mich auch zögern." Die Therapeutin schlägt ihr vor, ihren Raum erst einmal so zu lassen, wie er ist: „Sie haben ja schon einen Krempel- und einen Gesprächsraum, diesen Raum haben Sie sich für Ihr Körpererleben bzw. für ihre Bewegung geschaffen. Nehmen Sie wahr, was sie nun für Impulse haben, was in diesem Raum entsteht, was sie in diesem Raum möchten." Die Klientin steht still. Nach einigen Minuten setzt sie sich hin: „Hier kann ich mich jetzt niederlassen, das stimmt so. Dafür sollte der Raum aber etwas kleiner werden." Sie macht den Raum kleiner, setzt sich wieder, verharrt: „Danach habe ich immer Sehnsucht, mal einen Platz zu haben, wo ich einfach schweigen kann. Auch wenn ich im Alltag etwas tue, freue ich mich immer darauf, dass das dann einmal zu Ende ist und ich mal nichts tun muss und schweigen kann. Aber dazu kommt es so selten, meistens erst am Abend, und dann bin ich müde und schlafe ein." Die Therapeutin: „Hier haben Sie jetzt Platz und

Zeit zu schweigen." Die Klientin schweigt sitzend fünf Minuten, zehn Minuten lang, dann sagt sie: „Jetzt kann ich auch eine Tür in diesen Raum hineinmachen, so dass ich hinauskann, aber niemand anderes hier hinein kann." Sie schweigt weiter, dann sagt sie resignierend: „So etwas werde ich in meinem Alltag nie erreichen können." Die Therapeutin: „Diese Resignation ist sehr alt, meinen Sie nicht auch? Wir kennen sie von früheren Sitzungen; das ist die Resignation ihrer Kindheit, wo sie vieles nicht erreichen konnten und sich damit abfinden mussten. Jetzt haben sie andere Möglichkeiten. Sie haben sich hier und jetzt diesen Raum geschaffen. Das waren Sie, die das getan haben. Sie haben Ihr Verlorensein ernst genommen, haben dann die Blume gefunden und sie zum Ausgangspunkt genommen, sich Ihren Raum zu schaffen." Die Klientin weint: „Das ist mein Raum der Ruhe." Im weiteren Prozess setzte sich die Klientin mit den Chancen und Gefahren des Innehaltens auseinander und mit ihren ganz eigenen Wegen, aus dem Innehalten heraus Bedürfnisse zu spüren und Schritte zu ihrer Erfüllung zu realisieren.

– Äußerst spannend und therapeutisch interessant sind Äußerungen und Erfahrungen von KlientInnen, dass sie mit bestimmten Erregungsverläufen „gar nichts anfangen" können. Fast immer lohnt es sich, dieses im Gedächtnis zu behalten, um später noch einmal darauf zurückzukommen.

Eine Klientin, die ziemlich verzweifelt über ihre hohe Anfälligkeit zur Migräne war, brachte diese in „irgendeinen, wenn auch undurchschaubaren Zusammenhang" mit ihrem Spannungsniveau. Der Therapeut nannte ihr die Begriffe zu den Erregungsverläufen und bat sie, beim Hören auf ihre Resonanz zu achten. Die Klientin äußerte daraufhin, dass ihr einerseits „stetig" und „hoch" und andererseits „aufsteigend" und „abrupt abfallend" sehr vertraut sei. „Explosiv", das wisse sie, würde den Migränekranken nachgesagt, nämlich dass sie „Explosionen im Kopf" hätten. Diese Erkenntnis würde aber nichts bringen; selbst wenn sie explodieren würde, hätte sie dennoch Migräne. Nichts anfangen könne sie mit dem Begriff „flüchtig". Was der Therapeut denn damit meine? Das könne sie gar nicht verstehen. Aufgefordert, doch trotzdem eine „flüchtige Bewegung" zu machen, machte sie eine kurze, wegwerfende Geste mit der rechten Hand und schnalzte dabei mit der Zunge. Das Ganze wirkte leicht verächtlich – und dennoch musste der Therapeut schmunzeln, weil er soeben eine Qualität von Leichtigkeit bei der Klientin gesehen und empfunden hatte, die er bisher noch nicht kennengelernt hatte. Aber jetzt wandten sie sich erst einmal den vertrauten Erregungsverläufen zu. Bei „stetig und hoch" marschierte die Klientin „wie ein Soldat, der seine Pflicht erfüllt – ewig so weiter" durch den Raum. Bei „aufsteigend" begann sie im Kreis herumzugehen, wurde zunehmend schneller, während die Kreise, die sie zog, immer enger wurden, bis sie sich schließlich ganz schnell auf der Stelle drehte – bis sie „nicht mehr konnte". „Das ist jetzt der Augenblick des Zusammenbruchs. Jetzt ist mir so schwindelig, dass ich ohnmächtig werden könnte – so wie das früher oft war." Nach einer Verschnaufpause schlug ihr der Therapeut vor, noch einmal in den Kreis der aufsteigenden Erregung hineinzugehen, diesmal aber betont langsam zu bleiben, um achtsam sein zu können für das, was passiert. Die Klientin sagte: „Auch langsamer komme ich trotzdem nicht aus dem Teufelskreis heraus." Da schlug der Therapeut ihr vor: „Versuch es doch in diesem Moment einmal mit ‚flüchtig'". Nach einer Sekunde der Überraschung und des erstaunten Blicks machte die Klientin die gleiche Geste wie vorhin mit der rechten Hand, ließ allerdings die Hand bzw. den Arm sich weiter fließend ausstrecken und folgte ihm mit dem ganzen Körper aus dem Kreis heraus. Dort ließ sie sich noch ein paar Momente weiter von ihrer sich schlängelnden Hand zum Tanz (ver)führen und weinte ein bisschen: „Wie wunderbar, so eine Leichtigkeit zu spüren. Meine Güte, welchen Mangel ich daran habe. Und überhaupt – das ist etwas, was mir noch nie eingefallen ist: dass ich ab und zu mal flüchten muss, dass ich mir nicht jede Pflicht aufbürden muss, nicht alle Schwere dieser Welt auf mich laden muss – und mir auch nicht alle Menschen antun muss. Ab und zu mal abhauen – dass muss ich wohl, wenn ich mich nicht weiter so mit meiner Migräne quälen will."

- Wie immer in unserer Arbeit ist die Einladung, mit Polaritäten Erfahrungen zu sammeln, sinnvoll. Wer sich in stetigen Verläufen „zu Hause" fühlt, wird es zumeist interessant finden, auch einmal abrupte, plötzliche Bewegungsveränderungen zu erproben. Ein Klient sagte einmal: „Ich bin ein flüchtiger Mensch." Er konnte dies ausdrucksstark in Bewegungen illustrieren und zahlreiche Beispiele für das „Flüchtigsein" anführen. Als die Therapeutin ihn fragte, was denn sein persönliches Gegenteil von flüchtig sei, antwortete er: „Ruhig dasein, lange Zeit mit innerer Ruhe." Er probierte dies in Bewegung und erschloss sich darüber Wahlmöglichkeiten seines Erlebens und Verhaltens, auch wenn der Weg dorthin über einige dabei auftauchende Hindernisse führte. Welcher Erregungsverlauf als Polarität zu einem anderen empfunden wird, ist von Klient zu Klient, von Klientin zu Klientin unterschiedlich.

7.3 Primäre Leibbewegungen

7.3.1 Wieso „primär"?

Mitte der 90er Jahre planten wir eine Seminar- und Vortragsreihe über die grundlegenden körperbezogenen Interaktionen zwischen TherapeutInnen und KlientInnen. Uns war aufgefallen, dass es zwar eine Vielfalt von Möglichkeiten gibt, wie sich Menschen mit ihrem Körper, mit ihrer Bewegung, mit ihren Sinnen begegnen können, dass sich aber bestimmte Arten der Begegnung in den therapeutischen Beziehungen zwischen KlientInnen und TherapeutInnen wiederholen. Wir werteten unsere Erfahrungen aus und kamen zu dem Ergebnis, dass fünf dieser körper- und sinnesbezogenen Interaktionen am häufigsten und für den therapeutischen Prozess die gewichtigsten waren:

- KlientInnen und TherapeutInnen begegnen sich über das Schauen: Blicke begegnen sich, nehmen Kontakt auf, weichen aus, senden Signale, spielen miteinander, tanzen miteinander.
- Nicht nur die Worte sind wichtig, sondern auch und manchmal vor allem die Töne und der Tonfall, in denen KlientInnen und TherapeutInnen miteinander kommunizieren. Auch wenn jemand „keinen Ton herausbringt", wenn der Klang einer Stimme Vertrauen schenkt, wenn Unaussprechliches gesagt wird oder ein Schrei, der im Inneren tobt, wenigstens als Flüstern in die Welt hinausdringt, ist dies therapeutische Interaktion.
- KlientInnen haben oft Erfahrungen gemacht, ins Leere zu greifen oder etwas zu ergreifen, das sich ihnen entzieht. In der Therapie können sie manchmal die Hand oder den Arm der Therapeutin oder des Therapeuten ergreifen und so Erfahrungen mit dem Greifen machen, das sich viele schon resignierend „abgewöhnt" hatten. Auch die Sicherheit, nicht ergriffen oder gegriffen zu werden, ist z. B. für KlientInnen, die Erfahrungen mit sexueller Gewalt haben, von wesentlicher Bedeutung.
- Viele KlientInnen fühlen sich „unter Druck" oder spüren „inneren Druck". Diesen Druck nach außen zu geben gelingt oft über gestalterische Medien wie z. B. Ton, bedarf aber manchmal auch eines menschlichen Gegenübers, der Therapeutin oder des Therapeuten.
- Ein großes Bedürfnis vieler KlientInnen besteht darin, wieder zu lernen sich anzulehnen. Wer zu oft ins Leere gefallen ist, traut sich das Anlehnen nicht mehr und verharrt oft in Angst, Scham und Resignation. Sich Rücken an Rücken an den Therapeuten zu lehnen oder den Kopf wenigstens für einen Moment in die Hand der Therapeutin „abzulegen", bietet für viele KlientInnen die Chance, auch in ihrem Alltag Möglichkeiten des Anlehnens zu suchen und anzunehmen.

Diese fünf körperbezogenen Interaktionen schienen uns die wichtigsten zu sein. Als wir dann zu jeweils einer dieser Interaktionen Workshops durchführten und dabei den TeilnehmerInnen Erlebnis öffnende Erfahrungen mit jeweils einem dieser Aspekte ermöglichten, machten wir eine überraschende Entdeckung. Die TeilnehmerInnen der Workshops, überwiegend (angehende) TherapeutInnen, interessierten sich gar nicht so sehr für das Schauen, Tönen, Greifen, Drücken und Anlehnen als Momente der Interaktion zwischen KlientInnen und TherapeutInnen, sondern eher als Wege, als grundlegende Momente des eigenen Erlebens, um eigene Muster zu erfahren und mit ihnen neue Veränderungsmöglichkeiten zu erproben.

Eigentlich sollte uns das auch nicht verwundern. Wieder einmal haben wir von den KlientInnen bzw. TeilnehmerInnen unserer Workshops gelernt, dass im therapeutischen Rahmen gar nicht so viel Anderes und Besondereres als im Alltag geschieht. Wenn diese fünf Interaktionen in der therapeutischen Beziehung wichtig sind, dann müssen sie für die KlientInnen auch in ihrem Alltagsleben von grundlegender Bedeutung sein. Wir beobachten in Alltag und Therapie, dass es sich beim Schauen, Tönen, Greifen, Drücken und Anlehnen um grundlegende körperliche bzw. sensorische Bewegungen von Menschen handelt, die gleichzeitig Grundqualitäten des Erlebens beinhalten und ausdrücken.

Wenn ein Mensch einen anderen Menschen anschaut und dabei auf sein Erleben achtet, entsteht ein Prozess innerer und äußerer Bewegung, der auf Basis-Leibmuster hinweisen und tiefe Erlebensprozesse in Gang setzen kann. Gleiches gilt, wenn Menschen aus ihrem Erleben heraus Töne artikulieren und diese von Bewegungen begleiten lassen. Das Greifen ist in der deutschen Sprache dem Wort nach Teil des Be-greifens. Ob Menschen in die Welt hinausgreifen oder sich dies verbieten oder nur dann wagen, wenn andere Menschen ihnen dafür die Erlaubnis geben, drückt unterschiedliche Qualitäten aus, wie sie sich in der Welt bewegen. Etwas an sich zu drücken oder gegen andere Druck auszuüben, ist für viele Menschen tabu, verboten, „asozial". Gleichzeitig beobachten wir, wie groß die Sehnsucht der KlientInnen ist, dasjenige oder diejenigen Personen, die für sie unbekömmlich oder gar giftig sind, endlich einmal von sich wegzudrücken und das oder diejenigen, die sie ersehnen oder begehren, an sich zu drücken. Und schließlich scheint es in den Bedingungen der heutigen Zivilisation üblich zu sein, sich immer nur oder überwiegend angestrengt nach vorn zu bewegen. Sich zurückzulehnen ist aufregend und beängstigend, gehört für viele zu den „verbotenen Sehnsüchten", ruft große innere und äußere Bewegungen hervor, wenn es denn einmal erlaubt ist und probiert werden kann. Diese fünf primären Leibbewegungen, das Schauen, Greifen, Drücken, Lehnen, Tönen, nennen wir „primär", um ihre grundlegende Bedeutung zu unterstreichen.

Primär sind sie darüber hinaus noch unter einem anderen Aspekt. Die genannten fünf Leibbewegungen sind die ersten Lebens- und Erlebensäußerungen von Säuglingen. Säuglinge lehnen sich in den Arm der Mutter oder anderer Betreuungspersonen. Sie schauen und beginnen über die Augen den Tanz mit der Mutter, dem Vater u.a. Sie drücken z. B. die Milchflasche an sich oder von sich weg. Sie drücken ihr Köpfchen an die Brust z. B. beim Stillen oder drücken sich mit dem ganzen Körper weg, etwa wenn sie die Arme der Erwachsenen als einengend erleben. Über die Kraft und Ausdrucksstärke ihrer Töne können Eltern so manches Lied singen. Säuglinge greifen schon in den ersten Tagen reflexartig nach einem hingestreckten Finger und nutzen später das Greifen, um sich in die Welt hinauszubewegen. Diese Leibbewegungen sind also auch deshalb „primäre", weil in ihnen auch frühes Erleben zum Ausdruck kommt. In der therapeutischen Praxis betreten manchmal, wenn wir mit primären Leibbewegungen arbeiten, sehr frühe Erfahrungen die Bühne. KlientInnen spüren dann frühkindliche Erlebnisqualitäten. In anderen therapeutischen Prozessen hat die Arbeit mit den primären Leibbewegungen mit frühen Erfahrungen nichts zu tun. Ob dies der Fall ist oder nicht, ist für uns zweitrangig. Entscheidend ist die in jeder Hinsicht grundlegende Bedeutung der primären Leibbewegungen für die Möglichkeiten der KlientInnen zu erleben, erlebend mit anderen Menschen in Beziehung zu treten und Leibmuster, unter denen sie leiden, zu verändern.

Schauen Tönen Greifen Drücken Lehnen

In der therapeutischen Praxis sind die unterschiedlichen primären Leibbewegungen eng miteinander verknüpft, sie können gleichzeitig oder aufeinander folgend in den Vordergrund des Erlebens bzw. der Bewegung treten.

Eine Klientin z. B. hatte mehrmals berichtet, dass sie sich nicht gesehen fühle und dass das immer schon so gewesen sei. Die Therapeutin empfahl ihr ein Experiment: „Ich schlage dir vor, dass du dir einen Platz suchst, wo du gut sitzen oder stehen kannst, und mir einen Platz zuweist, an dem ich mich aufhalten soll. Und weiter schlage ich vor, dass wir beide uns anschauen und du auf dein Erleben achtest und wahrnimmst, was geschieht." Die Klientin suchte sich einen Sitzplatz und bat die Therapeutin, sich vier Meter entfernt gegenüberzusetzen. Beide nahmen Blickkontakt auf. Schon nach wenigen Sekunden rief die Klientin: „Oh, das ist ja furchtbar, das halte ich nicht aus", und schaute weg. Auf Nachfragen der Therapeutin erzählte die Klientin, dass es ihr furchtbar peinlich sei, jemandem in die Augen zu schauen, furchtbar ungewohnt und furchtbar schön. Scham und Peinlichkeit war beiden ein bekanntes Thema. Die Therapeutin bat die Klientin, durch die Scham hindurchzugehen, wenn sie es nicht mehr aushalte, wegzuschauen, aber immer wiederzuversuchen, hin zu schauen und immer wieder zu versuchen, einen Tanz der Augen aufzunehmen und dabei all ihren Bewegungen und Impulsen zu folgen.

Die Klientin nahm wieder Augenkontakt auf, schaute weg, schaute wieder hin, hielt nun den Kontakt, erst blass werdend, dann errötend, schließlich immer aufgeregter: „Das ist wunderschön, das habe ich noch nie gemacht." Die Therapeutin sollte nun näher kommen, schlug die Klientin vor und sagte auch, wie. Dieser Prozess dauerte mehrere Minuten, immer wieder von kurzem verbalen Austausch und Bewegungen unterbrochen.

Als die Therapeutin schließlich in Reichweite war, begannen die Augen der Klientin zu flackern. Das Flackern ging in Starrheit über. Währenddessen begann die Klientin, ihre Hände anzuspannen und verkrampft hin und her zu bewegen. Als die Therapeutin fragte: „Nimm bitte deine Hände wahr. Was möchten diese tun?", antwortete die Klientin: „Die wollen irgendetwas anpacken." Dabei bewegte die Klientin ihre Hände heftiger und begann ziellos an ihren Beinen entlang Greifbewegungen zu machen. Die Therapeutin: „Wenn du möchtest, biete ich dir meine Hände zum Greifen an." Die Klientin erstarrte vor Staunen und Schreck. Sie bekam Angst vor dem, was dann passieren könne, fasste sich dann plötzlich ein Herz und ergriff ruckartig und abrupt die Hände der Therapeutin. Unmittelbar danach schossen ihr Tränen in die Augen. Sie begann die Hände allmählich zu drücken und steigerte dies immer mehr, gleichzeitig immer heftiger atmend. Als sie merkte, dass die Hände der Therapeutin dablieben und ihrem Druck standhielten, sank die Druckintensität ab, die aufrechte und angespannte Haltung der Klientin löste sich und Tränen flossen, Tränen der Erleichterung.

Die Therapeutin fragte: „Was wünscht du dir?" Die Klientin konnte erst nicht antworten, sie öffnete den Mund, brachte aber keinen Ton heraus. Die Therapeutin schaute der Klientin weiter in die Augen, die Blicke tanzten und sie hielt weiterhin die Hände. „Lass dir Zeit und überprüfe mit deinen Händen und deinen Augen, ob du deinen Wunsch sagen kannst, ob deine Stimme Raum hat, ob du meinst, dass dein Wunsch Gehör finden kann." Nach einer Weile flüsterte die Klientin: „Ich möchte, dass du mich in den Arm nimmst." Die Therapeutin nickte und die Klientin konnte sich in den Arm der Therapeutin lehnen.

Dieser hier nur grob skizzierte Prozess, der konkret noch viele weitere Facetten und Nuancen beinhaltete, durchlief mehrere primäre Leibbewegungen. Das Erleben der Klientin, die Interaktion zwischen Therapeutin und Klientin, verlief im Hier und Jetzt und mobilisierte gleichzeitig frühe Erfahrungen. Entscheidend für die heilende Wirkung dieses Prozesses war nicht nur, dass es der Klientin gelang, zu schauen, zu greifen, zu drücken, zu tönen und schließlich sogar zu wagen, sich an den Arm der Therapeutin anzulehnen, entscheidend war auch und vor allem, dass dabei ihre Klippen und ihre Hindernisse, hier vor allem die Scham und die Angst, lebendig wurden und sie durch Scham und Angst hindurchgehen konnte. Interessant ist, dass auch in diesem Prozess, wie in fast allen intensiven therapeutischen Prozessen, Erregungskonturen auftauchten.

Wir werden im Folgenden nacheinander auf die primären Leibbewegungen eingehen, wohlwissend, dass eine isolierte Betrachtungsweise der therapeutischen Realität nur ausnahmsweise entspricht. Wir werden zu jeder primären Leibbewegung einige Hinweise geben, die den Beobachtungen und Erfahrungen unserer therapeutischen Praxis entspringen, und wir möchten einige Erlebnis fördernde Einheiten und Experimente vorschlagen, die in Einzel- wie in Gruppenarbeit eingesetzt werden können. Schließlich wollen wir einige KlientInnen und GruppenteilnehmerInnen zitieren, die ihr Erleben mit der jeweiligen primären Leibbewegung schildern. Dabei handelt es sich weder um „typische" Erfahrungen noch um eine repräsentative Wiedergabe. Wir wollen ausschließlich die Bandbreite und die Vielfalt des individuellen Erlebens illustrieren.

7.3.2 Schauen

Schon bei der Geburt ist die Augenmuskulatur nahezu vollständig entwickelt; Neugeborene nehmen die Augen der Mutter wahr, ihr Blick wird oft als „offen und unverstellt" beschrieben. Schon im Alter von acht Wochen beginnen Säuglinge von sich aus direkten Blickkontakt zur Mutter aufzunehmen, suchen den Blick. Im Alter von drei bis sechs Monaten ist die Interaktion zwischen Mutter und Kind vor allen Dingen eine visuelle, ein Tanz der Blicke. Das Kind kann in dieser Lebensphase „Bewegungen seiner Gliedmaßen sowie die Augen-Hand-Koordination erst geringfügig kontrollieren. Dagegen ist das visuell-motorische System schon nahezu ausgereift, und im Blickverhalten ist das Kind ein erstaunlich tüchtiger Interaktionspartner. Der Blickkontakt ist eine wichtige Form sozialer Kommunikation" (Stern, 1992, S. 39). In dieser Phase sollte dem Säugling die Kontrolle über den Beginn und das Ende des Blickkontaktes überlassen werden, da es eine wichtige und notwendige Voraussetzung für die Entwicklung des Selbstempfindens des Säuglings ist.

Viele KlientInnen haben zu wenig oder nur einseitigen Blickkontakt. Zu wenig Blickkontakt heißt, dass sie in früheren oder späteren Phasen ihrer Entwicklung zu wenig angeschaut wurden, dass es zu wenig der genannten Tänze gab. Einseitige Blickkontakte können darin bestehen, dass die Blicke von Erwachsenen verachtend oder abwertend waren, dass Mütter oder andere Bezugspersonen Säuglingen keinen Spielraum zur Aufnahme des Blickkontaktes ließen, sondern selbst Anfang und Ende kontrollierten.

In der Tanz- und Bewegungstherapie können wir KlientInnen bitten, im wörtlichen Sinn einen „Tanz der Augen" durchzuführen. In der Einzeltherapie kann der Tanz der Augen zwischen KlientInnen und TherapeutInnen probiert werden. In der Gruppe tanzen TeilnehmerInnen miteinander. Es reicht in den meisten Fällen die einfache Aufforderung: „Ich spiele nun ein oder zwei Musikstücke und bitte euch, miteinander zu tanzen. Tanzt einen Tanz der Augen, einen Tanz des Schauens, einen Tanz der Blicke, bei dem ihr Blickkontakt aufnehmt und darauf achtet, was ihr dabei erlebt. Ihr dürft selbstverständlich wegschauen, aber nehmt immer wieder mit den Augen Bezug zueinander. Tanzt euren Tanz der Augen." Hierbei erleben die KlientInnen so viel, dass es ausreichender Zeit bedarf, diesem Erleben Raum zu geben und damit weiter zu arbeiten.

Auch eine differenziertere Einleitung zum Tanz der Augen ist möglich: „Sucht euch eine Partnerin oder einen Partner und stellt euch gegenüber. Schaut euch an und nehmt wahr, was ihr dabei erlebt ... Setzt das, was ihr erlebt, in Bewegung um, geht euren Bewegungsimpulsen nach, entfaltet sie ... Ich spiele nun Musik und bitte euch, weiter im tänzerischen Dialog zu bleiben. Tanzt einen Tanz der Augen, verändert euren Abstand, schaut euch aus der Nähe und aus der Ferne an, variiert die Distanz und spielt mit ihr ... Probiert Blickkontakte aus verschiedenen Höhen und Haltungen, etwa wenn ein Partner oder eine Partnerin steht und der oder die andere sich duckt und dergleichen mehr ..." Danach kann man den Tanz sich frei entfalten lassen. Der Therapeut oder die Therapeutin kann auch noch weitere Hinweise geben und zu Experimenten auffordern, die das Schauen mit Erregungsverläufen verknüpfen.

- „Werft euch nun nur flüchtige Blicke zu."
- „Probiert aus, was ihr erlebt, wenn einer von euch versucht, den Blickkontakt zu erzwingen, wie die oder der jeweils andere darauf reagiert."
- „ Schaut euch tanzend an und probiert aus, was geschieht, wenn eine oder einer von euch den Blickkontakt abrupt abbricht."
- „Tanzt miteinander und versucht dabei bewusst, euch nicht in die Augen zu schauen."

Einige Erlebnisberichte:
- „Ich habe Schweißausbrüche bekommen."
- „Ich war sehr ambivalent. Ich hatte Sehnsucht, gesehen zu werden, und habe mich aber auch davor geängstigt."
- „Lust, Neugier, Wärme."
- „Ich habe mich durchschaut gefühlt und geschämt, als wären meine Gedanken durchsichtig."
- „Wir haben beim Schauen mit den Blicken miteinander gesprochen, ja auch gespielt."
- „In mir tauchte die große Frage auf, ob ich überhaupt die Erlaubnis habe, jemanden anzuschauen. Dann habe ich große Wünsche gespürt."
- „Ich habe mich verführt und geführt gefühlt."
- „Meine Augen hatten Macht und ich musste aufpassen, dass die Augen der anderen nicht zu viel Macht über mich hatten."
- „Wir kamen uns ganz nah. Ich hatte große Angst, dass mein Gegenüber wieder wegschaut. Und als er das dann tat, fühlte ich mich verlassen und wurde unruhig."
- „Als ich angeschaut wurde, fühlte ich mich gesehen, aber auch bewertet. Zumindest hatte ich Angst vor der Bewertung, ich wünsche mir, wertfrei angeschaut zu werden, aber ich bin da sehr misstrauisch."

In der einzel- und gruppentherapeutischen Arbeit mit der primären Leibbewegung „Schauen" haben wir vielfältige Erfahrungen gemacht, einige möchten wir als Anregung und Hinweise wiedergeben:

- Die primäre Leibbewegung Schauen ist häufig eng mit der Richtungs-Leibbewegung hinein-hinaus/innen-außen (s. Kap. 7.4.2) verbunden. Wenn zwei Menschen sich begegnen, ganz gleich, ob in der therapeutischen Beziehung oder im Alltag, ist der Blickkontakt immer eine körperliche Interaktion. Es gibt keine Möglichkeit, keinen Blickkontakt zu haben, auch Wegschauen, Vorbeisehen, in die Leere starren sind Blickkontakte und rufen Echos bei anderen hervor. So, wie es unmöglich ist, nicht zu kommunizieren, so ist es unmöglich, keinen Kontakt zu haben, der auch den Blick betrifft.

  Die Qualitäten des Schauens sind vielfältig. Wir bieten KlientInnen an, unterschiedliche Blicke auszuprobieren, z. B. freundlich, verächtlich, taxierend, böse, flehend, leer zu schauen. Spannend und aufschlussreich ist es auch, verschiedene Varianten des Wegschauens auszuprobieren, z. B. verschämt wegzugucken oder egozentrisch über jemanden hinwegzusehen oder einer Person einen Blick, dem man ansieht, dass dahinter ein eigener innerer Film abläuft, so dass das Gegenüber gar nicht wahrgenommen werden kann, zuzuwerfen, zu schauen, als wäre der andere gar nicht da oder durch jemanden hindurchzustarren.
- Oft sind Blicke Brücken zur Erinnerung, Brücken zu früheren Szenen und Begegnungen, die in Muster eingeflossen sind. Wenn ein z. B. Therapeut müde Augen hat,

kann die Klientin ihn, den Therapeuten, sehen, aber vielleicht auch gleichzeitig den Vater, dessen müde Augen Interesselosigkeit ausdrückten. Blicke können Geschichten erzählen über Sehnsucht und Verachtung, über Verlangen und Bosheit. Manchmal haben KlientInnen Angst vor bestimmten Blicken, z.B. bösen Blicken. Sie erzählen das. Wenn wir nachfragen, ob das mit einer Szene, mit konkreten Personen oder einem konkretem Bild verbunden ist, dann können sie diese Frage oft nicht beantworten, dann ist ihr Erleben verschwommen und diffus. Wir bitten dann die Klientin oder den Klienten, zum Regisseur oder zur Regisseurin zu werden und z. B. den Therapeuten als Schauspieler einzusetzten, der in einer Szene spielt, in der er böse schaut. Immer haben wir die Erfahrung gemacht, dass dabei konkrete Situationen, Erfahrungen und Begegnungen der KlientInnen ins Bewusstsein treten, mit denen dann weitergearbeitet werden kann.

- KlientInnen haben häufig in ihren Erinnerungen klare Vorstellungen davon, wie sie selbst geschaut haben. Eine Frau erzählt z. B. eine Szene, in der sie mit ihrem Vater im Zoo war, in der dieses und jenes passiert ist, und berichtet: „Ich war da sehr traurig." Auf die Nachfrage: „Woran hast du bemerkt, dass du traurig warst?", kommt die Antwort: „Ich habe so traurig geguckt." Und die Klientin beschreibt genau, wie sie damals geguckt hat, als ob sie sich von außen gesehen hätte. Diesbezüglich scheint es eine besondere Art von Erinnerungen zu geben, die wir nicht erklären können. Wir können nur feststellen, dass wir ihr häufig begegnen. Auch wenn KlientInnen Fotos zeigen, beschreiben sie z. B. „Auf diesem Bild sehe ich ablehnend aus." „Woran siehst du das?" „An den Augen."
- In der therapeutischen Arbeit mit Paaren ist der beschriebene Tanz der Augen ein wichtiges Mittel der Begegnung. Es reicht aber schon, dass sich die PartnerInnen einander gegenüber stellen und in die Augen schauen. Häufig ist dies ein Moment der Wahrheit, in dem bei jedem Paar ein wahrhaftiges Erleben in den Vordergrund tritt.
- Das, was Menschen im Blickfeld haben, ist unterschiedlich. Ihr Gesichtskreis ist manchmal eng und manchmal weit. Wir lassen KlientInnen oft damit Erfahrungen machen, indem wir sie bitten, nach vorn zu schauen und dabei einmal bewusst ihr ovales Blickfeld wahrzunehmen, in seinen leicht verschwimmenden Begrenzungen. Wir bitten sie den Blick zu fokussieren, also ihr Blickfeld gezielt und prägnant auf einen Punkt zu richten, und wir bitten sie, den Blick schweifen zu lassen und die dabei entstehenden Impulse in Bewegung umzusetzen.
- Eine interessante Erfahrung für viele ist auch folgende Einheit: Eine Teilnehmerin tanzt, eine andere beobachtet. Die Tanzende tanzt eine bestimmte Sequenz, eine bestimmte Form, ohne die Beobachterin anzuschauen. In einem zweiten Durchgang nimmt die Tanzende, während sie zum gleichen Thema oder die gleiche Form tanzt, Blickkontakt zur Beobachterin auf. Die unterschiedliche Wirkung, die unterschiedliche Resonanz ist frappierend. Die Beteiligten spüren differenziertes Erleben.

- Der Blick ist die soziale Dimension der Haltung. Der Mensch kann eine Körperhaltung einnehmen, sein Blick schafft die Brücke zur Umwelt, zum sozialen Kontext. Wenn z.B. eine Klientin tanzt und die Therapeutin spürt, dass in dem Tanz etwas Unbestimmtes liegt und bittet: „Stell dir bitte im Tanz eine andere Person vor und schaue sie an", oder: „Schau, während du tanzt, eine im Raum anwesende Person an", verliert der Tanz das Unbestimmte, er wird konkret und prägnant. Oder ein Klient nimmt eine bestimmte Körperhaltung z.B. bei einer tänzerischen Identifikation, ein. Wenn die Therapeutin oder der Therapeut nachfragt: „Wo geht dein Blick hin?", bekommt diese Haltung sofort eine soziale Dimension. Das, was um den Menschen herum ist, kommt dadurch, dass der Mensch bewusst schaut, sozusagen in den Menschen hinein und wird Teil des Ausdrucks, wird in der Szene präsent. Ein weiteres Beispiel: Eine Klientin erzählt und erzählt, ihre Augen schweifen diffus umher. Sie blickt dem Therapeuten gelegentlich in die Augen, schaut aber sofort wieder weg. Ihr Blickverhalten erzählt eine andere Geschichte als ihre Worte. Es löst beim Therapeuten Assoziationen aus wie: „Ich kann erzählen so viel ich will, es interessiert sich ja doch keiner dafür. Ich erzähle vor mich hin ohne die Erwartung, gehört zu werden." Ihre Augen zeigen eine soziale Dimension, lassen eine Szene um sie herum entstehen. Wenn der Therapeut nun auffordert: „Probieren Sie bitte, mich, während Sie reden, anzuschauen. Sie müssen mir nicht andauernd in die Augen schauen, probieren Sie nur aus, was passiert, wenn Sie es versuchen", kann sich auch die Klientin der sozialen Dimension ihrer Haltung und ihres Blickes bewusst werden, mit all den Erfahrungen, Gefühlen und sonstigen Leibregungen, die damit verbunden sind.
- Es gibt KlientInnen, die das Schauen verlernt haben. Zumindest haben sie verlernt, anderen Menschen in die Augen zu schauen. Eine Klientin war sich sicher, dass nie ein Mann Interesse an ihr hatte und auch nie Interesse an ihr haben könnte. Die Therapeutin machte ihr den Vorschlag, einmal in der Woche einen Mann anzuschauen und dabei das Risiko einzugehen, sich anschauen zu lassen. „Es darf auch nur eine Hunderstel Sekunde sein. Sie dürfen sich auch eine Zeitung vorhalten und einen Schlitz hinein tun. Es ist ganz egal, wie Sie schauen, aber probieren Sie es." Die Klientin brauchte zunächst drei oder vier Tage, bis sie den Mut fand, das Experiment durchzuführen. Als sie es dann zum ersten Mal probierte, war sie überrascht. Sie hatte mit Angst gerechnet, aber was sie spürte, war tiefe Scham. Diese Erfahrung machen wir häufig. KlientInnen haben große Sehnsucht danach, erblickt zu werden, und wenn es dann geschieht, spüren sie nicht Erregung, Freude oder Lust, sondern zuerst einmal Scham. Sie müssen durch diese Scham hindurch, um der Erregung und der Lust gewahr zu werden.

Viele Klienten oder Klientinnen, die einsam sind und gleichzeitig Sehnsucht nach Kontakt, und vor allem nach liebevoller Beziehung haben, kennen den Weg dorthin nicht. Der Weg des Flirtens, der Weg der Kontaktaufnahme geht über die Augen, über Blickkontakt. In der Therapie gilt es, dies zu üben und die dabei auftretenden Hindernisse zu bearbeiten, damit konkrete Schritte zur Erfüllung der Sehnsüchte unternommen werden können.

– Wir hören häufig, dass Menschen seltsame Vorstellungen davon haben, wie sie selbst schauen. Oft meinen sie, dass sie nur „böse gucken“ – der Therapeut sieht aber das Dauerlächeln im Blick. Auch Menschen mit depressiven Verstimmungen haben zum Beispiel eine Vorstellung davon, wie ihr Blick beschaffen ist, die aber mit ihrer Wirkung auf andere Menschen nur wenig bis gar nichts zu tun hat. Wir geben als Therapeut oder Therapeutin eine Rückmeldung auf den Blick. In Gruppen schlagen wir gerne folgendes Experiment vor: „Findet euch zu dritt oder zu viert zusammen. Eine Person aus der kleinen Gruppe schaut zwei Minuten die anderen an. Mal hier hin, mal dort hin. Ganz unterschiedlich, so wie euch gerade zumute ist. Die anderen lassen den Blick auf sich wirken und geben Rückmeldungen, wie die schauende Person schaut. Nehmt die Rückmeldungen nicht als repräsentativen Querschnitt, sondern als Anregung, als Spiegelung über die Art und Weise eures Schauens.“

7.3.3 Tönen

Säuglinge können sich von Geburt an lautstark bemerkbar machen. Ihr stimmliches Ausdrucksvermögen ist trotz fehlender verbaler Sprache äußerst differenziert und vielfältig. Es reicht vom leisen, fast unhörbaren Wimmern bis zum herzhaften Schreien.

Viele KlientInnen sind verstummt, sie sind entweder generell oder aber partiell sehr schweigsam, nämlich immer dann, wenn es um sie selbst geht. Manche KlientInnen können beruflich sehr lautstark sein und sich differenziert äußern, sind aber, wenn es um sie selbst, ihre Bedürfnisse, ihre Gefühle, ihr Privates oder ihr Intimes geht, unfähig, sich zu artikulieren. Tönen steht wie das Schauen in enger Verbindung zu den Richtungs-Leibbewegungen hinein-hinaus/innen-außen (s. Kap. 7.4.2).

Erfahrungszugänge zum Tönen gibt es Dutzende. Besonders bewährt hat sich ein Erfahrungszyklus, der an frühkindliches Erleben anknüpft und Tönen mit Bewegen verbindet: „Sucht euch einen Platz im Raum, nehmt euch wahr und lasst die Töne entstehen, die euch jetzt aus dem Mund kommen wollen, die jetzt passen, die jetzt angemessen sind ... Stellt euch nun vor, ihr seid Säuglinge, legt euch dazu auf den Boden, wenn ihr wollt. Ihr seid gesättigt, zufrieden, wohlgenährt und wohl versorgt und ihr brabbelt vor euch hin, lallt, tönt vor euch hin, so zufrieden, wie es euch möglich ist ... Nun reicht euch euer Alleinsein nicht mehr, ihr wollt Gesellschaft, ihr stoßt Töne aus, dass jemand kommen soll, stellt euch eine Person vor, die euch als Säugling wichtig ist, sie soll kommen. Produziert Töne, die das deutlich machen ... Es kommt aber niemand, so laut ihr auch schreit. Deswegen erstirbt euer lautes Tönen langsam und wird allmählich zu einem leiseren Klagen ... Nun kommt jemand, den ihr gar nicht haben wollt, vielleicht euer Bruder mit einem Legostein, der euch wehtut, oder der Hund oder wer auch immer, und ihr tut dies kund. Lautstark macht ihr Töne, dass diese Person, dieses Lebewesen weggehen soll, scheucht sie mit euren Tönen weg ...

Ihr habt es geschafft. Ihr seid nun wieder allein, seid nun wieder leiser, vielleicht still. Irgendwie sagt ihr euch in eurem Babyerleben, dass das Warten und Rufen allein nichts nützt, ihr müsst euch auf andere zu bewegen. Und ihr beschließt zu krabbeln und krabbelt auf eine andere Person zu ... Wenn ihr eine andere Person erreicht habt oder eine andere Person euch erreicht hat, beginnt ihr einen Tondialog ohne Worte, nur mit Klängen. Ihr beginnt euch zu unterhalten, Töne auszutauschen ..."

Bei dieser Einheit in einer Gruppe verstummen immer wieder einige Gruppenmitglieder, jeweils an unterschiedlichen Stellen. Wenn sie keinen Weg finden, wieder zu ertönen, muss gegebenenfalls einzeln mit ihnen weitergearbeitet werden.

Einige Erfahrungen:
- „Sobald ich den ersten Ton von mir gegeben hatte, habe ich mich geschämt."
- „Immer wenn ich still wurde, habe ich mich verkrampft. Sobald wieder ein Ton raus kam, hat sich etwas in mir gelöst."
- „Ich hatte großen Widerstand dagegen, lauter zu werden und gehört zu werden."
- „Antworten macht Spaß, sobald ich eine Antwort erhielt, wurde ich aufgeregter."
- „Ich brauchte einen Anstoß von außen, sonst kam kein Ton über meine Lippen."
- „Mir haben die Töne der anderen Angst gemacht, sobald ich aber selbst Töne von mir gab, wurde ich unempfindlicher, was die Geräusche betraf."
- „Für mich war am wichtigsten, dass ich die Erlaubnis bekam, Töne von mir zu geben. Das war klasse."
- „Bei mir waren Töne und Bewegung eins. Ich konnte nur Töne machen, wenn ich mich bewegte und umgekehrt."
- „Ich bin verstummt und habe mich in mich zurückgezogen."
- „Mein Atem war wie gelähmt."
- „Ich hatte immer das Gefühl, nicht gehört zu werden und wurde traurig."
- „Ich wurde ganz hoffnungslos und ich habe meine Einsamkeit gespürt."
- „Mich hat das Tönen beruhigt."
- „Mir war es verboten, Töne raus zu lassen. Ich musste mich hier richtig dazu zwingen und das hat mich geärgert."

In der Einzeltherapie sehen wir häufig Bewegungen der KlientInnen, die deren Leben entspringen, die ausdrucksstark und prägnant sind, denen aber auf irgendeine Art und Weise noch „etwas zu fehlen" scheint. Wir fordern dann gerne auf: „Versuche doch einmal diese Bewegung mit einem Ton zu begleiten." Nur selten gelingt dies sofort, zumeist bedarf es der Unterstützung und der Überwindung von Angst und Scham, damit die KlientInnen einen Ton oder Töne von sich geben können. Hilfreich ist oft, zuerst einmal dazu anzuregen, den inneren Tönen oder Geräuschen, der inneren Musik, die bei der

Bewegung entsteht, zuzuhören, sich davon begleiten zu lassen. Wenn die inneren Klänge noch nicht umgesetzt werden können, fließen sie doch in die Bewegung hinein, werden zum Tanz. Der Tanz und die Mimik verändern sich dabei offensichtlich. Das, was innerlich gehört wird anschließend auch nach außen ertönen zu lassen, ist ein immer noch mutiger aber überwindbarer Schritt.

Ganz entscheidend ist die Aufforderung zum Tönen dann, wenn in der Einzelarbeit die Themen Gewalt, Druck, Sich-Wehren oder Ähnliche bearbeitet werden. Die dazu gehörenden Bewegungen müssen geradezu mit Tönen – Schreien, Stöhnen, Rufen, ohne oder mit Worten („Hau-ab“, „Lass mich in Ruhe“ etc.) – begleitet werden, damit die KlientInnen nicht implodieren oder in der Erstarrung verfangen bleiben.

Die Arbeit mit der Leibbewegung „Tönen“ ist schwerpunktmäßig Gegenstand der Musiktherapie. Da Tönen aber eine primäre Leibbewegung und damit eine grundlegende Erlebensäußerung des Menschen ist, sollten auch Tanz- und BewegungstherapeutInnen ihr Augenmerk auf das Tönen lenken. Jede Bewegung kann mit einem Ton verbunden werden und aus jedem Ton können Bewegungen entstehen.

7.3.4 Greifen

Greifen ist auch Begreifen. Kinder begreifen die Welt. Kinder greifen nach der Mutter oder dem Vater, sie greifen nach Spielzeug, nach der Flasche, nach der Brust, nach allem, was sie interessiert. Ist das, wonach sie greifen wollen, nicht da, greifen sie ins Leere, machen Erfahrungen mit dem Nichts. Geschieht dies häufig, hören sie auf zu greifen. Sie halten ihre Greifimpulse zurück, etwa indem sie ihre Schultern chronisch anspannen, und können dann manchmal auch als Erwachsene die Arme gar nicht mehr bewusst heben oder ausstrecken. Sie empfinden ihre Hände als zu unlebendig, gelähmt oder schlaff, um mit ihnen nach etwas zu greifen.

Wer als Kind mit Greifverboten leben muss, weil alles, was berührt wurde, angeblich zu schmutzig war oder Unordnung schaffen konnte, wird irgendwann die Exploration, die Entdeckungsfreude abbrechen oder zumindest einschränken. Neugier und Entdeckungsfreude werden ersetzt durch Furcht und Zurückhaltung. Hier wird wie schon beim Schauen und Tönen der Zusammenhang des Greifens mit der Richtungs-Leibbewegung hinein-hinaus/innen-außen (s. Kap. 7.4.2) deutlich.

Greifen ist auch Bewegung und setzt in Bewegung. Wenn Kinder nach etwas greifen, strecken sie sich aus, nicht nur mit den Fingern und nicht nur mit den Armen, sie greifen mit dem ganzen Körper. Wenn sie nach etwas greifen, das nicht in Reichweite ist, strecken sie ihren Körper und drücken sich ab. Wenn sie Greifen und Drücken kombinieren, beginnen sie zu krabbeln, setzen sich in die Welt hinaus in Bewegung. Sehen sie einen ersehnten Gegenstand auf einem Tisch, wird es ihnen irgendwann gelingen, sich an dem

Tisch hochzuziehen und schließlich zu stehen. Greifen ist eine Voraussetzung für die Entwicklung zum aufrechten Gang.

Greifen ist folglich mehr als eine motorische Funktion. Greifen ist eine Leibbewegung. Der Säugling nimmt Kontakt mit dem Umfeld über den Blick, über Geräusche, über den Rhythmus, über Hautberührung auf, doch ist der Säugling dabei noch von anderen Menschen, von ihrem Kommen und Gehen abhängig. Er selbst ist an den Ort gefesselt und auf Zuwendung angewiesen. In der Krabbelphase beginnt sich dies zu ändern. Der Säugling kann sich in die Welt hinausbewegen. Mag seine Welt anfangs noch so klein sein, beginnt doch eine neue Qualität des Kontaktes: die Qualität des Greifens und Begreifens. Etwas sehen, Interesse haben, greifen wollen, dorthin krabbeln, zugreifen – das ist ein durchgehend fließender Prozess, in dem die Kinder etwas über ihre Umwelt lernen, Objekt für Objekt, Griff für Griff. Sie lernen etwas über ihre Fähigkeiten, sich zu Gegenständen hinzubewegen und diese zu ergreifen. Sie lernen hinzufallen und wieder aufzustehen.

Und sie lernen die vielfältigen Kontaktqualitäten des Greifens: Kinder berühren etwas vorsichtig oder grapschen heftig zu, sie halten etwas fest, als wollten sie es nie wieder weggeben, und lassen es dann wieder fallen, sie krallen etwas und werfen es weg, sie stupsen etwas an und reißen es an sich. Über das Greifen begreifen sie die Welt im doppelten Sinne: sie begreifen die Qualitäten der Gegenstände, die sie ergreifen, und sie begreifen gleichzeitig ihre eigenen vielfältigen Fähigkeiten des Kontaktes. Die Zeit, in der Kinder dies besonders ausgeprägt tun, wird häufig „Explorationsphase" genannt.

Dabei wachsen und gedeihen die ersten Elemente ihres „inneren Ortes der Bewertung" (Rogers). Wenn das Kind die Möglichkeit hat, viele Gegenstände auszuprobieren, dann beginnt es zu differenzieren und zu bewerten, was ihm gefällt und was ihm nicht gefällt. Kinder bewerten danach, wie sich ein Gegenstand oder eine Person mit den Händen anfühlt, indem sie ihn ertasten, ergreifen. Auch der Geschmack spielt eine Rolle. Kinder kosten Objekte, wie Erwachsene an einem Buffet kosten, sie stecken Gegenstände in den Mund und greifen mit dem Mund, probieren ihn, mit ihren Lippen und Zähnen. Sie greifen in diesem Alter nicht nur mit den Händen, auch mit dem Mund, manchmal sogar mit den Zehen oder Füßen. „Gekostet" wird auch über den Klang, indem das Kind auf den Boden klopft oder einen Gegenstand auf den Boden schlägt oder auf andere Gegenstände und den dabei entstehenden Klängen lauscht. Doch auch dazu muss das Kind diesen Gegenstand zuerst greifen. In diesem Ausprobieren, in diesem Differenzierungsprozess des Greifens entstehen Vorlieben, entwickelt sich der Geschmack und entfaltet sich die Fähigkeit zu bewerten. Die Bewertungsmaßstäbe und Kategorien, die in dem Kind entstehen, sind für Erwachsene oft nicht nachzuvollziehen. Doch in jedem Fall ist zu beobachten, dass die Entwicklung von Bewertungskompetenz über das Greifen und während des Greifens entsteht. So erblüht ein wesentlicher Bestandteil der inneren Haltung eines Menschen, indem das Kind die Fähigkeit erwirbt, eigene Werte und Maßstäbe zu entwickeln und mit ihnen einen eigenen Standpunkt in der Welt zu beziehen.

Wer einen sicheren Standpunkt in der Welt bezogen hat, kann es sich auch erlauben, nach dem zu greifen, was er oder sie möchte, wonach er oder sie Sehnsucht hat. Man kann „nach den Sternen greifen" oder nach einer anderen Person, man kann auch das, was man ergriffen hat und nicht mehr möchte oder nicht mehr verträgt, wieder loslassen, den Griff lösen, wenn man es wünscht, um wieder nach etwas anderem zu greifen.

Greifen birgt auch die Möglichkeit des „Angreifens", auf jemanden zuzugehen, jemanden anzupacken, aggressiv zu sein. Auch das Greifen mit dem Mund, mit Gaumen und Zunge, ist anfangs nur ein Saugen. Später, wenn Kleinkinder Zähne bekommen, geht es ins Beißen über. Beißen ist als eine Form des Greifens eine Qualität des Erlebens und nicht nur der funktionelle Vorgang, ein Brötchen zu zerteilen. „Bissig" zu sein oder „einen Zahn gezogen" zu bekommen oder „zahnlos" durchs Leben zu gehen sind sprichwörtliche Qualitäten.

Es gibt vielfältige Wege, Erlebnis öffnende Zugänge des Greifens anzubieten, einige Beispiele:

- „Probiere verschiedene Materialien, Gegenstände zu ertasten, zu ergreifen. Gehe im Raum umher und greife, was dir unter die Finger kommt."
- „Ergreife bewusst die Hand eines anderen Menschen."
- „Stelle dich im Abstand von mindestens zwei bis drei Metern von einem anderen Menschen hin und strecke die Arme aus und greife nach ihm. Mache dies bewusst, achte auf deinen Atem, achte auf deinen guten Stand und nimm wahr, was du dabei erlebst."
- „Begib dich in Reichweite eines anderen Menschen, greife nach ihm und nimm wahr, was geschieht."
- „Lege dich auf den Rücken und greife."
- „Lege dich auf den Bauch, greife und lass dich vom Greifen in Bewegung versetzen, zum Beispiel zum Krabbeln."
- „Lege dich auf den Bauch und greife nach etwas, was oberhalb von dir ist, versuche dich darüber aufzurichten."
- „Suche dir einen Ort im Raum, an dem du dich hinstellst. Probiere, von diesem Ort aus Greifbewegungen zu machen. Greife zuerst nach deinem eigenen Körper ... Greife dann in den Raum um dich herum, lass die Impulse, die dabei entstehen, in die Bewegungen mit einfließen ... Entfalte die Bewegungen weiter, improvisiere mit ihnen und entwickle dann daraus deinen Greiftanz."
- „Gehe aus diesem Greiftanz heraus in einen tänzerischen Dialog mit einer anderen Person hier im Raum."
- „Greife nach einer Hand oder nach einer Person, einer Schulter eines anderen Menschen. Dein Partner bzw. deine Partnerin bewegt sich dann weg und du greifst ins Leere ..."

Einige GruppenteilnehmerInnen berichten von ihren Erfahrungen mit der letzten Einheit:

- „Der Griff ins Leere ist schrecklich, den kenne ich gut."
- „Der Griff ins Leere ist mir vertraut, aber jemanden anzupacken beim Greifen, beim Greifen jemanden zu berühren, das macht mir Angst."
- „Ich bin ganz resignativ geworden und dachte, was soll das? Das gibt ja doch nichts."
- „Ich finde das anstrengend."
- „Mir war es wichtig, dabei immer den Gesichtsausdruck der anderen mitzubekommen. Ich konnte nur greifen, wenn ich auch geschaut habe."
- „Als wir auseinander standen, bekam ich Mitleid mit meinem Gegenüber, das ja nun ins Leere greift. Ich fühle mich da für den anderen Menschen verantwortlich, ja, fast schuldig."
- „Als ich endlich etwas zu packen bekam, war das wie eine Erlösung."
- „Ich brauchte immer die Erlaubnis, etwas anpacken zu dürfen."
- „Mir hat das Lust und Spaß gemacht."

Der Griff in die Leere ist für viele KlientInnen eine besonders existenzielle Erfahrung. Eine ähnlich primäre, also grundlegende Bedeutung hat das Erleben, nicht greifen zu dürfen bzw. nicht ergriffen worden zu sein.

Ein Beispiel aus einer Einzelarbeit: Eine Klientin beschäftigte sich mit der Frage, wie ihre diffuse Sehnsucht praktisch werden konnte, wie sie ihre Sehnsüchte konkreter erkennen, ihnen folgen und sie in praktische Schritte umsetzen konnte.

Der Therapeut, der schon in den Therapiestunden vorher gemerkt hatte, dass seine Klientin gehemmt war, die Arme zu heben und die Arme und die Hände auszustrecken, um nach etwas oder jemandem zu greifen, schlug ihr vor: „Ich bitte dich, einige Bewegungen des Greifens im Liegen, Sitzen oder Stehen auszuprobieren, ins Leere oder nach etwas Konkretem zu greifen, nach oben, nach unten, nach vorn, ganz wie du möchtest. Probiere aus, spiele damit und nimm wahr, was geschieht." Die Klientin blieb einen Moment still sitzen, stand dann entschlossen auf und ging umher. „Ins Leere zu greifen ist komisch", sagte sie nach einer Weile, „ich brauche etwas in den Händen." Die Klientin holte sich auf Vorschlag des Therapeuten eine Hand voll Ton aus der Kiste, lief weiter umher, mit ihren Händen den Ton drückend und knetend. Nach einigen Minuten setzte sie sich. Ihr fielen, während sie weiter den Ton knetete, Geschichten über ihren Opa ein, den sie, als er nach seinem zweiten Herzinfarkt endlich für sie Zeit hatte, oft liebevoll „gegriffen" hatte und er auch sie. Ihr kamen Situationen, Bewegungen und Begegnungen, Szenen in den Sinn, die lebendig wurden. Sie erzählte von ihnen. Dann stand sie auf und wusste nicht mehr weiter. Der Therapeut: „Mir ist etwas aufgefallen, was ich dir gerne spiegeln möchte. Vorhin beim Umhergehen und auch jetzt hat sich dein Greifen nur in deinem unmittelbaren Nahbereich abgespielt, also in der Zone, die entsteht, wenn du deine Ellbogen an den Körper legst und dann die Hände ausstreckst. Deine Arme waren aber nie ausgestreckt und erhoben, deine Oberarme blieben immer angewinkelt." Die Klientin verfügte offensichtlich über die Fähigkeit zu greifen; diese blieben aber auf den Nahbereich beschränkt. Die Klientin überlegte und sagte: „Ja, das stimmt. Mit der Vorstellung meine Arme auszustrecken, kann ich auch gar nichts anfangen, das ist mir völlig fremd. Damit habe ich keine Erfahrung, kein Bild, keine Erinnerungen." Der Therapeut schlug vor, es doch einmal zu versuchen. Die Klientin streckte die Arme aus, zögerte und begann zu weinen. Ihr fiel die Mutter ein, nach der sie sich als Kind irgendwann nicht mehr traute die Arme auszustrecken, weil diese vor ihr zurückwich, und die wiederum zu gehemmt und ängstlich war, um ihre Tochter zu greifen ... Dies zu erleben war der erste Schritt auf dem Weg dazu, ihre Sehnsucht zu begreifen.

Auch wenn es sich bei anderen KlientInnen um andere Sehnsüchte handeln mag, fast immer betritt bei der Arbeit mit der primären Leibbewegung „Greifen" die Sehnsucht den Raum.

Manchen Menschen mangelt es nicht an bestimmten Qualitäten des Greifens, sie können schlicht und einfach nicht greifen. Sie können Wünsche äußern, sie können mit Unterstützung im therapeutischen Prozess ein Verlangen signalisieren, aber sie können nicht mit ihren Händen greifen. Wenn man diesen Menschen als Therapeut oder Therapeutin zum Beispiel die Hand hinhält und sie auffordert, diese Hand zu ergreifen und dabei wahrzunehmen, was sie im Vorfeld und dann im Greifkontakt spüren, dann beginnt damit oft ein intensives Erleben. Scham entsteht, Angst, manchmal Hilflosigkeit, ja Verzweiflung. Es bedarf der Rückversicherung, dass die Berührung des Zugreifenden wirklich erwünscht und erlaubt ist. Wenn sie oder er dann in der Lage ist, die ausgestreckte Hand oder den Arm zu ergreifen, dann bedeutet der Kontakt mit dem Therapeuten oder der Therapeutin oft auch Kontakt mit den Gefühlen der Trauer über das Greifverbot, über die zurückgedrängte und angestaute Lebendigkeit und den Zorn über die Lebenseinschränkungen, über die Gewalt, die ausgeübt wurde, um das kindliche Greifbedürfnis einzumauern und zu unterdrücken.

Erfahrungen des Greifens sind häufig mit Trauer verbunden. Wenn Menschen zugreifen, erinnern sie sich oft an Situationen, in denen sie das Gegenteil erlebt haben, nämlich etwas losgelassen haben, und werden traurig. Oder aber sie erinnern sich mit ihrem Leibgedächtnis an Situationen bzw. Lebensphasen, in denen sie nicht ergriffen wurden.

Wenn Kinder etwas greifen, das nicht in unmittelbarer Reichweite ist und zu dem sie sich nicht hinbewegen können, dann strecken sie die Arme aus, recken sich diesem Gegenstand und dieser Person entgegen. Dabei bewegen sie manchmal die Finger oder die Hände hin und her, als würden sie schon zugreifen. Der Blick drückt Verlangen aus und bei Erreichen ihres Ziels Zufriedenheit, Stolz und Freude. „Schließe für 30 Sekunden die Augen, strecke dann eine oder beide Hände aus, als wenn du nach etwas verlangst. Nimm wahr, welches Bild in dir entsteht ..." Lassen sich KlientInnen auf ein solches Experiment in der Therapie ein, werden in therapeutischen Prozessen Haltungen des

Sich-Ausstreckens und des Greifens von KlientInnen eingenommen, spüren sie oft ihre Sehnsucht, der eine große kreative Kraft innewohnt, ein archaisches Energiepotenzial. Viele Menschen müssen realisieren, dass sie das, was sie als Kind ersehnt haben, aber nie ergreifen durften, heute nicht mehr bekommen können. Wenn durch die damit verbundene Trauer und den Schmerz hindurch die Sehnsucht lebendig bleiben darf, kann diese zu einem bedeutenden Energiepotenzial werden, selbst für die Erfüllung des Verlangens, das hier und heute aktuell ist, zu sorgen, es selbst in die Hand zu nehmen, nach den Dingen und Menschen zu greifen, die man ergreifen möchte, nach den Sternen des Lebens.

7.3.5 Drücken

Drücken beinhaltet wie jede Leibbewegung eine motorische Ebene und eine Ebene des Erlebens. Motorisch kann man etwas mit unterschiedlicher Intensität drücken, zart, weich wie eine sanfte Berührung, aber auch fest und kraftvoll. Die Richtung des Drückens kann nach innen, gegen den eigenen Körper und kann nach außen gehen. Man kann etwas an sich herandrücken und etwas wegdrücken. Das Gegenteil des Wegdrückens ist das Ziehen. Das schnelle Wegdrücken wird zum Stoßen.

Wie bedeutend Drücken als grundlegende Bewegung des Erlebens ist, hören wir oft in Einzeltherapien. Wenn wir fragen: „Wie geht es Ihnen?", antworten viele Menschen, dass sie sich unter Druck fühlen oder dass sie darunter leiden, dass andere Menschen Druck auf sie ausüben. Manche KlientInnen haben Angst, Forderungen an andere Menschen zu stellen, weil sie „keinen Druck ausüben wollen". Wieder andere stehen unter „Hochdruck", ohne dass der Druck nach außen dringt und gegen andere gerichtet werden kann. Drücken wird von vielen als Wegdrücken erlebt. Andere erzählen, dass sie von anderen an die Seite gedrückt oder weggedrückt werden und sich verstoßen fühlen. Wieder andere klagen darüber, dass Menschen an ihnen „herumziehen". Druck wird oft mit Gewalt gleichgesetzt.

Wenn ein Säugling gehalten wird, drückt die Mutter oder eine andere Bezugsperson den Säugling an sich. Drücken und Gehaltenwerden gehören folglich zusammen. Viele Menschen suchen Halt und Gehaltenwerden im Sinne von Geborgenheit und Sicherheit, andere erleben Gehaltenwerden als Beengung und Gewalt. Wie bei allen Leibbewegungen ist das Erleben auch des Drückens individuell, unterliegt unterschiedlichen Wahrnehmungen, Erlebnisweisen und Bewertungen.

Wir bieten KlientInnen unterschiedliche Erlebnis öffnende Einheiten an, in denen sie ihren individuellen Erfahrungen und ihrem persönlichen Erleben rund um das Drücken auf die Spur kommen können. Dies geschieht im engen Zusammenhang mit der Richtungs-Leibbewegung hinein-hinaus (s. Kap. 7.4.2) Einige Beispiele:

- „Suche dir einen Platz im Raum und probiere aus, wie du im Stehen, Sitzen oder Liegen dich selbst an verschiedenen Stellen deines Körpers drücken kannst ..."

- „Spiele mit dem Druck auf dem Boden, drücke dich vom Boden ab, mit deinen Händen, mit deinen Füßen, mit anderen Körperteilen, nimm den Boden wahr und nimm dich wahr, was du dabei erlebst."
- „Nimm die Wand als Gegenüber, drücke dich dagegen, drücke dich von ihr ab. Probiere Bewegungen aus, die aus dem Drücken heraus entstehen ..."
- „Sucht euch jeweils einen Partner oder eine Partnerin, tanzt jede und jeder für sich. Begegnet euch dann tanzend und nehmt immer wieder Druckkontakt auf, löst euch voneinander, begegnet euch wieder usw. Es ist egal, ob ihr mit den Händen gegeneinander drückt oder mit anderen Teilen eures Körpers, probiert verschiedene Druckkontakte aus, verschiedene Möglichkeiten der Druckbegegnung und des Lösens ..."
- „Sucht euch einen Partner oder eine Partnerin und probiert die verschiedenen Möglichkeiten des Drückens und Ziehens aus. Drückt euch mit den Armen, mit den Händen gegeneinander, aneinander, miteinander, spielt damit, experimentiert damit. Nehmt wahr, was ihr dabei erlebt."

Einige Kommentare zum Erleben während der letztgenannten Einheit:

- „Ich habe meine Grenzen gespürt."
- „Ich fand das klasse. Endlich hatte ich ein Gegenüber, das ich anpacken und drücken konnte und das ich darüber mitbekommen habe.
- „Ich habe mehr in mich hineingedrückt, gezogen und mich festgehalten."
- „Ich habe meine Kraft wahrgenommen und meine Konturen erfasst."
- „Ich hatte Widerstand dagegen, ich wollte nicht drücken."
- „Ich habe lustvoll Kräfte gemessen und auch meine eigenen Kräfte wahrgenommen."
- „Ich hatte Angst, ins Leere zu fallen, mir war das eher unangenehm, ich bin gestolpert."
- „Ich hatte Angst, erdrückt zu werden."
- „Es hat viel mit Trauen und Vertrauen zu tun."
- „Ich habe nur so getan ‚als ob'. Das war ein Scheindrücken."
- „Ich habe Respekt vor meinem Partner gewonnen."
- „Mir kam es vor, als hätte ich gegen eine Mauer gedrückt."
- „Ich hatte Angst, mich zu verlieren und die Kontrolle zu verlieren."
- „Ich habe mich geschämt."

Das unterschiedliche Erleben des Drückens hat viel damit zu tun, wie Menschen ein Gegenüber erfahren haben bzw. erfahren. Menschen brauchen Gegenüber (s. a. Tridentitätsmodell und tänzerischer Dialog, Kap. 10.4.1), Gegenüber, die sie anfassen können und von denen sie angefasst werden, Gegenüber zum Reiben, zum Kräfte-Messen, zum Ringen. Fehlten oder fehlen Menschen diese Gegenüber, sind sie gehemmt bis unfähig zu drücken. Haben KlientInnen die negativen Erfahrungen, von gewalttätigen oder verachtungsvollen Gegenübern erdrückt zu werden, erleben sie Druck und Drücken eher als etwas Negatives. In der Einzeltherapie tritt das Drücken in immer eigenem Gewand und in unterschiedlichsten Zusammenhängen auf, nie „solo", sondern immer in Verbindung mit anderen Leibbewegungen und Leibregungen oder Erregungskonturen. Trotz aller Individualität und Originalität eines jeden therapeutischen Prozesses gibt es so etwas wie typische Hinweise von KlientInnen und Wahrnehmungen von TherapeutInnen, die die Arbeit mit der Leibbewegung Drücken angezeigt erscheinen lassen. Ein Hinweis kann darin bestehen, wenn KlientInnen erwähnen, dass sie „Druck haben". Manche berichten von körperlich gespürtem Druck oft im Bauch oder in der Herzgegend, im Nacken, im Rücken oder im Hals. Eine Möglichkeit der therapeutischen Intervention ist dann der Vorschlag: „Bitte drücken Sie den Druck, den Sie innerlich verspüren, nach außen – in ein Kissen, eine Matratze ..." oder was der Möglichkeiten mehr sind. „Tun Sie dies mindestens so stark, wie Sie den inneren Druck verspüren, vielleicht sogar noch ein bisschen stärker." Versuchen KlientInnen dies, kommen sie gewiss der Biografie und dem aktuellen Anlass ihres Drucks auf die Spur.

Ein Beispiel für ähnliche Prozesse: Die Therapeutin nimmt wahr, dass die Hände und Finger ihrer Klientin, während sie spricht, in Bewegung sind. Sie wirken auf die Therapeutin unklar und suchend. Sie fragt: „Was möchten Ihre Finger, Ihre Hände jetzt tun? Wollen Sie etwas in die Hand nehmen oder wollen Sie etwas Konkretes greifen?" Die Klientin ist unsicher: „Ich weiß nicht." Die Therapeutin bittet: „Fragen Sie doch Ihre Hände." Die Klientin schaut auf ihre Hände und bewegt sie und sagt: „Die wollen etwas drücken." Die Therapeutin stellt sich, ein Kissen vor sich haltend vor die Klientin und bietet ihr an: „Wenn Sie wollen, lassen Sie Ihre Hände dagegen drücken." Die Klientin drückt gegen das Kissen und die Therapeutin: „Machen Sie Töne dazu, verbinden Sie Drücken und Tönen." Die Klientin drückt, wird dabei sehr vital und kraftvoll und gibt Töne von sich, U-Laute im Stakkato (das sind häufig die Töne des Drückens). Die Klientin wirkt nun viel lebendiger und vitaler als zu Beginn. Immer wieder drückt sie gegen die Therapeutin, die, so gut sie kann, dagegen hält: „Ich habe jetzt das Bild meiner Schwester vor mir. Sie hat mir immer Raum genommen, die hat mich immer weggedrückt und ich habe mir das gefallen lassen. Die ist immer auf meinen Platz gekommen." Und wieder nimmt sie einen Anlauf und drückt gegen die Therapeutin und schiebt sie stellvertretend für die Schwester meterweise durch den Raum. „Das ist toll, das macht Spaß, das bringt mir Energie."

Bei Menschen mit Gewalterfahrungen hat das Drücken, das Wegdrücken als Form, sich mit Armen und Beinen, Ellenbogen, Knien, Kopf oder dem ganzen Körper zu wehren, als entscheidender Teil des therapeutischen Prozesses eine besondere Bedeutung, auf die wir im Kapitel über das Körpererleben und die Arbeit mit Gewaltopfern (Kap. 13.5) näher eingehen werden.

7.3.6 Lehnen

So, wie Säuglinge sich normalerweise anlehnen können, wie sie alle Muskelgruppen entspannen und lösen und sich z.B. in den Arm der Mutter schmiegen können, so können dies Erwachsene später kaum noch. Das Lehnen ist die früheste Form des Körperkontaktes, intim und innig. Vielen Erwachsenen ist diese primäre Leibbewegung verloren gegangen, vielen ist sie fremd und gleichzeitig sehnen sie sich danach.

Erfahrungs- und Erlebnisangebote beginnen wir oft mit Einheiten des Spannens und Lösens, um die im Körper der meisten KlientInnen vorhandene erhöhte Grundspannung flexibler werden zu lassen. Danach können sich Angebote anschließen wie z.B.:

- „Suche dir einen Partner oder eine Partnerin und lehnt euch Rücken an Rücken. Spüre dabei, wie der Kontakt zu deiner Partnerin oder deinem Partner ist, wie weit du dich anlehnen kannst oder willst. Nimm wahr, was ist."
- „Ein Partner oder eine Partnerin legt seine bzw. ihre Hand auf dein Kreuzbein. Lehne dich leicht dagegen, so dass du das Empfinden von Rückendeckung hast. Du stehst aufrecht, selbstständig *und* kannst dich anlehnen. Es ist ein Sowohl-als-auch und nicht ein Entweder-oder ... Bewegt euch so zusammen durch den Raum. Du gehst selbstständig und du hast Unterstützung und kannst dich anlehnen."
- „Lege eine Hand in die Hände eines Gegenübers."
- „Ein Partner oder eine Partnerin bietet dir an, deinen Kopf, z.B. deine Stirn, in seine oder ihre Hände abzulegen."
- „Setzt euch zu zweit nebeneinander und lehnt euch aneinander an."
- „Macht verschiedene Erfahrungen des Anlehnens, probiert aus, was euch gefällt und was euch nicht gefällt, was ihr dabei wie erlebt."

Einige Stimmen:

- „Das war sehr ungewohnt für mich, ich bekam Herzklopfen."
- „Ich bin eine Zumutung, ich habe ständig gedacht, ich bin zu schwer, zu viel, zu nah, zu aufdringlich usw."
- „Ich habe gestaunt, was passiert. Ich konnte mich gut sinken lassen."
- „Meine Körperkonturen haben sich verwischt im Zuge der Entspannung."
- „Ich habe ganz zärtliche Gefühle bekommen."
- „Ich wurde traurig."
- „Ich bekam Angst, mich zu verlieren und mich aufzulösen."
- „Ich hatte Angst, ins Leere zu fallen."
- „Ich hatte Angst, festgehalten zu werden und nicht mehr davon loszukommen."
- „Es war sehr unterschiedlich, mit welchen Personen und in welcher Art ich mich angelehnt habe. Mit dem Rücken war es am einfachsten."
- „Ich wurde sehr ruhig und habe viel Wärme gespürt."
- „In mir stieg eine riesige Sehnsucht hoch."

Auch der tänzerische Dialog Rücken an Rücken (s. Kap. 10.7.4) eröffnet Möglichkeiten, die Qualität des Anlehnens zu erfahren. Dabei machen wir häufig die Erfahrung, dass, wenn sich Menschen Rücken an Rücken begegnen, sie sich oft noch nicht sofort anlehnen können. Anlehnen erfordert Vertrauen. Deshalb müssen sich TeilnehmerInnen von Gruppen oft erst gegenseitig testen, indem sie sich drücken, schieben und Rücken an Rücken reiben. Erst nach solchen, manchmal kämpferisch oder gymnastisch aussehenden Spielchen ist die Voraussetzung geschaffen, das Anlehnen zu wagen.

Waren die bislang genannten primären Leibbewegungen des Schauens, Tönens, Drückens eng mit der Richtungs-Leibbewegung hinein-hinaus, innen-außen verknüpft, so stehen wiederum die Richtungs-Leibbewegungen rechts-links (s. Kap. 7.4.3), hoch-hinunter (s. Kap. 7.4.4.) und vor-zurück (s. Kap. 7.4.5) in enger Verbindung mit der primären Leibbewegung Lehnen bzw. Anlehnen.

Wir bitten deshalb die KlientInnen auszuprobieren, wie es ist, wenn sie sich mit ihrer rechten Seite an eine andere Person anlehnen, und wie es ist, wenn sie dies mit ihrer linken Körperseite tun. Oft ist ihnen nur eine Seite des Anlehnens möglich, zumindest aber werden beide Seiten sehr unterschiedlich erlebt. Eine Klientin beschrieb ihr Anlehnen rechts als „gleichberechtigt“, sich links anzulehnen als „schmerzhaft“ und „abhängig“. Eine andere Klientin differenzierte zwischen „schwesterlich“ und „kumpelhaft“.

Auch die unterschiedlichen Lehnrichtungen nach vorn oder nach hinten bergen unterschiedliche Möglichkeiten des Erlebens. Ein Klient, der probierte, sich nach hinten zu lehnen, spürte dort nur Leere, nach vorn aber Angst. Ein anderer Klient erlebte sich als Nach-hinten-Lehnender als „Opfer“, nach vorn konnte er sich gar nicht anlehnen, dort spürte er sich als „Kämpfer“ und nahm schließlich die große Müdigkeit, immer zu kämpfen, wahr.

Sich nach vorn anzulehnen, z.B. die Stirn abzulegen, ist für viele KlientInnen Teil einer großen Sehnsucht, der sie sich häufig auch schämen. „Ich will nicht so klein sein, dann lachen mich doch alle aus“ oder „dann machen mich alle fertig“ oder „dann höre ich nie mehr auf zu weinen“ sind für viele beschämende Vorstellungen. Im Anlehnen nach vorn ist eben auch die Qualität der Hingabe enthalten mit all den widersprüchlichen Empfindungen, die KlientInnen damit verbinden. Demut kann als ein Sich-fallen-Lassen verstanden und erlebt werden, aber auch als Ausdruck von Demütigung. Viele KlientInnen haben Erfahrungen, gedemütigt worden zu sein, sie wollen sich deshalb nie wieder „klein machen lassen“ und verbinden das Anlehnen mit der Gefahr, fallen gelassen zu werden. Selbst wenn sie sich Rücken an Rücken oder Seite an Seite lehnen, bleiben ihre Knie starr, als wenn diese betonen wollten: „Ich wenigstens bleibe aufrecht“. Andere KlientInnen werden im Moment des Anlehnens im Oberkörper starr, während die Knie einknicken usw.

Wir schlagen KlientInnen in einer Gruppe manchmal vor, das Anlehnen mit dem Niedersinken und Aufrichten zu verbinden: „Sucht euch eine Partnerin oder einen Partner, stellt euch aneinander, lehnt euch an und versucht dann, euch – wie auch immer – anlehnend zu Boden sinken zu lassen. Nehmt wahr, was ihr dabei erlebt. Spürt, wenn ihr unten seid, wie es euch nun geht, welchen Nachhall dieser Prozess, diese Erfahrung in euch hat ... Versucht nun, euch angelehnt aufzurichten, so dass ihr immer im Kontakt mit eurem Gegenüber seid und euch anlehnend das nehmt und holt, was ihr zum Aufrichten braucht ...“ Zumeist ist diese Einheit eine aufregende, ja manchmal sensationelle Erfahrung für KlientInnen. Die meisten kennen es nur, für das Absinken und Aufrichten allein verantwortlich zu sein. Dies partnerschaftlich, anlehnend zu tun, ist neu, kann Freude und Angst, Misstrauen und Sehnsucht hervorrufen. Die Erfahrung des Anlehnens ist häufig eine Erfahrung der Rückendeckung: Ich kann mich fallen lassen – und bin damit nicht allein. Ich kann mich aufrichten – und bin damit nicht allein. Ich kann selbstständig stehen – und ich habe Rückendeckung! Wenn KlientInnen in der Lage sind, sich diese Erfahrung anzueignen und die Qualität dieses Erlebens zu kosten, spüren sie häufig ein neues Gefühl: Würde. Wir beschließen deshalb Experimente und Erfahrungen des Anlehnens häufig mit dem Leibtanz der Würde (s. Kap. 9.3.1).

7.3.7 SchAR: Scham, Angst, Resignation

In der therapeutischen Arbeit mit den primären Leibbewegungen stoßen wir immer wieder darauf, dass KlientInnen Mangelerfahrungen des Schauens, Tönens, Greifens, Drückens und Lehnens haben oder aber diese Leibbewegungen nur einseitig erfahren haben bzw. entwickeln durften. Dies ist zu einem Bestandteil ihrer Leibmuster geworden. Ob diese Mangelerfahrungen oder Einseitigkeiten schon in der frühesten Kindheit, im Säuglingsalter, begannen oder erst in späteren Lebensphasen, ist für uns zweitrangig. Wichtig ist, dass sie vorhanden sind und dass sie nun erfahrbar und erlebbar werden. Gleichzeitig werden auch Ressourcen, Möglichkeiten, Fähigkeiten, die sich herausgebildet haben, erlebbar. KlientInnen, die nicht greifen können, erfahren in unseren Erlebnis öffnenden Angeboten und Dialogen z.B., dass ihr Weg zum Greifen über das Schauen, bei anderen über das Tönen führt oder dass sie die Fähigkeit haben, sich anzulehnen, wenn sie vorher etwas oder jemanden (weg)gedrückt haben. Der therapeutische Prozess bezieht sich folglich nicht immer nur und auch nicht immer hauptsächlich auf das Negative, das Fehlende, Verzerrte, Einseitige, sondern auch auf das, was an Potenzialen, Ressourcen, Fähigkeiten vorhanden ist oder wieder erweckt und revitalisiert werden kann.

Es liegt nahe, KlientInnen, die in ihrer frühen Kindheit oder später Mangelerfahrungen erlebt haben, das, woran sie Mangel erlitten haben, in der Therapie anzubieten. Diese Konzepte des „Parenting“ oder „Nach-Elterns“ sind weit verbreitet.

Wir können früheres Erleben nie ungeschehen machen oder Versäumtes einfach nachholen, aber wir können ergänzen, nachtragen, nachnähren, nachspiegeln und auch

Gegenüber sein. Doch dieser Prozess ist kein einfacher, linearer Prozess unter dem Motto: „Wo etwas fehlte, kommt jetzt etwas hin, und wo etwas zu viel war, wird etwas weggenommen." Insbesondere bei frühen Mangelerfahrungen und Einseitigkeiten gibt es Klippen zu überwinden. Immer wenn KlientInnen versuchen neue Erfahrungen des Schauens, Tönens, Greifens, Drückens und Lehnens zu machen, stoßen sie auf eine oder mehrere Barrieren. Es sind dies die Scham, die Angst und die Resignation (SchAR). Wenn Menschen zu wenig Erfahrungen mit dem Tanz der Augen hatten und die Therapeutin oder der Therapeut anbietet: „Schau mir in die Augen und nimm wahr, was geschieht", dann wird bei der Klientin oder dem Klienten vielleicht eine enorme Scham aufsteigen, eine Scham, gesehen zu werden. Ein Klient, dem angeboten wird: „Greife nach diesem Kissen oder greife nach meinem Arm", wird den Arm gar nicht heben können, vielleicht vor Angst, den Arm oder das Kissen, stellvertretend für alle Dinge, die kaputt gehen könnten, zu zerquetschen, oder vor Angst, lächerlich gemacht zu werden. KlientInnen, die die Erlaubnis bekommen, ja sogar aufgefordert werden, Töne von sich zu geben, werden vielleicht zuerst ihren angespannten Hals spüren und der Resignation begegnen: „Das geht ja doch nicht." Scham, Angst und Resignation sind die drei großen Klippen, die auftauchen und die es zu überwinden gilt, wenn Elemente des Nach-Elterns angeboten werden.

Wenn Säuglingen, Kleinkindern oder größeren Kindern etwas fehlte, dessen sie existenziell bedurften, dann war es für sie irgendwann nicht mehr auszuhalten, dieses Fehlen, diesen Mangel oder diese Einseitigkeit immer wieder zu erleben. Sie haben sich irgendwann damit abgefunden, dass sie das, was sie brauchen, nicht oder zumindest nicht ausreichend bekommen. Wenn es ihnen nun als Erwachsenen angeboten wird, tritt zuerst oft diese Resignation wieder zu Tage und stellt sich zwischen KlientInnen und TherapeutInnen: „Das bringt ja doch nichts" oder „Bei mir verändert sich sowieso nichts" oder „Du tust das ja nur, weil du Therapeutin/Therapeut bist. Was soll das schon helfen?" usw. Wenn Menschen lange nicht gesehen und gespiegelt wurden und nun plötzlich von der Therapeutin oder vom Therapeuten gesehen, angeschaut, gespiegelt werden, dann wissen sie oft gar nicht, ob das, was nun von ihnen gesehen wird, überhaupt zeigenswert ist oder nicht. Eine tiefe, oft als existenziell erlebte Scham ergreift sie. Wenn Menschen es lange Jahre hindurch nicht gewagt haben, sich anzulehnen oder zu drücken oder gedrückt zu werden, es nicht gewagt haben, zu schauen oder Töne von sich zu geben, dann erfasst sie oft zuerst einmal die große Angst, was denn passieren wird, wenn sie dies nun plötzlich tun. In der Therapie gilt es, durch diese Klippen hindurchzugehen. Erst durch die Angst, durch die Resignation und die Scham hindurch kann Nach-Nähren erfolgen. Erst wenn KlientInnen Erfahrungen machen, dass sie durch Scham, Angst und Resignation hindurch von TherapeutInnen etwas annehmen können, das sie benötigen, dann werden sie diese Erfahrungen auch in ihren Lebensalltag übertragen können und ähnliche Interaktionen außerhalb des therapeutischen Settings zulassen.

Für TherapeutInnen kann dies ein schwieriger Prozess sein. Wenn KlientInnen ängstlich und schamvoll sind, mobilisiert das auch die Scham und die Angst der TherapeutInnen. Wenn KlientInnen in ihrer Resignation am Erfolg der Therapie oder der Angebote der TherapeutInnen zweifeln, dann kann das Zweifel an der eigenen Arbeit und an den eigenen Fähigkeiten hervorrufen und eigene resignative Erfahrungen wiederbeleben. Eine besonders starke Form der Resignation ist das Gefühl der Leere, das KlientInnen in solchen Situationen häufig umgibt. Fast alle TherapeutInnen kennen diese Leere (sonst hätten sie wahrscheinlich keinen Beruf gewählt, der so viel Resonanz, Begegnung und Interaktion ermöglicht) und müssen gemeinsam mit den KlientInnen durch diese Leere hindurchgehen, um neues Erleben zu ermöglichen. Dieser Weg lohnt sich.

7.4 Richtungs-Leibbewegungen

7.4.1 Richtung, Raum, Bewegung

Unter Richtungs-Leibbewegungen verstehen wir die Richtungen hinein und hinaus, nach rechts und links, vorn und zurück, nach oben und unten. Dies sind Richtungen motorischer Bewegung wie sie in jedem Tanz und in jeder Bewegungsarbeit vorkommen. In diesen Richtungen geschieht nicht nur funktionales, motorisches Bewegen. In ihnen ist, wenn es nicht betäubt und abgespalten ist, auch Erleben enthalten. Die Bewegung des Aufrichtens kann als ein Sich-Erheben, als aufrechter Gang, aber auch als Überheblichkeit gespürt werden. In der Richtung nach unten legen sich die einen nieder und erleben eine „Niederlage“, die anderen finden Boden, spüren die Kraft der Erdung.

hinein (innen)	–	hinaus (außen)
rechts	–	links
hoch (oben)	–	hinunter (unten)
vor (vorn)	–	zurück (hinten)

Die Richtungs-Leibbewegungen beschreiben allerdings nicht nur Richtungen, sondern auch Räume. Wenn ich mich nach rechts bewege, mein Spüren, mein erlebendes Tasten nach rechts hinausstrecke, spüre ich die rechte Seite meines Körpers und spüre und berühre den Raum rechts von mir. Bewege ich mich in meinem Erleben nach innen, nehme ich spürend meinen Innenraum wahr, vielleicht meine Mitte. Richte ich meine Aufmerksamkeit nach vorn, begegne ich dem Raum, der vor mir liegt. Es ist buchstäblich der Raum, der vor mir liegt, in den hinein ich meinen Arm ausstrecken kann, in den ich mich hineinbegeben kann. Der „Raum, der vor mir liegt“, ist aber eben in seiner doppelten Funktion auch ein Erlebensraum, ein Raum im übertragenen Sinne, die Zeit, die vor mir liegt, das Geschehen, das mir bevorsteht. Alle vier Richtungs-Leibbewegungen sind folglich auch räumliche Leibbewegungen.

Viele KlientInnen können sich diese vier Richtungs-Leibbewegungen als Bewegungsachsen, als Bewegungslinien vorstellen. Zum Beispiel als gedachte Linien, die durch den Raum rechts von einem Menschen zu ihm hinführen und von da aus in den Raum links von ihm. Diese Achsen oder Linien führen durch die Mitte des Menschen, aber nicht durch einen geometrischen Mittelpunkt, sondern da, wo der Mensch sie erlebt. Die hier gemeinte Mitte ist keine geometrische oder mathematische Beschreibung, sondern eine Erlebnisqualität.

In der tanz- und bewegungstherapeutischen Arbeit nutzen wir die Richtungs-Leibbewegungen unter vier verschiedenen Aspekten:

1. Der erste Aspekt ist ein diagnostischer. Richtungs-Leibbewegungen helfen, Einsicht zu gewinnen. Es gibt Menschen, die z. B. in ihrer leiblichen Orientierung (fast) ausschließlich vorn orientiert sind. („Geschichte wird gemacht, es geht voran!" sang die Band „Fehlfarben".) Alles geht bei ihnen vorwärts, nach vorn, die Aufmerksamkeit, die Tätigkeit, die Wahrnehmung usw. Dies *kann* sich in einer ähnlich gerichteten körperlichen Vorwärtsgewandtheit äußern, muss aber nicht. Manche Menschen, die in ihrem Erleben, in ihrer leiblichen Orientierung vorwärts gewandt sind, halten quasi als Gegengewicht den Oberkörper leicht nach hinten gelehnt. Diese Körperhaltung wirkt so, als wollten sie sich bremsen ...

   Bei fast allen Menschen ist die rechte oder die linke Seite, sowohl körperlich als auch in der erlebnismäßigen und sozialen Orientierung, stärker entwickelt. Manche KlientInnen sind in ihrem Körperempfinden an einer Seite oder in Teilbereichen einer Seite eher taub, andere haben an einer Seite eine besonders starke Fokussierung, eine Überempfindlichkeit, unter der sie leiden. Wieder andere Menschen bewegen sich körperlich bzw. in ihrem Erleben nach unten, gegen den Boden hin, andere „schweben in der Luft", orientieren sich zu den Wolken und verlieren den Halt, den Boden unter den Füßen bzw. haben Angst, diesen zu verlieren.

   Dies diagnostisch herauszuarbeiten ist, wie immer in unserer Diagnostik, ein interaktiver Prozess. Er sollte so weit wie irgend möglich im wechselseitigen Austausch gemeinsam mit den KlientInnen geschehen.
2. Wir bieten ausgehend von der Tanz- und Bewegungsebene in und mit den Richtungs-Leibbewegungen Erlebnis öffnende Einheiten an, die in den nächsten Kapiteln genauer beschrieben werden. In ihnen können KlientInnen mit Richtungen und Richtungsräumen Erfahrungen machen: „In dem Raum links von mir fühle ich mich sehr fremd. Wenn ich mich dort hineinbewege, fühle ich mich verwirrt und scheu", oder: „Mir in der Bewegung vorzustellen, dass ich mich nach hinten anlehne, gibt mir Sicherheit und ist gleichzeitig sehr aufregend. Das ist etwas, wonach ich schon ewig gesucht habe ..."

3. Wir können entlang der Achse der Richtungs-Leibbewegung die Polarität wechseln, also von unten nach oben oder von vorn nach hinten oder von links nach rechts oder jeweils umgekehrt. Dadurch können wir einen stockenden Prozess in Fluss bringen und neue Erfahrungen ermöglichen. Ein Beispiel: Eine Klientin arbeitet mit dem Therapeuten, beide stehen sich zweieinhalb Meter gegenüber, die Klientin erstarrt in ihrer Scham und Angst, ihr Atem wird flach und sie sagt: „Ich fühle mich hier vorn“, sie zeigt auf den Bereich zwischen ihren Hals und ihren Bauchnabel, „ganz erstarrt.“ Der Therapeut schlägt ihr dieses und jenes vor, um die Erstarrung aufzulösen, aber sie kommen nicht weiter. Erst als der Therapeut fragt: „Was ist denn an der Rückseite dieses starren Feldes, was ist hinter dir?“, wechselt die Klientin den Fokus entlang der Achse „vor und zurück“, und schon kommt der Prozess in Bewegung. Die Sicherheit, die dadurch entsteht, dass sie ihre Rückseite und den Raum hinter sich lebendig spüren kann, der dadurch so etwas wie ein Schutzraum wird, macht es ihr möglich, Gefühle auf der Vorderseite zuzulassen und auch diesen Bereich ihres Körpers zu spüren und leiblich zu integrieren.

   Ein anderes Beispiel: Eine Klientin und die Therapeutin tanzen miteinander, beide sind wie verfangen in einem Abstand, können sich nicht näher kommen. Schließlich macht die Therapeutin einen Schritt zurück, womit sich die Situation im Sinne der Richtungs-Leibbewegungen augenblicklich ändert: Die Klientin kann jetzt auch zurücktreten und sich anschließend nach vorn bewegen. Auch im übertragenen Sinn ist der Schritt zurück oft eine Voraussetzung dafür, dass wieder Bewegung in eine soziale Beziehung kommt.
4. Manchmal ist der Erlebnisprozess in einer Richtungs-Leibbewegung festgefahren. Es reicht dann nicht, die Polarität zu ändern, sondern es bedarf des Schritts, die Achse selbst zu wechseln, zu einer anderen Leibbewegung überzugehen. Hier sei ein weiteres Beispiel aus dem tänzerischen Dialog angeführt: Therapeut und Klient stehen sich gegenüber, beide, vor allem der Klient, sind in Scheu gefangen. Der Klient und der Therapeut bewegen sich vorsichtig nach rechts und links, schwanken mit dem Körper, öffnen im Rhythmus der Musik leicht die Arme zur rechten und zur linken Seite, aber der Klient fühlt sich gefangen, kann diesen Rechts-Links-Rhythmus nicht durchbrechen und verändern. Auch der Therapeut spürt Scheu, aus diesen Bewegungen herauszugehen, auch er erlebt sich „auf der Stelle tretend“. Er bietet vergrößerte oder verlangsamte Bewegungen nach rechts und links an, der Klient reagiert jedoch nicht. Da beginnt er die Achse zu wechseln und macht Bewegungen nach hinten und nach vorn, kleine, leichte, behutsame Bewegungen. Der Wechsel der Achse ist das entscheidende Moment, aus dem heraus der Klient wieder neu in Bewegung gerät und die Erstarrung in der Rechts-Links-Bewegung lösen kann.

7.4.2 Zugänge: hinein-hinaus (innen-außen)

Tanz- und Bewegungstherapie mit Leibbewegungen muss der spürenden Achtsamkeit Zeit und Raum, oft sogar Muße geben. Wir haben die Erfahrung gemacht, dass es nicht reicht, EinzelklientInnen oder TeilnehmerInnen einer Gruppe einmal darauf aufmerksam gemacht zu haben, sondern dass wir dies immer wieder, wiederholen müssen. Zu stark sind bei vielen die kulturellen Einflüsse, die Hektik und ein Gefühl des Getriebenseins auslösen, und der Druck, „etwas schaffen zu müssen" und ja nichts „falsch" machen zu dürfen. Wenn Menschen achtsam sind, richten sie ihre Aufmerksamkeit zumeist „nach innen". Sie gehen in ihrem Inneren auf Entdeckungsreise, wundern sich, staunen möglicherweise. Vielleicht begegnen sie im Inneren etwas, das nach „außen" dringen möchte, und suchen einen Weg hinaus. So führt schon die Aufforderung „Sei achtsam" zur Leibbewegung hinein-hinaus.

Die Leibbewegungen des Hinein und Hinaus, des Innen und Außen sind eng verknüpft mit den primären Leibbewegungen des Schauens, Greifens, Tönens und Drückens, wofür sich im Kap. 7.3. einige Hinweise und Beispiele fanden. Sie begegnen den TherapeutInnen als häufigste der Richtungs-Leibbewegungen im Gespräch, in dem, was KlientInnen über sich und ihr Leben erzählen. „Gestern fühlte ich mich wie eingesperrt, ich kam nicht raus aus mir", „Ich merke, dass ich heute sehr verhalten bin", „Ich würde gern einmal meine Mitte spüren. Wenn andere davon reden, staune ich immer nur", „Heute stehe ich irgendwie neben mir und betrachte mich von außen", „In meiner Arbeit ist so vieles, was ich gar nicht in mich hineinlassen kann, das ist mir zuviel, dagegen sperre ich mich". Solche Äußerungen beschreiben das Erleben von innen und außen bzw. die Erlebensrichtung nach innen bzw. nach außen, hinein und hinaus.

Wir greifen solche Äußerungen auf. Wenn z. B. eine Klientin davon berichtet, dass etwas in ihr ist, das sie nicht in Worte fassen kann, das aber hinaus möchte, dann bitten wir sie, dies in einer Bewegung auszudrücken. Häufig merken die KlientInnen dabei, wo im Körper und im Erleben Barrieren sind, Verbot-Sätze (wie z. B. „Wenn du Lust zeigst, bist du ein schlechtes Mädchen", oder „Wenn du so wütend bist, bist du ein böser Junge."), Spannungen oder Ängste und dergleichen mehr, die den Fluss von innen nach außen blockieren.

Die Sprache ist voller Begriffe, die die Richtungs-Leibbewegungen hinein-hinaus bezeichnen: auskotzen, etwas in sich hineinfressen, ausspucken, herauslassen, aus sich herausgehen, zu viel schlucken, introvertiert oder extrovertiert sein usw. Weil die Richtungs-Leibbewegungen hinein-hinaus sich sehr häufig aus dem Gespräch ergeben, möchten wir zwei Ausschnitte aus entsprechenden therapeutischen Arbeiten mit diesen Leibbewegungen skizzieren:

Ein Klient erzählte: „Ich fühle mich wie taub, und vor allem eingesperrt, ganz fest eingesperrt." Er saß mit starker Oberkörperspannung, den Rücken aufgerichtet, fast bewegungslos, nur der Unterkiefer zitterte leicht. Auf die Aufforderung, seinen Körper zu spüren und nachzuspüren, was innen, was eingesperrt sei und wodurch, wiederholte er nur: „Ich bin eingesperrt, ich fühle mich eingesperrt, mehr merke ich nicht.“ Das Feste war ihm selbstverständlich geworden, so, wie ihm sein Alleinsein seit einer Ewigkeit selbstverständlich vorkam. Als die Therapeutin ihm als Sharing mitteilte, dass sie seine Einsamkeit spüre und darüber hinaus einen Anflug von Traurigkeit, da kam Bewegung in ihn, da verstärkte sich das Zittern des Kiefers zu einem Beben und seine Sehnsucht nach Wärme und Kontakt brach aus ihm heraus. Nun fand er auch Bilder und Worte: „Da in mir ist etwas Helles und das wird eingesperrt durch Dunkelheit, durch einen dunklen Rand, durch eine dunkle Hülle.“ Durch die weitere Arbeit mit den primären Leibbewegungen Lehnen und Greifen fand er einerseits heraus, worin für ihn die dunkle Hülle bestand, und konnte andererseits Wege finden, die durch diese dunkle Hülle hinausführten. Dabei löste sich das Zittern des Kiefers ...

Eine Klientin nahm einen Kloß in ihrem Hals wahr: „Da sitzt etwas, da will etwas hinaus, aber ich weiß nicht, wie das geht.“ Sie versuchte ihn mit den unterschiedlichsten Bewegungen loszuwerden und abzuschütteln, aber „irgendetwas stimmt noch nicht“. Dem Therapeuten fiel auf, dass sie bei allem, was sie tat, relativ flach atmete, und schlug der Klientin vor, sich hinzustellen und zuerst einmal nur ihren Atem zu spüren: „Beim Einatmen achte bitte darauf, dass etwas in dich hinein-, beim Ausatmen, dass etwas aus dir herausgeht. Nimm wahr, wie das ist, nimm wahr, wie du das erlebst.“ Nach einiger Zeit schlug der Therapeut der Klientin vor, das Hinein und Hinaus des Atmens mit Bewegungen zu begleiten ... Die Klientin beschrieb, dass sich der „Knubbel“ oder „Kloß“ im Hals zu lösen begann, ihr erschienen dazu Bilder, Erinnerungen, Leibregungen ... Dennoch blieb ein Rest im Hals stecken. Der Therapeut schlug daraufhin der Klientin vor, das Hinein und Hinaus mit einer Mundharmonika hörbar zu machen. (Die Mundharmonika lässt nicht nur wie eine Flöte beim Ausatmen, sondern auch beim Einatmen Töne entstehen.) Die Klientin folgte diesem Vorschlag und stellte fest, dass ihr Ausatmen hörbar wurde, nicht aber ihr Einatmen. Sie erschrak darüber. Dies widersprach ihrem Selbstbild. Sie wusste zwar sehr gut, dass sie viel hinausließ und für andere da war, wusste, was sie nicht wollte, was sie nicht an sich heran- und in sich hineinlassen wollte, aber zu sagen oder zuzulassen, dass sie etwas brauchte oder etwas anzunehmen machte ihr Schwierigkeiten. Sie wurde traurig, während sie darüber erzählte und ihr dies klar wurde. Mit diesem Aspekt konnte therapeutisch weitergearbeitet werden.

In diesem Beispiel wird deutlich, was vielen KlientInnen im Erleben widerfährt: Ihr Selbstbild wird irritiert zu Gunsten einer Selbsteinschätzung, die gewünschte Veränderungen zulässt. Oft sind KlientInnen in der therapeutischen Arbeit zu den Richtungs-Leibbewegungen hinein und hinaus überrascht, dass sie mehr im Hinein einen Mangel oder ein Problem haben als im Hinaus bzw. umgekehrt.

Als bewährte Erlebnis öffnende Zugänge zu diesen Leibbewegungen schlagen wir unabhängig von sprachlichen Hinweisen und Äußerungen KlientInnen und GruppenteilnehmerInnen vor:

- „Nimm eine Position ein, die dir jetzt gerade entspricht, im Sitzen, Stehen oder Liegen. Spüre deinen Atem ... Nimm wahr, wie du einatmest, spüre, wie der Atem in dich hineingleitet, wie du etwas aufnimmst, in dich hineinlässt, und lass dazu Gedanken, Bilder, Gefühle und sonstige Regungen kommen und gehen, spüre das Hinein ... Spüre nun besonders dein Ausatmen. Du gibst etwas von dir, du lässt etwas heraus, etwas fließt von dir weg. Lass auch dazu Gedanken, Bilder, Regungen entstehen ... Nimm nun das Wechselspiel zwischen Hinein und Hinaus wahr, dein Atem reguliert das ganz von allein für dich, du bist nur Beobachter oder Beobachterin und spürst, was währenddessen in dir geschieht, wie du dich dabei erlebst ... Nun begleite das Hinein und Hinaus deines Atems mit jeweils einer Bewegung oder Bewegungen, unterstütze deinen Atem, ergänze, begleite ihn ... Nimm deine Bewegungsimpulse wahr und lass aus diesen Bewegungen weitere Bewegungen entwickeln, Atembewegungen des Hinein und Hinaus ..."
- „Stelle dich auf einen Platz im Raum, der dir jetzt behagt. Nimm deinen Körper wahr, deinen Atem ... Gehe auf die Suche danach, wo jetzt deine Mitte ist. Diese Mitte muss nicht geografisch oder geometrisch in der Mitte deines Körpers sein, muss nicht den Vorstellungen entsprechen, wo die Mitte angeblich zu sein hat, sondern nimm die Mitte dort, wo du sie jetzt erlebst und so, wie du sie erlebst ... Nimm deine Mitte wahr, konzentriere dich auf sie und lass dabei Einfälle und Impulse kommen und gehen, was auch immer kommen und gehen mag ... Lass aus deiner Mitte heraus Bewegungen entstehen ... Verstärke diese Bewegungen, greife sie auf, lass neue Bewegungen entstehen, die dazu Bezug haben." Daraus kann sich ein Leibtanz entwickeln (s. Kap. 9) oder ein tänzerischer Dialog (s. Kap. 10), wenn KlientInnen aufgefordert werden, sich aus diesen Bewegungen heraus einen Partner oder eine Partnerin zu suchen und sich im gemeinsamen Tanz aufeinander zu beziehen.
- Der Therapeut oder die Therapeutin teilt die Lokalität in drei Teilräume, in den Raum „Hinein", den Raum „Hinaus", sowie einen dritten „offenen" Raum, der individuell genutzt werden kann (s. Kap. 12: Verraumen). Wir bitten die Klientin oder den Klienten bzw. die GruppenteilnehmerInnen sich in diesen Räumen aufzuhalten, sich zu bewegen und jeweils zu spüren, was sie erleben. Es ist hilfreich, zu den jeweiligen Räumen noch einige Leibbegriffe zu nennen, um Anregungen für das Erleben zu geben. So kann der Raum „Hinaus" sowohl bedeuten, etwas loszulassen, sich zu öffnen, etwas herauszuschieben oder herauszulassen, aber auch etwas herauszudrücken, z.B. gegen den eigenen oder einen äußeren Widerstand. Das „Hinein" kann bedeuten, sich etwas zu nehmen oder auch einfach etwas hineinzulassen, zu schöpfen oder sich zu öffnen und (sich) zuzulassen. „Hinein" kann auch bedeuten, dass sich diese Bewegung gegen etwas, was schon drinnen ist, richtet oder dass von anderen Menschen etwas hineingezwängt wird.
- Eine Variante des eben beschriebenen Verraumens besteht darin, die Räume nicht „Hinein" und „Hinaus", sondern „Innen" und „Außen" zu nennen. In diesem Fall

würden wir die drei Räume in der Form eines Triptychons (s. Kap. 12.2) nebeneinander bauen: den Innenraum, den Grenz- oder Übergangsraum und den Außenraum. KlientInnen haben so die Gelegenheit, die ganze Spannbreite und des Dazwischens, des Übergangs, aber auch die Grenzen, Widerstände und Barrieren in jeweils besonderen Bedeutungsräumen zu spüren.

- Eine weitere Möglichkeit, die Innen- und Außenräume bzw. die Richtungen hinein und hinaus zu erleben, führt über Fantasiereisen. Man kann KlientInnen z.B. darin begleiten, sich die Innen- und Außenräume sowie die Übergänge und Wege dazwischen jeweils als Landschaften vorzustellen und aus diesen Vorstellungen heraus Bewegungen zu entwickeln. Die tänzerische Identifikation über eine Imagination (Knospe, sich öffnende Blume ...) ist ebenfalls sehr hilfreich und anregend.
- „Finde eine spontane Geste für den Weg von außen nach innen, in dich hinein ... Wiederhole diese Geste einige Male, bis du dir sicher bist, dass dies die Geste ist, die dir in diesem Moment entspricht .... Finde nun eine Geste für den Weg von innen nach außen, aus dir raus ... Wiederhole auch diese Geste, bis du sicher bist, dass diese Geste dir entspricht ... Entwickle nun aus diesen beiden Gesten deinen eigenen Tanz, deine Bewegungsfolge oder deine Bewegungsimprovisation, deinen Leibtanz des Hinein und Hinaus ..."
- „Suche dir einen Punkt im Raum. Bewege dich von diesem Punkt aus in Form einer Acht durch den Raum. Der Startpunkt, der Mittelpunkt der Acht, ist dabei deine Mitte, ist dein Eigenraum. Von ihm ausgehend bewegst du dich hinaus, schlägst einen Bogen, bewegst dich wieder durch diese Mitte hindurch hinein, gehst dann wieder hinaus und dann wieder hinein. Bewege dich in dem Raum in Form einer Acht immer wieder durch diesen Punkt hindurch und nimm wahr, was du dabei erlebst."
- „Ich teile den Raum für euch in zwei Hälften. Ein Raum hat die Bedeutung „introvertiert", der andere Raum „extrovertiert". Ich werde unterschiedliche Musik spielen und bitte euch zu tanzen. In dem einen Raum könnt ihr introvertiert tanzen und in dem anderen Raum eher extrovertiert."
- Die TeilnehmerInnen einer Gruppe fassen sich an die Hände und bewegen sich, wie die Teilnehmerin einer Fortbildungsgruppe einmal vorschlug, in einer Spirale nach innen, in dem 4er Schritt-Rhythmus 1-2-3-Pause, 1-2-3-Pause ... Ist die vorderste Person der Reihe in der Mitte angekommen, dreht sie sich nach außen und führt die Gruppe wieder aus der Spirale hinaus. „Tauscht euch darüber aus, wie ihr diesen Weg hinein und hinaus erlebt habt."
- „Geht in tänzerischen Dialog und probiert das Einstecken und das Austeilen."
- Eine unmittelbare Verbindung mit der primären Leibbewegung „Schauen" stellt die folgende Anleitung her: „Begebt euch in einen Dialog, tanzt, nehmt dabei Blickkontakt auf und probiert, in eure Augen tanzend von der oder dem anderen etwas aufzunehmen und etwas loszuwerden."

7.4.3 Zugänge: rechts-links

Häufig ergibt sich ein Anlass, mit den rechts-links Leibbewegungen zu arbeiten, daraus, wie wir KlientInnen wahrnehmen. Viele KlientInnen haben eine ungleiche Rechts-Links-Motorik bzw. eine unterschiedliche Spannungsintensität in der rechten und linken Körperhälfte. Wenn sich diese Unterschiede in bestimmten Situationen oder zu bestimmten Themen verstärken, kann dies für uns Anlass sein, mit diesen Richtungs-Leibbewegungen zu arbeiten. Sie gehen, wie im folgenden Beispiel, immer mit anderen Leibbewegungen, Erregungskonturen oder Leibregungen einher.

Die Klientin erzählt von Begegnungen mit ihrem Exfreund, von einem Kollegen, der sie ärgert und von allgemeinen Missstimmungen am Arbeitsplatz. Dem Therapeuten fällt auf, dass die Klientin sich beim Reden immer mehr verspannt: Das rechte Bein ist ausgestreckt, der linke Fuß liegt auf dem rechten Fuß, der linke Ellbogen liegt auf der rechten Hand, der rechte Arm ist verschränkt und an den Körper gepresst, der Oberkörper ist leicht nach links gewendet, die rechte Hüfte wirkt steif. Dem Therapeuten fällt diese Rechts-Links-Unterscheidung umso mehr auf, als die Klientin vorher beiläufig erwähnt hat, dass sie – wieder einmal – Schmerzen in der rechten Hüfte hat, die vor einigen Tagen so stark waren, dass sie mit dem rechten Bein kaum auftreten konnte. Der Therapeut fragt die Klientin, wie sie sich denn körperlich wahrnehme, vor allen Dingen ob sie Unterschiede zwischen ihrer rechten und linken Seite spüre. Die Klientin horcht in sich hinein und bezeichnet sich dann als sehr „verschraubt“: „Ich bin unten ganz gespannt, vor allem rechts, und links eher oben gespannt, und an der Hüfte ist der Übergang.“ Dabei bewegt sie die Arme einige Zentimeter von ihrem Oberkörper weg, weiterhin aber voller Spannung, in Bewegung und doch gehalten. Der Therapeut fragt: „Wonach ist Ihren Armen denn jetzt? Was wollen sie tun? Was haben sie für Impulse?“ Die Klientin streckt die Arme aus, übt Druck aus, schiebt, streckt dabei die Finger auseinander und sagt dabei: „Ich will mit all den Leuten bei der Arbeit eigentlich gar nichts mehr zu tun haben. Ich will die von mir wegschieben ...“ Dabei entspannt sich ihr Körper. Sie stellt beide Füße nebeneinander auf den Boden, richtet ihren Oberkörper auf und legt dann die Arme locker auf ihre Oberschenkel und schaut wach und interessiert um sich.

Der Therapeut: „Wie ich mich erinnere, tendiert Ihre Spannung dazu, sich zu verfestigen, und nimmt Ihnen tendenziell Elan und Lebensfreude. Vielleicht ist es sinnvoll, sich noch ein wenig damit zu beschäftigen? Ihre Spannung, die sich gerade im Ganzen deutlich gelöst hat, war vorhin unterschiedlich auf die rechte und die linke Seite verteilt. Ihr rechtes Bein war schon einmal Thema hier und heute haben Sie gesagt, dass Ihre rechte Hüfte und Ihr rechtes Bein in den letzten Tagen wieder sehr weh getan haben. Ich möchte Ihnen deshalb ein Experiment vorschlagen, mit dem Sie unterschiedlichem Erleben und unterschiedlichen Aspekten Ihrer rechten und Ihrer linken Seite auf die Spur kommen können. Sie müssten sich dazu einen Platz suchen, vielleicht im Sitzen, so wie jetzt, oder im Liegen oder im Stehen, sodann nach rechts spüren und nach links spüren, dahin spüren, was rechts von Ihnen, und dahin, was links von Ihnen ist, oder rechts in Ihnen oder links in Ihnen. Vielleicht wollen Sie auch die eine oder andere Bewegung nach rechts oder nach links machen und wahrnehmen, was Sie dabei erleben." Die Klientin: „Ich probiere es mal. Ich glaube, am besten im Sitzen." Nach einigem Zögern: „Da muss ich aber den Platz wechseln, wenn ich hier sitzen bleibe, ist meine linke Seite zu nah an der Wand, kann ich den Sessel auch in die Mitte des Raumes mitnehmen?" Der Therapeut nickt und die Klientin begibt sich in die Mitte des Raumes. Kaum sitzt sie auf dem Sessel, sagt sie: „Ich merke nichts. Es gibt keinen Unterschied zwischen rechts und links." Der Therapeut weiß, dass sie dazu neigt, sich zu wenig Zeit zu nehmen und sich damit Erlebnis- und Erfahrungsmöglichkeiten abzuschneiden, und sagt: „Es wäre wahrscheinlich sinnvoller, nicht erst das Resümee einer Erfahrung zu verkünden und dann die Erfahrung zu machen, sondern es umgekehrt zu tun." Die Klientin lacht und nimmt sich nun Zeit. Schon nach zehn Sekunden sagt sie: „Ich merke, dass ich mit dem Oberkörper mehr nach links geneigt bin ... Hier ist es viel angenehmer auf der linken Seite ... Ich glaube, das ist die Seite, auf die meine Eltern gehören, da ist es irgendwie heimisch und vertraut ... Rechts ist es eher offen, neu, aber auch frei ... und ein bisschen bedrohlich ... Links ist es angenehm, kann aber auch zu eng werden. Auf beiden Seiten gibt es Positives und Negatives."

Zu ihrem eigenen Erstaunen konnte die Klientin wahrnehmen, wie differenziert sie ihre linke und ihre rechte Seite erlebte, mit welchen biografischen Erfahrungen, mit welchen Gefühlen und sonstigen Leibregungen (hier v. a. mit den konstitutiven Leibbewegungen Spannen und Lösen) diese verbunden waren. Sie konnte Möglichkeiten, sich zu „entschrauben", auf die Spur kommen. Unmittelbar Erlebnis öffnende Zugänge zu dieser Richtungs-Leibbewegung für KlientInnen oder TeilnehmerInnen einer Gruppe möchten wir folgendermaßen anregen:

- „Wir werden gleich etwa 15 bis 20 Minuten lang unterschiedliche Musikstücke spielen ... Tanzt an dem Platz, an dem ihr gerade seid, zu der Musik ... Tanzt nun in den Raum und im Raum links von euch ... Geht nun tanzend an euren Ursprungsplatz zurück und tanzt dort weiter ... Geht nun tanzend in den Raum rechts von euch und tanzt dort weiter ... Tanzt nun wieder auf euren Ursprungsplatz zurück ... Und tanzt nun an eurem Ursprungsplatz, an diesem Standort, in diesem Raum der Mitte weiter und geht dabei mit eurer Aufmerksamkeit zur linken und zur rechten Seite, abwechselnd, gleichzeitig, wie auch immer ... Lasst nun, wo die Musik zu Ende ist, euer Erleben nachklingen, spürt nach innen und in eure rechte und linke Seite ... Sucht euch eine Partnerin oder einen Partner und tauscht euch aus."
- „Greife mit dem rechten Arm nach rechts hinaus, schließe dabei die Augen ... Spüre, wonach du greifst, wer dort ist, wie dieser Raum beschaffen ist ... Greife mit dem linken Arm nach links in den linken Raum hinein. Nimm auch dort wahr, welcher Raum sich dort befindet, nach wem du greifst, wohin du greifst ..."

- „Versuche, die rechte Körperhälfte, nur die rechte Körperhälfte, zu bewegen. Fang vielleicht mit deiner Hand an, bewege dann auch den Arm, die Schultern, vielleicht die rechte Kopfhälfte. Bewege dann dein rechtes Bein, den rechten Fuß, die rechten Zehen. Versuche, so gut es geht, nur die rechte Körperhälfte zu bewegen, erweitere ihre Beweglichkeit, spüre nach, in welche Richtungen diese Bewegungen gehen wollen ... Lass nun die rechte Körperhälfte ruhen und mache das Gleiche nun mit der linken Körperhälfte. Bewege dich mit der linken Hälfte deines Körpers. Auch hier wieder beginne mit einzelnen Körperteilen und lass die anderen folgen. Probiere aus, was sich bewegen lässt und wie es sich bewegen möchte, und spüre nach ... Vielleicht findest du innerlich Worte für die Qualitäten oder Eigenschaften, die du der rechten und der linken Seite zuordnest. Schaffe nun im freien Tanz Verbindungen zwischen beiden Körperhälften ... Nimm wahr, welche Seite dominanter ist, welche beweglicher, fließender, leichter, spürender oder was der Empfindungen mehr sind ..."
- Mit den verschiedenen Techniken des Körperbildes können Bilder der rechten Seite bzw. des rechten Umraumes entstehen und ebenso Bilder der linken Seite des Körpers bzw. Umraums (s. Baer, 1999c, Kap. 12). Aus beiden Bildern können sich jeweils einzelne Bewegungen, Gesten, Improvisationen ergeben, die damit im freien Tanz miteinander verbunden werden können.
- „Suche einen Stand und verlagere das Gewicht auf dein rechtes Bein, dann auf dein linkes Bein, gleite zwischen diesen Schwerpunkten hin und her, schwanke hin und her. Gehe bis an die Grenze, an der du dein Gleichgewicht verlierst, ohne aber zu riskieren, wirklich hinzufallen. Nimm wahr, was du dabei erlebst. Nimm die Unterschiede wahr und die Gemeinsamkeiten ..."
- „Bewege dich frei im Raum und stelle dabei fest, welches eher dein Standbein und welches eher dein Spielbein ist ... Nimm wahr, was dein Standbein braucht, welchen Platz, welchen Stand, welchen Halt, welchen Boden, welche Umgebung. Nimm die Bedürfnisse deines Standbeines ernst ... Lass dann dein Spielbein spielen ... Nimm wahr, was dein Spielbein tun möchte, was es braucht, welche Spielräume ... Und schenke dann der Beziehung der beiden, ihren Wünschen und Forderungen aneinander, vielleicht auch ihren Vorwürfen gegeneinander Aufmerksamkeit ... Welche Botschaften richten sie an dich?"
- Ein interessanter Zugang besteht darin, dass sich Paare finden. Die Partnerin oder der Partner stellt oder setzt sich zuerst auf die rechte Seite der Klientin oder des Klienten und dann auf die linke Seite. Oder beide gehen langsam und achtsam durch den Raum und wechseln nach einiger Zeit die Seiten. Die KlientInnen (und wahrscheinlich auch die PartnerInnen) werden in den meisten Fällen Unterschiedliches spüren und unterschiedliche Impulse und Regungen wahrnehmen, wie wir schon beim „Anlehnen" im Kapitel über die primären Leibbewegungen berichteten.

7.4.4 Zugänge: hoch-hinunter (oben-unten)

Auch zu diesen Richtungs-Leibbewegungen, die unserer Erfahrung nach signifikant häufig mit dem Empfinden von Schwere und Leichtigkeit in Zusammenhang gebracht werden, wollen wir einige Erlebnis öffnende Zugänge vorstellen:

- „Probiert unterschiedliche Bewegungen und Haltungen aus, bei denen ihr den Boden spüren könnt ... Berührt mit verschiedenen Körperteilen den Boden ... Lasst los, legt euch hin ... Wendet nun Kraft auf und richtet sie gegen den Boden, drückt, stampft usw. ... Nehmt dabei euer unterschiedliches Erleben wahr ... Richtet euch nun nach oben, probiert auch hier verschiedene Haltungen und Bewegungen, die nach oben gerichtet sind ... Reckt euch, springt und hüpft, wachst nach oben, greift nach den Sternen ... Nehmt wahr, was ihr erlebt ..."
- „Stellt euch auf einen Platz, den ihr aussucht. Lauscht eurem Atem ... Stellt euch den Boden vor, auf dem ihr steht ... ‚Mein Boden' – lasst Gedanken und Bilder entstehen ... Lasst daraus einen Bewegungsimpuls wachsen, findet eine Bewegung zum Thema ‚Mein Boden' ... Stellt euch nun den Raum über euch vor, euren Himmel ... Lasst Bilder, Gedanken kommen und gehen ... Auch daraus lasst einen Bewegungsimpuls entstehen ... Findet eine Bewegung ‚Mein Himmel' ... Improvisiert nun mit beiden Bewegungen, schafft Verbindungen zwischen Himmel und Erde, eure Verbindungen ..."
- „Finde einen Platz zum Stehen. Stelle dir vor, du hättest Wurzeln ... Was sind deine Wurzeln? Wie sind deine Wurzeln – bildlich und im übertragenen Sinne? ... Und wie erlebst du dich, die du daraus erwachsen bist, in diesem Moment?"
- „Stell dir vor, du bist ein Samenkorn. Nimm eine entsprechende Haltung ein ... Das Samenkorn wächst ... Bewege dich entsprechend ... Nimm wahr, was wächst ... Nimm wahr, wie du wächst ... Nimm wahr, was du dabei erlebst ..."
- (Eventuell mit Musik) „Tanze auf dem Boden, tanze den Tanz des Kriechens, des Krabbelns ... Richte dich tanzend auf ... Spüre im Tanz deinen Boden, spüre beim Tanz die Erde, deine Verbindung zur Erde ... Tanze deinen Tanz der Erde ... Tanze den Tanz des Fliegens, des Schwebens ... Deinen Tanz des Himmels ... Finde Übergänge zwischen deinem Tanz der Erde und deinem Tanz des Himmels."
- „Suche dir einen Platz im Raum, an dem du jetzt stehen möchtest. Lass nun deinen Oberkörper nach unten sinken, bis die Hände fast den Boden berühren ... Richte dich nun langsam auf, schichte sozusagen Körperteil auf Körperteil. Fange mit den Füßen und Beinen an ... Richte dann Becken und Hüften auf ... Dann Wirbel für Wirbel deinen Rücken ... bis du schließlich deinen Hals aufrichtest und den Kopf so ausbalancierst, dass er wie von selbst auf der Wirbelsäule sitzt ... Richte dich so auf, dass du ‚von allein' stehst, möglichst ohne Mühe und ohne Anstrengung, so gut es eben geht ... Sage dir: ‚Ich bin ein aufgerichteter, ein aufrechter Mensch ... Ich bin aufrichtig' ..."

- „Spürt die obere Hälfte eures Körpers ... Bewegt die obere Hälfte eures Körpers, und nur die obere Hälfte eures Körpers, soweit das möglich ist ... Nehmt wahr, welche Bewegungen entstehen wollen oder können und wie ihr euch dabei erlebt ... Macht nun das Gleiche mit der unteren Hälfte eures Körpers ... Versucht dabei, so gut es geht, den oberen Teil nicht oder möglichst wenig zu bewegen. Nehmt auch hier wahr, welche Bewegungen entstehen können und wollen und wie ihr euch dabei erlebt ... Kommt zur Ruhe und spürt nach, spürt in euch hinein ... Welche Verbindungen zwischen Oben und Unten nehmt ihr wahr ... Lasst aus diesen Verbindungen heraus Bewegungen entstehen ... Tanzt sie ..."
- Mit der Methode des Verraumens werden verschiedene Räume geschaffen und den GruppenteilnehmerInnen zum Erleben bereitgestellt: Ein Raum bekommt die Bedeutung „High sein", ein anderer Raum „Down sein", und ein Raum wird zum Raum des Überganges. Die KlientInnen werden aufgefordert, sich in diese Räume zu begeben, sich in ihnen zu bewegen und zu spüren, was sie dabei erleben (s. Kap. 11). Eventuell kann sich daraus ein „Leibtanz meines High- und Down-Seins" anschließen (s. Kap. 9).
- Tänzerischer Dialog: Eine tanzende Person tanzt „überlegen", die andere „unterlegen". Nach einiger Zeit wechseln beide die Rollen. Ein verbaler Austausch schließt sich an. Häufige Themen, die in diesem Dialog auftauchen, sind das Erleben von Hierarchie und Macht. Werden diese Themen nicht von den KlientInnen oder TeilnehmerInnen selbst genannt, sollte von Seiten der TherapeutInnen nach ihnen gefragt werden.
- „Geht aufrecht im Raum umher. Zwei PartnerInnen finden sich. Eine Person geht gebeugt, mit dem Blick nach unten, die andere gestreckt, mit dem Blick nach oben ... Geht nun in tänzerischen Dialog ... Wechselt nun die Ausgangshaltungen und Rollen ... Wie könnt ihr zu einer Ebene finden, die euch angemessen ist, z. B. beide oben, beide unten, oder im Rhythmus wechselnd auf und ab usw. ..."

7.4.5 Zugänge: vor-zurück (vorn-hinten)

Die Leibrichtung „vor" steht, wie schon erwähnt, bei vielen Menschen für Aktivität, für Zukunft, für eine Orientierung vorwärts. „Hinten" oder „zurück" kann für Rückendeckung stehen oder für das, was hinter einem liegt, für Rückwärtsgewandtheit, für die Geschichte, die man überwunden hat, oder dafür, dass andere Menschen einem in den Rücken fallen.

Ein einfacher Zugang zu den unterschiedlichen Dimensionen dieser Leibbewegungen ist Folgender:

- „Geht durch den Raum und richtet eure Aufmerksamkeit nach hinten: Was liegt hinter mir? Was habe ich hinter mir gelassen? Was will ich hinter mir lassen? Was oder wen habe ich im Rücken? ...
  Orientiert euch nun, während ihr weitergeht, nach vorn: Was habe ich vor mir? Wo will ich hin? Wo muss ich hin? Wo treibt es mich hin? Wo zieht es mich hin ...?"
  Anschließend sollte ein Austausch über das Erlebte stattfinden.

Der nächste Zugang könnte den Titel „Ein Schritt zurück, zwei Schritte nach vorn" tragen und ist sowohl in der Einzel- als auch in der Gruppenarbeit sehr gut geeignet für die Standortbestimmung zwischen gestern und morgen:

- „Finde bitte im Stehen einen geeigneten Platz, einen eigenen Ort des Hier und Jetzt. Sorge für einen guten Stand und achte auf den Bodenkontakt und deinen Atem. Spüre, was ist ... Von dieser Stelle aus schaue nach vorn in den Raum, spüre auch den Raum hinter dir, beides an dem Ort, an dem du jetzt bist. Du hast also drei Räume, mit denen du dich beschäftigen kannst. Beginne als Erstes mit dem Raum hinter dir. Spüre deine ganze Körperrückseite, vom Hinterkopf bis zur Ferse ... Was liegt hinter mir, was habe ich zurückgelassen? ... Wer ist mir in den Rücken gefallen ... Wer gibt mir Rückendeckung? ... Mache nun einen Schritt zurück in diesen Raum hinter dir. Wenn dir das nicht möglich ist, stell dir diesen Schritt nur vor ... Atme, nimm wahr, was ist, lass Gedanken und innere Bilder kommen und gehen ... Lass dazu Bewegungsimpulse entstehen, improvisiere ... Lass die Bewegung ausklingen und spüre, wie es jetzt ist, was sich verändert hat und was nicht ... Mache nun wieder einen Schritt nach vorn in den Raum des Hier und Jetzt. Atme und spüre, wie es jetzt ist ... Lass auch da wieder Bewegungen entstehen ... und lass sie ausklingen, um nachspüren zu können ... Spüre nun von diesem Standort aus den Raum vor dir: Wo stehe ich jetzt? Was liegt vor mir? Was habe ich vor, was steht mir bevor? Wo will ich hin? Wonach sehne ich mich? ... Mache eine Bewegung mit dem Fuß, mit der Nase, mit der Hand, eine Bewegung in den Raum vor dir und nimm wahr, was du dabei fühlst und spürst ... Wage nun den Schritt nach vorn. Jeder noch so lange Weg in die Zukunft beginnt mit dem ersten Schritt, einem Schritt nach vorn. Und mache dann noch einen zweiten Schritt. Nimm wahr, was ist ... Lass wieder Bewegungsimpulse entstehen, improvisiere mit ihnen, entfalte sie ... Mache wieder einen Schritt zurück zu der Stelle, die dein Ausgangspunkt war und ist: Dein Standort hier und jetzt. Lass dein Erleben und deine Bewegungen in dir nachklingen ... Probiere und finde eine Bewegung, die dein Erleben in den letzten Minuten zusammenfasst, verdichtet, eine Bewegung oder eine Haltung zu: Dein Standort hier und jetzt."

Dem muss sich ein Austausch zu zweit und dann in der Gruppe anschließen, der ausreichend Zeit erfordert.

- In der Trauerarbeit hat sich bewährt, dass KlientInnen von einem Ort des Hier und

Jetzt auf einem von ihnen in den Raum verlegten Weg in die letzten Tage, Monate, Jahre zurückgehen. Sie können dabei mit Bewegungen und Haltungen an Gutes und Schlechtes erinnern. Dann können sie wieder nach vorn gehen, dabei das eine zurücklassen und das andere mitnehmen bis in die Gegenwart, von wo aus sie dann die Möglichkeit haben, nach vorn in die Zukunft zu schreiten.

Weitere Zugänge, die beispielhaft für unterschiedliche Erlebensabsichten mit den Leibbewegungen vor-zurück / vorne-hinten stehen sollen, sind:

- „Ich unterteile für euch diesen Raum in drei Räume mit unterschiedlichen Bedeutungen: Ein Raum heißt ‚Wann gehe ich zurück?', ein Raum ‚Wann gehe ich nach vorne?', der dritte Raum ist der Beobachtungsraum." Während KlientInnen in den Räumen ihrem Erleben nachspüren (s. Kap. 12 Verraumen), ist es sinnvoll, ihre Aufmerksamkeit auch auf die Frage zu lenken: „Wie gehe ich vor bzw. zurück?"
- „Suche einen guten Standpunkt, verlagere dein Gewicht nach hinten, auf die Ferse. Verlagere es dann nach vorn, auf den Ballen. Spiele damit hin und her und nimm dabei wahr, was du erlebst."
- PartnerInnenarbeit: Eine Partnerin oder ein Partner steht hinter einem oder einer anderen, legt eine Hand auf ihren oder seinen Rücken. Beide gehen los. Dabei verstärkt sich der Druck der Hand des oder der Gehenden und erhöht so das Tempo, bis die hintere Person die vordere im Lauf und in Laufrichtung wegdrückt. Die Vorderen erleben dies sehr unterschiedlich: manche erfahren Leichtigkeit und Weite, andere fühlen sich weggestoßen.
- PartnerInnenarbeit: Zwei Personen stehen hintereinander. Die vordere lässt sich leicht nach hinten fallen, die hintere fängt sie auf und gibt ihr dann wieder einen Impuls, einen Stups nach vorne ... Dann folgt der PartnerInnenwechsel. Wichtig: Diese Einheit darf keine Kraftübung oder Mutprobe werden. Es reicht, wenn sich die vordere Person einen Millimeter oder einen Zentimeter fallen lässt, um Zugänge zum Erleben zu erhalten.
- Und noch einmal PartnerInnenarbeit: Die Person A nimmt sich Zeit und Muße und Atem, ihren Rücken zu spüren und wünscht sich dann von Person B Unterstützung im Rücken. Sie sagt B, wo und wie diese mit ihren Händen A stützen kann und soll. Auch B macht anschließend, ausgehend von ihren Wahrnehmungen, Impulsen und Ideen, Vorschläge, so dass A verschiedene Möglichkeiten der Unterstützung ausprobieren kann. Anschließend tauschen die beiden.

7.5 Konstitutive Leibbewegungen

7.5.1 Vom Sein zum Tun

Mit Konstitution wird die Verfassung, die Befindlichkeit eines Menschen bezeichnet, sein Zustand, sein leibliches So-Sein. Als Befinden begegnen uns einige Leibbewegungen, die wir deshalb als konstitutive Leibbewegungen bezeichnen: Einem Klienten ist es „eng“, einer Klientin „weit“, andere sind „gespannt“ oder „gelöst“ bzw. „der Auflösung nahe“. Eine Klientin fühlt sich im Moment „besonders lebendig“, während sie sich in einer anderen Situation als „unlebendig“ erlebt. „Lebendig“ ist ein Sammelbegriff für verschiedene Leibbewegungen ähnlicher Qualität, aber mit unterschiedlichen Akzenten, z. B. „voller Energie“ oder „kraftvoll“. „Starr“, „tot“ bzw. „wie tot“, „leer“, „taub“ usw. bezeichnen die konstitutive Leibbewegung „unlebendig“. Weitere Leibbewegungen, die uns begegnen, sind: „diffus“ bzw. „verwirrt“ (oder auch „chaotisch“, vernebelt“ ...) und „prägnant“ bzw. „klar“ (oder auch „licht“, „deutlich“ ...), „ruhig“ (oder auch „ganz bei mir“, „gelassen“, „still“, „geborgen“ ...) und „unruhig“ (oder auch „nervös“, „ungehalten“, „ungeduldig“ ...).

eng (engen)	–	weit (weiten)
gespannt (spannen)	–	gelöst (lösen)
lebendig	–	unlebendig
ruhig	–	unruhig
diffus	–	prägnant
in sich wohnen	–	sich fremd sein

Die konstitutiven Leibbewegungen begegnen uns (und den KlientInnen) zuerst einmal nicht als Bewegung, sondern, wie gesagt, als Zustand, manchmal sogar als verfestigter und erstarrter Zustand. Sie werden damit Gegenstand der Therapie, in der das, was zum Leidwesen der KlientInnen verfestigt ist, wieder verflüssigt werden kann, was erstarrt ist, sich wieder in Bewegung setzen kann, so dass aus leiblichen Zuständen im wörtlichen Sinne Leibbewegungen werden können. Uns kommt zu Hilfe, dass alle konstitutiven Leibbewegungen, alle beschriebenen Zustände auch Zustände des Körpers und als solche dem Körpererleben zugänglich sind. Der Weg vom Zustand in die Bewegung führt fast immer über das Körpererleben.

Nehmen wir als Beispiel die erstgenannte konstitutive Leibbewegung, das Engen und das Weiten. Jeder Mensch wird Regionen in seinem Körper finden, die er als eng erlebt. Ein guter Zugang dazu ist z.B.:

„Lege dich bequem auf den Boden, auf eine Decke oder ein Kissen, so dass du gut liegen und atmen kannst ... Lass deinen Atem fließen, hinein und hinaus, spüre dabei deinen Körper, spüre dich ... Nimm nun wahr, wo es Engungen in deinem Körper gibt, überprüfe deinen Kiefer ..., deinen Hals ..., deinen Brustkorb ..., deinen Bauch ..., dein Becken ..., deine Knie ... Vielleicht spürst du auch Engungen an anderen Stellen deines Körpers, die ich nicht erwähnt habe: Suche eine Engung oder einen Bereich, wo es dir eng ist, und spüre dort hin. Sei aufmerksam für das, was du wahrnimmst, nimm wahr, was du fühlst, was du denkst. Achte auf deine inneren Bilder ... Und nun probiere, ob es einen Spielraum gibt, diese Region deines Leibes zu weiten, dich in dieser Region zu weiten, Weite zu spüren, Weite zu entwickeln. Vielleicht hilft dir dein Atem. Beim Einatmen weitet sich dein Körper, vielleicht auch diese Stelle, vielleicht auch dein leibliches Spüren. Nimm wahr, was geht und was nicht geht, was möglich und was nicht möglich ist. Nimm wahr, was passiert, wenn du die Achtsamkeit auf das Weiten legst. Vielleicht weitest du dich einen Millimeter oder einen Zentimeter mehr als vorher, vielleicht bleibt es körperlich gleich, aber das Gefühl oder deine Gedanken und Einfälle und inneren Bilder ändern sich ... Nimm wahr und probiere ..."

Die aufgeführten Bereiche der Engungen beruhen auf Erfahrungswerten. Es sind diejenigen Leibinseln, in denen unsere KlientInnen am häufigsten Engungen erleben. Welche dieser Engungen bei einer Klientin oder einem Klienten im Moment die vorherrschende ist, kann nur individuell festgestellt werden. Das gilt auch für die Frage, mit welchen Empfindungen, Gefühlen, Impulsen usw. diese verbunden sind („Weite" kann schließlich auch „Leere" oder „Verlorensein" oder „Alleinsein", „Enge" als „Geborgenheit" und „Schutz" empfunden werden). Häufig bedarf es keiner besonderen Erlebniseinheiten, um Engungen im Körper auf die Spur zu kommen. Zumeist wird die erlebte Enge sehr konkret auf den Körper bezogen: „Mir ist ganz eng um den Brustkorb." „Bei mir zieht sich im Bauch alles zusammen." „Ich kann kaum noch atmen." Manchmal wird auch eine Atmosphäre als eng bezeichnet, aber auch deren Erleben bezieht sich unmittelbar auf den Körper: „Wenn ich nur zur Tür reinkomme, wird mir schon ganz eng", oder „Die ganze Atmosphäre da lässt mich fast ersticken." Oder auch: „Wenn ich in meine enge Hütte komme, in meine eigene kleine geschützte Welt, dann wird mir ganz weit ums Herz."

Manche Engungen sind mit Schmerzen und z. T. äußerst schmerzhaften Krämpfen, mit Erfahrungen der Gewalt oder der tiefen Einsamkeit, des Verlorensein oder der ungestillten Sehnsucht verbunden.

Es bedarf – das wurde hoffentlich deutlich – einer besonderen und genauen Diagnostik. Man muss dem „Wo" („Wo in ihrem Körper spüren Sie die Enge besonders?") und dem „Wie" („Wie erleben Sie diesen Bereich, diese Leibinsel? Welche Bilder, Klänge, Gefühle, Impulse und andere Leibregungen entstehen?") der jeweiligen individuellen Engungen auf der Spur bleiben. Dann entsteht die Möglichkeit, von der Wahrnehmung des Zustandes „eng" zur Tätigkeit des „Engens" zu gelangen: „Versuchen Sie dort, wo Sie die Enge spüren, die Enge noch etwas zu verstärken, gehen Sie aktiv in den Prozess des Engens hinein ... und versuchen Sie dann das Gegenteil, diesen Bereich etwas zu weiten ..." Durch die Bewegung bzw. durch die Vorstellung der Bewegung des Körpers verändert sich das Erleben. Die KlientInnen sind dem „Engen" nicht mehr hilflos ausgeliefert, sondern sie spielen eine aktive Rolle. Die gewonnenen Spielräume ergeben Veränderungsmöglichkeiten des Erlebens, vielleicht hin zum „Weiten" oder „Öffnen", vielleicht aber auch hin zu einer Neubewertung des Engen, indem z. B. die Enge nicht mehr nur als Fessel oder Gefängnis, sondern auch als Wärme und Geborgenheit erlebbar wird.

Alles, was wir hier über die enge und das Engen geschrieben haben, können wir analog zur Weite anführen. Auch die Weite kann positiv („Freiheit") oder negativ („aufgelöst", „verloren") erlebt werden. Der Prozess vom Sein zum Tun beginnt schon mit einfachen Fragen wie: „Wovon wollen Sie sich befreien?" „Freiheit wofür?" „Was hast du verloren?" „Wovon gilt es, sich abzulösen?"

Der Prozess vom Sein zum Tun geht bei allen konstitutiven Leibbewegungen wesentlich über das Erleben des Körpers. Der Zustand des Gespannt- und Gelöst-Seins wird zur Bewegung, zum Tun des Spannens oder Lösens. Aus dem Lebendig-Sein wird der Prozess des Belebens, aus dem des Unlebendig-Seins der des Erstarrens oder auch des Reduzierens und Verfestigens. „Ruhig-Sein" beinhaltet dann „Ruhen" oder „Beruhigen" bzw. „zur Ruhe kommen", während die unruhige Verfassung zum Beunruhigen aktiviert werden kann. Diffus-Sein ändert sich zum Verwirren oder in Unordnung bringen, vielleicht auch zum Suchen, während Prägnanz und Klarheit zum Klären oder Er-Klären, zum Präzisieren und Ordnen wird usw.

In jeder konstitutiven Leibbewegung selbst steckt also bereits das Potenzial des Prozesses vom Sein zum Tun. Regen sie darüber hinaus in der Therapie an, Bezüge zu den jeweiligen Gegenpolen herzustellen, so werden die Chancen, die diesem Prozess innewohnen, offensichtlich.

7.5.2 Diffus und prägnant

Eine konstitutive Leibbewegung mit ihrem gegenteiligen Pol, diffus und prägnant, wollen wir exemplarisch genauer analysieren. Sie werden von den KlientInnen im Lebensalltag erlebt und sind wichtige Phänomene im therapeutischen Prozess und in der therapeutischen Beziehung.

In jedem Veränderungsprozess gibt es Phasen der Verwirrung. Das Alte gilt nicht mehr und das Neue ist noch nicht da, ist erahnbar, aber hat noch keine klaren Konturen. Dazwischen erscheint das „Durcheinander", die Verwirrung. In dieser Phase erleben sich viele Menschen als diffus und sehnen sich nach Klarheit und Prägnanz. Diese Phase ist ein Durchgangsstadium. Die meisten Menschen mögen sie nicht, manche haben Angst vor der Verwirrung und der damit verbundenen Unsicherheit und scheuen deshalb vor Veränderungen zurück. Wer sich in Veränderungsprozesse begibt – und Therapie ist ein

Veränderungsprozess – wird sich in die Verwirrung hineinbegeben und aus ihr Schritt für Schritt wieder herauskommen.

Schwierig wird es für KlientInnen, wenn sie über längere Zeit im Diffusen feststecken. „Ich bin durcheinander, ich weiß gar nicht mehr, wo es langgeht." „Soll ich bei meinem Freund bleiben oder nicht?" „Soll ich da, wo ich arbeite, weiterarbeiten oder mir etwas Besseres suchen, oder will ich fort aus dieser Gegend – ich weiß gar nicht, was ich will." „Ich packe zwar etwas an, ich bin nicht gelähmt; aber ich packe alles auf einmal an. Ich bewege mich in alle Richtungen auf einmal und komme nicht vom Fleck und bekomme nicht viel auf die Reihe." „Ich bin so durch den Wind, dass ich nicht einmal meinen Haushalt geregelt bekomme. Mir geht die Unordnung zwar auf den Geist, aber ich kriege es einfach nicht hin." „Ich tappe wie im Nebel umher." Wenn Freunde oder Freundinnen solche Äußerungen hören, sind sie oft – wie manchmal auch TherapeutInnen – mit guten Ratschlägen bei der Hand oder versuchen, Entscheidungshilfen zu erarbeiten. In Phasen schwacher Diffusität mag dies helfen. Wenn Menschen tiefer im Diffusen stecken, hilft dies erfahrungsgemäß nicht. Das Diffuse ist ein Zustand des Erlebens, eine konstitutive Leibbewegung und mehr als eine Entscheidungsunsicherheit.

Manche KlientInnen fühlen sich im Diffusen gefangen. Es ist in ihnen und um sie herum. Sie können sich nicht selbst trauen und sie trauen ihrer Umgebung, anderen Menschen nicht. Der Zustand scheint unabänderlich, oft ausweglos.

Die Königswege aus diesem Zustand führen, wie bei den anderen konstitutiven Leibbewegungen auch, über das Körpererleben und das Verraumen.

Zuerst ein Beispiel für den therapeutischen Weg über das Körpererleben. Eine Klientin hatte ihre Verwirrung geschildert. Die Therapeutin versuchte zu konkretisieren: „Wo erlebst du die Verwirrung, eher innen oder eher um dich herum?" „Beides, um mich herum, aber auch in mir." Dabei zeigte sie auf ihren Körper. Deshalb die Aufforderung: „Spüre bitte in dich hinein und versuche mitzubekommen, wo du die Verwirrung, das Diffuse in deinem Körper vor allem wahrnimmst." Die Klientin sagt nach einiger Zeit: „Vor allem hier im Oberkörper." Die Therapeutin: „Nimm dir Zeit und versuche die Region des Diffusen noch genauer zu lokalisieren." Die Klientin beschrieb nach einer Minute: „Ich merke es im Oberkörper ab hier." Sie zeigt auf eine Linie in Höhe des Bauchnabels. „Hoch bis zum Kopf. Aber nur vorn. Als ob es in der Mitte zwischen vorn und hinten eine Grenze gibt." Die Therapeutin: „Konzentriere dich weiter auf diese Region deines Körpers, nimm wahr, was du erlebst." „Mein Atmen tut weh." Weiter konkretisierend fragte die Therapeutin: „Wann genau tut es weh, eher beim Einatmen oder beim Ausatmen oder in der Pause zwischen den Atemzügen?" „Bei der Pause am wenigsten, aber beim Einatmen, da ist es wie wund."

Der Weg, das Diffuse im Körper zu erleben (oder im Erleben des Umraums unmittelbar um den Körper herum), ist ein Weg der Konkretisierung. Noch ist keine Klarheit oder Prägnanz spürbar, aber der Nebel lichtet sich, das, was diffus erschien, wird greifbarer und konkreter erlebbar. Der weitere Weg in der therapeutischen Arbeit der Klientin führte über Bewegungsimpulse, die aus dem Spüren des Wundschmerzes entstanden, zu den Richtungs-Leibbewegungen vorn-hinten und oben-unten, die schon in der Beschreibung der körperlichen Region des Diffusen angelegt waren (Grenzen zwischen vorn und hinten und Grenzen zwischen oben und unten). Auch dieses ist typisch für den Weg aus dem Diffusen heraus. Die KlientInnen, die das Diffuse in ihrem Körpererleben konkretisieren und lokalisieren können, öffnen damit Wege der Weiterarbeit, die über andere Leibbewegungen und zum Teil über Erregungskonturen führen.

Die Nutzung des Verraumens bietet ebenfalls hervorragende Möglichkeiten, aus dem Gefühl, dem Diffusen ohnmächtig ausgeliefert zu sein, in aktive Bewegungen des Körpers bzw. des Erlebens zu kommen. „Bestimme einen Raum des Diffusen bzw. des Nebels, der Verwirrung oder der Gestalt, in der das Diffuse für dich spürbar ist. Wo stehst du jetzt? Wie heißt der Raum deines persönlichen Gegenteils des Diffusen? Wo ist er? Welche anderen Räume gibt es?“ Solche und andere Arbeitsschritte können, wie in Kap. 12 beschrieben, folgen. Häufig führt diese Arbeitsweise zu biografischen Quellen des Diffusen, das für viele KlientInnen ein Fluchtort vor dem Nichtaushaltbaren war. Grundlegende Bestandteile von Leibmustern können Thema werden, denn andauerndes und wiederholtes Erleben des Diffusen berührt Kernfragen der Identität. Wer nicht spüren kann, auf welchem Boden er steht – und Diffusität entzieht meistens den Boden – verliert die Sicherheit zu wissen, wer er ist.

Die Sehnsucht, die aus dem diffusen Erleben entspringt, ist die Sehnsucht nach Klarheit, nach Prägnanz, nach festen Konturen. Viele KlientInnen bemühen sich verzweifelt, diese Klarheit „aus sich heraus“ zu schaffen, scheitern aber immer wieder. Wurzeln des Diffusen bzw. der Tendenz, wiederholt in das diffuse Erleben hineinzugleiten, liegen häufig in Erfahrungen des Verlorenseins. „Ich bin nicht gewünscht“, „Ich fühle mich nicht wert, auf der Welt zu sein.“ Solches Erleben beruht auf Ablehnungserfahrungen, die Kinder und Erwachsene mit anderen Menschen machen, Erfahrungen, aus denen sie in die Verwirrung und in den Nebel flüchten. Aus dem Nebel herauszutreten bedeutet oft, diesen unerträglichen „Klarheiten“ zu begegnen, diesmal aber nicht allein und ohnmächtig, sondern begleitet von der Therapeutin oder dem Therapeuten. Die Begleitung, der Kontakt, die Resonanz ist für die meisten KlientInnen innerhalb und außerhalb der Therapie ein notwendiger Bestandteil für die Entwicklung von Klarheit und Prägnanz. Andere Menschen sind greifbar, sind wahrnehmbar, geben Rückmeldungen. Ob man auf dieser Welt erwünscht ist oder nicht, kann man nicht ein für alle Mal entscheiden, es bedarf der wiederholten Bestätigung, des Echos der anderen.

Aus dem bislang Geschriebenen mag der Eindruck entstehen, als sei „diffus“ schlecht, „prägnant“ und „klar“ hingegen gut. Viele KlientInnen würden solch eine Bewertung teilen, bei anderen ist sie jedoch umgekehrt, sie leiden unter einem Übermaß an Klarheit und Prägnanz. Ein Klient litt z. B. darunter, dass seine Vordergrund-Hintergrund Regulierung nicht flexibel war. Dazu ein kleiner Exkurs in die Wahrnehmungspsychologie. Normalerweise strukturieren wir unsere Wahrnehmung: Einiges tritt in den Vordergrund, anderes in den Hintergrund. Dies kann wechseln. Schaut man auf einen Marktplatz, tritt zuerst eine Bekannte in den Vordergrund, dann der Stand mit den Äpfeln, die man kaufen möchte, dann der Marktwächter, während jeweils das Übrige im Hintergrund verweilt. Bei Menschen, die unter Diffusitätsstörungen leiden, ist die Prägnanz, also die Deutlichkeit, mit der bestimmte Aspekte der Wahrnehmung hervortreten, unterentwickelt. Man will zwar Brot und Äpfel kaufen, aber weder Obststand noch Bäckerwagen heben sich klar genug vom Hintergrund ab, alle oder viele Stände sind gleichwertig, gleichbedeutend. Die Verwirrung kann so groß werden, dass jemand Möhren statt des Beabsichtigten kauft oder gar unverrichteter Dinge den Markt wieder verlässt. Andere Menschen, wie der o. g. Klient, leiden unter überstarker Prägnanz. Auf dem Markt wollte er Äpfel kaufen und sah nur Äpfel. Das, was im Vordergrund war, füllte den ganzen Gesichtskreis aus, nur noch Äpfel, kein Brot, kein Käse, keine anderen Marktstände, auch keine Bekannten oder andere Menschen, die ihm begegneten. Nur noch Vordergrund, aber kein Hintergrund. Der Klient litt darunter, dass vieles aus seinem Gesichtskreis fiel. Fast alle Menschen kennen solche Zustände, z. B. in Phasen besonders großer Übermüdung, in denen sie sich so sehr auf die Bewältigung einer Tätigkeit konzentrieren müssen, dass sie „nicht mehr rechts noch links" gucken können. Krisen, vor allem sich wiederholende Krisen, können solche Qualitäten der Leibbewegungen hervorrufen, denen Menschen auch in nicht-krisenhaften Zeiten verhaftet bleiben. Vor allem KlientInnen mit wiederholten traumatischen Erfahrungen z. B. durch sexuelle Gewalt leiden darunter, dass bestimmte Wahrnehmungen immer wieder überprägnant in ihr Gesichtsfeld treten, etwa bestimmte Blicke, Töne, Gesten. Diese Signale werden oft unbewusst mit dem traumatischen Erleben verbunden und rufen Angst, Panik, Erstarrung, Verengung, Ohnmacht und andere leibliche Regungen hervor. Hier gilt es, unbewusste Zusammenhänge bewusst werden zu lassen und individuelle Wege zu suchen, um die Verknüpfungen aufzulösen. (Eine Technik, die dies unterstützen soll, ist übrigens EMDR: Eye movement Desensitizations and Reprocessing, vgl.: Shapiro, 1998). Dabei gilt es, andere, nicht hilflose Bewältigungsstrategien zu entwickeln bzw. zu reaktivieren. Die Prägnanz, unter der diese KlientInnen leiden, muss „verwirrt" werden. Die Förderung der Verwirrung, des Diffusen, des Durcheinanders – so merkwürdig es klingen mag – ist also angezeigt.

7.5.3 Erlebnisöffnende Zugänge

Wie schon beschrieben ist die Nutzung des Körpererlebens und des Verraumens (s. Kap. 12) der wichtigste Zugang zum Erleben und Verändern konstitutiver Leibbewegungen. Erleben ist immer auch räumlich, greift in den Raum hinaus, wird vom Umraum beeinflusst, gibt Räumen Bedeutung, nimmt Bedeutungen von Räumen auf.

Verraumen von konstitutiven Leibbewegungen geschieht darüber, dass dem jeweiligen Gegensatzpaar konstitutiver Leibbewegungen buchstäblich zwei Räume geschaffen werden, z. B. ein Raum „lebendig“ und ein Raum „unlebendig“. Wenn wir mit Gruppen arbeiten, geben wir die Räume vor, d. h. wir legen mit Seilen oder Decken Linien in den Saal und teilen ihn in Teilräume auf, denen wir jeweils die Bedeutung einer konstitutiven Leibbewegung zuordnen. Hinzu kommt immer ein dritter Raum, dieser liegt manchmal als Beobachtungsraum (Beobachtung von sich selbst) bzw. neutraler Raum neben den beiden Räumen der konstitutiven Leibbewegungen (A) oder als Übergangsraum zwischen diesen (B).

A

<table>
<tr><td>lebendig</td><td>unlebendig</td></tr>
<tr><td colspan="2">neutraler Raum</td></tr>
</table>

B

<table>
<tr><td>lebendig</td><td>Übergang</td><td>unlebendig</td></tr>
</table>

Der Vorteil von A besteht darin, dass eine gemeinsame Grenze zwischen den Räumen „lebendig“ und „unlebendig“ vorhanden ist, was dazu anregt, die Unterschiede sehr deutlich, sozusagen trennscharf, zu erspüren. Der Vorteil von B liegt in der Existenz eines ausdrücklich ausgewiesenen Übergangsraums zwischen den Räumen der konstitutiven Leibbewegungen, was wiederum dazu anregt, den Prozess und die Spannbreite von einem Pol zum anderen sehr genau und eventuell zeitlich gedehnt zu erspüren.

Wenn wir mit einzelnen KlientInnen arbeiten, bitten wir sie, selbst die Lage und Größe der Räume zu bestimmen. Wir achten darauf, dass es immer einen „neutralen“ oder „sicheren“ oder „Rückzugsraum“ gibt, in den sich die KlientInnen – und damit auch aus ihrem Erleben – zurückziehen können. Für die TherapeutInnen ist es sehr aufschlussreich, wie die Räume der konstitutiven Leibbewegungen bestimmt werden. Bei einer Klientin ist der Raum des Unlebendigen sehr groß, füllt zwei Drittel des Saals, bei einer anderen ist der gleiche Raum klein, befindet sich in der Mitte des Saals, umhüllt vom Raum des Lebendigen.

Äußert eine Klientin z. B., dass sie einen „Kloß im Brustkorb" hat, der sich beim näheren Hinspüren „wie tot" anfühlt, so rückt damit eine konstitutive Leibbewegung in den Vordergrund des therapeutischen Interesses. Sie legt dann z. B. Seile auf den Boden und schafft diesen Raum des Unlebendigen, den „Raum des Wie-tot". Die Therapeutin oder der Therapeut fragt dann weiter: „Wie ist der Raum um den Kloß herum?" Oder: „Was ist *dein* Gegenteil von dem ‚Wie tot'-Raum?" Daraus entstehen weitere Räume, die auf individuelle Weise zu einem „Raum des Lebendigen" und zu anderen leiblichen Regungen führen.

Was geschieht mit den so geschaffenen Bedeutungsräumen? Wir bitten die KlientInnen, sich in diese Räume hineinzubegeben und auf ihr Erleben zu achten. Immer gibt es Reaktionen. Genaueres dazu haben wir in Kapitel 12 ausführlich beschrieben. Wenn Menschen im „unlebendigen" Raum spüren, was, wo, wie in ihnen unlebendig ist, können sie daraus Impulse entwickeln, die sich zu Bedeutungsgesten (s. Kap. 8) oder Improvisationen (s. Kap. 3.3) entwickeln. Im weiteren Verlauf bitten wir die KlientInnen z. B.: „Probieren Sie Übergänge zwischen dem Raum des Lebendigen und dem Raum des Unlebendigen aus. Finden Sie *Ihren* Übergang, *Ihre* Verbindung in Bewegungen heraus, tanzen Sie sie ..." „Suchen Sie nun die Stelle in einem der Räume, die Ihrer Befindlichkeit jetzt am ehesten entspricht. Seien Sie genau und sorgfältig. Überprüfen Sie Ihre Position, bis Sie der Stelle, die Sie gefunden haben, sicher sind ... Spüren Sie nun dem nach, wie es Ihnen jetzt geht ... Drücken Sie Ihr Erleben in einer Bewegung oder Geste aus ..." Statt auf die Stelle, die der Befindlichkeit am ehesten entspricht, kann auch auf die „aufregendste" oder die „überraschendste" oder die „sicherste" Stelle in einem der Räume verwiesen werden, je nach Verlauf des therapeutischen Prozesses.

Verraumen und Körpererleben sind keine getrennten Zugänge, für die die Maßgabe des „Entweder-oder" gilt. Sie können, ja sie müssen oft miteinander verbunden werden. In dem oben erwähnten Beispiel hat eine Klientin ihr Körpererleben („Kloß", „wie tot") in den Raum verlegt. Umgekehrt, wenn Menschen Erlebnisräume betreten und sich in ihnen bewegen, mobilisiert dies deren Körpererleben. Jemand betritt den Raum des Unlebendigen und erlebt sich dort als „handlungsunfähig" und „stumpf". Er ist nicht in der Lage, sich aus diesem Raum in den Raum des Lebendigen hinauszubewegen, steht starr und bewegungslos an einer Stelle. Die Therapeutin fragt: „Wo spüren Sie das Stumpfe und Handlungsunfähige in ihrem Körper?" Der Klient: „In meinen Beinen." „Gibt es ein gegenteiliges Erleben in ihrem Körper?" „Ja, in den Fingern, da kribbelt es." „Lassen Sie es kribbeln, lassen sie aus dem Kribbeln Bewegungen entstehen." Aus dem Kribbeln der Finger entwickelt sich ein Tanz der Hände, dann der Arme und wird begleitet von Wut- und Freiheitsgefühlen. Diesen gibt der Klient Raum, diese Lebendigkeit erweckt seine Beine wieder und führt ihn in den Raum der Lebendigkeit, den er dann in zwei Teilräume unterteilt: in seinen „inspirierten" Raum und seinen „wilden" Raum ...

Auch hier wurde aus einem Zustand eine Bewegung, eine motorische Bewegung und vor allem auch eine Bewegung des Erlebens, eine Leibbewegung. Viele weitere Zugänge sind möglich, für die wir in den vorherigen Kapiteln über andere Leibbewegungen Anregungen gegeben haben. Auch in die Körperbildarbeit können Leibbewegungen integriert werden (s. Kap. 13).

7.6 In sich wohnen – sich fremd sein

In sich wohnen und sich fremd sein sind Leibbewegungen, denen ein doppelter Charakter innewohnt. Zum einen handelt es sich bei ihnen um konstitutive Leibbewegungen, zum anderen um Leibbewegungen grundsätzlicher und übergeordneter Art, in denen sich alle Leibbewegungen kristallisieren und konzentrieren.

Zum konstitutiven Aspekt: In sich wohnen bzw. sich fremd sein beschreibt einen Zustand, eine Verfassung, in der sich ein Mensch befindet. „Ich bin mir heute fremd", „Ich stehe heute neben mir" – so wird das Erleben beschrieben. Zu fast allen schweren psychiatrischen Erkrankungen gehört das Erleben „Ich bin mir fremd" nicht als kurzfristige Erfahrung, sondern als durchgehendes, die Lebensqualität bestimmendes Erleben. KlientInnen, die an Bulemie erkrankt sind, ist ihr gesamter Körper fremd, sie nehmen stattdessen als Ersatz Außenbilder, z.B. ein Schönheitsideal als Prototyp eines Körpers bzw. Körperbildes. Doch nicht dieses Bild ist entscheidend für die Erkrankung, sondern das Fremdsein des eigenen Erlebens, vor allem des Körpererlebens.

In abgeschwächter Form, auf einzelne Aspekte der eigenen Person, der Lebendigkeit bezogen, hört sich das an wie: „So kenne ich mich gar nicht", „Dieser Teil von mir ist mir aber fremd". Auch manche Leibinseln werden als fremd erlebt. Eine Klientin empfand ihr Kreuzbein z. B. als „ganz fremd, wie aus Silikon". Auch in bestimmten sozialen Konstellationen, z. B. auf Partys, kann man nicht nur fremd sein, weil man die meisten oder alle Anwesenden nicht kennt, sondern sich auch fremd oder entfremdet fühlen.

Hier gilt es, wie bei den anderen konstitutiven Leibbewegungen, über das Körpererleben, über das Verraumen und andere Zugänge vom Sein zum Tun zu kommen. Eine Klientin kann z. B. einen Raum „Ich bin mir fremd" gestalten und dann einen Raum ihres persönlichen Gegenteils zum Fremdsein. Vielleicht wird sie ihn „Ich wohne in mir" nennen, vielleicht aber auch „Ich bin mir vertraut", „Ich spüre mich wieder" oder „In mir zu Hause". Diese Räume und ihre Übergänge sind Räume des Erlebens, in ihnen kann Erleben in Bewegung kommen und in Bewegung und Tanz seinen Ausdruck finden. Wenn wir KlientInnen fragen: „Was ist für dich wohnlich?", dann verweisen manche KlientInnen auf Ruhe und auf Selbstverständlichkeit, andere auf Vitalität. Die Qualität dessen, was „in sich wohnen" bedeuten kann, ist unterschiedlich. Entsprechend unterschiedlich sind die Bilder der KlientInnen, die ihr Verständnis vom „In-sich-Wohnen" bzw. ihre Sehnsucht danach repräsentieren: Das Haus am Meer, das leere japanische Zimmer, der Palmenstrand mit der belebten Kneipe, die Landschaft in der Toskana usw. Die meisten KlientInnen werden „Sich-fremd-Sein" als negativ und das „In-sich-Wohnen" in der einen oder anderen Form positiv, ja erstrebenswert erleben. Doch auch hier muss man sich vor Allgemeinerungen hüten, auch hier gibt es Überraschungen. So war z. B. für einen Klienten das „In-sich-Wohnen" ein Zustand, in dem er sich selbstgefällig ausruhte, während das „Neben-sich-Stehen" für ihn ein „Auch-mal-neben-sich-Stehen" war, in dem er sich von außen anschaute und dadurch wichtige Impulse für Veränderungen gewann.

Der erste und wichtigste Aspekt der therapeutischen Arbeit mit dem Erleben von wohnlich-fremd besteht darin, diesen Aspekt überhaupt ernst zu nehmen. Viele KlientInnen kennen das „Stell-dich-nicht-so-An", das Belächelt- oder Beschämtwerden, wenn sie solche „komischen Bemerkungen" machen. Auch hier gilt es, die Subjektivität des Erlebens zu achten sowie konsequent und radikal nach dem subjektiven Erleben zu fragen: „Was ist fremd in *dir*? Was erlebst *du* um dich herum als fremd?" „Was bedeutet *für dich,* in dir zu wohnen?" Ansonsten gelten für die weitere Arbeit alle Erlebnis öffnenden Zugänge und Veränderungsmöglichkeiten, die wir bislang erwähnt haben, die Arbeit mit dem Körpererleben, mit Impulsen und Gesten, mit dem Verraumen usw. Die Körperbildarbeit (s. Kap. 13) bietet bei partieller Fremdheit sehr gute Chancen, die entfremdeten Aspekte des Erlebens wieder zu integrieren, und kann bei nahezu totaler Fremdheit oft Chancen und Wege zur Wiedergewinnung der Leiblichkeit erschließen.

Der zweite Charakterzug des „In-sich-Wohnens" und „Sich-fremd-Seins" besteht, wie gesagt, darin, dass es sich um übergeordnete Qualitäten des Erlebens handelt, die sich durch alle Arbeiten mit Erregungskonturen und Leibbewegungen hindurchziehen. Sich fremd zu sein beschreibt einen Zustand, sich in seiner Haut nicht wohl zu fühlen oder „neben sich zu stehen". Er kann erstarrte Leibinseln, entfremdete Erlebensaspekte, fragmentiertes Körpererleben und alle Arten von Defiziten und Störungen des Erlebens umfassen. Umgekehrt meint „in sich zu wohnen" auch die Sehnsucht vieler, bei sich selbst anzukommen, sich in sich einzurichten, sich ihres Erlebens gewiss und sicher zu sein und über vielfältige Erlebnismöglichkeiten, über mehrere Räume in ihrer Wohnung des Erlebens zu verfügen.

Die Leibphilosophie hat diesen Prozess analysiert. Merleau-Ponty spricht davon, dass sich der Leib in der Welt „einrichtet", „ihm einwohnt" (Merleau-Ponty, 1966, S. 169). Dabei werden zwei Aspekte des „In-sich-Wohnens" unterschieden: Die Inkarnation als Einverleibung des Körpers sowie die Habituation als Einverleibung der Dinge, der Umwelt: „Das ‚Zuhandensein' der Welt ist nicht vorgegeben, sondern es entwickelt sich ursprünglich in der frühen Kindheit: Dem leiblichen Vertrautwerden mit den Dingen, in der Gewöhnung an ihre Formen, Farben, Gerüche und Klänge. In Entsprechung zur

Inkarnation als Einverleibung des Körpers soll der Begriff der Habituation die Einverleibung der Dinge und die Eingewöhnung in die Welt bezeichnen. Die Inkarnation beginnt bereits pränatal, die Habituation mit der Geburt; sie vollzieht sich zum größten Teil in den ersten Lebensjahren, ohne aber je ganz abgeschlossen zu sein. Die Fremdheit und Widersetzlichkeit der Dinge muss immer wieder überwunden werden, bis der Leib sich in sie einleiben und sie sich aneignen kann." (Fuchs, 2000, S. 186/187)

Beide Aspekte des Prozesses des Wohnlich-Werdens sind miteinander verknüpft. In sich wohnlich werden bedeutet immer auch, sich in seiner Umgebung einzurichten, sich diese anzueignen und umgekehrt: „Dabei fördern sich Inkarnation und *Habituation* wechselseitig: Die Dinge zielgerichtet gebrauchen zu lernen bedeutet zugleich, sich die Maße und Richtungen des eigenen Körpers ‚einzuverleiben' ... Der Leib erschließt sich die Welt, indem er sich nach und nach zum Schlüssel für sie ausbildet." (Fuchs, 2000, S. 187)

Das Wohnhaft-Werden ist ein Prozess, der, wie erwähnt, schon vor der Geburt beginnt und sich durch das gesamte Leben durchzieht. Die Zufriedenheit mit dem, was dem subjektiven Erleben nach an „In-sich-Wohnen" erreicht wurde, ist sehr unterschiedlich. Wenn wir KlientInnen bitten, eine Bewegung des „Sich-fremd-Seins" zu finden, dann gelingt dies vielen sehr schnell. Wenn wir KlientInnen bitten, eine Bewegung des „In-sich-Wohnens" zu finden, dann ist dies für viele schwieriger, für manche gar unmöglich und bedarf in den meisten Fällen kürzerer oder längerer therapeutischer Unterstützung. Dieser mühevolle Weg lohnt sich, aber bei manchen KlientInnen ruft allein die Frage, ob und wie sie sich in sich wohnend erleben, Tränen hervor, Tränen der Sehnsucht.

7.7 Diagnostik, Pathologie und Therapie – Leitlinien und Hinweise

Wir werden in diesem Kapitel unser Grundverständnis der Diagnostik, Pathologie und Therapie der Erregungskonturen und Leibbewegungen zusammenfassend darlegen sowie einige Leitlinien und Hinweise zur therapeutischen Arbeit geben. Dabei ist auf manche Aspekte schon hingewiesen worden, gelegentliche Wiederholungen bitten wir zu Gunsten des Überblicks in Kauf zu nehmen.

7.7.1 Diagnostik

Das aus dem Griechischen stammende Wort „Diagnostik" kann auf zwei Weisen übersetzt werden. Oft tritt sie uns in der Bedeutung „Urteil" entgegen; medizinische oder psychologische Autoritäten verkünden mit der Diagnose ein Urteil über unsere psychische, physische, geistige und soziale Verfassung, unsere Lebenschancen und Lebensqualitäten. Viele PatientInnen und KlientInnen leisten dabei nur Zuliefererdienste für die Diagnose, indem sie Symptome aufzählen und sich Tests und anderen Überprüfungen unterziehen. Das Urteil, die Diagnose, fällt dann die medizinische oder therapeutische Autorität.

Unser Verständnis von Diagnostik ist eher mit der zweiten möglichen Übersetzung beschrieben: „Einsicht". KlientInnen möchten Einsicht in das, „was mit ihnen los ist", sie wollen wissen und verstehen, warum sie leiden. Diese Einsicht zu erwerben ist ein Prozess, der sich über einen längeren Zeitraum entwickeln und verändern kann. Und sie entsteht in einem interaktiven Geschehen, an dem beide Seiten, KlientInnen und TherapeutInnen, beteiligt sind. Selbstverständlich benutzen wir wie alle, die professionell und klinisch arbeiten, auch die diagnostischen Begrifflichkeiten und Definitionen des ICD 10, der weltweit vereinheitlichten diagnostischen Klassifizierungen. Doch genauso selbstverständlich ist es, dass eine Einsicht in das Leiden und die damit zusammenhängenden Leibmuster der KlientInnen weit mehr bedeutet als ICD 10-Diagnosenummern zu verteilen. Leibbewegungen und Erregungskonturen bieten ausgezeichnete Möglichkeiten der Einsicht sowohl für KlientInnen als auch für TherapeutInnen. Sie sind für KlientInnen erleb- und erfahrbar; die spezifischen Erregungskonturen der KlientInnen sowie deren individuelle Besonderheiten der Leibbewegungen können mit Hilfe der TherapeutInnen zu Einsichten über spezifische Leibmuster verdichtet werden. Dieser Prozess der Einsichtgewinnung, die Diagnostik, ist ein wichtiger Bestandteil unserer therapeutischen Arbeit. Wir bieten KlientInnen Erlebnis öffnende Zugänge zu Leibbewegungen und Erregungskonturen, also Erfahrungen mit leibräumlichen Bewegungen an, anhand derer sie mitbekommen können, welche spezifischen Muster von Erregungskonturen bzw. Leibbewegungen ihnen eigen sind.

7.7.2 Zugänge

Die vielfach erwähnten und beschriebenen Erlebnis öffnenden Zugänge sind diagnostisch und therapeutisch gleichermaßen bedeutsam. In der Regel bieten KlientInnen in ihrer Sprache oder in ihren Bewegungen Anhaltspunkte, dass bestimmte Leibbewegungen bzw. Erregungskonturen Bedeutung für sie haben.

Der eine Klient greift z. B. immer, wenn er den Therapeuten ansieht, mit den Händen unruhig ins Leere, die andere Klientin schaut nach unten, sobald ihre Erregung ansteigt, und vermeidet den Blick zur Therapeutin. Eine Klientin meint: „Bei all meinen Beziehungen gab es ein plötzliches Ende. Entweder hat mich mein Partner aus heiterem Himmel sitzen gelassen oder ich habe Knall auf Fall Schluss gemacht." Hinweise auf Erregungskonturen und Leibbewegungen ergeben sich aus der Sprache, aus gezieltem Nachfragen und der Beobachtung der KlientInnen.

Solche Hinweise sind noch keine Einsicht über Leibbewegungen bzw. Erregungskonturen als Bestandteile von Leibmustern, sie öffnen aber Türen zur Einsicht. Die Aufgabe der TherapeutInnen besteht darin, diese Hinweise aufzugreifen und durch das Angebot entsprechender Experimente Gelegenheit zur Überprüfung und (meist) Erweiterung sowie Konkretisierung zu geben.

Wir TherapeutInnen können auch unabhängig von konkreten Hinweisen KlientInnen vorschlagen, z. B. verschiedene Erregungskonturen im Bewegungserleben auszuprobieren, um gegebenenfalls Mustern auf die Spur zu kommen. Ähnliches gilt für Leibbewegungen. Wir sind sehr vorsichtig mit dem Wort „immer", aber diesmal verwenden wir es: Immer stoßen KlientInnen dabei auf grundlegende Muster bzw. Musterbestandteile, immer werden diese erfahrbar und zumindest ansatzweise veränderbar. Dabei können manche Erregungsverläufe oder Leibbewegungen für KlientInnen belanglos oder nebensächlich erscheinen, andere dagegen als besonders wichtig für ihr Erleben in den Vordergrund treten. Am Ende eines Seminars, in dem TeilnehmerInnen unterschiedliche Erfahrungen mit Richtungs-Leibbewegungen und konstitutiven Leibbewegungen machten, sagte eine Teilnehmerin: „Ganz egal was wir ausprobiert haben, für mich gehört alles zum Thema eng-weit. Das ist im Moment wohl mein Lebensthema." In jedem Fall werden KlientInnen, die verschiedenen Erregungsverläufen bzw. Leibbewegungen in ihrem inneren und äußeren Bewegen nachspüren, auf Verknüpfungen stoßen, auf Verknüpfungen zwischen Leibbewegungen und Gefühlen oder Körpererfahrungen, zwischen Erregungskonturen und sozialen Kontakten oder Beziehungen, zwischen Resonanzverläufen und primären Leibbewegungen usw., also auf Leibmuster!

Dies ist wichtig für Diagnostik und Therapie. Diagnostisch kommt es uns nicht so sehr auf die einzelne Leibbewegung oder Erregungskontur an, diagnostisch liegt unser Hauptinteresse darin, gemeinsam mit den KlientInnen Leibmustern bzw. Leibmusterbestandteilen, unter denen die KlientInnen leiden, nachzuspüren. Leibbewegungen und Erregungskonturen sind ein Teil dessen. Insofern haben die Erlebnis öffnenden Zugänge nicht nur diagnostische Bedeutung. Sie sind unmittelbar Teil des therapeutischen Veränderungsprozesses. Wenn Leibbewegungen und Erregungskonturen sichtbar und spürbar werden, gerät Erstarrtes in Bewegung, können KlientInnen Veränderungsmöglichkeiten ausprobieren.

7.7.3 Pathologie

Wenn KlientInnen unter Leibbewegungen und Erregungskonturen leiden, erfahren sie dies als Störung. Wir wollen an dieser Stelle kein System von Störungen, kein Modell der Pathologie entwerfen, sondern nur einige Hinweise auf Störungen geben, die uns besonders häufig begegnet sind.

Hinsichtlich der Erregungskonturen beobachten wir:

- Viele KlientInnen sitzen auf manchen Erregungsverläufen gleichsam „fest" („Immer wieder endet die steigende Erregung im abrupten Abstürzen oder in Zusammenbrüchen"). Diese Verläufe wiederholen sich und verfestigen sich zu Konturen, unter denen KlientInnen leiden.
- Andere Musterbestandteile, die als Störung bewertet werden, sind sich verfestigende Bedeutungsverknüpfungen zwischen Erregungskonturen und anderen Leibregungen, z. B. zwischen absinkender Erregung und dem Gefühl der Einsamkeit bzw. der Angst vor der Einsamkeit oder der Leere, ansteigende Erregung mit Scham und entsprechenden Körperreaktionen, flüchtige Erregungsverläufe mit einer Atmosphäre des Verlorenseins.
- Anderen KlientInnen sind manche Erregungsverläufe schlichtweg unbekannt, z. B. stetige oder flüchtige Erregungsverläufe. Dies kann für KlientInnen durchaus Vorteile haben, aber auch Aspekte des Leidens beinhalten, da dadurch andere Erregungsverläufe überbetont werden.

Bei primären Leibbewegungen begegnen uns vor allem folgende Störungen:

- Am häufigsten sind Barrieren, Tabus und Verbote, einzelne oder mehrere primäre Leibbewegungen auszuführen. Viele KlientInnen trauen sich nicht zu schauen oder auszugreifen. Es mag ein Tabu sein, sich anzulehnen, oder beim Anlehnen die Angst vor der Auflösung auftreten. Beim Drücken kann ein Verbot präsent werden, da Drücken mit Aggressivität und Verletzung gleichgesetzt wird.
- Auch Einseitigkeiten treten häufig auf. Manche KlientInnen haben Erfahrungen damit, angeschaut zu werden, können aber nicht schauen. Für manche ist es selbstverständlich, dass auf sie Druck ausgeübt wird, aber sie selbst können nicht drücken. Oder umgekehrt: Für sie ist es alltäglich, andere intensiv anzuschauen, sie sind aber überrascht und verwirrt, wenn andere zurückschauen usw.
- In der Arbeit mit primären Leibbewegungen begegnen wir sehr häufig Verletzungen des Intimen Raums der KlientInnen. Über Drücken und Greifen, über Schauen und Tönen wurde ihr Körperraum und damit ihr Intimer Raum verletzt, wurde Unsicherheit, Hilflosigkeit, Angst ausgenutzt, z. B. (aber nicht nur) in Form sexueller Gewalt.

Wie Richtungs-Leibbewegungen und konstitutive Leibbewegungen als pathologisch erlebt werden, kann man am Beispiel des Engens und Weitens illustrieren:

- Am häufigsten wird die Leibbewegung als leiblicher Stillstand, als Zustand erfahren, an dem man gar nicht beteiligt ist, der irgendwie von außen „über einen" kommt: „Mir ist eng".
- Oder es gibt Verhärtungen, in denen nur eine Seite der polaren Leibbewegungspaare dem Erleben zugänglich ist: Nur eng oder nur weit.

- Andere KlientInnen leiden darunter, dass sie sich entweder nur „ganz eng“ oder „ganz weit“ erleben, dass es aber kein Dazwischen, keine Übergänge, gibt.
- Häufig sind auch Zustände, in denen diese Leibbewegungen nur partiell erfahren werden: „Im Kontakt mit Frauen kann ich mich auch weit fühlen, aber sobald ich einem Mann begegne oder ihn näher kennen lerne, wird mir ganz eng. Da löst schon jeder Anflug von Weite Panik in mir aus ...“

7.7.4 Therapeutische Leitlinien

In der Therapie liegt unsere große Chance bzw. die der KlientInnen darin, dass ihr Leiden konkret erfahrbar wird. Wir haben schon oftmals erwähnt, dass die Erregungskonturen und Leibbewegungen zwei Aspekte haben. Sie beschreiben inneres Erleben und gleichzeitig körperliche Bewegung. Dadurch, dass Tanz- und BewegungstherapeutInnen KlientInnen anbieten können, ihre Erregungskonturen und Leibbewegungen in Bewegung auszudrücken, also beide Aspekte zu vereinen, kommt buchstäblich „Bewegung in die Sache“. Wir können KlientInnen gezielt vorschlagen, Bewegungen, die bestimmten Erregungskonturen oder Leibbewegungen entsprechen, auszuprobieren, wir können daran arbeiten, dass Zustände („Mir ist eng“) zu Bewegungen werden. Wir können also aktivieren: „Was engt Sie ein?“, „Wie engen Sie sich ein?“, „Probieren Sie doch einmal Bewegungen des Einengens, spielen Sie damit, experimentieren Sie damit ... Und versuchen Sie nun Bewegungen zu machen, die sich daraus ergeben, diese Bewegungen weiterzuentwickeln, zu etwas Anderem, zu etwas Neuem, zu einer Alternative des Einengens ...“

KlientInnen verschaffen sich damit mehr Wahlmöglichkeiten, sind dem Mangel oder der Störung nicht ausgeliefert, erproben Wege der Veränderung. Für diesen Prozess sind uns einige Leitlinien wichtig:

- Bei allen Möglichkeiten, mit Erregungskonturen und Leibbewegungen in erlebte Bewegung zu kommen, zeichnen sich vier Hauptwege ab: Das Körpererleben, das Verraumen, die Resonanz und die tänzerische Identifikation. In der Arbeit mit Erregungskonturen tritt die tänzerische Identifikation in den Vordergrund („Tanze aufsteigende Erregungsverläufe“, „Bewege dich explosiv“). Primäre Leibbewegungen verlangen vor allem nach Resonanz. Das Greifen oder Schauen z. B. braucht ein Gegenüber, so dass sich die Arbeit häufig zu tänzerischen oder anderen Dialogen entwickelt. In der Arbeit mit Richtungs-Leibbewegungen und konstitutiven Leibbewegungen wiederum sind, wie wir gesehen haben, Körpererleben und Verraumen die Hauptformen therapeutischen Zugangs und therapeutischer Veränderung.

  Diese Hauptwege schließen keine Nebenwege aus, wollen auch deren Bedeutung nicht schmälern. Sie können aber vielleicht der besseren Orientierung in der Vielfalt der Möglichkeiten dienen.

- Die Haltung der TherapeutInnen zu den einzelnen Erregungskonturen und Leibbewegungen hat wertfrei zu sein. Die KlientInnen jedoch entdecken eigene Bewertungen bezüglich einzelner Erregungskonturen und Leibbewegungen bzw. ändern vorhandene Bewertungen. Diesen Prozess gilt es zu unterstützen.
- Wir arbeiten häufig mit Polaritäten. Wir schlagen vor, Erfahrungen mit gegensätzlichen Leibbewegungen zu machen (z. B. hinein-hinaus) und fragen KlientInnen nach *ihren* Polaritäten („Was ist dein Gegensatz zu unruhig, gespannt, abrupt ...?")

  Polaritäten sind uns auch in der Beobachtung dessen wichtig, was im Vordergrund der Aufmerksamkeit der KlientInnen steht und was eher ausgeblendet wird. Wenn eine Klientin oder ein Klient z.B. mit einigen Erregungskonturen intensiv arbeitet und dann äußert, dass sie bzw. er mit „flüchtig nichts anfangen kann", dann ist dies eine Überprüfung wert. Wenn diese Klientin oder dieser Klient flüchtige Bewegungen ausprobiert, dann mag es sein, dass diese keine oder nur geringe Bedeutung für sie oder ihn haben. Häufig aber zeigt sich beim Erproben eine besondere Relevanz dieser zuvor im Schatten der Aufmerksamkeit gestandenen Erregungskontur bzw. Leibbewegung für die KlientInnen.
- Dass die Arbeit mit Erregungskonturen und Leibbewegungen ein Prozess ist, der sich von einer Erregungskontur bzw. Leibbewegung zu einer anderen fortentwickelt, haben wir schon oft angeführt und sei hier nur der Vollständigkeit halber erwähnt. Für TherapeutInnen gilt es, dem Prozess der KlientInnen zu folgen, seinen Verästelungen, seiner Entwicklung von dieser Erregungskontur zu jener Leibbewegung usw. Das, was manchmal als Umweg erscheinen mag, ist die Wahrheit des Erlebens; nicht die einzelne Erregungskontur oder Leibbewegung ist „Thema", sondern deren konkrete leibliche Zusammenhänge und Verknüpfungen im Erleben des Klienten oder der Klientin.

8

Schattenbewegungen, Gesten und Bewegungsrituale

8.1 Schattenbewegungen

Ein Kind erzählt freudig von den Geschenken, die es zu seinem Geburtstag bekommen hat, und zappelt dabei mit den Beinen. Ein Mann unterhält sich ernsthaft mit seiner Partnerin, das Gesicht ist angespannt, während das linke Knie auf und ab wippt. Eine Frau malt ein Bild und leckt sich dabei immer wieder mit der Zunge über die Lippen ...

All das sind Schattenbewegungen, wie wir ihnen im Alltag häufig begegnen. Sie werden so genannt, weil sie gewöhnlich im Schatten der Aufmerksamkeit und des Bewusstseins derjenigen Personen stehen, die diese Bewegungen ausführen. Sie sind zunächst einmal keine Besonderheit der Therapie; wir können sie im Alltag genauso wie in therapeutischen Prozessen beobachten, in denen sie dann besondere Aufmerksamkeit geschenkt bekommen.

Der Begriff „Schattenbewegungen" stammt von Rudolf von Laban: „Schattenbewegungen geben uns über innere Prozesse Aufschluss und viele der typischsten Bewegungen eines Menschen sind die, die er unbewusst ausführt und die seine absichtlichen Reaktionen wie Schatten begleiten. Jemand kratzt sich, reibt sein Kinn, zwickt sich die Nase, schnipst oder schüttelt seine Finger oder macht andere vage Gesten, die keinen praktischen Sinn haben [...] Konventionelle Gesten, unbewusste Schattenbewegungen und bewusst ausgeführte Ausdrucks- und Funktionshandlungen sind im Verhalten eines Menschen auf höchst komplexe Weise verflochten. Sie können in jeder Art von Sequenz auftreten und manchmal laufen sogar verschiedene Bewegungs- und Handlungsarten ab." (von Laban, 1988, S. 113)

Laban bezog im Unterschied zu uns diesen Begriff nicht auf therapeutische Zusammenhänge. Er entdeckte die Existenz von Schattenbewegungen und beschrieb sie, als er in England Bewegungen von Fabrikarbeiterinnen analysierte, um deren Arbeitsabläufe zu optimieren. Er setzte dann die Schattenbewegungen bewusst im Tanz ein, um mit ihrer Hilfe emotionale Vorgänge im Innern der TänzerInnen bzw. deren heimliche Absichten darzustellen und auf die Bühne zu bringen.

Schattenbewegungen können sehr vielfältig sein. Jeder Mensch hat individuelle Gewohnheiten bei Schattenbewegungen, z. B. eine besondere Art, die Haare aus dem Gesicht zu streichen. Diesen Gewohnheiten begegnen wir in der Bewegungsbeobachtung. Laban registrierte, dass eine wichtige Form der Schattenbewegungen die „Absichtsbewegung“ (a. a. O., S. 173) sein kann, ein für die therapeutische Betrachtung fruchtbarer Begriff. „Viele Absichtsbewegungen sind Vorbereitungen zu fehlgeschlagenen Antrieben, die also letztlich unausgeführt bleiben.“ (a. a. O., S. 173) Die Hand eines Menschen möchte sich zu einem anderen Menschen hin ausstrecken („Absichtsbewegung“), diese Absicht wird aber nicht ausgeführt, die Bewegung wird nicht vollzogen, sondern bleibt im Ansatz stecken: Die Absicht äußert sich nur in einem dem Menschen selbst nicht bewussten Zucken der Hand („Schattenbewegung“). Solche Schattenbewegungen sind häufig zu beobachten. Viele Menschen haben Impulse zu einer Kraftentladung, die aber in der Vorbereitung stecken bleibt. Sie spannen die Arme an, unterlassen aber die Armbewegung. Oder sie bereiten einen Schrei vor, indem sie tief Luft holen, den Hals anschwellen lassen – der Schrei aber bleibt im Ansatz stecken, er erstirbt. Andere Schattenbewegungen verweisen gerade auf das Gegenteil des offenkundig Gezeigten. Beispielsweise kommt jemand freundlich lächelnd auf eine andere Person zu, die Augen verengen sich dabei aber zu Schlitzen.

Manche Schattenbewegungen sind als Bewegungen kaum sichtbar, sondern eher hörbar. Es handelt sich hier um Schattentöne. Bei einer Klientin zog sich immer dann, wenn das Thema Sexualität auch nur gestreift wurde, ihr Kehlkopf so zusammen, dass ihre Stimme hoch und gepresst wirkte. Eine andere Frau bekam im Gespräch oft kurze Hustenanfälle, die sich, wie sich später herausstellte, immer auf die Erregung bezogen, die bei einer möglichen emotionalen Nähe zu anderen Menschen in ihr entstand. Andere Menschen werden, ohne dass sie es selbst merken, leiser. Ihr Hals und ihr Brustkorb ziehen sich zusammen, vielleicht um eine Kränkung nicht wahrhaben zu wollen oder einen aggressiven Ausbruch zu vermeiden oder um eine andere Art von Erregung zu bremsen. Einem Klienten verschlug es regelmäßig die Stimme, wenn er sich im Mittelpunkt der Aufmerksamkeit wähnte.

Schattenbewegungen sind Teil der Körpersprache. Da sie nicht bewusst ausgeführt werden, geben sie Hinweise auf verborgene, nicht bewusste Antriebe, Absichten, vielleicht auch Gefühle und Gedanken des Menschen. Deshalb ist es wichtig, sie zu registrieren und als Teil der integrierten Körperwahrnehmung zu würdigen. Dass Schattenbewegungen Hinweise auf nicht bewusste Absichten von KlientInnen geben können, hat dazu geführt, dass eine Vielzahl von TherapeutInnen und Nicht-TherapeutInnen eine noch größere Anzahl von Büchern geschrieben haben mit einer Unmenge von Deutungserklärungen der Schattenbewegungen. Wir haben uns mit diesen Deutungen in Kapitel 5.5 genauer beschäftigt. Hier sei nur noch einmal erwähnt, dass wir diese Art von Deutungen und Körperlesen im therapeutischen Zusammenhang für sehr gefährlich und unterlassenswert halten. Wenn ein Mensch als Schattenbewegung z. B. die Lippen zusammenpresst, kann kein anderer wirklich wissen, ob damit vielleicht ein aggressiver Schrei oder ein Hilferuf, eine Ekeläußerung oder ein zärtliches Wort zurückgehalten wird. Schattenbewegungen bieten eine Chance, nicht bewussten körperlichen Impulsen auf die Spur zu kommen. Doch dies können nicht andere Menschen für die KlientInnen tun. Dies kann und nur den KlientInnen selbst gelingen, mit Begleitung und Unterstützung der TherapeutInnen. Unsere therapeutische Aufgabe besteht also nicht darin, Schattenbewegungen zu deuten, sondern darin, sie wahrzunehmen, sie zu registrieren, gegebenenfalls den KlientInnen zu spiegeln und den KlientInnen Unterstützung anzubieten, den Schattenbewegungen als Regungen des Erlebens auf die Spur zu kommen. Dabei haben sich vier grundlegende Schritte bewährt:

1. Akzeptieren

Wir arbeiten mit unseren KlientInnen darauf hin, Schattenbewegungen zu akzeptieren. Das fällt und manchen gar nicht so leicht. Wird man auf Schattenbewegungen hingewiesen oder darüber befragt, fühlen sich viele ertappt: Die oder der andere hat etwas gesehen, was man selbst nicht gesehen hat! „Vielleicht hat mein Gegenüber an mir etwas entdeckt, das ich verborgen halten möchte.“ Diese Angst führt oft dazu, dass Menschen ihre Schattenbewegungen zu kontrollieren oder zu unterdrücken versuchen. Unsere Empfehlung beinhaltet das Gegenteil: „Erlaube sie, lass sie zu, lass es geschehen. Vielleicht liegt gerade diese Schattenbewegung eine wichtige Botschaft. Vielleicht führt gerade sie dich aus der Sackgasse. Und wenn nicht – dann auch gut.“

2. Achtsamkeit

Wenn ich Schattenbewegungen als wichtige Phänomene akzeptiere, dann kann ich ihrer auch gewahr werden. Das Gewahrwerden, die Achtsamkeit ist die Grundlage dafür, dass ich eine Schattenbewegung bewusst und wachsam mit allen Sinnen durchführen kann. Ich kann merken, welche anderen Körperpartien von dieser Schattenbewegung mit erfasst werden und welche Gedanken, Einfälle und Gefühle dabei auftreten. Das kann mir Aufschluss geben über Absichten und Impulse, die ich z. B. bremse oder vor mir selbst verstecke. Ein Beispiel: Eine Klientin macht oft Schattenbewegungen mit dem rechten Fuß. Der große Zeh geht nach unten, während die anderen, die kleineren Zehen, sich nach oben strecken. Als sie diese Bewegung bewusst durchführt und das Echo dieser Bewegung spürt, bemerkt sie die Spannung in der Wade. Als sie die Schattenbewegung wiederholt, wird sie gewahr, wie die Spannung über die Wade und den Oberschenkel bis hoch in den Rücken spürbar ist. Sie steht unter Druck und merkt gleichzeitig eine innere Aufgeregtheit, die sie vorher nicht wahrgenommen hat. Als sie dieser Aufgeregtheit nachgeht, kommt sie einer Angst auf die Spur, die sich in dieser Schattenbewegung gleichsam „verbirgt“. Schattenbewegungen Achtsamkeit zu erweisen öffnet Zugänge zum Erleben, das potenziell in ihnen steckt – aus Schattenbewegungen werden Leibregungen.

3. In Dialog treten
Manchmal kann man der Schattenbewegung Fragen stellen, sich mit ihr unterhalten, von ihr Hinweise über das erhalten, was z. B. an eigenen Bedürfnissen im Moment nicht zugänglich ist, sondern im Schatten liegt. Ein Beispiel: Eine Klientin wippt mit einem Knie auf und ab. Sie lässt dies zu, spürt Erregung. Der Therapeut fordert die Klientin auf, ihre Schattenbewegung zu befragen, mit ihr in Dialog zu treten. Sie fragt ihr wippendes Knie: „Was möchtest du?“ Und sie hört die Antwort des Knies: „Nicht mehr sitzen und herumlamentieren, sondern herumgehen und endlich etwas anpacken.“ Ein anderes Beispiel: Ein Mann klopft während einer Unterhaltung mit den Fingern der linken Hand auf seinen Oberschenkel. Er nimmt es wahr und fragt seine Finger: „Was wollt ihr?“ Die Antwort ist: „Eigentlich weg.“ Der Mann sagt seinen Fingern: „Das geht jetzt noch nicht, ich muss erst einen guten Abgang aus dem Gespräch finden. Geduldet euch noch ein Weilchen ...“

4. Verstärken und tanzen
Bleiben wir bei dem Klopfen der linken Finger auf dem Oberschenkel. Wenn eine Klientin oder ein Klient dies verstärkt, kann daraus ein kräftiges Schlagen auf den Schenkel werden, ein Klatschen, eine aggressive, laute, zornige Bewegung. Wenn dann die Therapeutin oder der Therapeut sagt: „Lass diese Bewegung und diesen Rhythmus in den ganzen Körper gehen, lass daraus einen Tanz entstehen“, dann ergreift diese Bewegung den ganzen Körper, greift in den Raum, wird zu einem Tanz, der den Zorn ausdrückt, erlebbar macht. Der Zorn tritt aus dem Schatten ins Licht hervor. Aus der gleichen Schattenbewegung kann sich beim Verstärken etwas anderes entwickeln. Vielleicht wird der Druck der Finger auf den Oberschenkel stärker, vielleicht wird daraus ein Reiben, ein wohliges, ja sinnliches Reiben. Und der daraus entstehende Tanz wird ein sinnlicher Tanz, der den Wunsch nach Nähe signalisiert und die Sehnsucht nach Geborgenheit ausdrückt. Unsere Erfahrungen zeigen, dass aus gleich anmutenden Schattenbewegungen über das Akzeptieren, Gewahrwerden und Verstärken verschiedene Bewegungsqualitäten, und damit verbunden auch sehr unterschiedliche Qualitäten des Erlebens in den Vordergrund treten können. Dies lehrt uns, immer wieder auf die Kompetenz der KlientInnen zu vertrauen, Bedeutungen ihrer eigenen Schattenbewegungen auf die Spur zu kommen und Schattenbewegungen zu nutzen, einen Zugang zu ihrem Erleben zu finden.

8.2 Gesten und Bewegungsrituale

Zwei Menschen tanzen – und am Ende des Tanzes legt eine Tänzerin eine Hand auf ihre Herzgegend und verbeugt sich leicht. Die Partnerin erwidert die Geste.

Beide brauchen ihre Bewegungen nicht mit Worten zu erklären, sie verstehen sich. Bei Bewegungen, die wir verstehen, ohne sie erklären zu müssen, reden wir von Gesten.

Gesten sind Bewegungen, deren Bedeutung in einem gegebenen kulturellen Zusammenhang von vielen Menschen geteilt werden. Wir wissen, was es bedeutet, jemand anderem die Hand zu reichen: Wir begrüßen ihn. Sich mit dem Handrücken über die Stirn zu streichen ist ein Zeichen der Erleichterung. Der Stinkefinger spricht eine ebenso deutliche Sprache wie die ausgebreiteten Arme der Mutter oder des Vaters gegenüber dem Kind. All dies scheint einfach und klar, diese Gesten dienen der Verständigung. Und doch gibt es zahlreiche Möglichkeiten des Missverständnisses, sie liegen in dem „gegebenen kulturellen Zusammenhang". Bei manchen Gesten ist dieser gegebene kulturelle Zusammenhang relativ eindeutig. So reicht man sich in Deutschland offiziell die Hände zur Begrüßung, in anderen Ländern nicht. In manchen Ländern sind Berührungen in der Öffentlichkeit selbstverständlich, in eher moslemisch geprägten Ländern sind sie zumindest zwischen Mann und Frau tabu. Auch innerhalb einer Kultur unterscheiden sich Gesten und die sie betreffenden Normen voneinander, je nach Milieu, in dem man sich befindet.

Der Zivildienst leistende Jochen trifft sich abends in der Schüler- und Studentenkneipe und knallt dort zur Begrüßung die Hand auf den Rücken des zu Begrüßenden: „Hallo Alter!". So wird er im Dienstzimmer der Krankenhausstation, in der er seinen Zivildienst ableistet, seinen Kollegen zumindest vor anderen nicht begrüßen, erst recht nicht den Stationsarzt oder die Kranken.

In der jungen Internetfirma gehört es zum guten Ton, sich auf dem Stuhl herumzulümmeln oder im Laptop etwas nachzuschauen, während der Geschäftsführer spricht. Jeder erwartet vom anderen nichts anderes und ist gleichzeitig aufmerksam und konzentriert.

Während der Vorstandssitzung einer Aktiengesellschaft halten alle Blickkontakt zum Vorsitzenden, wenn dieser spricht. Jedes Wegschauen würde als Desinteresse oder als Missachtung gewertet.

Innerhalb einer Kultur gibt es also Subkulturen, in denen Gesten je nach Milieu, Geschlecht, Alter, Status, Beruf usw. unterschiedliche Bedeutungen haben.

Gesten sind kulturelle oder subkulturelle Vereinbarungen, die der Vereinfachung der Verständigung dienen und manchmal „mehr als tausend Worte" sagen. Sie können Schwierigkeiten bereiten, wenn man sich in verschiedenen Kulturen bewegt oder in eine Kultur oder Subkultur gerät, in der man fremd ist. Diese Unsicherheiten sprechen auch dafür, den Büchern, in denen Gesten gedeutet werden, zu misstrauen (siehe Kapitel 5.5), abgesehen davon, dass solche Übersetzungen der Gesten nur die Wirkung nach außen betreffen können, nie aber das innere Erleben der Person, die die Geste ausübt. Ein Händedruck mag nach außen ein Zeichen der Begrüßung sein – die Person, die ihre Hand einer anderen entgegenstreckt, kann dies als herzliches Entgegenkommen empfinden oder als qualvolle Pflichtübung. Diese Geste kann Sicherheit vermitteln oder Unterwerfung unter einen Mächtigeren bedeuten.

Eine Klientin ist im Gespräch mit dem Therapeuten. Fast immer, wenn sich beider Blick begegnen, verschränkt sie die Finger ineinander wie bei einem Gebet, nur dass die Finger anscheinend kräftig aneinander drücken. Der Therapeut fragt sie, ob sie bemerkt, was sie mit ihren Händen macht. Sie bejaht, das sei eine Gewohnheit von ihr, das mache sie oft so. Das ist also keine Schattenbewegung, eine Bewegung, die im Schatten ihrer Bewusstheit bleibt, sondern eine Alltagsbewegung, die ihr bekannt ist. Der Therapeut fragt sie, ob sie wisse, welche Bedeutung diese Geste für sie habe. „Ich bin mir nicht sicher. Sie hat zumindest etwas damit zu tun, dass du mich anschaust." „Wenn du magst, dann führe diese Bewegung bewusst aus, wiederhole sie und spüre nach, wofür sie gut ist." Sie faltet die Hände, schaut ihn dabei an, drückt die Finger aneinander: „Ich halte mich fest und das gibt mir Schutz."

Diese Geste ist eine Bedeutungsgeste. Sie hat Bedeutung nur für die Klientin. Die Geste wirkt zwar auch nach außen, ruft möglicherweise ein Echo hervor (dem Therapeuten ist sie aufgefallen), aber sie entspricht nicht einer kulturellen oder subkulturellen Vereinbarung, das Signal nach außen ist undeutlich. Gesten wirken nach außen, aber eben auch nach innen. Bei der Bedeutungsgeste steht die Wirkung nach innen im Vordergrund: In unserem Beispiel gibt sie Schutz und Halt. Diese Wirkung der Geste nach innen können Außenstehende allenfalls erahnen, nie wissen. Bedeutungsgesten sind also Gesten, die eine individuelle Bedeutung haben und vorwiegend nach innen wirken.

Menschen brauchen Gewohnheiten, also auch Bewegungsgewohnheiten, um sich das Leben einfacher zu machen. Sie wollen und können nicht jede Bewegung neu erfinden, nicht immer wieder neue Bewegungen, neue körperliche Ausdrucksformen suchen. Sie greifen auf Vertrautes und Bewährtes zurück. Gesten sind in der Regel vertraut und bewährt. Sie erleichtern die Kommunikation und unterstützen diejenigen, die sich der Gesten bedienen, sowohl in der Annäherung als auch in der Abschreckung anderer Menschen und in dem weiten Feld zwischen diesen Polen. Manche Gesten sind abgeschaut (von Eltern oder anderen Personen, denen ein Mensch Respekt entgegenbringt oder die ihn ganz selbstverständlich und unauffällig beeinflussen), andere sind selbst entwickelt, vielleicht nur zufällig oder beiläufig entstanden und dann, weil sie eine sinnstiftende Wirkung hatten, beibehalten worden.

Die Fähigkeit von Menschen, Gesten, die eine besondere Bedeutung für sie haben, zu entwickeln, können wir uns in der Therapie zu Nutze machen. In der Therapie können KlientInnen neue Bedeutungsgesten entwickeln, die eine persönliche, ganz individuelle Bedeutung für sie haben und ihnen weiterhelfen. Ein Beispiel:

Eine Klientin hat Räume ihrer Angst und ihrer Scham geschaffen und betreten (s. auch Kap. 12). Sie hat sich ihrer Angst, vor allem ihrer Scham gestellt, konkrete Verbindungen zu biografischen Erfahrungen wahrgenommen, körperliche Haltungen der Angst und der Scham eingenommen und ihren Impulsen nachgespürt, die sie aus diesen Haltungen herausführten. Dadurch entstand Platz für etwas Neues in ihr. Sie schafft dafür auch äußerlich einen Raum, den sie mit Seilen abgrenzt. Dieser Raum hat zuerst noch keinen Namen, es ist „der neue Raum“, der jetzt erst erahnt, gespürt, schließlich betreten werden kann. Als die Klientin diesen Raum betritt, löst sich ihr Atem, sie seufzt und seufzt – mit Tränen in den Augen: „Ich spüre zum ersten Mal seit Jahren Zuversicht.“ Die Zuversicht ist ein wiedergewonnenes Gefühl, wackelig noch und unvertraut. Um der Klientin zu helfen, dieses Gefühl zu bewahren bzw. es wieder zurückholen zu können, falls es ihr zu schwinden droht, bittet die Therapeutin sie, ihre Zuversicht in einer Geste auszudrücken, also für die Zuversicht eine persönliche Geste zu finden bzw. zu erfinden. Die Klientin probiert verschiedene Bewegungen aus und entscheidet sich für eine Geste, die die Therapeutin überrascht: Die Klientin lässt die Arme hängen, ballt die linke Hand zu einer Faust, löst die Faust, streckt die Finger und schließt sie wieder zur Faust. Die Bedeutung dieser Geste kann sich nur ihr erschließen: Scham und vor allem Angst hatten vorher ihre Finger, ihre Hände gelähmt. Die Finger wieder bewegen zu können und auch das noch in dieser bislang Scham besetzten Art („Mädchen machen keine Faust“) bedeutet für sie Zuversicht.

Ein anderes Beispiel:
Eine Gruppe von Frauen entwickelt und tanzt ihren Leibtanz der Würde (s. Kap. 9.3.1), innig bewegt und berührt. Sie verbinden Bewegungen ihrer Würde im Tanz, drücken sie in jeweils unterschiedlichen, auf individuelle Weise sehr prägnanten Bewegungen aus. Als der Tanz ausklingt, bittet der Therapeut sie: „Schafft euch eine Geste der Würde, eine Geste, mit der ihr eure Würde in den Alltag mitnehmen könnt; eine Geste, die ihr ausführen oder euch vorstellen könnt, wenn eure Würde gefährdet ist. Vielleicht habt ihr diese Geste eben schon getanzt, vielleicht entsteht sie jetzt neu. Probiert aus, erfindet eure Geste der Würde.“ Einige Frauen finden sofort eine Geste, andere probieren die eine oder andere aus, bis sie sich schließlich entscheiden. Eine Frau legt die Hände auf die Mitte ihres Brustbeins, eine andere legt die linke Hand auf ihren Bauch. Eine weitere Frau empfindet ihre besondere Art, durch den Raum zu schreiten, als Geste, wieder eine andere breitet ihre Arme aus. Die Gesten der Würde sind eine Hilfe, die Erfahrung des Leibtanzes der Würde über die therapeutische Situation hinaus als leicht zu erinnernde Kostbarkeit in die Lebenswelt mitzunehmen und zu integrieren.

8.2.1 Der Herzkreis

Aus dem Kontakt mit HerzpatientInnen sowie den vielen Menschen, deren ängstliches, sehnsuchtsvolles, enges, verletztes, panisches, rasendes, zu kurz gekommenes, liebendes, hassendes Herz Inhalt unserer gemeinsamen therapeutischen Arbeit war, haben wir den Herzkreis als eine erlebnisfördernde Bewegungssequenz entwickelt. Sie kann je nach therapeutischem Zusammenhang stützend oder zentrierend wirken, sie kann therapeutische Prozesse öffnen oder vertiefen. Der Herzkreis oder einzelne Bestandteile daraus können in Aktionsphasen Erleben verstärken, verdichten oder körperlich zum Ausdruck bringen. Desgleichen ergeben sich gute Möglichkeiten der interaktiven Diagnostik.

Die Sequenz besteht aus drei Teilen, die ganz oder teilweise hintereinander durchgeführt werden können oder aber auch jede für sich. Sie eignen sich sowohl für die Arbeit mit einzelnen KlientInnen als auch für die Gruppenarbeit.

Teil 1

„Lege eine Hand auf dein Herz. Spüre deinen Atem ... und spüre dein Herz einige Atemzüge lang ... Atme ein, und wenn du ausatmest, löst du deine Hand vom Herzen und lässt sie sinken. Sie beschreibt einen Halbkreis nach unten und nach vorn, so dass die Handinnenfläche erst nach oben zeigt. Sie erhebt sich, während du wieder einatmest, bis in den Raum schräg vorn über dir in die Höhe und kehrt dann mit dem erneuten Ausatmen wieder zu deinem Herzen zurück. Deine Hand beschreibt also einen Kreis, der von deinem Herzen wegführt und wieder zum Herzen hinführt; er beginnt und er endet bei deinem Herzen.

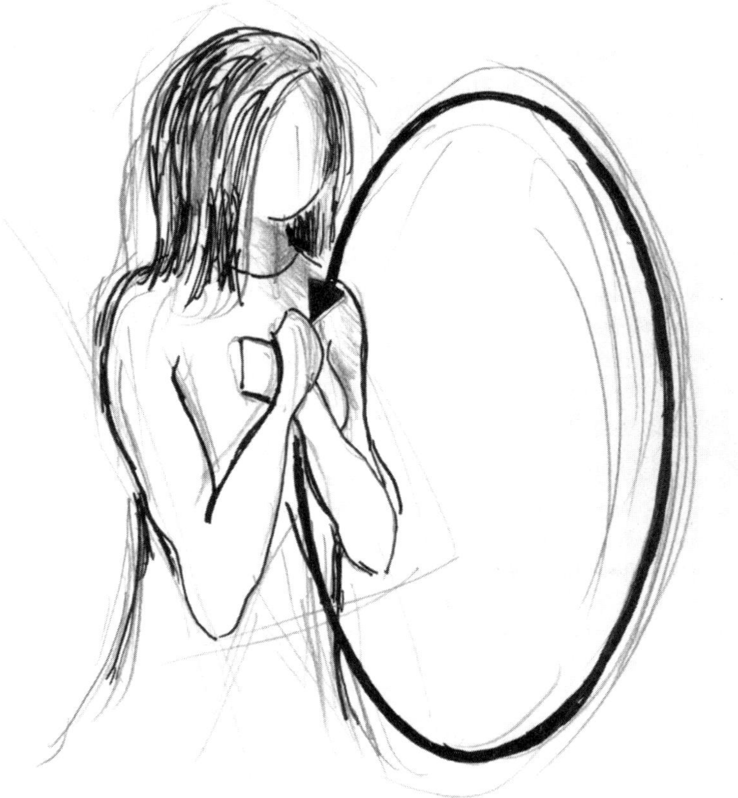

Dort ruht deine Hand während des nächsten Einatmens auf deinem Herzen aus. Erst mit dem Ausatmen löst sich die Hand wieder und beschreibt den gleichen Kreis."

Wichtig ist uns, dass die Beteiligten bei der Übung entspannt stehen. Wir achten sehr darauf, dass während des Einatmens die Hand auf dem Herzen ruht. Viele Mensch gönnen ihrem Herzen keine Ruhe und haben auch bei dieser Übung den Impuls, über die Phase des Ruhens hinwegzugehen. Deshalb kann es bei diesen KlientInnen angezeigt sein, die Herzpause, während der die Hand auf dem Herzen liegt, auf die Dauer eines Atemzuges oder sogar einiger Atemzüge zu verlängern.

In den KlientInnen entstehen während des Herzkreises sehr unterschiedliche Bilder: Manche stellen sich vor, ihr Herz zu öffnen, andere schöpfen Kraft aus den Sternen über ihnen, wieder andere beschreiben diesen Teil der Bewegungssequenz als „ich berühre mein Herz". Wir geben in der Regel keine Bilder vor, vor allem bei Gruppen nicht.

„Führe diesen Herzkreis dreimal durch. Lass dann die Hand sinken und lege die andere Hand auf dein Herz. Vollende auch mit dieser Hand den Herzkreis dreimal. Lass dann beide Hände sinken, warte zwei Atemzüge, lege dann beide Hände auf dein Herz und mache diesen Herzkreislauf dreimal mit beiden Händen gleichzeitig."

Man kann Tempo, Rhythmus und Umfang dieses Teils variieren. Der hier vorgeschlagene Umfang hat sich bewährt. Er sollte auf keinen Fall überschritten werden, da sonst diese Einheit für manche Menschen zu aufregend wird. Diagnostisch interessant ist oft, wie die Hand bzw. die Hände im Kreis bewegt werden. Bei manchen bewegen sich die beiden Hände jeweils unterschiedlich. Andere heben die Hände kreisförmig bis in Schulterhöhe, dann bricht der Kreis nahezu ab – sie können die Arme nicht hochstrecken. Wieder andere verkrampfen an bestimmten Stellen, einige wieder verlieren sich mit fuchtelnden Bewegungen im Himmel, unerreichbar für ein Gegenüber.

Teil 2

„Dieser Herzkreis, den du eben durchgeführt hast, lässt sich in verschiedene Abschnitte unterteilen. Jeder Abschnitt steht für eine bestimmte Aktion des Herzens."

Das Herz gibt:

„Beginne, wie eben auch, jetzt damit, dass du eine Hand auf dein Herz legst. Lege die andere Hand ebenfalls auf dein Herz und lass sie dort einen Atemzug lang ruhen. In dieser Ruhestellung atmest du ein. Während du ausatmest, lässt du beide Hände nach vorne sinken und löst dabei die Hände voneinander, so dass sie auf halber Höhe, nahezu angewinkelt, zur Ruhe kommen. Die Hände sind dabei entspannt, desgleichen die Unterarme und Schultern. Diese Aktion heißt: Mein Herz gibt. Du atmest in dieser Sequenz aus, du gibst deinen Atem, du öffnest deine Hände, dein Herz gibt."

Das Herz fordert:

„Der nächste Abschnitt in der Bewegungssequenz und damit die nächste Aktion deines Herzens heißt: Mein Herz fordert. Dazu streckst du aus der entspannten „Mein Herz gibt"-Haltung deine Hände ein oder zwei Zentimeter nach vorne – nicht mehr, dafür aber prägnant und intensiv. Die Spannung deiner Hände und Arme erhöht sich. Du atmest dabei ein. Dein Herz fordert."

Das Herz erwartet:

„Es ist wichtig, dass wir unserem Herzen das Recht zugestehen zu fordern. Und von gleich großer Bedeutung kann es sein, sich zu öffnen für das, was andere Mensch für unser Herz tun wollen. Manche Menschen bemerken nicht, welche Nahrung oder andere Gaben für ihr Herz ihnen angeboten werden, weil sie auf Grund von Verletzungen oder anderen schlechten Erfahrungen ihr Herz verschließen. Nur wer bereit ist, etwas zu erwarten, kann etwas bekommen. Die nächste Bewegung heißt deshalb: Mein Herz erwartet. Du führst dabei deine Arme weiter hoch, die Kreisbahn entlang nach vorn und gleichzeitig nach oben, ungefähr bis auf Schulterhöhe, bis Hände, Ellbogen und Herz auf einer Höhe sind und einen Halbkreis bilden. Dabei atmest du wieder aus. Die Arme sind im Halbkreis nach vorn offen, entspannt und bereit für das, was da kommen mag. Dein Herz erwartet."

Das Herz nimmt:

„Manchmal fordert man vergeblich, manchmal erwartet man vergeblich. Dann ist es Zeit für uns, dann ist es für unser Herz Zeit, sich etwas zu nehmen. Nimm, ausgehend von der Haltung ‚Mein Herz erwartet', wieder Spannung in deine Hände, während du einatmest. Forme dabei die Handflächen zu Schaufeln und führe sie im Kreis weiter nach oben, bis sie sich wieder auf dein Herz senken (wieder ausatmen!), so dass der Kreis vollendet ist. Wichtig ist dabei, dass du die Bewegung mit der Vorstellung machst, dass deine Hände sich etwas nehmen, etwas ergreifen, sich nicht nur schlaff und entspannt und ziellos in der Gegend herum bewegen, sondern eine aktive Haltung einnehmen.

Das war die vierte Aktion des Herzkreises. Dieser ist damit geschlossen. Mit dem Ausatmen kommen die Hände wieder auf dein Herz. Dann, in der Ruhestellung, atmest du wieder ein. Mit dem Ausatmen gehst du wieder in die Position ‚Mein Herz gibt'. Wiederhole diesen Zyklus dreimal."

Diese Bewegungssequenz sollte zunächst langsam eingeübt werden. Wir zeigen die Bewegungen und verbinden sie dann – jede für sich – mit der Atmung. In der Arbeit mit Einzelnen wie auch in der Gruppenarbeit bemühen wir uns, den Beteiligten Rückmeldungen zu geben. Bei allen KlientInnen wird im Sinne der interaktiven Diagnostik deutlich, was ihnen leicht fällt und wobei sie große Schwierigkeiten haben. Manchen ist es fast unmöglich, die Arme in der Haltung „Mein Herz erwartet" zu öffnen. Sie versteifen sich, strecken die Arme fest aus und beugen dabei den Oberkörper nach hinten, als wenn sie einem Angriff ausweichen müssten. Andere haben eher Schwierigkeiten mit dem Nehmen. Sie bauen keine Spannung in ihren Händen auf, sie ergreifen nicht, sondern führen ihre Hände zart und behutsam durch die Luft. Wieder andere formen ihre Hände zu Greifkrallen, statt sie beim „Mein Herz gibt" nur noch entspannt sinken zu lassen und so weiter und so fort. Individuelle Besonderheiten werden auch in dem deutlich, was emotional während der Einheit erlebt wird. Ist es für die einen sensationell, dass das Herz auch einmal fordern kann, so ist es für andere äußerst erregend, sich „einfach etwas zu nehmen“ und nicht immer nur auf irgendetwas zu warten. Wieder andere merken bei dieser therapeutischen Einheit, dass die Haltung „Mein Herz erwartet“ für sie ganz fremd ist. Ihnen fallen dabei auch Situationen ein, in denen sie sich vor möglichen Herzensgaben verschlossen oder diese nicht bemerkt haben, weil sie dafür nicht offen waren. Aus diesen Erlebnissen heraus kann sich eine intensive therapeutische Weiterarbeit ergeben. Und manchmal wird auch der Herzkreis, damit er ein passendes individuelles Bewegungsritual wird, verändert. Beispielsweise war es für eine Klientin wichtig, noch eine Sequenz „Mein Herz lehnt ab“ einzufügen, indem sie ihre Hände nach dem Fordern umdrehte und mit deutlicher Spannung kerzengerade aufstellte. Erst nachdem sie das Ablehnen „erledigt“ hatte, konnte ihr Herz erwarten.

Teil 3

Dieser Teil ist nur in PartnerInnenarbeit durchzuführen. Wir erklären ihn am Beispiel einer Gruppenarbeit:

„Sucht euch einen Partner oder eine Partnerin ... Euer Herz hat sich in den bisherigen Teilen des Herzkreises, wie so oft im Leben, nach vorn orientiert. Das ist gut so und das ist wichtig. Aber euer Herz hat auch eine Rückseite und der wollen wir jetzt etwas Beachtung schenken und damit dem Herzen ein wenig Rückendeckung geben. Stellt euch bitte hintereinander, möglichst locker und entspannt. Der Hintermann bzw. die Hinterfrau legt eine Hand auf den Rücken des vorderen Partners bzw. der Partnerin, dorthin, wo du die Rückseite des Herzens deines Partners oder deiner Partnerin vermutest. Ihr, die ihr vorne seid, korrigiert und sagt: Die Hand muss weiter nach rechts oder zwei Millimeter nach unten ... Seid sorgfältig und dirigiert die Hand eurer Hinterfrau bzw. eures Hintermannes genau dorthin, wo ihr die Rückseite eures Herzens spürt. Dabei geht es nicht um anatomische Gegebenheiten, sondern einzig und allein um euren subjektiven Eindruck ... Wenn ihr dies getan habt, wenn ihr die Gewissheit habt, dass die Hand auf der Rückseite eures Herzens liegt, dann verweilt mit eurer Aufmerksamkeit dort. Spürt, wie euer Herz durch diese Hand etwas Rückendeckung bekommt, etwas Halt ...

Lehnt dann euch und damit auch euer Herz ein oder zwei Millimeter gegen die stützende Hand. Es dürfen auch zwei oder drei Zentimeter sein – aber macht keine Gleichgewichtsübung daraus. Nutzt die Rückendeckung für euer Herz, gebt etwas von der Schwere oder den Zerklüftungen oder Verletzungen eures Herzens ab und behaltet gleichzeitig euren Stand.

Setzt euch dann langsam in Bewegung und geht durch den Raum. Die Hinterfrau bzw. der Hintermann stützt weiterhin das Herz ... Ihr könnt, wenn ihr vorn seid, die Augen schließen oder offen halten, eure PartnerInnen passen auf euch auf ... Ihr, die ihr vorne seid, gebt weiterhin etwas vom Gewicht eures Herzens an eure Partnerinnen und Partner ab ... Dann kommt zur Ruhe, lasst euren Weg ausklingen, bis ihr stehen bleibt ... Die Hinterleute lösen jetzt langsam die Hand von der Herzrückseite ihrer Partnerin oder ihres Partners, Millimeter für Millimeter, und lassen sie im Abstand von einem Zentimeter noch ein wenig in der Luft ruhen ... Dann lasst die Hand sinken und streift sie ab ...

Bei dieser Sequenz muss eine ruhige Atmosphäre der Achtsamkeit im Raum herrschen. Man kann dies unterstützen durch ruhige klare Anweisungen, der Rest entsteht durch die Sequenz von allein. Die einzelnen Phasen benötigen Zeit. Achtsamkeit des Herzens bedarf der Muße.

Die Rückseite des Herzens zu berühren oder berühren zu lassen, ist eine Vertrauensfrage. Wir weisen insbesondere bei Gruppen, deren Mitglieder sich nicht sehr gut kennen, darauf hin und eröffnen die Möglichkeit, die Hand einen Zentimeter vom Rücken entfernt zu halten, wenn die Person, um deren Herz es geht, dies wünscht.

Für die meisten, mit denen wir diese Bewegungssequenz durchgeführt haben, war der Gedanke neu, dass das Herz auch eine Rückseite hat. Wird diese Einheit nahezu immer als nährend für das Herz erlebt, so ist die besondere Qualität dieses Nährens individuell unterschiedlich und damit sowohl diagnostisch interessant als auch gleichzeitig heilend. Bei manchen steht die Wehmut, ja Traurigkeit darüber im Vordergrund, noch nie Rückendeckung des Herzens erlebt zu haben und erst jetzt eine Ahnung davon zu bekommen, wie sich dies anfühlen kann. Andere bewegt vor allem der Unterschied zwischen dem Erleben der stützenden Hand und der oft gefühlten Einsamkeit des Herzens. Viele fühlen ihr Herz befreit und gestärkt durch die Rückendeckung. Oft entsteht ein Gefühl des Friedens.

Es folgen einige Beispiele dafür, wie wir während eines Seminars mit dem Herzkreis diagnostisch und zugleich verändernd gearbeitet haben:

Ein Klient vollführt seinen Herzkreis. Auf die Frage, was er fühlt und wie es ihm dabei geht, antwortet er: „Mein Herz pocht ganz wild." Auf die Frage, welcher Teil des Herzkreises denn am einfachsten oder am schwierigsten oder am aufregendsten gewesen sei, antwortet er: „Besonders schwierig oder besonders leicht war nichts. Aber wenn ich mich mit meinen Händen dem Herzen nähere, nachdem mein Herz sich etwas vorgenommen hat, dann ist es für mich am aufregendsten. Jetzt rast mein Herz ganz laut." Der Körper des Klienten ist sehr gespannt. Am deutlichsten ist die Spannung an den Händen zu sehen. Die Spannung geht aber, so ist der Eindruck der Therapeutin, vom unteren Rückenbereich aus, breitet sich von dort aus über alle Gliedermaßen bis in die Extremitäten.

Die Therapeutin: „Ich schlage dir ein kleines Experiment vor. Mir fällt auf, dass dein Körper von den Füßen bis zu den Haarspitzen angespannt ist, und innen rast ganz laut, wie du sagst, dein Herz. Ich möchte dir einen Vorschlag machen, mit dem du herausfinden kannst, ob diese Spannung für dich notwendig ist oder ob du ein bisschen davon loslassen kannst. Ich schlage dir vor, den Herzkreis noch einmal auszuführen, während ich meine Hand auf dein Kreuzbein lege und dich dabei ein bisschen stütze." Der Klient stimmt zu. Die Therapeutin stellt sich seitlich zum Klienten und legt ihre rechte Hand auf sein Kreuzbein. Der Klient testet, ob und wieweit er sich trauen kann, sich ein wenig gegen die Hand zu lehnen, tut dies schließlich und wiederholt seinen Herzkreis. Während des Herzkreises wird vor allem in seinem Blick eine Veränderung sichtbar: in ihm kommt, wie er sagt, Sehnsucht auf. Er meldet zurück, dass ihm die Hand im Rücken gut tut. Die Therapeutin schlägt noch einen weiteren Schritt vor: „Ich biete dir an, dass du dich mit deinem Rücken an meinen Rücken lehnst und dabei den Herzkreis noch einmal wiederholst." Er tut dies. Die Therapeutin spürt, wie der Rücken ihres Klienten zu zucken und zu vibrieren beginnt, wie es in ihm tobt. Nach außen ist das in seinem Rücken kaum sichtbar, aber, wie ihm später zurückgemeldet wird, in seinem Gesicht, in seinem Blick. Auch jetzt sagt er, dass der Moment, in dem sein Herz nimmt und sich seine Hände wieder dem Herzen nähern, für ihn am aufregendsten und intensivsten ist. Auf die Frage der Therapeutin, auf wen sich dies bezieht, geht sein Blick zu der ebenfalls im Raum anwesenden Freundin: sein Herz möchte sich von ihr etwas nehmen. Die Therapeutin schlägt ihm vor und bittet auch sie um ihr Einverständnis, dass er den Herzkreis in ihre Richtung wiederholt, während die Therapeutin weiterhin mit ihrem Rücken seinen Rücken deckt und stützt. Das Vibrieren des Rückens wird nun zu etwas, das die Therapeutin wie einen inneren Tanz erlebt. Sie meldet dem Klienten dies zurück und fordert ihn auf, diesem inneren Vibrieren eine Stimme zu geben, daraus einen Satz zu formulieren. Es reiche selbstverständlich auch aus, dass er den Satz nur innerlich sage, nur für sich wisse, dass es diesen Satz gibt. Der Klient möchte ihn, den vorher unaussprechlichen und spannungsvoll zurückgehaltenen Satz aussprechen und sagt: „Ich liebe dich."

Eine andere Klientin zeigt ebenfalls ihren Herzkreis und sagt, dass sie große Schwierigkeiten damit hat „mein Herz fordert" zu sagen. „Geben ist mir am vertrautesten, aber fordern kann ich nicht, kann mein Herz nicht." Dies ist im Bewegungsablauf nur wenig sichtbar. Man sieht allerdings, dass sie, während sie die Hände zum Fordern ausstreckt, die Ellbogen anspannt und sich leicht mit dem Oberkörper nach hinten bewegt, so dass dorthin die Energie zu gehen scheint und für die Bewegung nach vorn kaum etwas übrig bleibt.

Der Therapeut schlägt ihr als kleine Veränderung ein Experiment vor. Er stellt sich ihr gegenüber und sie bewegt während des nun folgenden Herzkreises leicht die Ellbogen. Er schlägt ihr vor, das Gewicht weiter nach vorn zu verlagern und die Ellbogen etwas mehr nach vorn zu schieben. All dies bringt kleine Modifikationen, ändert aber nichts an der Gesamthaltung. Sie wirkt wie ein kleines Mädchen, das nicht fordert, sondern um etwas bittet, wovon sie im Voraus weiß, dass sie es nicht erhalten wird. Der Therapeut meldet ihr zurück, dass sie, wenn sie fordert, erschrocken wirkt, wie ein kleines Mädchen, und fragt sie, ob es dazu Erinnerungen gibt. Sie antwortet: „Ich komme mir vor, als würde ich vor meiner Mutter stehen und um Zärtlichkeit bitten, die ich dann doch nicht bekomme ..." Der Therapeut schlägt ihr daraufhin vor, ihre Hand auf das Herz zu legen und mit der anderen Hand ihr Herz fordern zu lassen. Sie probiert es und, siehe da, ihr gesamter Ausdruck, ihre gesamte Ausstrahlung verändern sich. Sie wirkt nicht mehr wie ein Mädchen, sondern wie eine Frau, die weiß, was sie will, die fordert, was ihr Herz braucht, klar und gleichzeitig sanft. Sie selbst sagt: „Damit habe ich meine Würde wieder." Die Hand auf dem Herzen schützt vor Verletzungen. Dadurch hat die Klientin die Sicherheit, mit der anderen Hand Forderungen zu stellen, sich so Herausforderungen zu stellen.

Eine andere Klientin äußert nach dem Herzkreis zwei Schwierigkeiten: „Wenn ich gebe, komme ich mir vor wie ein Fass ohne Boden. So ist es mir schon immer vorgekommen. Ich bin ganz ausgelaugt und habe immer wieder Schuldgefühle, nicht genug geben zu können. Früher meiner Mutter, heute meinem Sohn gegenüber. Zu nehmen fühle ich mich gar nicht in der Lage." Klientin und Therapeutin probieren einiges an kleinen Veränderungen und kommen dann gemeinsam zu folgender Lösung: Die Klientin beginnt ihren Herzkreis mit den ausgebreiteten Armen in der Stellung „Mein Herz erwartet". Sie setzt ihn dann wie üblich fort: „Mein Herz nimmt." Sie führt die Hände zurück zum Herzen, hält dort zu einer Kraft sammelnden Pause inne. Sie lässt die Hände dann sinken und fährt fort: „Mein Herz gibt, mein Herz fordert" usw. In dieser Reihenfolge, mit diesem Beginn kann die Klientin sich zuerst etwas nehmen und dann geben, kann sich spüren und Kraft sammeln, um etwas geben zu können. Sie weiß dann auch ihr Maß von Geben und Nehmen.

Wir schließen noch ein Beispiel aus der Einzeltherapie an, in dem die Arbeit vom Herzkreis zu einer Leibbewegung und schließlich zur tänzerischen Identifikation eine Imagination führt:

Eine Klientin führt den Herzkreis durch. „Mein Herz gibt" ist ihr ganz bekannt, vertraut, weder angenehm noch unangenehm, einfach selbstverständlich. „Mein Herz fordert" ist ihr ein wenig fremder, doch sie äußert: „Das tut mir gut!" Bei „Mein Herz erwartet" fühlt sie sich gänzlich unbeholfen, es ist ihr fremd und löst keinerlei Gefühle aus. Und gar „Mein Herz nimmt": Das sagt sie mit einem kleinen, ein wenig sarkastisch anmutenden Lächeln. „Das ist ganz weit weg. Da spüre ich gar nichts."

Nun steht sie vor der Therapeutin, mit beiden Händen auf dem Herzen, und äußert, dass sie sich im Moment, wie so häufig, sehr beklommen fühle. Die Therapeutin meldet ihr zurück, dass sie ihrem Eindruck nach sehr „schmal" wirke, als ob sie die Schultern bzw. Schulterkugeln an den Rumpf heranzöge. Die Klientin kann das körperlich so nicht spüren; aber, so sagt sie, irgendwie käme ihr das, was die Therapeutin sage, richtig vor. Die Therapeutin bittet sie, eine Leibbewegung auszuprobieren, und zwar vom Schmalen bzw. „Beklommenen", wie die Klientin selbst es bezeichnet hatte, hin zum Öffnen, zum Weiten. Die Klientin findet eine „beklommene" Haltung, schmal und eng, und öffnet dann die Arme in Richtung der Bewegung „Mein Herz erwartet". Dabei wird noch deutlicher, wie eng Schulterkugeln und ein Teil der Oberarme an den Oberkörper anliegen, während die Ellbogen, Unterarme und Hände sich versuchen zu öffnen. Sie selbst sagt: „Ich komme mir ganz flügellahm vor." Der Therapeutin fallen zwei Bereiche am Oberkörper der Klientin auf, auf der rechten und linken Seite, etwa in Herzhöhe, die sehr festgehalten wirken. Die Therapeutin fasst mit ihren Händen an diese Bereiche ihres eigenen Oberkörpers und sofort fühlt sich die Klientin gespiegelt, sie umklammert mit ihren Händen ihren seitlichen Oberkörper, drückt die Daumen fest hinein und sagt: „Da, ja genau da sind die Stellen, die sich wie ein kleiner Krampf anfühlen. Da fasse ich oft hin." Bewegungsversuche wie Kreisenlassen der Schultern und Arme oder das Vor- und Zurückbeugen des Rumpfes bringen keinerlei Lösung oder neue Erfahrungen. Deshalb versucht die Therapeutin einen anderen Weg: „Welche Farbe haben diese Köroerpunkte?" Sofort fällt der Klientin ein: „Dunkelgrau." „Was fällt dir spontan zu Dunkelgrau ein? Welche Assoziation hast du in diesem Moment?" „Dunkelheit, Trauer, Wolken, Abgrund, Leere ... Ja, genau, manchmal fühlen sich diese Stellen an wie Löcher, da ist nichts. Sie sind mit nichts gefüllt." „Womit müsste es sich füllen oder könnte es sich füllen? Welche Farbe fällt dir dazu ein?" „Golden müsste es sein, so wie ein golden-türkis gewirktes, wärmendes Tuch." „Gibt es irgendwo eine Stelle in deinem Körper, wo dieses golden-türkis gewirkte Tuch seinen Platz hat und von wo aus es in diese Punkte fließen könnte?" „Nein, da fällt mir jetzt keine Körperregion ein. Ich spüre das eher so, als sei es von außen herumgelegt, beschützend ... Aber Fledermäuse fallen mir ein, Bilder von Fledermäusen, die ich so liebe. Fledermäuse, wie sie ihre Flügel ausbreiten." „Könntest du die dunkelgrauen Stellen mit diesem Bild, mit dieser Vorstellung von den Fledermäusen in Verbindung bringen? Fallen dir Bewegungen ein, die die Bilder mit einem Körpergefühl verbinden? Probiere es aus, vielleicht mit Hilfe deines Atmens." Die Klientin atmet bewusst, bewegt dabei ihre Arme leicht nach außen. Sie öffnen sich ein wenig, die Schultern dehnen sich. Rumpf und Arme wirken allmählich „freigelassener". „Wie ist es? Löst sich etwas?" „Ja, ich kann die Flügel bewegen. Weißt du, Fledermäuse können ja ihre Flügel ganz, ganz weit auffächern." Dabei öffnet sie die Arme sehr weit. „Nein, das war viel zu weit für mich jetzt. Ich will meine Flügel nur ein wenig öffnen. Schau, so weit ... Ich merke dabei meine Scheu, ich merke meine Augen, bin traurig. Ich merke, wie gut es mir tut, daran zu denken, dass Fledermäuse sich in der Dunkelheit zeigen, und nur in der Dunkelheit zeigen. Ich habe nämlich große Angst davor, dass Menschen mir sozusagen unter die Flügel schauen könnten, dass sie meine Gefühle sehen. Ganz große Scheu, dass jemand mein Interesse oder meine Liebe mitbekommen könnte; da fühle ich mich immer noch wie ein kleines Mädchen, das mit seinen liebevollen Gefühlen stehen gelassen wird." „Magst du dich hier mit den scheuen, sanften Flügelbewegungen ein bisschen in den Raum hineinbewegen, vielleicht nur ein, zwei Schritte weit? Ein wenig so tun, als ob es dunkel sei; wenn du möchtest, schaue ich auch in eine andere Richtung." Sie tut es, sagt dann, dass sie erleichtert und traurig und vor allem jetzt schrecklich müde sei. Die Therapeutin verweist darauf, dass Fledermäuse ja auch nach ihrem nächtlichen Flug müde sind und tagsüber schlafen ...

8.2.2 Loslassen

Wir haben für die Arbeit mit verschiedenen Themen jeweils besondere Bedeutungsgesten entwickelt und verwenden sie in unserer therapeutischen Praxis. Am Beispiel des Themas „Loslassen" möchten wir exemplarisch zwei Bedeutungsgesten vorstellen und die damit verbundenen Arbeitsmöglichkeiten skizzieren.

Das Wort „Loslassen" ist in unserer Sprache ein Begriff, der Erleben beschreibt, zumindest beschreiben kann. Wie die meisten dieser Begriffe ist er mehrdeutig. Loslassen kann buchstäblich gemeint sein: Ich lasse eine Hand, einen Gegenstand los. Im erweiterten Sinn kann das Wort einen Erlebensprozess beschreiben: Ich lasse einen Menschen los, den ich einmal geliebt habe, aber nicht mehr lieben kann. Ich lasse als älterer Mensch davon los, Auto zu fahren, weil ich dazu körperlich nicht mehr in der Lage bin. Ich lasse die Stadt meiner Jugend los, von der ich fortziehe, um woanders zu studieren oder zu arbeiten. Ich lasse eine Sehnsucht los, die ich nicht mehr realisieren kann, z. B. die Sehnsucht, Mutter eines eigenen Kindes zu werden, da ich die biologische Altersgrenze erreicht habe. Die Mehrschichtigkeit dieses Begriffes erlaubt es uns, ihn einerseits wörtlich zu nehmen, also Loslassen als Gegenteil von Greifen zu nutzen, und gleichzeitig darüber die Erlebensqualität zugänglich werden zu lassen.

Ein alltäglicher Vorgang: Ich halte etwas in meiner Hand, zum Beispiel einen Apfel. Ich lasse den Apfel los und greife nach der Birne. Ein banaler Vorgang, der gleichzeitig im übertragenen Sinn für den Prozess des Loslassens steht: Ich habe etwas in der Hand, das ich loslasse, um nach etwas Neuem zu greifen.

Wir Menschen haben immer wieder Interesse, nach Anderem, nach Neuerem, nach Interessantem zu greifen, nach etwas, worauf wir Appetit haben, wohin es uns zieht. Dabei merken wir, zumindest in den meisten Situationen unseres Lebens, dass unsere Hand schon voll (manchmal übervoll an Erfahrungen) ist. Menschen sind keine unbeschriebenen Blätter; sie bringen immer schon ihr Leben mit. Wenden sie sich einem neuen Menschen zu, ist eine Beziehung zu einem anderen Menschen schon vorhanden oder aber zumindest Erfahrungen aus Eltern- oder früheren Liebes- oder anderen Beziehungen, die häufig von größerem Gewicht sind, als man glaubt. In der Therapie merken wir häufig, dass es um Veränderungen und Loslassen geht: „Ich will mein Leben ändern, aber mein altes Leben ist noch da. Ich kann nicht nur etwas Neues bekommen oder anstreben, ich habe auch etwas Altes, das ich dafür loslassen muss. Auch wenn es mir schwer fällt und ich lieber „alles" hätte. Meine Hand ist voll, ich muss loslassen und kann dann nach etwas Neuem greifen."

Menschen gehen mit dieser Herausforderung unterschiedlich um. Manchen fällt es leicht, hierhin und dorthin zu greifen, ihr Interesse – um bei dem Beispiel zu bleiben – an der Birne ist so groß, dass das Loslassen des Apfels selbstverständlich erscheint. Andere versuchen das Loslassen zu umgehen, behalten also den Apfel in der Hand und versuchen gleichzeitig die Birne mit derselben Hand zu ergreifen. Manchen gelingt dies – zumindest zeitweilig. Manchen gelingt es, eine Liebesbeziehung nicht loszulassen und gleichzeitig eine neue einzugehen. Manchen gelingt dies auch mit noch mehr Personen. Aber so, wie die Hand schließlich ermüdet, wenn sie zu viel festhalten muss, so ist der Preis auch in anderen Konstellationen oder Situationen irgendwann zu hoch, den Menschen zahlen, wenn sie versuchen nach Neuem zu greifen, ohne Altes loszulassen.

Vielen Menschen gelingt es nicht, einen Apfel loszulassen, um zu einer Birne zu greifen. Sie sehen die Birne vor sich, haben Interesse, haben Appetit, haben Lust auf die Birne, doch es gibt ein großes Aber, und das sind die Angst und die fehlende Sicherheit. Etwas loszulassen bedeutet Unsicherheit: „Wird die Birne auch wirklich so schmecken, wie ich mir das vorstelle, oder werde ich mich verschlechtern? Ich weiß es ja nicht, wie die Birne schmeckt. Ich kann mich vielleicht noch daran erinnern, wie früher eine Birne geschmeckt hat. Aber ich weiß nicht, wie diese Birne schmeckt. Ich kann mich ja täuschen, und was dann ...?" Dann bleiben sie beim Apfel, haben den Apfel in der Hand, sicher ist sicher, und verzehren sich vielleicht ein Leben lang in Sehnsucht nach der Birne.

Sehr häufig begegnen wir einer weiteren Angst, nämlich der Angst, mit leeren Händen dazustehen. Wenn meine Hand den Apfel loslässt, um die Birne zu ergreifen, gibt es einen Moment, in dem die Hand leer ist. Auf dem Weg vom Apfel zur Birne hat sie nichts in den Fingern, ist sie leer. Diese Leere mag noch so kurz andauern – wenn ich die Hand sehr schnell bewege, dauert sie nur eine Hundertstel Sekunde –, die Hand ist leer. Diese Erfahrung machen Menschen immer wieder, wenn es um Veränderung geht und damit auch um Loslassen. Ich lasse etwas Altes los, aber das Neue ist noch nicht da, habe ich noch nicht „im Griff". Es gibt einen Moment des Übergangs und in diesem Moment steht man mit leeren Händen da. Das macht Angst. Diese Angst ist für manche Menschen oder groß, dass sie sie daran hindert, loszulassen und damit Wege der Veränderung zu beschreiten. Loslassen wird zumeist von dem Gefühl der Trauer begleitet. Wo das Loslassen unterbrochen wird, tritt die Trauer nicht auf. Im Vordergrund steht die Angst. Diese Angst kann gemildert werden, wenn Menschen die Erfahrung machen, in kleinen Dingen Veränderungen zuzulassen, sie zu erproben. Vielen Menschen ist es wichtig, nach Rückendeckung oder nach Begleitung Ausschau zu halten, um die Erfahrung der leeren Hand nicht allein machen zu müssen.

Diesen Prozess des Loslassens, die Erfahrung der leeren Hand und des erneuten Greifens, bitten wir KlientInnen als Bewegungsablauf auszuprobieren: „Nehmt bitte einen Gegenstand in eine Hand und legt einen anderen Gegenstand vor euch hin. Stellt euch nun vor, ihr müsstet den ersten Gegenstand loslassen und nach dem zweiten greifen. Was spürt ihr? Welche Gefühle entstehen? An welche Situationen oder Gegebenheiten erinnert ihr euch, in denen ebenfalls anstand, etwas loszulassen und gegebenenfalls etwas Neues zu ergreifen ... Irgendwann entscheidet euch dazu, es zu tun, dann lasst den Gegenstand, den ihr in der Hand haltet, los und greift nach dem zweiten Gegenstand. Nehmt wahr, was ihr dabei spürt." Diesen Bewegungsablauf kann man auch durchführen, indem sich die KlientInnen Gegenstände vorstellen. Zumeist aber bieten wir reale Gegenstände an.

Die Bandbreite des Erlebens bei dieser Bedeutungsgeste ist wie immer sehr weit. Dies illustrieren einige Äußerungen von KlientInnen:

- „Wenn ich loslasse, wird meine Hand im ersten Moment kalt."
- „Ich habe wahnsinnige Angst, wenn ich nichts in der Hand habe."
- „Ich empfinde ein Prickeln, Neugier, ja Lust auf das Loslassen, Lust auf das Neue."
- „Wenn ich gar nichts in der Hand halte, ist mir das sehr vertraut."
- „Ich spüre, wenn meine Hände leer sind, große Sehnsucht. Die Hände werden warm und groß."
- „Ich habe meinen zweiten Gegenstand, den ich ergreifen möchte, versteckt. Mir macht das Suchen und Tasten Spaß."
- „Vertrauen ist wichtig. Wenn ich weiß, da ist etwas anderes, dann kann ich loslassen, wenn nicht, bekomme ich Angst."
- „Ich greife am liebsten nach vielem gleichzeitig. Mit einer Hand."

Die zweite Bewegungsfolge, die die Qualität von Bedeutungsgesten hat, spricht ebenfalls verschiedene Aspekte des Loslassens an. Wenn KlientInnen sich mit dem Loslassen auseinandersetzen, haben sie zumeist etwas, was einmal behaltenswert war oder noch ist. Eine Person oder irgendetwas anderes festzuhalten, hat für die meisten KlientInnen oft die Qualität, sich selbst festzuhalten. Das, die oder der andere ist nur dann festhaltenswert, wenn der Erlebensraum das Festzuhaltende umschließt bzw. das Festzuhaltende Teil des Erlebensraumes geworden ist. Wir beginnen deshalb diese Bedeutungsgeste damit, die KlientInnen zu bitten, sich irgendwo an ihrem Körper selbst festzuhalten und wahrzunehmen, was sie erleben. Zumeist berühren die Menschen dann Leibinseln, halten sich am Bauch, am Kopf fest, legen die Wangen in die Hände oder berühren mit ihren Händen das Herz oder umarmen den Oberkörper. Wie sie sich festhalten, ob sie dies als Festhalten erleben oder als Einengung, welche Berührungsqualitäten dabei spürbar werden, welche Assoziationen entstehen, welche Gefühle, all dies ist wie immer individuell und kann Hinweise für die weiterführende therapeutische Arbeit geben. Ein zweiter Schritt in dieser Arbeit besteht darin, die KlientInnen aufzufordern, sich bzw. einen Teil von sich nun loszulassen. Manche KlientInnen können es nicht, merken dabei, dass sie es auch nicht wollen, andere hadern mit sich, andere lassen sich, oft überraschenderweise, sofort los, wieder andere orientieren sich erst daran, was sie denn nun als Nächstes greifen können, in welche Richtung ihre Hände, wenn sie loslassen, sich wenden können.

In einer zweiten Version dieser Bedeutungsgeste bitten wir die KlientInnen: „Greift mit euren Armen um euren Oberkörper, so dass ihr euch selbst haltet. Nehmt wahr, wie ihr euch dabei fühlt, was ihr erlebt, was ihr spürt ... Nun öffnet die Arme bis sie so offen, so weit rechts und links von eurem Körper ausgestreckt sind, wie es euch angemessen erscheint ... Nehmt nun wahr, was geschieht, was ihr erlebt, was ihr spürt ... Nun führt die Bewegung in der Gegenrichtung aus, schließt die Arme wieder um euren Oberkörper ... Nehmt auch dabei wahr, was ihr erlebt ... Nun führt diese Bewegung des Loslassens und des Ergreifens noch einmal durch, diesmal aber in extremer Zeitlupe. Lasst euren Atem fließen und öffnet eure Arme wie eben, aber jetzt ganz, ganz langsam, bis sie so weit auseinander sind, wie es euch nun angemessen erscheint und schließt sie dann genauso langsam, bis sie wieder an eurem Oberkörper anliegen. Nehmt wieder wahr, was ihr spürt ..." Diese Erfahrungseinheit ist in der Regel sehr erlebensintensiv, viele KlientInnen spüren die Wichtigkeit, sich zu halten bzw. gehalten zu werden, anderen wird die Sehnsucht deutlich, sich zu öffnen und die Arme nach etwas Neuem auszustrecken, wieder andere erleben vor allem die Angst, die entsteht, wenn sie etwas loslassen und darüber etwas Neues zulassen wollen.

Einzelne KlientInnen berichteten – oder wir beobachteten an ihnen – in dieser Bewegungseinheit, dass sie ihren Oberkörper so fest umarmten, dass es wirkte, als seien ihre Arme wie in einer Zwangsjacke fest an den Oberkörper gebunden. Andererseits gibt es KlientInnen, die die Arme beim Ausbreiten so weit dehnen und strecken, dass sie unsicher werden, teilweise sogar den Bodenkontakt verlieren, und nach hinten zu kippen drohen.

In einer dritten Variante dieser Bewegungsfolge ergänzen wir die zweite Variante um zwei Aspekte. (Gerade diese Variante macht den tiefen Zusammenhang von Bedeutungsgesten mit konstitutiven Leibbewegungen [s. Kap. 7.5] deutlich.) Wenn z. B. eine Klientin mit ihren Armen ihren Oberkörper umschlungen hält, bitten wir sie: „Überprüfe nun, ob die Art und Weise, wie du deinen Oberkörper hälst, für dich angemessen ist. Verstärke auch einmal deinen Druck, halte und greife dich so fest und eng wie möglich und nimm wahr, was du nun spürst ... Finde dann die Intensität des Haltens wieder, die dir jetzt am angemessensten erscheint ..." In einer ähnlichen Weise bitten wir die Klientin, wenn sie die Arme ausgebreitet hat, das Ausbreiten zu übertreiben, das Weiten zu überdehnen, um danach die Art und Weise des Ausbreitens der Arme zu finden, die ihr angemessen ist. Diese Variante ermöglicht KlientInnen zwischen Festhalten und Sich-eingesperrt-Fühlen zu unterscheiden bzw. ihren Weg zwischen der Offenheit des Zulassens und Erwartens und der Schutzlosigkeit, in der sie sich Bedrohlichem und Unerwartetem preisgegeben fühlen, zu finden.

9

Leibtänze

Das Konzept der Leibtänze haben wir Ende der 80er Jahre aus unserer tanztherapeutischen Praxis entwickelt. Wir werden am Beispiel des Hexentanzes illustrieren, was wir unter einem Leibtanz verstehen, dann die methodischen Grundlagen erläutern und schließlich aus der Vielfalt der Möglichkeiten einige Leibtänze auswählen und vorstellen.

9.1 Hexentanz

Zwölf Frauen sind zusammen. Sie kennen sich. Die Therapeutin beabsichtigt, die Beteiligten im Denken, im Fühlen und in der Bewegung erleben zu lassen, ob und wie sie „über die Stränge schlagen“ können. Die Therapeutin leitet die Entwicklung des Hexentanzes in folgenden Schritten an:

- „Ich werde euch in den nächsten anderthalb Stunden darin unterstützen, einen Hexentanz zu entwickeln. Der Hexentanz wird keine festgelegte Choreografie haben, keine Vorgaben erfüllen, denn es wird euer eigener, persönlicher, individueller Hexentanz sein, den ihr entstehen lasst."
- „Geht durch den Raum und nehmt wahr, was das Wort ‚Hexe‘ in euch hervorruft. Was fällt euch dazu ein, welche Bilder, Gedanken, Assoziationen kommen dazu? Sprecht sie nicht aus, sondern drückt sie in Bewegungen aus, lasst Hexenbewegungen entstehen, Bewegungen, die euch jetzt spontan zum Thema Hexe in den Sinn und in den Körper kommen." Nach nur kurzem Zögern beginnen die Frauen sich zu bewegen und Grimassen zu ziehen. Vorwiegend bucklige Hexen treten auf, erste Töne werden laut, was die Therapeutin aufgreift: „Ja, lasst Töne dazu entstehen." Die Töne werden lauter, auch freier. Manche kreischen oder meckern sich an, andere gehen einzeln durch den Raum. An dieser Stelle entstehen offensichtlich noch wenig wirklich persönliche Bewegungen und Ausdrucksweisen. Häufig finden anfangs unserem Eindruck nach Stereotype, die mit dem Wort „Hexe" verbunden werden, ihren Ausdruck. Illustrationen aus Grimms Märchen und dergleichen mehr scheinen bewegungsmäßig umgesetzt zu werden. Alles, was der Einzelnen zu diesem Zeitpunkt in den Sinn kommt, wird ersichtlich. Auch Stereotype brauchen schließlich ihren Ausdruck, damit danach etwas anderes, Persönlicheres entstehen kann.

- „Ich will nun eine Musik spielen, die die Grundlage eures Hexentanzes sein soll. Tanzt dazu, improvisiert oder spielt damit ..." Die Therapeutin spielt die Musik: Sabine Meyer & Eddie Daniels, Trio di Clarone: Blues for Sabine, Sérenade comique. Manche Frauen lauschen erst. Sie brauchen Zeit, um sich auf die Musik einzustellen, und geraten dann in Bewegung. Andere beginnen sofort zu improvisieren. Die Frauen tanzen zu der Musik. Als die Musik zu Ende ist – das ausgewählte Musikstück dauerte in diesem Fall 2 Minuten und 40 Sekunden – sagt die Therapeutin: „Lasst die Musik und vor allem euren Tanz in euch nachklingen. Was war stimmig, was war weniger stimmig?" Manche sinnieren, manche wiederholen einige Bewegungen, die sie improvisiert haben. Die Therapeutin sagt: „Ich werde die gleiche Musik noch einmal vorspielen. Tanzt noch einmal, begebt euch noch einmal in den Hexentanz. Nehmt diesmal ganz bewusst, bevor ich die Musik einspiele, eine Ausgangs- bzw. Anfangshaltung ein." Als alle ihre Ausgangshaltung ihres Hexentanzes gefunden haben, spielt die Therapeutin die Musik und alle tanzen.
- Nachdem die Therapeutin auch diesmal den Frauen Zeit gibt, den Tanz innerlich nachklingen zu lassen, bittet sie die Teilnehmerinnen der Gruppe, sich mit ihr in einen großen Kreis zu setzen: „Werft bitte in die Mitte unseres Kreises Worte, die euch jetzt zum Thema Hexe einfallen. Sammelt Assoziationen, Begriffe, Ereignisse, Eigenschaften – alles, was euch dazu in den Sinn kommt." Einige Minuten lang prasseln Assoziationen. Das Spektrum der Begriffe ist breit. Zum Beispiel: Zaubern, Besen, die kleine Hexe, Bibi Blocksberg, Hexenverbrennung, Hebammen, Hänsel und Gretel, Weisheit, Einsamkeit ... Nach einigen Minuten beendet die Therapeutin das Wörtersammeln.
- „Nehmt euch aus der Wörtersammlung in der Mitte unseres Kreises etwas heraus, das euch anspricht, und nehmt es in euren nächsten Tanz hinein. Nehmt nicht alles, auf keinen Fall alles, sondern sucht etwas aus, das für euch und euren Hexentanz wichtig ist ... Nehmt wieder eine Ausgangshaltung ein und tanzt." Die Therapeutin spielt erneut die Musik. Alle tanzen, und die Tänze werden diesmal persönlicher, individueller. Die vielen Begriffe haben bei den Teilnehmerinnen unterschiedliche Echos hervorgerufen. Dieser Widerhall spiegelt sich in den Tänzen. Die Bewegungen sind sehr variantenreich. Manche tanzen aufrecht, andere gebückt, manche sehr eng, andere sehr weit in den Raum hinausgreifend. Einige tanzen allein, etliche im Kontakt mit anderen, spielen mit den anderen, improvisieren.

Bei Gruppen, die über geringere Individualität und Vielfalt des tänzerischen Ausdrucks verfügen, schieben wir an dieser Stelle eine oder mehrere weitere Tanzrunden zur Musik ein, die wir mit Hinweisen und Aufforderungen einleiten wie: „Probiert beim nächsten Tanz in besonderer Weise aus, wie es ist, eure Hexe besonders eng oder besonders weit zu tanzen." „Probiert beim nächsten Tanz, eure Hexe auf verschiedenen Ebenen zu tanzen (oder mit verschiedener Dynamik, mit verschiedener Kraft)." „Probiert beim nächsten

Tanz, ob eure Hexe allein tanzen möchte oder Kontakt mit anderen sucht oder ob sie da tanzt, wo viel los ist, oder eher in dem Teil des Raumes, wo sie ihre Ruhe hat."

Auch danach lassen wir die Frauen wieder im Nachklang überprüfen, was an ihrem Tanz stimmig war und was nicht.

- Anschließend folgt eine Einheit ohne Tanz und ohne Musik. „Geht wieder einmal im Raum spazieren ... Ich werde euch einige Fragen zu eurer Hexe stellen. Beantwortet diese Fragen still für euch selbst, lasst Gedanken und vor allem Bilder entstehen. Nehmt die Fragen als Anregung zum Sinnieren. Bleibt euren Einfällen auf der Spur ... Wie alt ist eure Hexe? ... Welche Kleidung trägt sie? ... Wie sind ihre Haare beschaffen, welche Frisur hat sie (wenn sie überhaupt eine hat)? ... Wie sieht ihr Gesicht aus? Ist es sauber, ist es geschminkt, ist es dreckig? ... In welcher Umgebung befindet sich eure Hexe, im Wald, in einer Hütte, in einem Thronsaal? ... Über welchen Boden läuft die Hexe? ... Wie ist das Wetter bzw. die Temperatur in der Umgebung eurer Hexe? ... Ist eure Hexe allein oder sind andere Menschen in ihrer Nähe? ... Welche Haltung hat sie gegenüber anderen Menschen, erwartungsvoll, ängstlich, freudig oder noch eine ganz andere, welche Gefühle hat sie gegenüber anderen Menschen, ganz gleich, ob diese anwesend sind oder nicht? ... Welche Eigenschaft bzw. welches Gefühl ist bei eurer Hexe besonders ausgeprägt? ... Sucht ein möglichst konkretes Gefühl oder eine möglichst genaue Eigenschaft und sprecht das, was ihr gefunden habt, während ihr weiter im Raum spazieren geht, einmal laut in den Raum hinein." Die Frauen überlegen eine Weile und benennen dann Eigenschaften und vorherrschende Gefühle ihrer Hexe. Zum Beispiel: „gehässig", „einsam und stolz", „würdevoll", „machtbewusst" usw. „Nehmt diese Eigenschaften und Bilder, all das, was ihr euch vorgestellt habt, in den nächsten Tanz mit hinein." Die Therapeutin bittet die Frauen wieder um eine Anfangshaltung, spielt die Musik und die Frauen tanzen.

Qualitative Änderungen des Tanzes sind deutlich zu sehen. Individuelle Besonderheiten des Hexentanzes hatten sich schon, wie gesagt, vorher herauskristallisiert, aber nun werden sie verkörpert, nehmen Gestalt an, erhalten eine auch emotionale Qualität. Eine einsame Hexe tanzt um ihren Kräuterkessel, eine andere scheint, über allen stehend, durch den Raum zu schweben. Die ausgelassen freche Hexe treibt Schabernack mit anderen, die kämpferische Hexe lässt sich nichts gefallen, sie kämpft und verteidigt ihren Raum. Dazwischen hüpft die lustvolle Hexe, die andere „anmacht" ...

- „Findet nun eine Partnerin und entscheidet, wer Hexe A und wer Hexe B ist. Alle Hexen A werden in der nächsten Runde ihren Hexentanz tanzen, während alle Hexen B zuschauen und dabei insbesondere auf ihre Partnerin A achten, um ihr später eine Rückmeldung geben zu können. Alle Hexen B, setzt euch bitte an den Rand. Alle Hexen A, kommt bitte in den Raum. Findet eure Ausgangsposition und tanzt. Nehmt diesen Tanz nicht als Vortanzen, sondern tanzt ein letztes Mal euren Hexentanz. Lasst euch noch einmal auf den Prozess ein, probiert wieder, probiert Neues, nehmt dabei wahr, wie es euch geht, was ihr erlebt. Seid eure Hexe."

Nachdem sowohl die Gruppe A als auch die Gruppe B getanzt hat, schließt sich der angekündigte Austausch zu zweit an. Die Partnerinnen teilen sich ihre Beobachtungen mit und erzählen, welche Wirkung der Hexentanz der jeweils anderen auf sie hatte, und tauschen sich über ihr Erleben während des gesamten Prozesses und während des Schlusstanzes aus. Die Therapeutin gibt in den Austausch die Fragen hinein: „Wie habt ihr euch im Hexentanz erlebt, was bei den anderen beobachtet, welche Wirkungen gespürt? Welche Qualitäten hat euer Hexentanz? Was davon kennt ihr von euch, was ist typisch, was ist euch fremd oder neu? Gibt es etwas in eurem Hexentanz, wonach ihr euch im Alltag sehnt?"

Zum Abschluss setzen sich alle Frauen und die Therapeutin in eine große Runde und tauschen sich zu den Fragen aus: „Was war euch wichtig? Was davon und wie könnt ihr es in euren Alltag mitnehmen?"

9.2 Methoden und Modelle

Ausgangspunkt von Leibtänzen ist ein resonanzfördernder Begriff. Das Wort „Hexe" ruft Echos, Schwingungen, Resonanzen hervor. Der Leibtanz beginnt, indem die Therapeutin, der Therapeut ein Wort, einen Begriff, der Resonanzen hervorruft, in den Raum stellt. Leibtänze nutzen Begriffe, die solche Resonanzen fördern, wie zum Beispiel „Tanz der Würde", „Tanz der Kriegerinnen oder der Krieger", „Tanz der Zärtlichkeit", „Tanz der Sehnsucht", „Tanz des heiß-kalten Zorns", „Tanz der Lust". Diese Begriffe können für alle Beteiligten eine Bedeutung oder mehrere Bedeutungen haben, können Wellen schlagen, wie ein Stein, der ins Wasser geworfen wird. Manchmal erschließen sich die Bedeutungen sofort, manchmal ist die Resonanz zuerst verhalten und entfaltet sich im Zuge der tänzerischen Entwicklung.

Der resonanzfördernde Begriff ist kein Thema. Das Thema des jeweiligen Leibtanzes ist individuell. Der Begriff „Hexentanz" lädt ein zu verschiedenen Resonanzen, die bei den verschiedenen Teilnehmerinnen unterschiedliche Themen in den Vordergrund des Erlebnisprozesses bringen können. Eine Frau wird zum Beispiel während des Leibtanzes mit ihrer Angst davor konfrontiert, ihre Schönheit anderen zu zeigen. Das Thema einer anderen Frau ist dagegen das Zusammenspiel von Hilflosigkeit und Wut in ihrem Kampf gegen Unterdrückung und Missachtung.

Die Absicht des Leibtanzes ist eine doppelte: auf der einen Seite fördern wir den Erlebnisprozess bei der Entwicklung des Leibtanzes und auf der anderen Seite erhalten die KlientInnen das tänzerische Produkt, z. B. den individuellen Hexentanz, der, wenn gewünscht, wiederholbar gemacht und tänzerisch ausgearbeitet werden kann. Der

Schwerpunkt unseres therapeutischen Interesses liegt allerdings auf dem Erlebnisprozess. Dieser Erlebnisprozess ist vielfältig. Die verschiedenen Bestandteile der Entwicklung des Leibtanzes bieten zahlreiche Möglichkeiten für die KlientInnen, sich selbst bzw. bestimmte Aspekte ihres Erlebens neu kennen zu lernen und Veränderungen zu erproben. Dabei mag für eine Klientin ein Aspekt besonders wichtig und wertvoll sein, der für eine andere eher belanglos ist. Der Entwicklungsprozess von Leibtänzen bietet ein Erfahrungs- und Erlebensangebot, aus dem sich die KlientInnen – oft für sie selbst überraschend – herauspicken, was ihnen im Augenblick wichtig ist.

Grundlegend auch für dieses Angebot ist die experimentelle Haltung, mit der die TherapeutInnen ihre Vorschläge einbringen. Bewegungen, Tänze, Aktionen und Interaktionen sollen ausprobiert werden können, um Erfahrungen zu machen und Zugänge zu Erlebnisqualitäten zu erschließen. Wir wollen KlientInnen zu der Erfahrung verhelfen, etwas Eigenes zu schaffen und dabei Kontakt mit nichtbewussten Aspekten ihres Leibes aufzunehmen, neue Aspekte zu entdecken oder bekannte Aspekte in einem neuen Licht zu sehen. Dies kann durchaus konkrete Bewegungsanregungen umfassen: „Stell dir beim nächsten Tanz vor, du hältst etwas in deinen Händen ...", „Probier einmal aus, wie es ist, wenn du deine Schultern einen oder zwei Millimeter zurücknimmst, während du den Kopf hebst ...", „Versuche beim nächsten Tanz die Kraft aus den Füßen, vor allem aus dem Kontakt der Füße zum Boden zu nehmen und nicht so sehr aus Armen und Schultern ..." All dies sind Vorschläge und Impulse, die den KlientInnen die Möglichkeit bieten sollen, Erfahrungen zu sammeln. Sie haben die Wahl, diese Impulse aufzugreifen oder sie zu verwerfen.

Damit sind wir bei einem weiteren Kernpunkt unseres Therapieverständnisses, nämlich der KlientInnenkompetenz. Auch wenn die Therapeutin oder der Therapeut Bewegungsvorschläge oder andere Anregungen zu der Entwicklung des Leibtanzes mitgegeben hat, probieren die KlientInnen aus und entscheiden nach jeder Anregung und nach jedem Ausprobieren selbst, was sie davon in ihren Leibtanz integrieren möchten. Das Ergebnis des Leibtanzes ist folglich weder eine freie Improvisation noch eine fest einstudierte Choreografie. Es ist ein eigener Tanz mit Improvisationselementen, der über Grundbewegungen und Grundstrukturen verfügt, häufig in seinen Grundzügen wiederholbar ist. Er wird als der Klientin oder dem Klienten zugehörig erlebt und als Eigenes identifiziert.

Der Leibtanz hat Ähnlichkeiten mit dem Ausdruckstanz. In beiden geht es darum, Persönliches, Individuelles, Erlebtes zum Ausdruck zu bringen. Doch die Zielsetzung ist eine andere. Im Ausdrucktanz ist die Zielsetzung eine tänzerische. Es soll ein Tanz kreiert werden, zwar oft aus der Selbsterfahrung heraus, aber in erster Linie ein Tanz, der künstlerischen Kriterien entsprechen soll. Im Leibtanz geht es uns darum, im Erlebensprozess einen eigenen, persönlichen Tanz entstehen zu lassen, der keinerlei künstlerischen Kriterien entsprechen muss, da die Zielsetzung in erster Linie eine therapeutische ist.

Leibtanz ist ein Tanz, der in seiner Entwicklung mehrere Leibregungen einbezieht. Im Vordergrund steht selbstverständlich der Tanz, steht die Arbeit mit Bewegungselementen, steht das Körpererleben. In den Leibtänzen wird viel improvisiert, erproben die KlientInnen Bewegungen, entwickeln neue, bauen sie aus. Der Hexentanz beginnt mit Bewegungsassoziationen. Tänzerische Improvisation und Gestaltung ziehen sich wie ein roter Faden durch die Entwicklung. Zur Entwicklung eines Leibtanzes können aber auch Gesprächsrunden gehören, in denen Gedanken, Erinnerungen, Erfahrungen, Assoziationen, Selbstbilder, Vorstellungen und Konzepte zu dem Titel des Leibtanzes mitgeteilt und ausgetauscht werden. In der Gruppenarbeit wird der Horizont der einzelnen TeilnehmerInnen erweitert. Es können neue Gedanken, Aspekte, Themen auftauchen, die die TeilnehmerInnen in ihr Denken und in ihren Tanz integrieren können. In anderen Leibtänzen werden innere Bilder (Imaginationen), die zu dem Titel des Tanzes entstehen, aufgegriffen; auch in einzeltherapeutischer Arbeit wird der Entstehungsprozess immer wieder durch Gespräche und Gedankenaustausch unterbrochen. Nicht zuletzt ist eine nachträgliche Reflexion des Geschehenen wichtig.

Gefühle entstehen beim Leibtanz oft, ohne dass die TherapeutInnen darauf die Aufmerksamkeit lenken müssen. Schon die Nennung des Titels eines Leibtanzes kann Gefühle hervorrufen. Mitunter heftige Gefühle entstehen in verschiedenen Episoden und Phasen der Leibtanzentwicklung. Damit Gefühle nicht diffus bleiben, sondern deutlich werden und so ihren Ausdruck finden und in den Tanz integriert werden können, ist es oft sinnvoll, dass die TherapeutInnen zwischendurch fragen: „Was fühlst du jetzt?" bzw. „Was fühlt ihr jetzt?" Beim Hexentanz fragen wir die KlientInnen nach den Gefühlen, die bei ihrer Hexe vorherrschend sind, und bitten sie, diese Gefühle in den Tanz zu integrieren. In den Leibtänzen können manchmal Gefühle wie Angst, Trauer, Zorn, Verzweiflung und Hilflosigkeit heftig ausbrechen. Dann besteht manchmal die Notwendigkeit, die tänzerische Entwicklung des Leibtanzes zu unterbrechen, um den Gefühlen auch im Gespräch Raum zu geben, um anschließend den Leibtanz fortzusetzen. Doch in den meisten Fällen ist es ausreichend, ja sogar förderlich, wenn wir die KlientInnen auffordern, ihre Gefühle wieder in den Tanz, in die Entwicklung und Entfaltung ihres Leibtanzes mit hineinzunehmen. Dann findet das Gefühl ganzheitlich leiblichen Ausdruck und gerät in Bewegung. Das „Steckenbleiben" löst sich, das Gefühl kann sich verwandeln.

Die Entstehung eines Leibtanzes ist zwar ein persönlicher und individueller Prozess, er vollzieht sich jedoch gleichzeitig immer im Austausch mit der sozialen, ökologischen und atmosphärischen Umgebung. Oft berichten TeilnehmerInnen, dass sie während bzw. nach ihrem Leibtanz ihre Umgebung verändert wahrgenommen haben. In vielen Leibtänzen entdecken die KlientInnen Verhaltensweisen, die sie mit in ihren Alltag nehmen wollen, z. B. freche und kecke Verhaltensweisen, mit denen eine Hexe ihrer Umgebung begegnet.

Ein zentraler Aspekt der sozialen Interaktion ist der Austausch mit anderen KlientInnen, mit der Therapeutin oder dem Therapeuten. Im Leibtanz entwickeln die KlientInnen etwas Neues, etwas Eigenes, etwas Besonderes. Sie freuen sich oft, dies zu zeigen und dazu Rückmeldungen von anderen zu erhalten, gleichzeitig sind sie bange, manchmal sogar schamvoll in Erwartung dessen, was andere zu ihrem Tanz sagen. Dieser Moment der Rückmeldung ist ein Moment großer Verletzlichkeit und Offenheit, ein kostbarer Moment, der gewürdigt werden muss. Feedbacks (Beobachtungen) sind ebenso wichtig wie Sharings (Reaktionen, die der Leibtanz bei und in den BeobachterInnen hervorgerufen hat) (s. Kap. 5.2).

Wenn wir uns die Tanz- und Bewegungstherapie als einen Baum vorstellen, besteht einer der Hauptäste aus der tänzerischen Identifikation (s. Kap. 4.3.2), zu der die Leibtänze in erster Linie gehören. In der tänzerischen Identifikation identifizieren sich KlientInnen auf tänzerische Weise mit Themen, Gefühlen oder anderen Aspekten ihrer selbst. Sie werden dadurch in die Lage versetzt, sich diese Themen, Gefühle, Aspekte anzueignen, in ihrem Erleben in den Vordergrund zu stellen und differenziertere Umgangs- und Verhaltensmöglichkeiten zu entwickeln. Leibtänze geben Leibregungen Raum. Dies ermöglicht Veränderung. Wenn eine Klientin sich mit dem Aspekt ihrer Würde tänzerisch identifiziert, indem sie einen Leibtanz der Würde entwickelt, wird das Thema Würde (damit auch das Gegenteil, die Würdelosigkeit oder Entwürdigung) aus einem Randbereich des Bewusstseins in den Vordergrund geholt. Es findet einen leiblichen Ausdruck. Allein dieser ganzheitliche leibliche Ausdruck beinhaltet Veränderung und fördert das spielerische Erproben von Haltungswechseln. Durch den Entwicklungs- und Veränderungsprozess des Leibtanzes wird die eigene Würde entwickelt und entfaltet.

Bei der Durchführung von Leibtänzen, ganz gleich ob in der einzeltherapeutischen Arbeit oder in der Arbeit mit Gruppen, können unserer Erfahrung nach vor allem zwei Probleme auftauchen. Ein Problem ist die Musik. Der Einsatz von Musik gibt bestimmte Qualitäten und Aspekte vor. Sie kann von manchen KlientInnen als einengend empfunden werden, von anderen als hilfreich, begleitend und stützend. Wir suchen oft nach Musikstücken, die einerseits unterstützend, z. B. für die Entstehung eines Hexentanzes, sind, auf der anderen Seite aber zu vielfältigen Qualitäten eines Tanzes einladen bzw. diese ermöglichen. In der Gruppenarbeit kann man es nicht allen Recht machen. Wichtig ist, dass Musik verwendet wird, hinter der die Therapeutin oder der Therapeut steht. Wenn sie/er merkt, dass die Musik dennoch ein Fehlgriff war, muss sie gegebenenfalls gewechselt werden. In der Einzelarbeit ist dies immer gut möglich. Aber auch in Gruppen sollte der Mut dazu bestehen, wenn sich eine Musik bei einer Gruppe als unstimmig herausstellt, auch wenn sie bei anderen Gruppen zuvor vielleicht passend war. Unsere Musikangaben im Text sind als Anregungen zu verstehen. Wir arbeiten bei manchen Leibtänzen ohne Musik, um die Offenheit der Tanzentwicklung zu unterstreichen. Bei anderen Leibtänzen bieten wir verschiedene Musikstücke an, um darüber Wahlmöglichkeiten tänzerischen Ausdrucks zu eröffnen.

Ein zweites häufiges Problem bzw. ein schwerwiegender Fehler ist die Missachtung der KlientInnenkompetenz. Oft haben TanztherapeutInnen genaue Vorstellungen, wie etwa ihr eigener Hexentanz aussehen würde und schließen daraus, wie der Hexentanz der KlientInnen auszusehen habe. Sie arbeiten dann in der Gestaltung des Weges zum Hexentanz darauf hin, dass ihre Vorstellungen von einem Hexentanz „herauskommen". Die KlientInnen reagieren – zumindest in therapeutischen Settings – darauf mit Unbehagen, Verweigerung, ja manchmal Widerstand. Es entsteht eine Spannung, die nicht aus dem Entwicklungsprozess des Leibtanzes erwächst, sondern aus der Beziehung zwischen TherapeutInnen und KlientInnen. Hier sollten die TherapeutInnen im Sinne der KlientInnenkompetenz einen Schritt beiseite gehen, den Leibtanz möglichst offen anlegen und sich an der Vielfalt der Möglichkeiten, die sich aus einem Leibtanz entfalten können, erfreuen.

9.3 Praxisanregungen

Mit den vorgestellten methodischen Hinweisen können alle Tanz- und BewegungstherapeutInnen eigene Leibtänze entwickeln oder aber die hier beschriebenen Leibtänze variieren. Wir werden im Folgenden einige weitere Leibtänze vorstellen. Dabei werden wir zuerst den Ablauf des Leibtanzes skizzieren, um dann in einem Kommentar auf Achtenswertes einzugehen und gegebenenfalls Variationshinweise zu geben.

9.3.1 Tanz der Würde

„Immer, wenn sich Menschen mit Würde beschäftigen, begegnen sie auch ihrem Gegenteil von Würde. Geht durch den Raum und denkt darüber nach, was euer persönliches Gegenteil von Würde ist. Vielleicht habt ihr selbst Erfahrungen damit gemacht, vielleicht kennt ihr andere Menschen mit diesbezüglichen Erfahrungen. Es geht nicht darum, was andere Menschen oder gar alle Menschen als das Gegenteil von Würde ansehen, sondern es geht um euer ganz persönliches Gegenteil. Vielleicht ist es die Würdelosigkeit, vielleicht die Entwürdigung, vielleicht Verachtung oder Hilflosigkeit, vielleicht die Erniedrigung oder Verzweiflung oder irgendetwas anderes, was euch in den Sinn kommt ... Nehmt, während ihr weiter in Bewegung bleibt und durch den Raum geht, eine Haltung eures Gegenteils der Würde ein. Ihr könnt stehen bleiben, wenn diese Haltung etwas mit Erstarrung zu tun hat. Sonst bewegt euch weiter durch den Raum. Überprüft die Haltung, ob sie eure Haltung des Gegenteils der Würde ist ..." In der Regel bedarf es nur eines kurzen Zögerns und kurzen Nachdenkens und schon sind allen

Beteiligten Situationen und Bilder des Gegenteils der Würde präsent. Auch der Körper erinnert sich zumeist, so dass es den meisten Menschen nicht schwer fällt, Haltungen oder Bewegungen des Gegenteils von Würde einzunehmen.

„Spürt bitte in euren Körper hinein, wo es Impulse gibt, aus eurer Haltung oder Bewegung des Gegenteils der Würde herauszukommen. Vielleicht entstehen solche Impulse in den Beinen oder Schultern, in den Armen, im Nacken, im Kopf, im Brustbereich oder Becken oder anderswo ... Spürt nach, wo ihr solche Impulse wahrnehmt ... Geht ihnen nach, macht Bewegungen, die euch von eurem Gegenteil der Würde frei machen ..." Nach kurzer Zeit, wenn wir sehen, dass alle Teilnehmenden Impulse gefunden haben, sich von ihren Haltungen, Bewegungen zu befreien, sagen wir: „Ich spiele nun eine Musik ein und bitte euch, eure Impulse zu verstärken, eure Bewegungen in einen Tanz übergehen zu lassen, einen Tanz, in dem ihr eure Haltungen und Bewegungen des Gegenteils der Würde abstreifen oder abschütteln könnt, in dem ihr euch davon freimachen, freitanzen könnt." (Musik: Michael Jackson: „Bad" oder ein anderes Stück, das dazu einlädt, sich wild freizutanzen oder zu schütteln.) Hier entstehen zumeist wilde und befreiende Tänze. In Ausnahmefällen können Einzelne in der Haltung ihres Gegenteils der Würde feststecken und sich selbst ohne Hilfe nicht aus dieser Starre befreien können. Sie brauchen dann Unterstützung von Seiten der TherapeutInnen. Manchmal ist es hilfreich, mit der Person in tänzerischen Dialog zu treten, um ihr darüber Impulse zu geben, sich aus der Haltung der Würdelosigkeit zu befreien. Manchmal braucht es die Verbalisierung, um Erinnerungen und Erfahrungen des Gegenteils der Würde auszusprechen und auszudrücken, um dann die Impulse spüren zu können, die die körperliche Haltung der Erstarrung lösen helfen.

„Geht nun wieder durch den Raum und kommt nach eurem Tanz zu Atem ... Lasst euch nun Gedanken und Bilder zu eurer Würde durch den Kopf und durch den Körper gehen. Welche Situationen fallen euch ein, in denen ihr euch würdevoll gefühlt habt, in denen ihr eure Würde gespürt habt? ... Wo und wie habt ihr sie körperlich gespürt? ... Kennt ihr andere Menschen, die für euch Würde repräsentieren und ausstrahlen? ... Sinniert, während ihr durch den Raum geht, und setzt dies unmittelbar in Bewegungen um, probiert Haltungen und Bewegungen der Würde aus ..."

„Ich spiele euch eine Musik vor, von der ich hoffe, dass sie eine gute Basis für euren Tanz der Würde bildet. Ich bitte euch, aus euren Haltungen und Bewegungen der Würde heraus einen Tanz zu entwickeln. Improvisiert, spielt, experimentiert, probiert aus. Es geht nicht um *den* Tanz der Würde, sondern um *euren* Tanz der Würde, euren ganz persönlichen Ausdruck, euren ganz persönlichen Tanz." Als Musik bevorzugen wir aus Mari Boines CD Leahkastin das Stück „Dá Lean Mun". Das Musikstück von Boine dauert relativ lang, wir blenden es in dieser Phase des Leibtanzes nach ca. drei oder vier Minuten aus, wenn wir sehen, dass alle Beteiligten in den Tanz gekommen sind und Haltungen der Würde tanzen können.

„Ich bitte euch, nun zwei kleine Bewegungsübungen durchzuführen, von denen ich hoffe oder vermute, dass sie euren Tanz der Würde unterstützen können. Vielleicht ist das so, vielleicht auch nicht. Probiert es bitte aus. Geht bitte durch den Raum und reckt und streckt euren Nacken, macht ihn beweglich nach allen Seiten. Probiert nichts mit Gewalt oder mit Kraft, sondern versucht, ihn in Fluss zu bringen oder in Fluss zu halten. Stellt euch dann vor, an der höchsten Höhe eures Kopfes – und diese höchste Höhe ist nicht vorn über der Stirn, sondern ziemlich weit hinten am Hinterkopf – sei ein Faden befestigt. Dieser Faden reicht bis zum Mond oder zum Himmel, dieser Faden ist elastisch, aber er hält euch. Er hält euren Kopf hoch, so dass vor allem euer Nacken gestreckt, geweitet wird und eine Unterstützung erfährt ... Probiert diese Haltung, probiert, mit dieser Haltung durch den Raum zu gehen und die Welt zu betrachten ..." Nach ein oder zwei Minuten, in denen wir einzelne KlientInnen darauf hinweisen, ihre Haltung zu verändern, wenn sie den Faden in ihrer Vorstellung offensichtlich zu weit am Vorderkopf befestigt haben: „Löst nun diesen Faden in eurer Vorstellung wieder – auf eure Art und Weise. Ihr könnt immer wieder auf ihn zurückgreifen, wenn ihr dies möchtet ..."

„Sucht euch nun eine Partnerin oder einen Partner und stellt euch leicht versetzt hintereinander. Die hintere Person legt der vorderen Person eine Hand auf ihr Kreuzbein. Das Kreuzbein ist der Teil der Wirbelsäule, der sich ungefähr auf der Höhe des Gürtels am Rücken befindet. Die vordere Person sucht sich einen guten Stand und die hintere Person versucht, so zu stehen, dass sie die Hand auf dem Kreuzbein halten kann, ohne dass es anstrengt und ohne dass ihr verkrampft ... Atmet gut, atmet fließend ... Die vordere Person überprüft bitte, ob ihre Partnerin oder ihr Partner die Hand an der richtigen Stelle hat, und korrigiert gegebenenfalls. Sie kann sich nun leicht gegen die Hand der hinteren Person legen, einen, zwei, drei Millimeter. Dies ist keine Kraftübung, sondern es geht darum, aufrecht zu sein und gleichzeitig Unterstützung im Rücken zu haben ..." Nach ein oder zwei Minuten: „Bewegt euch nun paarweise durch den Raum und bleibt über das Kreuzbein und die Hand in Kontakt. Geht langsam bzw. in dem Tempo, das es euch ermöglicht, die Verbindung zu halten. Die vordere Person kann dabei die Augen öffnen bzw. offen halten oder schließen. Die hintere Person führt die vordere mit ihrer Hand am Kreuzbein und gibt ihr im Gehen Unterstützung. Die vordere Person kann sich auch im Gehen leicht an die Hand am Kreuzbein anlehnen und hier Unterstützung erhalten ... Ihr geht durch den Raum und atmet dabei weiterhin gut. Lasst den Atem fließen. Ihr geht allein und ihr bekommt Unterstützung, nicht entweder – oder, sondern sowohl – als auch ... Lasst nun den Gang ausklingen und bleibt stehen. Wenn ihr vorn seid, überprüft bitte, ob ihr auch gut allein stehen könnt. Auch die hintere Person überprüft bitte, ob sie ihre Partnerin oder ihren Partner allein stehen lassen kann. Und dann löst ihr die Hand langsam und vorsichtig vom Kreuzbein ... Die Vorderen spüren nach, vielleicht können sie die Vorstellung einer Hand am Kreuzbein behalten und bewahren ... Und dann stellen sich beide Partnerinnen oder Partner gegenüber, verbeugen sich leicht ... Nun werden, bei gleichen Partnern und Partnerinnen, die Rollen getauscht und die Übung wiederholt ..."

„Ich weiß nicht, ob ihr etwas von diesen Erfahrungen in die nächste Folge des Tanzes der Würde hineinnehmen wollt. Wenn ja, tut dies. Gebt euch der Musik hin, folgt euren Haltungen und Impulsen der Würde und tanzt. Ich spiele wieder die gleiche Musik und bitte euch, euren Tanz der Würde zu tanzen."

Danach:
„Ich bitte euch nun, eine Minute lang in euren Körper hineinzuspüren. Spürt, welche Gefühle hervorgerufen wurden ..."

„Ich bitte euch nun, ein weiteres Mal zu tanzen. Die Musik wird etwas länger dauern, tanzt euren Tanz der Würde." Nach ungefähr drei Minuten sagt der Therapeut, die Therapeutin in den Tanz hinein: „Tanzt weiter, während ich spreche. Ich bitte euch nun, wenn ihr wollt, in eurem Tanz der Würde anderen Tanzenden zu begegnen, von Würde zu Würde, und zu erleben, wie es ist, in Würde anderen Menschen zu begegnen. Vielleicht verändert sich eure Haltung, vielleicht bleibt sie die gleiche, probiert es aus, tanzt und begegnet euch, wenn ihr wollt." Nach ca. sechs Minuten klingt der Tanz aus, ist die Musik zu Ende.
„Sucht euch eine Partnerin oder einen Partner und tauscht eure Erfahrungen, euer Erleben aus."

Kommentar:
Für diesen Tanz der Würde ist es wichtig, am Anfang besonders zu betonen, dass das Gegenteil der Würde individuell zu benennen ist. Darin kommt KlientInnenkompetenz zum Ausdruck und so wird der Grund gelegt, dass KlientInnen ihren eigenen, ganz persönlichen, individuellen Tanz der Würde entwickeln. In der Einzeltherapie fällt die Arbeit mit dem Gegenteil als besondere Anleitung oft weg, da unser Impuls, einen Tanz der Würde anzubieten, oft aus Erfahrungen mit Würdelosigkeit, Verachtung und Entwürdigung entsteht. Das Gegenteil der Würde ist in der Regel schon Thema in der Einzeltherapie. Daraus bieten wir dann die Entwicklung eines Tanzes der Würde an, um in diesem Gegenteil der Würde nicht stehen zu bleiben, sondern Wege zu finden und Kompetenzen zu mobilisieren, würdevolle Haltungen und Bewegungen einzunehmen. KlientInnen können dadurch ihre Würde neu entdecken oder wiederentdecken.

Die Partnereinheiten sind oft sehr hilfreich, vor allem für KlientInnen, deren Würde abhanden gekommen ist und die Schwierigkeiten haben, ihre Würde wiederzuentdecken und sie körperlich auszudrücken. Insbesondere die Kreuzbeinübung wird von den meisten Menschen als sehr unterstützend und würdebezogen erlebt. Manchmal lassen wir diese Einheit auch weg und fügen, je nach den Gegebenheiten im therapeutischen Prozess, andere Bausteine ein. Als eine Variante lesen wir vor dem letzten Tanz der Würde unsere freie Übersetzung des Liedtextes von Mari Boine vor:

Hier bin ich
stehend jenseits von sechs Wintern
ja, das bin ich
geschlagen
und ruhig gestellt
hier bin ich
gewaschen in vielen Regen
ja, das bin ich
gekleidet in neuen Farben.

Hier bin ich
stehend jenseits von sechs Wintern
ja, das bin ich
Meister der Antworten
hier bin ich
ein Körnchen im Staub
ja, das bin ich
ein Mensch

9.3.2 Tanz der Sehnsucht / Tanz der Hoffnung

Der Therapeut sagt vor einer Gruppe: „Ich werde euch Gelegenheit geben, euren eigenen Leibtanz der Hoffnung oder der Sehnsucht zu entwickeln. Hoffnung und Sehnsucht sind für die meisten Menschen Geschwister, also eng miteinander verwandt. Ich werde deshalb beide Begriffe verwenden. Vielleicht geht es bei der einen oder dem einen von euch mehr um die Hoffnung, bei der anderen oder dem anderen mehr um die Sehnsucht oder um beides gleichzeitig."

„Bitte geht im Raum herum, geht spazieren und lasst Gedanken zur Sehnsucht und Hoffnung kommen und gehen ... Was denkt ihr? Was fällt euch ein? Welche Bilder entstehen? Welche Töne ? Welche Atmosphäre? ... Bleibt nun stehen und malt auf eine imaginäre Staffelei ein Bild eurer Sehnsucht oder Hoffnung mit imaginären Stiften, Pinseln und Farben, wie auch immer euer Bild der Hoffnung oder Sehnsucht gemalt werden möchte ... Wenn ihr fertig seid, stellt das Bild und die Staffelei an den Rand des Raums und geht wieder spazieren ... Nehmt wahr, wie es euch geht, wie ihr euch fühlt ..."

Nach einer kleinen Weile bittet der Therapeut die TeilnehmerInnen der Gruppe, stehen zu bleiben, und sagt ihnen: „Ich werde euch nun verschiedene Musikstücke vorspielen, die ich mit Sehnsucht und Hoffnung verbinde. Ich werde euch zu Beginn eines jeden Stücks ein paar Sätze dazu sagen, welche Bedeutung es für mich hat. Ob sie auch in euch Echos zu Hoffnung und Sehnsucht hervorrufen, das weiß ich nicht und das kann ich nicht beeinflussen. Ich kann euch diese Musikstücke nur anbieten. Nehmt sie wie ein Büfett, von dem ihr probiert und kostet. Ich bitte euch, euch zu diesen Musikstücken zu bewegen, zu tanzen, schnell oder langsam, viel oder wenig, ruhig oder dynamisch. Lasst die Musik auf euch wirken und nehmt die Gefühle wahr, die in euch entstehen, die Resonanzen, die Echos, die Gedanken, all das, was in euch geschieht, und lasst daraus Bewegungen entstehen. Und noch ein Hinweis: Ich habe gesagt, achtet auf die Gefühle, die in euch entstehen. Bei den Gefühlen kann und muss es sich selbstverständlich nicht nur um Sehnsucht oder Hoffnung handeln. Im Schatten von Sehnsucht und Hoffnung verbergen sich viele Gefühle, die, wenn man sich mit Sehnsucht und Hoffnung beschäftigt, gerne in den Vordergrund treten. Lasst all diese Gefühle kommen und auch wieder gehen, indem ihr sie ernst nehmt und achtet und indem ihr sie tanzt." Der Therapeut bittet die TeilnehmerInnen, einen Platz im Raum zu suchen, an dem sie ihren Tanz beginnen wollen. Er beginnt mit dem ersten Musikstück: „Das erste Stück werden viele kennen. Es sind drei kleine Klezmer-Lieder, gespielt von Giora Feidman. Wenn ich an tiefe Sehnsüchte und Hoffnungen denke, dann fällt mir oft das jüdische Volk ein, das in seiner vieltausendjährigen Geschichte so viel Elend, Vertreibung und Verfolgung erlebt hat, gleichzeitig aber immer wieder seinen tiefen Hoffnungen und Sehnsüchten Ausdruck gegeben hat. Ist die Sehnsucht kraftvoll, nimmt sie die Freude ihrer Erfüllung schon vorweg – und das höre ich in dieser Musik." (Giora Feidman: The Magic of Klezmer, „Songs of Rejoicing")

Nachdem die Gruppe getanzt hat, bittet er sie: „Lasst die Musik und den Tanz nachklingen. Nehmt wahr, was in euch ist, eure Gedanken, eure Gefühle, nehmt eure Körper wahr ... Führt nun eine Bewegung durch, die euch als Echo, als Nachklang dieser Musik wichtig ist. Vielleicht entsteht eine Bewegung, die ihr eben getanzt habt, vielleicht aber auch eine Bewegung, die jetzt neu entsteht. Probiert die Bewegung aus, und wenn ihr sie habt, dann stellt euch wieder an einen Platz, von dem aus der nächste Tanz beginnt."

Anmerkung: Diese Anleitung wiederholt sich nach jedem Musikstück, so dass im Leibtanz der Sehnsucht und Hoffnung die TeilnehmerInnen all ihre individuellen Bewegungsresonanzen und -echos auf die unterschiedlichen Musikstücke komponieren.

Der Therapeut kündigt dann die nächste Musik an: „Wenn Hoffnungen und Sehnsüchte sich lange Zeit nicht erfüllen, gehen sie manchen Menschen verloren. Wenn das geschieht, verlieren diese Menschen ihre Kraft zur Veränderung. Das Beste an der Hoffnung ist nicht ihre Erfüllung. Das Beste an der Hoffnung ist die Hoffnung. Eine kleine Sehnsucht braucht jeder Mensch, um glücklich zu sein. Davon handelt dieses Lied von Friedrich Holländer, einem in den 20er Jahren weltberühmten Liedkomponisten und -texter, der wie so viele von den Nazis verfolgt wurde und in Vergessenheit geriet und erst seit wenigen Jahren langsam wieder entdeckt und gewürdigt wird." (Friedrich Holländer: „Eine kleine Sehnsucht") Auch nach dieser Musik bittet der Therapeut die TeilnehmerInnen, auf den Nachklang des Tanzes zu achten und eine Bewegung als Echo festzuhalten.

„Das nächste Stück handelt von Verletzungen. Wenn Menschen verletzt werden, sehnen sie sich nach Frieden, nach Harmonie, nach einem Zustand, in dem es keine Verletzungen mehr gibt. Das folgende Lied handelt von Verletzungen. Die Sänger wissen, wovon sie singen. Jeder Mensch kennt Verletzungen, ist verletzt – aber jeder Mensch verletzt auch, gewollt oder ungewollt. Um die Hoffnungen und Sehnsüchte nach einem Leben ohne Verletzungen oder mit weniger Verletzungen praktisch werden zu lassen, ist es wichtig, sich mit diesen Verletzungen zu beschäftigen und nicht davor die Augen zu verschließen, dass jeder Mensch verletzen kann und verletzt." (R.E.M.: Automatic for the People, „Everybody hurts")

Und wieder folgt die Bitte, den Nachklang zu achten und in einer Bewegung zu komprimieren.

„Nun folgt ein etwas längeres Stück, das mich sehr beeindruckt hat. Das Stück wurde von einer Frau komponiert, die aus Aserbaidschan stammt, einem moslemischen Staat, der in der Nachfolge der UdSSR entstanden ist. Sie emigrierte 1992 aus dem dortigen Krieg, ließ aber ihr Herz in Aserbaidschan. Zu dem 1993 entstandenen Stück schrieb sie folgenden Text, den ich hier frei übersetze: 'Das Kronos-Quartett engagierte mich, die Musiktradition des Mugami der Aseris – so nennen sich die Aserbaidschaner selbst – zu benutzen. Mugami ist eine geheime Sprache, die im 16. Jahrhundert entstand, um Gefühle auszudrücken, die im Islam nicht erlaubt waren. In Mugami kann das ekstatische Verlangen eines Mannes nach einer Frau ebenso ausgedrückt werden wie die Liebe zu Gott.

Das Stück beginnt mit einer Meditation in der Dunkelheit – nur das Cello ist hell und versucht, die Welt mit dem Ruf des Predigers zu wecken. Das Cello ist die Stimme der Komponistin, einer Frau. Nichts verändert sich, man glaubt, niemals könne sich etwas verändern. Es geht weiter und weiter, doch dann plötzlich explodiert es wie ein Blitz!

Unterdrückte Leidenschaft bricht aus in einem wilden Tanz oder in virtuosen Klängen, die die Geige spielt, ein aller Fesseln lediges Lied der Liebe, während die Seele hoch in den Himmel fliegt. In all dem herrscht Konkurrenz, wer perfekter werden kann. Dann kommt das Finale und ein Ende. Das Cello ist wieder allein und stimmt das Gebet des Sonnenuntergangs an. Der Klang der Triangel wirft die Echos von Milliarden von Sternen zurück.'" (Kronos Quartet: Night Prayers. Franghiz Ali-Zadeh: „Mugam Sayagi") Dieses Stück dauert etwas über 20 Minuten. Der Therapeut beschließt es wie üblich.

„Das nächste Musikstück ist das Lied einer samischen Frau, also wieder einer Angehörigen einer unterdrückten oder zumindest benachteiligten Minderheit. Mir wurde die CD von einer Freundin geschenkt mit den Worten: ‚Das Lied steht für mich für Hoffnung und Sehnsucht, deren Erfüllung zu lange auf sich warten lässt, und vor allem für Trost.'" (Mari Boine: „Gula Gula") Der Therapeut lässt auch dieses Stück und diesen Tanz wie üblich ausklingen.

Welche Musik den Leibtanz beschließt, entscheiden wir in der Regel danach, welchen Eindruck wir von den Teilnehmenden haben. Der Zyklus sollte mit einer aufbauenden, kraftgebenden Musik und entsprechenden Tanz- und Bewegungsmöglichkeiten enden.

Manchmal spielen wir einen Gospel oder ein Spiritual, die vor allem in den Kirchen der Südstaaten der USA nicht nur gesungen, sondern auch getanzt werden, und in denen die Kraft der Sehnsucht wunderbar zum Ausdruck kommt. Ähnliche Wirkung haben auch Stücke aus der Missa Criolla, einer Messe mit südamerikanischen Musikelementen und Musikinstrumenten voller Sehnsucht und Hoffnung, voller Kraft und Lebendigkeit. Ähnliche Qualitäten hat die Zydeco-Musik der südlichen Staaten der USA. Hier ist es nicht die Liebe zu Gott, sondern die Liebe zu anderen Personen, die in ihrer leidenschaftlichen Sehnsucht hinausgesungen und getanzt wird. Sehr schöne Stücke sind in der Filmmusik „The Big Easy" z. B. von Aaron Neville und den Neville-Brothers. Eine etwas ruhigere Qualität der Sehnsucht nach Liebe, auch der Hoffnung auf Geborgenheit, Getragensein, Anlehnen-Können, bieten Paganinis „Werke für Violine und Gitarre", z.B. die Große Sonate M.S.3.

Der Therapeut bittet dann die TeilnehmerInnen, sich noch einige Minuten mit dem Nachklang des Erlebten, Getanzten, Gehörten, Gefühlten und Gedachten zu beschäftigen. Einige lassen ihren Tanz, ihren Leibtanz der Hoffnung und Sehnsucht, ihre Bewegungsresonanzen und Haltungen vor ihrem inneren Auge noch einmal vorbeiziehen. Andere wiederholen die Bewegungen, die sie nach jedem Stück und nach jedem Tanz festgehalten haben – soweit und so, wie sie sich jetzt an sie erinnern können – und komprimieren diese in einer neuen Bewegungsfolge als ihr persönliches Resümee, als ihren persönlichen Tanz der Sehnsucht.

Diese Art des Leibtanzes unterscheidet sich von den vorher genannten Arten. Hier wird über eine Palette von Musikstücken eine Reise in eine Gefühlslandschaft angetreten und diese durchtanzt. Dazu bedarf es eines guten Anfangs und eines Abschlusses. Beim Abschluss ist für viele die Zusammenfügung der einzelnen Bewegungen sehr wertvoll. Andere sind durch das Erlebte zu erschöpft und nicht mehr in der Lage, weiterhin tänzerisch zu arbeiten. Sie brauchen Ruhe bzw. sofort den Austausch mit anderen Menschen, um das Erlebte zu integrieren.

Am aufregendsten und tiefgehendsten ist das aserbaidschanische Stück. Hier werden viele Menschen auch in ihrer Hoffnungslosigkeit unmittelbar angesprochen und berührt. Oft liegen während dieser Musik viele TeilnehmerInnen am Boden und es sieht aus, als würden sie nie wieder hochkommen. Dieses Stück führt in die Tiefe, aber auch wieder hinaus, führt in die Hoffnungslosigkeit, gebiert aber auch Hoffnung und Sehnsucht, leitet sie in die Bewegung, in die Kraft, in den Kontakt.

Für die Therapeutin oder den Therapeuten muss klar sein, dass die meisten Menschen unterschiedlich auf die Musik reagieren, mit unterschiedlichen Bewegungen, mit unterschiedlichen Gefühlen. Es ist wichtig, dies zu betonen und dazu auch ausdrücklich Erlaubnis zu geben. Während des ganzen Prozesses können, wie schon vorher beschrieben, einzelne TeilnehmerInnen einer Gruppe in ihrem Erleben erstarren und stecken bleiben. Hier bedarf es der Intervention durch die Therapeutin oder den Therapeuten, indem die betreffende Person angesprochen oder über einen tänzerischen Dialog aus der Starre erlöst wird.

9.3.3 Tanz des Glaubens

Es folgt ein Anleitungsbeispiel aus einem Seminar mit dem Titel „Woran wir glauben". Die TeilnehmerInnen hatten sich mit Hilfe der Methoden des Verraumens (s. Kap. 12) und des An hua (Baer, 1999c) mit ihrem Glauben beschäftigt. Die Therapeutin kündigt einen Leibtanz des Glaubens an. Sie bietet den TeilnehmerInnen leichte und lockere Musik, um tänzerisch in Bewegung zu kommen. „Haltet nun inne und spürt eurem Atem nach. Nehmt wahr, wie der Atem jetzt ist, wie ihr jetzt seid, nehmt euch wahr ..." Dann bittet sie sie, sich einen Platz im Raum zu suchen, an dem sie für einige Zeit gut stehen können.

„Spürt nun wieder euren Atem. Nehmt ihn wahr, so wie er jetzt ist. Seid einige Atemzüge lang aufmerksam für eure Gedanken, eure Einfälle, eure Körperempfindungen und eure Gefühle ... Und dann begebt euch bitte mit eurem Atem auf die Suche nach eurem inneren Platz des Glaubens. Sucht und findet den Platz in euch, an dem eure Normen und Werte, eure Ideale, euer Glauben ihren Ort haben. Nehmt ernst, welchen Platz ihr jetzt als den des Glaubens wahrnehmt, auch wenn dieser vielleicht nicht den Vorstellungen entspricht, die ihr euch vorher davon gemacht habt ...

Lasst dann aus diesem Platz eures Glaubens heraus eine Geste, eine Bewegung entstehen. Gebt diesem inneren Platz Raum, weist ihm einen Ausdruck, einen Weg nach außen ... Lasst diese Bewegung Raum ergreifen in euren persönlichen Raum hinein, also in den Raum um euch, der in der Reichweite eurer Arme und Beine liegt ... Erspürt diese Bewegung in diesem persönlichen Raum, gestaltet sie. Erspürt und ertastet die Begrenzungen und Offenheiten, die diese Bewegung oder diese Bewegungen im persönlichen Raum erfahren. Vielleicht entsteht daraus ein Bewegungsritual, vielleicht entsteht immer wieder etwas Neues. Bleibt euch selbst auf der Spur in eurer Bewegung, aus dem Inneren heraus in den persönlichen Raum hinein ...

Wenn ihr euch eurer Bewegung, in eurem persönlichen Raum sicher seid, dann nehmt mit dieser Bewegung Kontakt zu anderen auf. Seid wachsam und aufmerksam für das, was entsteht, was vor allem in euch an Bewegung und Eindrücken und Gefühlen entsteht. Nehmt wahr, wie der Kontakt mit anderen auf euer Inneres zurückwirkt. Tanzt euren Leibtanz des Glaubens ...

Beendet nun diesen Leibtanz des Glaubens in den nächsten ein bis zwei Minuten, indem ihr für euch eine Abschlusshaltung findet. Spürt in dieser Abschlusshaltung noch einmal euren Atem, spürt in euch hinein, spürt eurem Ort des Glaubens nach ... Dann kommt mit eurer Aufmerksamkeit wieder hier in den Raum zu den anderen Menschen zurück und sucht euch eine Partnerin oder einen Partner, um über das zu sprechen, was euch beschäftigt und was ihr erfahren habt."

Kommentar:
In diesem Seminar haben sich die TeilnehmerInnen schon vorher mit dem Thema Glauben beschäftigt und darüber einen Einstieg gefunden. Hier wurde nach dem „inneren Ort

des Glaubens" gefragt. Das setzt einen Zugang zum Thema „Glauben" voraus. Dieser Zugang kann über andere therapeutische Methoden eröffnet werden, z. B. über Gesprächs- oder Imaginationseinführungen, wie sie in anderen Leibtänzen beschrieben sind. In der Einzeltherapie bedarf es in der Regel solcher Planungen und Überlegungen nicht. Hier beschäftigt sich z. B. eine Klientin mit ihrem Glauben und ihrer Spiritualität. Die Therapeutin oder der Therapeut greift das auf und bietet die Entwicklung eines Leibtanzes des Glaubens an.

In diesem Leibtanz wird auf den „persönlichen Raum" Bezug genommen, den man, wenn KlientInnen diesen Begriff nicht kennen, erklären muss (s. Kap. 11).

Wie in anderen Leibtänzen, geschieht auch hier immer wieder Überraschendes. Der Tanz baut sich in einer Struktur auf, nach der auch andere Leibtänze entwickelt werden können. Der Leibtanz entsteht „von innen nach außen", was vorher einer Annäherung an das Thema und einer Zentrierung nach innen bedarf, einer Lenkung der Achtsamkeit auf den intimen Raum, auf das Innere, den Körper. Dann wird ein Ort im Körper gesucht, an dem sich dieses Thema manifestiert oder seine Quelle, seinen Sitz hat. Wird diesem Ort Aufmerksamkeit und Achtsamkeit geschenkt, wird er erspürt, so können Bewegungen entstehen, langsam, allmählich oder auch abrupt, sich immer weiter entfaltend. Die TherapeutInnen bemerken häufig, dass sich manche GruppenteilnehmerInnen sichtbar und ausladend bewegen, während andere noch so stark mit ihrer inneren Bewegung beschäftigt sind, dass äußerlich nur Nuancen wahrnehmbar sind. Hier tut es gut auszusprechen, dass jeder und jede sich unterschiedlich Zeit, *ihre/seine* Zeit nehmen kann und soll. In diesem Prozess ist Achtsamkeit das Wichtigste. Es ist entscheidend, dass die KlientInnen immer wieder überprüfen, ob ihre Bewegungen stimmig sind, ob ihre Bewegungen leibhaftig sind, also ihrem inneren Erleben entsprechen und entspringen. Gelingt dies, entwickelt sich ein kostbarer Prozess, der in sich Überraschungen und Veränderungen birgt. Stoßen KlientInnen in diesem Prozess auf Schwierigkeiten, auf Grenzen, auf Hemmnisse und Hindernisse, dann gilt es, sich mit diesen Schwierigkeiten, Hemmungen und Hindernissen zu beschäftigen, ihnen gegenüber achtsam zu sein. Zumeist werden sie sich dann verwandeln oder Thema des weiteren therapeutischen Prozesses werden. Auch dies sind wertvolle und kostbare Erfahrungen. Treten die Tanzenden in den sozialen Kontakt, in den tänzerischen Dialog, kommt wieder eine neue Dimension hinzu. Ein Thema, das innen war, geschützt und vielleicht auch verborgen, ist an die Öffentlichkeit getreten, hat seinen Ausdruck, einen körperlichen und leiblichen Ausdruck gefunden. Nun tritt es in Kontakt, in Austausch mit anderen, wird öffentlich. Die Klientin, der Klient stellt sich damit auch der Bewertung und den Echos anderer. Wieder tritt eine neue Phase des Erlebens ein. Hier kann differenziert werden: Was kann ich zeigen, was nicht? Was möchte ich bewahren? Was kann ich beeinflussen? Womit möchte ich mich dem Prozess der Veränderung stellen?

9.3.4 Ich-bin-ich-Tanz

„Ich möchte dich darin unterstützen, deinen eigenen Ich-bin-ich-Tanz zu entwickeln. Suche dir einen Platz im Raum, der dir in diesem Moment gefällt, an dem du dich wohl fühlst ... Und nun spüre deinen Atem, sei achtsam, wie du einatmest, wie du ausatmest ... Lass dir Zeit, deinen Atem, so wie er jetzt ist, wahrzunehmen ... Nimm mit Hilfe deines Atems deinen Körper wahr. Sei achtsam mit ihm, registriere, wie du ihn in diesem Moment spüren kannst ... Und nun lass aus deinem Atem und aus deiner Wahrnehmung heraus Bewegungen entstehen. Bewegungen, die dein Körper ausführen möchte. Bewegungen, mit deren Hilfe du deinen Körper spüren kannst und gleichzeitig das, was du in deinem Körper spürst, ausdrücken kannst ... Bleibe in Bewegung, nimm deinen Körper wahr, folge deinen Impulsen ... Registriere auch Nebensächliches, beachte auch das, was sich deiner Achtsamkeit zu entziehen versucht beziehungsweise sich am Rande deiner Beachtung bewegt ... Finde nun eine Bewegung, die das ausdrückt, was dir jetzt im Erleben deines Körpers am wichtigsten ist ... Probiere und experimentiere, bis du diese Bewegung gefunden hast ... Wiederhole sie und komme dann zur Ruhe."

Wenn dieser Prozess abgeschlossen ist, geht es weiter: „Nimm wieder deinen Atem wahr, lass ihn fließen, achte ihn, beachte ihn. Nimm wahr, welche Gefühle du jetzt hast. Vielleicht gibt es ein Gefühl, das klar und deutlich im Vordergrund steht, vielleicht sind es auch mehrere Gefühle, vielleicht Stimmungen. Vielleicht sind sie gut wahrnehmbar, vielleicht sind sie verschwommen ... Lass dir Zeit, lass deinen Atem fließen und nimm deine Gefühle wahr ... Achte auch hier auf das Nebensächliche, auf das, was im Hintergrund ist ... Und lass deinen Körper dabei in Bewegung kommen. Drücke das, was du an Gefühlen wahrnimmst, in Bewegungen aus, spiele damit, improvisiere ... Und finde nun eine Bewegung, die das, was dir jetzt emotional am wichtigsten ist, ausdrückt. Probiere wieder aus, bis du eine Bewegung gefunden hast, die für dich stimmig ist. Übe auch diese Bewegung, bis du den Eindruck hast, dass sie in dein Körpergedächtnis eingegangen ist."

„Komme nun wieder zur Ruhe und spüre deinen Atem ... Nimm nun deine Gedanken und Einfälle wahr. Lass sie kommen und gehen, so wie dein Atem kommt und geht, und nimm sie wahr. Nimm wahr, was du über dich denkst, was dich beschäftigt ... Vielleicht sind dir die Gedanken vertraut, die dich jetzt bewegen, vielleicht sind sie neu, registriere sie. Vielleicht haben sie etwas mit deinem Selbstbild zu tun ... Vielleicht sind sie bildhaft, drücken sich in Bildern aus ... Und setze wieder deinen Körper in Bewegung ... Suche – du kennst dies ja nun schon - eine Bewegung, die den Gedanken, Einfällen und Bildern entspricht, die dir jetzt am wichtigsten sind, die am meisten hervorgetreten sind. Wiederhole sie, bis du ihrer sicher bist ..."

„Komm wieder zur Ruhe, spüre deinen Atem, achte ihn und beachte ihn ... Nimm nun deine Umgebung wahr ... Nimm wahr, wie deine Umgebung auf dich wirkt. Wie ist die Atmosphäre hier in diesem Raum? Wie ist hier in diesem Saal der Kontakt zu deiner

Umgebung? Wie ist der Kontakt zu mir? Welche anderen Menschen fallen dir ein? Menschen aus deiner Lebenswelt, die dir nah oder fern sind, wichtig oder unwichtig ... Bewege dich dabei, lasse deinen Körper sich erinnern, drücke aus, was dir in den Sinn kommt. Tanze den Kontakt zu deiner Umgebung, zu deiner Lebenswelt ... Beachte auch hier das Nebensächliche ... Und nun drücke das, was dir wichtig ist oder am wichtigsten ist, wieder in einer Bewegung aus, probiere, spiele damit, bis du dieser Bewegung sicher bist ..."

Wenn dieser Prozess abgeschlossen ist: „Du hast nun vier Bewegungen gefunden: eine, die der Wahrnehmung deines Körpers, eine, die deinen Gefühlen, eine, die deinen Gedanken, Einfällen und Bildern, und eine, die deinem Kontakt zu deiner Lebenswelt entsprang. Füge diese Bewegungen so, wie du dich an sie erinnerst, zu einer Bewegungssequenz, einem Tanz zusammen. Du kannst die Reihenfolge so wählen, wie sie dir passt. Und solltest du eine Bewegung vergessen haben, ist es auch nicht schlimm. Verlasse dich auf dein Körpergedächtnis und darauf, dass dir alles, was wirklich wichtig ist, schon wieder einfallen wird. Und füge ruhig noch eine Bewegung hinzu, die diese Bewegungssequenz rund macht, die zu dieser Bewegungsfolge passt, so dass du die Bewegungsfolge wiederholen kannst."

„Und nun tanze die Bewegungssequenz, tanze sie erst auf der Stelle, tanze sie später frei in den Raum hinein, variiere sie, spiele damit. Es ist eine Bewegungssequenz, die dir entspricht und dir entspringt. Es ist dein Ich-bin-ich-Tanz. Es sind Bewegungen deines Körpers, deiner Gefühle, deiner Gedanken und des Kontaktes zu deiner Umgebung, tanze sie ..."

Kommentar:
Dieser Leibtanz ist geeignet für die Arbeit mit Gruppen, da er den GruppenteilnehmerInnen dazu verhilft, eine Art Bestandsaufnahme ihrer selbst zu machen und all das wahrzunehmen und zu registrieren, was ihnen im gegebenen Moment leiblich, also körperlich, seelisch, gedanklich und sozial wichtig ist. Man kann diesen Tanz auch sehr gut mit Menschen und KlientInnen durchführen, die bisher wenig oder keine Erfahrung mit Tanz- und Bewegungstherapie hatten. Auch in der Einzeltherapie verhilft er zur Klarheit oder dazu, herauszufinden, wo Unklarheiten bestehen, Themen weiterbearbeitet werden wollen und müssen. In der Arbeit mit EinzelklientInnen haben wir die Möglichkeit, individuelle Anregungen zu geben, zum Beispiel bei der emotionalen Leibregung vorzuschlagen: „Lege deine Hand aufs Herz." Dort kann auch konkreter nach dem sozialen Kontext gefragt werden, nach der Familie oder nach beruflichen Zusammenhängen usw.

Die bisher beschriebene Entwicklung des Leibtanzes kann noch weiter fortgesetzt werden. Eine Möglichkeit besteht darin, die KlientInnen aufzufordern, eine Qualität zu suchen, in der diese Bewegungssequenz getanzt werden möchte. Qualitäten können zum

Beispiel „kraftvoll", „zart", „leicht" usw. sein. Oft erproben KlientInnen Bewegungsqualitäten, die ihnen bislang unvertraut oder über lange Jahre abhanden gekommen sind.

Eine weitere Möglichkeit liegt darin, Musik anzubieten. Wir wählen oft klassische Musik, die zu verschiedenen Möglichkeiten des Tanzens einlädt, also möglichst offen ist. Bei Gruppen kann man auch Musikstücke in drei verschiedenen Qualitäten anbieten und die KlientInnen bitten, diese Musik auszuprobieren und darüber ihre Musik für ihren Ich-bin-ich-Tanz herauszufinden. In der Einzelarbeit sind differenziertere Vorschläge möglich.

Eine letzte Möglichkeit, die wir hier aufzeigen wollen, besteht darin, dass die TherapeutInnen mit den KlientInnen in tänzerischen Dialog treten. Am Anfang des Dialoges tanzen die KlientInnen ihren Ich-bin-ich-Tanz und die Therapeutin oder der Therapeut reagiert tänzerisch darauf, bis sich schließlich ein wechselseitiger tänzerischer Dialog entwickelt, bei dem die Klientin oder der Klient ihr oder sein Bewegungsrepertoire erweitern, und ihre bzw. seine Bewegungssequenz verlassen kann. Der Übergang in einen tänzerischen Dialog ist vorwiegend dann angezeigt, wenn es bei der vierten Komponente des Ich-bin-ich-Tanzes, der sozialen Interaktion, Unsicherheiten oder Irritationen gab oder wenn die Klientin oder der Klient das, was sie bzw. er im Ich-bin-ich-Tanz neu erlebte und entdeckte, im sozialen Kontakt überprüfen, proben oder festigen will.

9.3.5 Tanz der Närrinnen und Narren

Am Beispiel einer Gruppenarbeit beschreiben wir diesen Tanz:

„Geht im Raum umher und lasst Gedanken kommen und gehen, die euch zum Thema Narr oder Närrin einfallen ... Wenn in eurem Körper Bewegungsimpulse entstehen, geht ihnen nach. Folgt diesen Impulsen, lasst daraus Bewegungen entstehen ..."

Nach einiger Zeit, in der die Gruppe oft sehr lebendig wird, manchmal ausgelassen herumalbert: „Sucht euch nun ein oder zwei oder auch drei Bewegungen heraus, die euch persönlich wichtig sind für euer individuelles Narrsein ... Ich spiele euch eine Musik vor, tanzt euren Tanz der Närrinnen und Narren, sozusagen um die Bewegungen herum oder aus der Bewegung heraus, die euch wichtig war. Nutzt diese Bewegungen als Ausgangspunkt für Improvisationen." Wir benutzen dafür meist Brahms, Ungarische Tänze Nr. 3 F-Dur oder die Chinesischen Tänze von Tschaikowsky.

„Lasst uns nun zusammen in einen Kreis setzen ... Lasst uns Gedanken und Ideen sammeln, die ihr damit verbindet, Närrin oder Narr zu sein. Sprecht eure Ideen oder Gedanken aus, kreuz und quer, werft sie in den Kreis hinein." Viele Ideen werden in die Runde geworfen, zum Beispiel: „Sich Frechheiten herausnehmen", „anderen eine lange Nase machen und die Zunge rausstrecken", „Till Eulenspiegel", „Forest Gump", „spaßig sein, aber auch ernst", „Hofnarr", „einen anstrengenden Job bei Hofe haben", „etwas wörtlich nehmen", „verspieltes Kind", „frei werden als Kind", „kann sich alles herausnehmen", „der brave Soldat Schwejk", „jemanden zum Narren halten", „provozieren oder jemanden parodieren", „wacher Blick", „Simplicissimus", „Therapeut als Narr", „der Narr im Tarot" usw.

„Ich spiele nun noch einmal die Musik. Nehmt das, was für euch oder für eure Narren und Närrinnen wichtig ist, in euren Tanz hinein." Alle tanzen zur Musik.

„Stellt euch nun vor, dass ihr euer Narrengewand anlegt. Vielleicht besteht es nur aus einer Narrenkappe oder einer roten Nase, vielleicht aus einem Mantel, einem Rock oder einem Kostüm oder was auch immer. Nehmt euer Narrengewand und legt es an." Alle nehmen ihr imaginäres Narrengewand und legen es an. „Macht euch nun mit dem Narrengewand vertraut und macht euch mit den Bewegungen vertraut, den Haltungen und Bewegungen, die in diesem Narrengewand möglich sind, die in diesem Narrengewand entstehen können und wollen ..." Alle probieren, manche ausgelassen oder kraftvoll, andere wieder vorsichtig und behutsam.

„Und nun sprecht aus, welche Art von Närrin oder Narr ihr seid, welche Besonderheit ihr als Närrin oder Narr habt." Alle suchen eine Weile und sagen dann Sätze wie zum Beispiel: „Ich bin ein leichtfüßiger Narr." „Ich bin der Narr mit elend langen Schuhen." „Ich bin ein versteckter Baumnarr." „Ich bin ein Narr mit Buckel, bitter und griesgrämig."

„Ihr geht mit diesem Narrengewand zu einem großen Fest, dem Narrenball. Auch andere Gäste werden da sein, vor allen Dingen aber Närrinnen und Narren. Geht los, begebt euch auf den Weg zu diesem Narrenball. Und stellt euch darauf ein, dass ihr an einen Ort geht, an dem ihr so narrenhaft, so närrisch sein könnt, wie ihr wollt, an dem ihr so sein könnt, wie ihr sein wollt."

Nach einigen Minuten: „Nun seid ihr beim Narrenball angekommen. Begrüßt die anderen Anwesenden. Ich spiele gleich eine Musik, eine Narrenmusik, tanzt euren Narrentanz." Meist spielen wir die Musik zwei- oder dreimal, um ausgiebig Gelegenheit zum Narrentanz zu geben, oder bieten zwei verschiedene Musikstücke an.

„Der Narrenball geht zu Ende. Verabschiedet euch nun von den anderen. Dann legt euer Narrengewand ab, geht von dannen ... Sucht euch eine Partnerin oder einen Partner und tauscht euch über das, was ihr erlebt habt, aus."

Kommentar:
Der Leibtanz der Närrinnen und Narren wird ähnlich wie der Hexentanz – aber mit anderen Akzenten – häufig dazu benutzt, Aspekte zu entdecken und tänzerisch lebendig werden zu lassen, die im Alltag zu kurz kommen. Die Rolle der Närrin oder des Narren ist so vielschichtig und vielfältig, dass sie starken Angebotscharakter ausübt und zu vielfältigen Gestaltungen einlädt. Das Szenario des Narrenballs lädt dazu ein, „quasi unter sich" mit diesen neu entdeckten und neu ausgedrückten Aspekten untereinander in Kontakt zu treten, diese in der tänzerischen und sozialen Interaktion auszuprobieren. In der Auswertung im therapeutischen Nachgespräch sind vor allen Dingen die Fragen wichtig:

„Was hindert dich im Alltag daran, diese Aspekte zu leben, obwohl sie dir doch eigentlich wertvoll sind? Wie kannst du die Aspekte, die du hier im Leibtanz entdeckt hast und lebendig hast werden lassen, in deinen Alltag mitnehmen und integrieren?"

9.3.6 Tanz des Reichtums

„Verteilt euch so im Raum, dass ihr genügend Abstand voneinander habt. Der Abstand sollte mindestens so groß sein, dass ihr euch nicht berührt, wenn ihr die Arme ausstreckt."

„Findet eine Körperhaltung, in der ihr gut stehen könnt. Spürt den Kontakt der Füße zum Boden, nehmt wahr, wie euch der Boden trägt ... Nehmt euren Atem wahr, wie er euch durchfließt, durchströmt, beachtet das Einatmen und das Ausatmen ..."

„Versucht nun, von diesem Standpunkt aus den Raum eurer Reichweite zu erfassen. Bewegt eure Arme um euch herum, so dass ihr spürt, welche Reichweite ihr habt. Geht dabei immer wieder von eurem Mittelpunkt aus, eurem Zentrum, eurer Mitte ... Nutzt nun auch eure Beine. Ein Fuß bleibt immer an eurem Mittelpunkt stehen, der andere Fuß, das andere Bein bewegt sich kreisförmig um euch herum. Wechselt den Fuß, das Bein ... Es geht nicht darum, dass der Raum um euch herum maximal ausgeschöpft wird, eure Reichweite möglichst groß und weit wird, sondern es geht darum, dass ihr eure Reichweite erlebt und den Raum eurer Reichweite erfasst und spürt. Macht ihn so weit, wie es für euch stimmig, für euch angemessen ist."

„Dieser Raum der Reichweite ist euer Persönlicher Raum. Der Persönliche Raum hat eine besondere Bedeutung, in ihn lasst ihr nur Menschen hinein, die in eure Reichweite kommen sollen oder dürfen und in deren Reichweite ihr euch begeben wollt. Macht euch diesen Raum zu eigen, findet Bewegungen, Gesten usw., um den Charakter dieses Raumes zu spüren, ihn euch anzueignen, ihn zu ertanzen. Ihr könnt nun auch mit beiden Füßen den Mittelpunkt verlassen, aber bleibt in diesem Raum und kehrt immer wieder in eure Mitte zurück ..."

„Was früher in Reichweite eines Herrschers oder einer Herrscherin lag, war sein Reich, ihr Reich: Das, was ihr erreicht habt, ist euer Reichtum ... Mit dem, was in eurer Reichweite liegt, könnt ihr euch anreichern ... Betrachtet diesen Persönlichen Raum als Raum eures Reichtums ... Bleibt in Bewegung, tanzt in diesem Raum oder ertanzt euch diesen Raum des Reichtums und lasst dabei Gedanken durch den Kopf, kommen und gehen, welche Reichtümer ihr habt, welche ihr erworben habt, innere und äußere, geistige, emotionale, materielle usw. Nehmt das, was ihr denkt, was euch in den Sinn kommt, in die Bewegung ... Vielleicht entstehen spontan auch Bewegungen, die wiederum euer Denken befruchten oder anregen ..."

„Überlegt, spürt nach, welche Personen in euer Reich, in euren Raum des Reichtums hinein können und sollen und welche außerhalb bleiben sollen. Überprüft, seid genau, unterscheidet und differenziert. Drückt auch dies in Bewegungen aus, das Hineinlassen, das

Hineingeleiten oder Hineinwünschen, aber auch das Abgrenzen und Außen-vor-Lassen ..."

„Nehmt nun euer Befinden und eure Stimmung wahr. Spürt welche Gefühle ihr habt, und lasst auch diese in euren Tanz fließen ..."

„Wenn ihr wollt, könnt ihr weiter in diesem festen Raum eures Reichtums an der Stelle tanzen, an der ihr euch bislang bewegt habt. Ihr könnt nun aber auch euren Raum des Reichtums in den Saal ‚mitnehmen'. Ihr seid nicht mehr an den Platz gebunden, euer Reichtum liegt in euren Bewegungen, in eurem Erleben, in eurem Tanz. Wenn ihr wollt, tanzt also durch den Saal ... Wenn ihr dabei andere trefft, die ihren Tanz des Reichtums tanzen, begegnet euch tanzend. Nehmt wahr, was in der Begegnung geschieht, nehmt wahr, wie ihr dabei euren Reichtum, euren Tanz des Reichtums, bewahren könnt, oder auch, wie er sich verändert."

„Lasst nun euren Tanz des Reichtums ausklingen. Die Bewegungen werden kleiner, dichter, prägnanter, euer Tanz des Reichtums verdichtet sich zu einer Bewegung, zu einer Geste, die ihr mitnehmen und an die ihr euch erinnern könnt."

„Sucht euch eine Partnerin oder einen Partner und tauscht euch über euer Erleben aus."

Kommentar:
Der Tanz des Reichtums fußt auf dem Verständnis des Persönlichen Raums (s. Kap. 10.3) als Raum des Reichtums. Wir haben gute Erfahrungen in der Einzel- und Gruppenarbeit mit ihm. Dabei sind die Erfahrungsschwerpunkte der KlientInnen sehr unterschiedlich gewichtet. Manche KlientInnen erleben die Differenzierung zwischen Innen und Außen, vor allen Dingen zwischen Personen, die sie in ihren Persönlichen Raum, in ihren Raum des Reichtums hineinnehmen wollen, und denen, die sie außen vor lassen wollen, als Hauptthema, andere nutzen den Tanz des Reichtums, um gleichsam eine Bilanz ihres Lebens zu ziehen. Sie werden sich dessen, was sie als Reichtümer „erreicht" haben, bewusst und mobilisieren darüber innere und äußere Ressourcen.

Wegen der Unterschiedlichkeit des Erlebens der Beteiligten setzen wir im Tanz des Reichtums gewöhnlich keine Musik ein.

Entstanden ist der Tanz des Reichtums in der Arbeit mit Beschäftigten aus Altenheimen und Krankenhäusern. Uns war aufgefallen, dass die meisten dieser Menschen in Seminaren ausschließlich auf die Belange, Probleme und Ressourcen ihrer PatientInnen hin orientiert waren; sie schilderten selbst große Probleme, sich von der gedanklichen und emotionalen Beschäftigung mit ihnen zu lösen, ihre PatientInnen und KlientInnen nach Arbeitsende wieder „loszuwerden". Dies schien uns in engem Zusammenhang damit zu stehen, dass ihnen das Gefühl und Verständnis für sich selbst und für ihren eigenen Reichtum abhanden gekommen war. Der Tanz des Reichtums war eine Möglichkeit, dieses Verständnis wiederzugewinnen bzw. neu zu entwickeln.

10

Tänzerischer Dialog

10.1 Resonanz – Dialog – Therapie

Auf einer Geburtstagsparty tanzen die meisten Gäste zu den Hits der Saison. Ein Mann, der außer dem Gastgeber niemanden kennt, tanzt am Rande der Tanzfläche vor sich hin. In der Nähe tanzt eine Frau, selbstversunken und selbstvergessen. Zufällig begegnen sich ihre Blicke, bleiben einen Moment lang aneinander hängen: eine erste Kontaktaufnahme. Sie wenden ihre Blicke schnell wieder voneinander ab, doch irgendetwas in der Begegnung hat gegenseitiges Interesse ausgelöst. Aus den Augenwinkeln beobachten sie sich, registrieren ihr Aussehen, ihre Bewegungen, ihren Tanz. Ein neues Musikstück erklingt, das beide offensichtlich begeistert, ... im heftig schnellen Rhythmus tanzen sie und registrieren dabei, dass sie ähnliche Bewegungen machen. Die Augen lächeln und dann auch der Mund. Der Blickkontakt wird immer wieder unterbrochen, aber auch immer wieder neu hergestellt. Die Bewegungen beziehen sich zunehmend aufeinander. Der Rhythmus der Musik gibt ihnen eine gemeinsame Basis. Zeitweilig spiegeln sich die Armbewegungen, mal gibt die Frau und dann wieder der Mann die Bewegungen vor, die vom Gegenüber aufgegriffen oder mit jeweils eigenen Bewegungen beantwortet werden. Aus dem Tanz nebeneinander wird ein tänzerischer Dialog, in dem sich zwei Menschen aufeinander beziehen. Die beiden Tanzenden rufen gegenseitig Echos hervor. Am deutlichsten wahrnehmbar sind die körperlichen Echos ihrer tänzerischen Bewegungen, aber sicher rufen sie auch emotionale Echos und Echos in Gedanken und inneren Bildern, in der Stimmung, im Erleben hervor. Aus der ersten Kontaktaufnahme ist Resonanz (s. Kap. 5.1) geworden.

Diese Alltagsbegebenheit, dass Menschen miteinander tanzen und zwischen ihnen Resonanz entsteht, bezeichnen wir als tänzerischen Dialog. Wir nutzen diese Alltagserfahrung therapeutisch und setzen sie gezielt ein. In der Arbeit mit Gruppen können die TeilnehmerInnen durch den tänzerischen Dialog vielfältige leibliche Erfahrungen mit sich machen und Kontakt- und Resonanzmöglichkeiten ausprobieren. Tanz- und BewegungstherapeutInnen leiten nicht nur andere zum Tanzen an, sondern sie gehen selbst unmittelbar mit KlientInnen in den tänzerischen Dialog. Dies ermöglicht, wie wir im Folgenden beschreiben werden, einerseits umfassende diagnostische Zugänge und eröffnet andererseits zahlreiche Wege heilenden Kontaktes. Jeder tänzerische Dialog ist einerseits ein offenes Experiment, ein originäer kreativer Akt, der der einmaligen Begegnung zweier einmaliger Menschen im konkreten Hier und Jetzt entspringt. Er bietet andererseits den Tanzenden die Möglichkeit, Absichten zu verfolgen. Eine Klientin kann die Absicht haben, im therapeutischen Dialog auszuprobieren, wie es ist, wenn sie es wagt, der Therapeutin als eine zehntel Sekunde beim Tanzen länger in die Augen zu schauen. Der Therapeut kann die Absicht haben, einer Klientin im tänzerischen Dialog in besonderer Weise Bewegungen anzubieten, die ihr einen guten Bodenkontakt gäben, mit dem Wunsch, dass sie zumindest einige seiner Bewegungen aufgreift und erprobt, ob und wie sie sich diese zu Eigen machen könnte. Absichten sind folglich im tänzerischen Dialog durchaus bewusst vorhanden, und doch ist der tänzerische Dialog gleichzeitig ziellos. Ziele bleiben gewissermaßen „im Hinterkopf", das konkrete Geschehen, die konkrete Resonanz, die konkrete Begegnung bestimmt in erster Linie den tänzerischen Dialog. Er kann sich so entwickeln, dass Absichten gegenüber dem, was spontan im Hier und Jetzt des Dialoges entsteht, in den Hintergrund treten.

Der tänzerische Dialog kann der Kontaktaufnahme dienen und der Fähigkeit, damit überhaupt erst einmal Resonanz zu entfalten. Der tänzerische Dialog kann Nähe schaffen, Intensität, Dichte. Er beinhaltet deswegen unmittelbarere Begegnungen zwischen KlientInnen und TherapeutInnen als andere tanz- und bewegungstherapeutische Methoden. Als Methode ist er deshalb nur für solche TherapeutInnen geeignet, die die Möglichkeiten intensiver Resonanz annehmen können und wollen, die sich in ihrer Leiblichkeit fordern lassen können und wollen sowie für solche Situationen, in denen nicht nur für die Klientin oder den Klienten, sondern auch für die Therapeutin oder den Therapeuten der Boden dafür vorhanden ist.

Auch dem tänzerischen Dialog legen wir ein weites Tanzverständnis zu Grunde. Jede Bewegung kann Tanz sein, wenn sie erlebter Ausdruck ist, jeder Bewegungsdialog ein tänzerischer, wenn er gegenseitige Resonanz findet – ganz gleich, ob es kleine Bewegungen sind oder große, engräumige oder raumgreifende, rhythmische oder unrhythmische, von Musik begleitet oder nicht. Einen tänzerischen Dialog kann es deshalb zwischen tanzerfahrenen ebenso wie zwischen tänzerisch ungeübten Menschen geben. Der tänzerische Dialog kann im Tanz- oder Therapiesaal stattfinden, im Altenheim zwischen einer Therapeutin und einer altersverwirrten Frau im Rollstuhl oder mit einem bettlägerigen Schwerkranken im Krankenhaus.

Wann ist es sinnvoll den tänzerischen Dialog einzusetzen? Grundsätzlich immer dann, wenn Worte allein nicht reichen, wenn im Gespräch oder auch bei den nonverbalen Begegnungen etwas in der Luft liegt, das nicht greifbar ist, aber neugierig macht, dafür einen Ausdruck zu finden. Aber dieses Kriterium allein reicht nicht, denn es gilt auch für den Einsatz anderer tanz- und bewegungstherapeutischer Methoden. Es bedarf also zusätzlicher Kriterien. Wir kennen und beschreiben im Folgenden vor allem vier Indikationen:

1. Ein tänzerischer Dialog kann dann von der Therapeutin oder dem Therapeuten vorgeschlagen werden, wenn das Bedürfnis vorhanden ist, Kontakt aufzunehmen, sich kennenzulernen, eine Beziehung zu entwickeln usw. Er dient dabei immer auch der Diagnose (s. Kap. 10.2).
2. In manchen therapeutischen Situationen stehen bei den KlientInnen Beziehungsaspekte, -themen oder -schwierigkeiten im Vordergrund. Manchmal liegt dieser Beziehungsaspekt nur „vage in der Luft", manchmal kann er konkret benannt werden. Es kann die Beziehung zwischen dem Therapeuten oder der Therapeutin und dem Klienten oder der Klientin betreffen oder ein Beziehungsthema z. B. mit einem Freund oder einer Freundin, mit Vater, Mutter oder anderen Personen. Im tänzerischen Dialog schlagen wir dann vor auszuprobieren, ob Aspekte dieses Beziehungsthemas im tänzerischen Dialog auftreten und darüber weiterbearbeitet werden können (s. Kap. 10.2, 10.4).
3. KlientInnen brauchen leibliche Nahrung, brauchen Spiegelungen oder bestimmte bisher fehlende Erfahrungen mit einem Gegenüber. Der tänzerische Dialog mit den TherapeutInnen bietet ihnen als Methode eine gute, vielleicht sogar die beste Chance, dies zu bekommen (s. Kap. 10.3).
4. Wenn KlientInnen in der therapeutischen Arbeit Gefühle oder Lebensaspekte entdecken, die sie weiter ausprobieren, entwickeln oder festigen möchten, z. B. Lust, Neid, Kampfesfreude usw., gibt es dafür eine große Anzahl tanz- und bewegungstherapeutischer Methoden. Der tänzerische Dialog kann besonders geeignet sein, wenn sich der Klient oder die Klientin nicht allein an dieses Experiment traut oder wenn das Thema eine Begleitung, einen beteiligten zweiten Menschen erfordert. Ist das Thema einer Klientin „lustvolles Streiten", dann gehören dazu mindestens zwei Personen; hier ist es sinnvoll, dass die Therapeutin in den tänzerischen Dialog einsteigt und dabei versucht, sich der Klientin als Partnerin für lustvolles Streiten anzubieten (s. Kap. 10.5).

10.2 Diagnostik und Veränderung

Im tänzerischen Dialog entsteht Einsicht und er ermöglicht Veränderung. „Einsicht" (und nicht „Urteil", was die zweite Übersetzungsmöglichkeit ist) – das ist für uns die Bedeutung, der Inhalt des Wortes Diagnostik: Einsicht gewinnen über das, was ist und die KlientInnen bewegt, über ihre Stärken und Schwächen, über sich wiederholende Muster, über Probleme und über Ressourcen. Wir benutzen keine seitenlangen Bewegungsskalen, in denen vor allem die Defizite der KlientInnen festgehalten werden. Wenn KlientInnen zu uns kommen, dann brauchen wir in der Regel nicht lange nach Defiziten zu suchen, die meisten KlientInnen empfinden sich voller Defizite und wissen ziemlich genau, was sie an sich für falsch halten, was sie bemängeln, ablehnen und abwerten. Das braucht unserer Meinung nach nicht noch untermauert zu werden. Uns geht es bei der Einsicht, bei der Diagnostik um Strukturen und Zusammenhänge: um Zusammenhänge von körperlichen Aspekten, Aspekten des Erlebens sowie Verhaltensweisen und sich wiederholende Muster. Dabei sind uns Defizite und Probleme wichtig, vor allem diejenigen, die von den KlientInnen geäußert werden, an denen sie leiden, die sie verändern möchten, aber mindestens genauso sehr die Ressourcen eines Menschen, seine Stärken, Fähigkeiten, Kompetenzen. Diagnostik im Sinne der Einsicht ist möglich im tänzerischen Dialog. Wir TherapeutInnen erfahren dabei etwas über die KlientInnen, mit denen wir tanzen, und dies nicht nur aus distanzierter Weitsicht, sondern *auch* aus der Nähe, nicht nur in der Beobachtung, sondern *auch* in der Resonanz. Diese Einsichten sind nicht einmalig, sondern sie schreiben sich in einem ständigen Prozess der Überprüfung, Ergänzung und Erweiterung fort. Jeder neue tänzerische Dialog kann neue Einsichten bringen, alte revidieren oder konkretisieren. Insofern ist die tanz- und bewegungstherapeutische Diagnostik im tänzerischen Dialog prozessual und sie ist interaktiv, weil die TherapeutInnen nicht nur über KlientInnen Einsichten bekommen, sondern weil beide Seiten daran beteiligt sind. Auch die KlientInnen gewinnen Einsicht über ihre Bewegungen und ihren Ausdruck, mit ihren Worten und ihrem Verständnis.

KlientInnen wollen nicht nur spüren, was passiert, sie wollen es auch verstehen und in Worte fassen. Wenn etwas begriffen und ausgesprochen werden kann, steht es hörbar im Raum und kann dann von den KlientInnen selbst erhört werden. Der verbale Dialog nach einem oder inmitten eines tänzerischen Dialoges hat daher eine besondere Qualität und ist unverzichtbarer Bestandteil unserer Arbeit. So sehr wir betonen, dass verbale Dialoge allein häufig viele Aspekte eines Menschen oder der menschlichen Interaktion ausklammern, so sehr wir die Notwendigkeit des tänzerischen Dialoges oder anderer Bewegungsinteraktionen betonen, so wenig geht es uns doch darum, den verbalen Dialog durch den tänzerischen zu ersetzen. Wichtig ist die Ergänzung und die Integration. Wichtig ist, dass die gewonnene, erlebte und ausgesprochene Einsicht den KlientInnen die Tür öffnet zu weiteren Veränderungsexperimenten.

Die Beispiele tänzerischer Dialoge und Prozesse in den folgenden Kapiteln mögen diese Grundauffassungen verdeutlichen.

10.3 Kontaktaufnahme – Kontaktmuster

Mit einer neuen Klientin hat der Therapeut ein Vorgespräch geführt. Nun treffen sich beide zu ihrer ersten Stunde. Er weiß von ihr, dass sie viel und gern tanzt. Deswegen schlägt er ihr vor, dass sie mit einem tänzerischen Dialog beginnen und dabei schauen, ob und wie sie sich etwas kennen lernen können. Die Klientin sucht sich einen Platz im Raum und weist dem Therapeuten auf seine Aufforderung hin einen Platz zu, von dem aus er beginnen soll. Er wählt die Musik. Sie beginnen erst auf der Stelle wippend, ein, zwei Minuten lang, dann tanzen sie durch den Raum, scheu, sich umkreisend, gleichsam sich belauernd. Der Therapeut spiegelt viele Bewegungen der Klientin, wodurch langsam Vertrauen in die Gemeinsamkeit zu entstehen scheint. Denn auch sie greift nach und nach Bewegungen von ihm auf und integriert sie in ihren Bewegungsablauf. Dann probieren beide kleine Veränderungen aus, so dass z. B. die Kreisform des bisherigen Tanzes von beiden verlassen wird, der Abstand aber gewahrt bleibt. Beider Bewegungen werden flexibler, beide spielen mit Nähe und Distanz. Irgendwann tanzen sie nicht mehr im Gegenüber sondern seitlich nebeneinander her. Nun verändert sich die Atmosphäre deutlich. Beide schreiten tanzend und ineinander Vertrauen ausstrahlend nebeneinander durch den Raum. Nach Beendigung des tänzerischen Dialoges erzählt die Klientin, dass sie die Erfahrung und das Gefühl des Nebeneinanders während des gemeinsamen Tanzes sehr genossen hat und dies ein großer Wunsch ist, den sie mit der Therapie verbindet. Sie sehnt sich danach, diesen Zustand der Gemeinsamkeit im Alltag häufiger zu erleben. Dass zumindest für einige Minuten ein Nebeneinander im tänzerischen Dialog entstehen konnte, bestärkt sie darin, sich in den therapeutischen Prozess einzulassen. Sie schöpft daraus Vertrauen, dass sich ihr Wunsch erfüllen könnte, diese Erfahrung macht ihr Hoffnung. Gut kennt sie das gegenseitige Belauern und Umkreisen aus ihrem Alltag. Das sei zwar oft nötig bei der Annäherung aneinander, aber sie ist es leid, so oft darin stecken zu bleiben. Sie möchte es nicht mehr dabei belassen (müssen).

Was ist passiert in diesem tänzerischen Dialog? Die Klientin und der Therapeut haben Kontakt aufgenommen, haben sich gegenseitig tänzerisch erlebt, der Therapeut die Klientin, aber auch die Klientin den Therapeuten. Sie haben sich danach darüber ausgetauscht, wie es beiden ergangen ist. Der Therapeut hat der Klientin von seinen Erfahrungen und von seinem Erleben während des tänzerischen Dialoges erzählt. Und gleichzeitig ist noch mehr geschehen: Die Klientin ist ihren Kontakt*mustern* begegnet, also einer bestimmten Art und Weise, in der sie Kontakt aufnimmt. Sie selbst erlebte dies als veränderungsbedürftiges Muster, als ein Thema, mit dem es in der Therapie weitergehen könnte.

Wir setzen, wie das Beispiel zeigt, tänzerische Dialoge häufig in der Einzeltherapie ein, um mit anderen Menschen Kontakt aufzunehmen. In Gruppen fordern wir TeilnehmerInnen dazu auf, dies untereinander zu tun, indem wir z. B. vorschlagen, ein Seminar mit einem Begrüßungstanz zu beginnen: Jede und jeder soll auf ihre bzw. seine Art und Weise tänzerisch den anderen ‚Hallo' sagen, in einen kurzen tänzerischen Dialog gehen. Voraussetzung für tänzerische Dialoge ist selbstverständlich, dass die betreffenden Menschen bereit sind zu tanzen. Ist dies nicht der Fall, überwiegen Scham, Scheu, Unerfahrenheit und Angst, bedarf es anderer Schritte und Methoden, um eventuell später Voraussetzungen für einen tänzerischen Dialog zu schaffen.

Häufig tritt in den tänzerischen Dialogen der Kontaktaufnahme Überraschendes zu Tage. Häufig entwickeln sich diese Dialoge ganz anders, als es die KlientInnen erwarten. In einem Seminar erzählt eine Teilnehmerin in der Eingangsrunde, sie sei „noch gar nicht richtig da“ und heute „sehr zappelig und nervös“. Sie „müsse erst einmal richtig Kontakt aufnehmen“. Die Therapeutin bietet ihr nach Beendigung der Eingangsrunde an, mit ihr einen Tanz zu wagen und in einen tänzerischen Dialog zu treten und dabei zu schauen, ob und wie die Teilnehmerin ankommen könne, ob und wie sie Kontakt aufnehmen wolle. Sie zögert kurz, dann stimmt sie zu. Die Therapeutin fragt die Teilnehmerin, wo sie beginnen möchte. Die Teilnehmerin geht in einen von ihr entfernten Teil des Raumes. Die Therapeutin fragt sie, wo sie möchte, dass die Therapeutin stehe und mit dem Tanz beginne. Ihre Antwort: „Ist mir egal.“ Irgendetwas in ihren Augen, das wie eine Mischung aus Sehnsucht, Trauer und Einsamkeit wirkt, veranlasst die Therapeutin dazu, Musik von Arvo Pärt (Requiem für Benjamin Britten) auszusuchen. Die Teilnehmerin nimmt als Anfangshaltung, noch bevor der erste Ton der Musik erklingt, eine kniende Stellung ein. Der Rumpf ist gebeugt, die Arme liegen vorn übergestreckt auf dem Boden. Als die Musik erklingt, sinkt sie immer mehr in sich zusammen, wiegt sich dabei leicht mit dem Rumpf, mit dem Kopf, mit den Armen. Ihre Bewegungen sind sparsam, sanft, in sich gekehrt. Die Therapeutin beginnt ca. zehn Meter entfernt auch damit, sich hinzuknien, begibt sich auf die gleiche Ebene wie die Klientin, um sich so auf sie einzulassen. Sie tanzt ebenfalls wiegende Bewegungen und erhebt sich dann langsam, streckt sich, reckt sich, dehnt sich. Offensichtlich möchte die Therapeutin der Klientin ein erstes Angebot machen, sich aus ihrer zurückgezogenen zusammengekauerten Haltung heraus zu bewegen. Die Klientin geht auf dieses Angebot nicht ein, sinkt immer mehr in sich zusammen, legt sich mit dem ganzen Körper auf den Boden. Folglich lässt sich auch die Therapeutin auf die gleiche Ebene nieder. Anscheinend ist keine zügige Kontaktaufnahme angezeigt, sondern Ruhe, In-sich-versunken-Sein. Dies kommt, wie die Therapeutin später sagt, auch dem Teil von ihr entgegen, der das Bedürfnis hat, sich in Muße fallen zu lassen und der durch den Dialog in den Vordergrund tritt. In der folgenden Zeit tanzt die Therapeutin mit überwiegend geschlossenen Augen auf dem Boden. Es entsteht zwischen beiden ein Tanz, der, wie später andere TeilnehmerInnen der Gruppe bestätigen, viel Resonanz, viel Spiegelung, viel Gleichklang beinhaltet. Ohne Absprache und ohne bewusste Entscheidungen beiderseits entstehen ähnliche Bewegungen. Beide liegen irgendwann flach ausgestreckt auf dem Boden, erheben immer wieder leicht den Nacken, den Kopf und die Arme, ein wenig den Rumpf und sinken dann immer wieder nieder. Die Arme werden ausgestreckt, ziehen manchmal ein wenig den Körper nach und kehren zurück in den geschützten Raum des Rumpfes. Die Musik ist zu Ende, der tänzerische Dialog geht weiter, über 20 Minuten. Die Klientin genießt es, dass sie in Ruhe gelassen wird, dass ihr, wie sie später sagt, Zeit gegeben wird, was sie daran wahrnimmt, dass sich an der ruhigen Dynamik im Raum weder von Seiten der Therapeutin noch der anderen TeilnehmerInnen etwas ändert. Ganz langsam und geduldig kommen sich Klientin und Therapeutin auf dem Boden robbend näher, bis die Klientin einen Arm und die Hand ausstreckt und die Therapeutin, nun mit offenen Augen, mit dem Zeigefinger den Zeigefinger der Klientin leicht berührt. Beide lassen sich Zeit, diesem Prozess der

Kontaktaufnahme nachzuspüren. Im nachfolgenden Gespräch ist die Klientin selbst überrascht darüber, wie groß ihr Bedürfnis nach Langsamkeit, Zeit und Ruhe ist. Es wird deutlich, dass es eines ihrer Muster ist, über ihr Ruhebedürfnis hinwegzugehen, „hinwegzuhobeln", sich selbst unter Druck zu setzen, schnell alles zu regeln und mit anderen in Kontakt zu kommen. Wenn sie die „Erlaubnis" anderer Menschen bekommt – wie in diesem Fall „ausgesprochen" durch die Auswahl der Musik – und sich Zeit nimmt, leise wahrzunehmen, kann sie ihre Bedürfnisse ernst nehmen. Dadurch kann im Weiteren eine Resonanz, ein Dialog entstehen, der subjektiv empfunden viel intensiver, vielfältiger und kostbarer für sie ist als der Dialog oder die Resonanz ihres üblicherweise „schnellen, nervösen" Kontaktes.

10.4 Tridentität

10.4.1 Tridentitätsmodell und tänzerischer Dialog

Es mag paradox klingen, aber um das Eigene zu entwickeln, brauchen wir die anderen. Menschen können sich nicht nur selbst genügen, sie brauchen andere Menschen, um ihre Persönlichkeit, ihre Identität zu entwickeln. Identität, das ist das Eigene, das Unverwechselbare eines jeden Menschen. Jemanden zu identifizieren, bedeutet seine Besonderheiten zu erkennen, also das, worin er sich von anderen unterscheidet, das, was ihm eigen ist. Um dieses „Eigene" geht es uns in der Therapie. Ziel ist nicht, Menschen „anzupassen" an die „Normalität", an die „Realität", an den „Durchschnitt", an die „gesellschaftlichen Normen". Absicht ist, die Menschen darin zu unterstützen, Wahlmöglichkeiten im Leben und Erleben zu entdecken und deren Nutzung zu riskieren, um das, was ihnen eigen ist, zur Entfaltung zu bringen und mit anderen Menschen teilen und austauschen zu können. Unter all den Faktoren, die sich bei Untersuchungen zur Salutogenese (Entwicklung der Gesundung) als gesunderhaltend und gesundmachend erwiesen haben, steht an erster Stelle der Eigensinn. Mit Eigensinn verbinden manche Menschen Begriffe wie eigensinnig, dickköpfig, stur, egoistisch auf Kosten anderer – und lehnen deshalb den Eigensinn ab. Doch das Wort bedeutet buchstäblich und übertragen etwas anderes: einen Sinn finden für das Eigene, dem Eigenen einen Sinn geben, also dem, was einem Menschen eigen ist, damit dem Eigentlichen und auch dem, was einen Menschen von anderen Menschen unterscheidet. Das Eigene stiftet Identität, das Eigene macht unverwechselbar, das Eigene ist sinnvoll für die Art zu leben, damit das Leben Sinn hat.

Das Eigene, die Identität eines Menschen, entsteht aber nicht aus sich selbst heraus. So wichtig und unverzichtbar es ist, dass Menschen sich immer wieder auf sich besinnen, sich selbst wahrnehmen, sich selbst spüren, sich selbst reflektieren, so wahr ist auch, dass das allein nicht reicht zur Identitätsentwicklung und Identitätssicherung. Menschen sind soziale Wesen, die sich immer im wechselseitigen Austausch, in Interaktionen mit anderen Menschen befinden und sie brauchen, um sich zu erkennen und sich zu entwickeln. Dass Identität in Interaktion entsteht, ist eigentlich eine banale und seit langem bekannte Tatsache und eine Kernthese des sozial-psychologischen Konzeptes von Georg H. Mead (Mead, 1934/1975), das im Symbolischen Interaktionismus seine Fortsetzung und Differenzierung fand (s. a. Laing, 1976 u. a.).

Für unser Interesse als TherapeutInnen reicht es nicht zu behaupten oder zu verstehen, *dass* Identität in Wechselwirkung mit anderen Menschen entsteht und sich immer weiterentwickelt. Uns beschäftigt darüber hinaus die Frage, welche besonderen Qualitäten und Bedeutungen Interaktionen mit anderen Menschen haben müssen, um die Identitätsentwicklung – positiv oder negativ – zu beeinflussen. Offenkundig ist dies keine Frage der Quantität. Es gibt Menschen, die andere Menschen über einen langen Zeitraum begleitet haben, deren Einfluss aber gering zu sein scheint, während andere Menschen bereits bei kurzen Begegnungen nachhaltige Spuren hinterlassen. Unser Modell, das wir in seiner Anwendung auf den tänzerischen Dialog hier näher ausführen wollen, geht davon aus, dass es vor allem drei Qualitäten von Interaktionen, drei Bedeutungen anderer Menschen für eine Person sind, die identitätsstiftend wirken: Das Nähren, das Spiegeln und das Gegenübersein. Menschen brauchen Nahrung von anderen Menschen, Nahrung für den Körper, für den Geist, für die Gefühlswelt. Menschen wollen und müssen gespiegelt werden durch andere, um sich ein Bild von sich selbst machen zu können, und Menschen brauchen die Erfahrung des Andersseins über das Erleben eines menschlichen Gegenübers, um ihre Identität zu spüren und zu entwickeln. Da es sich um drei Aspekte der Identitätsentwicklung handelt (drei = „tri") nennen wir dieses Konzept *Tridentität* (Baer, 1996). Die Wirkung dieser Bedeutungsfaktoren verläuft in beide Richtungen: so, wie wir Menschen nährende und spiegelnde Gegenüber brauchen, so sind wir auch gleichzeitig nährend, spiegelnd und Gegenüber für andere Menschen.

Das Tridentitätsmodell stützt sich auch auf Ergebnisse der Säuglingsforschung. Mit seinen Kategorien lassen sich zahlreiche Interaktionsprozesse zwischen Säugling und Bezugsperson beschreiben. Säuglinge und Kleinkinder werden nicht nur körperlich genährt und mit Kleidung, Wärme und Zuwendung versorgt, sie erhalten Nahrung in existenzieller Bedeutung auch über das Interesse, das ihnen von der Mutter oder anderen Bezugspersonen entgegengebracht wird. Das Interesse für den Kontakt zwischen Säugling und Mutter ist Voraussetzung für das Entstehen des gemeinsamen Tanzes. Welche Bedeutung das Gefühl des Interesses hat, wird zumeist erst spürbar, erlebbar und erkennbar, wenn es unterbleibt oder es am Interesse mangelt. Das Selbstempfinden kann sich nicht entwickeln, schwere Schädigungen können die Folge sein. Der Säugling bzw. das Kleinkind braucht auch Gegenüber, im viel geringeren Maße als z. B. der Jugendliche, aber auch der Säugling braucht das Anderssein der anderen. Wird das Gegenüber, der andersseiende Andere, in der Phase des sich herausbildenden Kern-Selbst (Stern, 1992) vor allem dazu gebraucht, das Kern-Selbst in seinen Konturen zu erleben, so ist das Gewahrsein der Unterschiedlichkeit in der späteren Phase der Herausbildung des subjektiven Selbst die Voraussetzung dafür, dass auch Intersubjektivität erlebt werden kann, vor allem das Teilen von Gefühlen und die damit verbundenen Erlebensäußerungen.

Ganz entscheidend für die Entwicklung des Säuglings bzw. Kleinkindes ist das Spiegeln. Es wird unserer Meinung nach, entsprechend dem gängigen Bild vom Säugling als dem hilflosen, zu versorgenden Menschlein, das vor allen Dingen genährt und als Erwachsene/r bei Störungen von den TherapeutInnen vor allem „nachgenährt" werden muss, sträflich in seiner therapeutischen Bedeutung unterschätzt. Grundlage und Kern jeder Interaktion ist das Spiegeln. Der Säugling wird von der Mutter oder anderen Bezugsperson gespiegelt, er erwidert das Spiegeln. Je älter der Säugling wird, desto interaktiver wird dieser Prozess. Dabei handelt es sich nicht um ein physikalisch genaues Spiegeln, wie es vor dem Spiegel im Badezimmer geschieht. Der Mensch ist keine beschichtete Glasfläche. Dem menschlichen Spiegeln haftet immer etwas Lebendiges, Variables und Veränderndes an. Zum Spiegeln wird etwas aufgegriffen, wiedergegeben und darin auch eine Reaktion angeregt. „Einer der beiden Partner lächelt etwas intensiver, löst damit ein noch breiteres Lächeln bei seinem Gegenüber aus, wodurch eine neuere Steigerung bewirkt wird usw., so dass sich eine Spirale positiven Feedbacks entwickelt." (Stern, 1992, S. 184) Der Säugling erlebt seine Gefühle (Freude) und seine Bewegungen (Lächeln) über das tanzende Spiegeln der Betreuungsperson. „Der Säugling erscheint ... als *aktiver* Teilnehmer eines Austauschs und beeinflusst seine Eltern (fast) ebenso, wie er von ihnen beeinflusst wird. Die angemessene Metapher dafür ist die des Tanzes, in dem sich zwei Partner in fein eingespielter Weise miteinander bewegen und Unstimmigkeiten im Synchronisierungsprozess innerhalb kürzester Zeit nachreguliert werden." (Dornes, 2000, S. 22)

Im tänzerischen Dialog tun wir nichts anderes.

Das Tridentitätsmodell eignet sich in der therapeutischen Arbeit dazu, KlientInnen dabei zu unterstützen, ihr eigenes Selbstbild zu entwickeln und zu reflektieren. Es kann als Leitfaden zur biografischen Selbstanamnese genutzt werden. KlientInnen können dadurch herausfinden, benennen und strukturieren, was sie vielleicht vorher nur vage ahnten oder empfanden. Sie können sich wiederholenden Mustern in ihren Beziehungen zu anderen Menschen auf die Spur kommen und eine Bestandsaufnahme der Qualitäten ihrer aktuellen sozialen Beziehungen vornehmen. Das Tridentitätsmodell kann somit auch zur Sozialdiagnostik genutzt werden mit den Fragestellungen: Wer ist in meinem sozialen Umfeld für mich nährender Anderer, spiegelnder Anderer und Anderer als Gegenüber? Und für wen bin ich zurzeit nährender Anderer, spiegelnder Anderer und Anderer als Gegenüber?

Das Tridentitätsmodell eröffnet eine Reihe von Möglichkeiten für die biografische Anamnese und Diagnostik von KlientInnen im Rahmen einer differenzierten interaktiven Diagnostik.

Therapie ist auch soziale Interaktion, die unter den Tridentitätsgesichtspunkten beschrieben werden kann. In der therapeutischen Beziehung spüren TherapeutInnen, ob und wann sie, wenn sie aufmerksam sind für die Tridentitätsgesichtspunkte, von der Klientin oder dem Klienten eher als Nährende oder als Spiegelnde oder als Gegenüber gesucht bzw. gefürchtet werden, was weitere Aufschlüsse zur Tridentitätsanamnese und Tridentitätsdiagnostik zulässt. TherapeutInnen nähren, TherapeutInnen spiegeln, TherapeutInnen sind Gegenüber. Sie nehmen diese Haltungen bewusst oder auch unbewusst ein, sie werden von den KlientInnen in bestimmten Aspekten der Tridentität gefordert, gesucht, manchmal auch gemieden. Im tänzerischen Dialog wird dies deutlich sichtbar und erlebbar. Der tänzerische Dialog ermöglicht Tridentitätsdiagnostik: TherapeutInnen können entdecken und gegebenenfalls mit den KlientInnen herausarbeiten, welcher der drei Aspekte im Vordergrund steht und wie er in der konkreten Interaktion mit der Therapeutin oder dem Therapeuten seinen Ausdruck findet. Und gleichzeitig bietet der tänzerische Dialog die Möglichkeit, KlientInnen Nahrung, Spiegelungen und Erfahrungen mit einem Gegenüber anzubieten. Wie dies geschehen kann, wollen wir in den folgenden Abschnitten erläutern. Auch wenn sich in allen tänzerischen Dialogen alle Tridentitätsaspekte manifestieren, haben wir Beispiele tänzerischer Dialoge ausgewählt, in denen jeweils einer der Aspekte im Vordergrund stand, um daran Wirkungs- und Unterscheidungsweisen der Tridentität im tänzerischen Dialog zu illustrieren.

10.4.2 Nähren

Menschen brauchen Nahrung. Wir Menschen brauchen Nahrung im buchstäblichen Sinn, als Babys brauchen wir Milch oder Brei, als Erwachsene andere Nahrungsmittel. Doch stoffliche Nahrungsmittel allein nähren uns nicht genug. Wir brauchen als Nahrung andere Menschen zum Anschauen und Anfassen, wir brauchen Menschen, die uns lieben, mit denen wir in lebendigem Kontakt sind. Wir brauchen auch geistige Nahrung, Gedanken und Farben, Musik und Literatur, auch nährende Atmosphären. Wir brauchen also Menschen, die uns etwas geben, das für uns nährend ist. Manche KlientInnen sind unterernährt, haben oder hatten in ihrer Lebensumswelt solche Menschen nicht oder zu wenig. In der Therapie suchen sie Nahrung, sie sind hungrig nach nährendem Kontakt, nach Wärme, nach Wissen, nach bekömmlicher Atmosphäre. Ein wichtiger Bereich der Nahrung bzw. Unterernährung ist die Bewegung. Häufig begegnen wir KlientInnen, die bewegungsmäßig unterernährt oder einseitig ernährt wurden. Ein junger Mann, mit dem der Therapeut arbeitete, sagte ihm nach ihrem ersten kurzen gemeinsamen Tanz, dass er sich nicht in seine Nähe traue, weil er viel zu wenig Bewegungen kenne und deswegen im Vergleich zum Therapeuten „verschwinde“. Beide vereinbarten noch einen tänzerischen Dialog, bei dem der Klient sich vornahm, dem Therapeuten die eine oder andere Bewegung „zu klauen“ und für sich selbst auszuprobieren. Das machte ihm Spaß und tat ihm gut und beide vereinbarten, in den folgenden Stunden jeweils mit einem tänzerischen Dialog zu beginnen. Der Therapeut bot ihm in diesen tänzerischen Dialogen Bewegungen an, von denen der Klient die eine oder andere übernahm, ausprobierte, sich aneignete oder verwarf. Sein Bewegungsrepertoire wurde größer, gleichzeitig verlor er die Scheu, im Kontakt mit dem Therapeuten zu tanzen, näherte sich ihm immer mehr an, „wuchs“, so dass der tänzerische Dialog immer offener, freier und intensiver wurde. Dies hatte Auswirkungen auf seine „erwachsen“ werdenden Kontaktmöglichkeiten und -fähigkeiten im Alltag, wie er berichtete.

Menschen brauchen nicht nur genügend Nahrung, sondern ebenso wichtig ist, dass sie die Möglichkeit haben zu wählen, welche Nahrung sie zu sich nehmen und welche nicht. Wer nicht wählen kann oder darf, wer nicht unterscheiden kann oder darf, spürt nicht, ob Nahrung für ihn bekömmlich oder unbekömmlich, ob sie nahrhaft oder gar giftig ist. Ekelreaktionen sind z. B. ein Hinweis darauf, dass KlientInnen mit Lebensaspekten genährt worden sind, die für sie fremd oder giftig waren, die sie nicht verdauen und in ihren Leib integrieren konnten. Deswegen ist der tänzerische Dialog eine wunderbare Möglichkeit, auf spielerisch fließende Art und Weise KlientInnen die Möglichkeit zu geben, sich nicht nur irgendwie bewegungsmäßig nähren zu lassen, sondern auszuwählen, welche Bewegungen bekömmlich sind oder nicht. Die Wahlmöglichkeit ist entscheidend. Die Erlaubnis, wählen zu dürfen, ist ein Zeichen des Respektes, der von Seiten der TherapeutInnen den KlientInnen entgegebracht wird. Dies gilt insbesondere für die Frage der Berührung zwischen TherapeutInnen und KlientInnen. In unserer bewegungs- und tanztherapeutischen Arbeit gibt es kein generelles Berührungsverbot (wenn auch sexuelle Berührungen selbstverständlich tabu sind). Erst Recht gibt es aber auch keinen Berührungszwang. Art und Weise der Berührungen sind abhängig von den subjektiven Entscheidungen der KlientInnen und der TherapeutInnen in der Ambivalenz zwischen Scheu oder Scham und Mut, Vorsicht und Entschlossenheit, Offensive und Defensive, Schutz und Öffnung usw. Wenn im tänzerischen Dialog Nähe und Distanz Thema sind oder werden, entsteht oft eine Atmosphäre der Sehnsucht nach Nähe, welche die Sehnsucht nach Berührung einschließt. Da dieses Thema oft einen biografischen Hintergrund und mit Erfahrungen in der Herkunftsfamilie zu tun hat, schwingt in tänzerischen Dialogen, die sich besonders dem Nahrungsaspekt widmen, oft die Sehnsucht und Bedürftigkeit der KlientInnen nach guten mütterlichen oder väterlichen Berührungen und Körperkontakten mit. Dann hat die Art der Berührung von Seiten der TherapeutInnen besondere Bedeutung und besonderen Nachklang.

Entscheidend ist nicht in erster Linie, ob der tänzerische Dialog Berührungen zwischen KlientInnen und TherapeutInnen, sei es eine Umarmung, ein Schulter-an-Schulter- oder Rücken-an-Rücken-Lehnen oder auch eine Berührung nur mit den Fingerkuppen, einschließt, entscheidend ist, dass die KlientInnen wissen und fühlen, dass sie Wahlmöglichkeiten haben, die Möglichkeit Berührungen zu wollen oder abzulehnen, genau wahrzunehmen, wie sie mit den Berührungen umgehen und umgehen möchten, welche Gefühle sie dabei haben, welche Bewegungsimpulse in ihnen dabei entstehen und welchen Ausdruck sie finden. Wichtig ist ebenfalls, dass die TherapeutInnen den KlientInnen diesbezüglich Rückmeldungen geben. Auch wenn eine Berührung zustande kommt, sind der Weg und der Prozess oft wichtiger als die Berührung selbst. Auf ihrem Weg können die KlientInnen im tänzerischen Dialog z. B. die Hindernisse kennen lernen, mit denen sie einen intensiveren Kontakt, den sie sich wünschen, verhindern, Nahrungsangebote ignorieren oder die Annahme von nährenden Gesten, Bewegungen oder Berührungen meiden.

Ein Beispiel: Eine Klientin berichtet über Kontaktschwierigkeiten und Kontaktstörungen. Die Therapeutin vereinbart mit ihr einen tänzerischen Dialog, damit die Klientin ausprobieren kann, ob und wie sich diese Schwierigkeiten hier und jetzt in ihrem Kontakt zeigen, und damit sie die Gelegenheit hat, das eine oder andere Neue auszuprobieren.

Die Klientin läuft auf und ab. Die Therapeutin fragt: „Was ist los?“ Sie antwortet: „Ich habe Herzklopfen, ich bin sehr aufgeregt, weil ich nicht weiß, was kommt.“ Die Klientin bleibt in Bewegung, auf- und abgehend, während die Therapeutin die Musik auflegt. Sie wählt eine Musik, die ihren Empfindungen nach dazu einlädt, etwas zu lassen, loszulassen, weil sie vorher erwähnt hat, dass sie im Kontakt mit anderen Menschen immer sehr angespannt sei und davon etwas „loslassen“ möchte. Als die Musik erklingt, verändert sich die Bewegung der Klientin nicht, sie geht weiter auf und ab. Die Therapeutin schließt sich dem an, und so gehen sie nebeneinander im Raum auf und ab, sich ab und zu anlächelnd. Dann ertönt in der Musik ein Glockenklang, der die Klientin dazu veranlasst, stehen zu bleiben. Die Therapeutin bleibt ebenfalls stehen, ungefähr drei Meter von ihr entfernt. Beide stehen regungslos, die Spannung steigt ...

Schließlich bietet die Therapeutin der Klientin an, die Spannung etwas zu lösen, indem sie leicht nach rechts und links zu schwanken beginnt. Die Klientin greift diese Bewegung auf, nimmt die „Nahrung“ an und verstärkt sie, bis schließlich bei beiden aus dem Schwanken des ganzen Körpers Bewegungen in den weiteren Raum hinein entstehen. Beide tanzen überwiegend Rechts-Links-Bewegungen, ab und zu trifft sich ihr Blick und löst sich wieder voneinander. Die Therapeutin bietet nun eine weitere Bewegungsform, eine Drehung, an. Die Klientin nimmt sie auf und kommt immer wieder in den zwei bis drei Meter Abstand, ihr frontal zugewendet, zurück. Dabei wiederholen sich Blickkontakte, die kurz aber intensiv sind. Die Therapeutin spürt in den Augen der Klientin ihr Herzklopfen, aber sie vermutet auch, dass sich das Herz der Klientin noch nicht zu tanzen traut. Sie möchte ihr Wahlmöglichkeiten zu Bewegungen geben, damit die Klientin ihre eigenen Herzbewegungen finden kann. Die Therapeutin bietet nun Bewegungen an, in denen sie ihr eigenes Herz tanzt: sie tanzt schnelle Drehungen mit schwungvollem Ausbreiten, Heben und Fallenlassen der Arme. Die Klientin nimmt die Bewegungen zuerst zaghaft auf, ihr Blick wird sehnsuchtsvoll und gleichzeitig furchtsam, ihre Arme tanzen zunehmend ausladender, häufiger, intensiver, schwungvoller, bis sich beider Rhythmen aneinander angleichen, die Bewegungen synchron werden. Sie nähern sich nun an, ihre Hände tanzen umeinander herum. Die Spannung steigt wieder, Nähebedürfnis und Angst halten sich bei der Klientin die Waage. Die Therapeutin bleibt schließlich ihr gegenüber stehen. Sie folgt ihren Impulsen, sich nun als standfestes Gegenüber anzubieten, das vielleicht zu einer Berührung, vielleicht zu einem Kampf, vielleicht zu einer Flucht bereit ist. Ihre Arme sind nun ausgestreckt, die Handflächen zeigen offen nach oben. Die Klientin steht der Therapeutin gegenüber, schaut ihr starr in die Augen. Beider Hände nähern sich bis auf zwei Zentimeter. Der Blick der Klientin löst sich von den Augen von der Therapeutin, richtet sich auf ihre Hände. So verharren sie beide zwei bis drei Minuten. In der Klientin tobt ein gewaltiger Kampf, ob sie die Hände berühren soll oder nicht, sichtbar an ihrer Mimik, in ihren Augen, an ihrem Muskeltonus. Die Therapeutin schließt die Augen, um der Klientin eventuell den Kontakt bzw. die Entscheidung zu erleichtern. Sie weiß und spürt, dass sie nur dastehen, nichts tun, nichts anbieten, nichts forcieren muss, aber auch nichts verweigern darf. Der Schritt der Berührung oder die Entscheidung dagegen kann und soll nur von der Klientin ausgehen ... Schließlich ist es so weit: die Finger der Klientin nähern sich vorsichtig denen der Therapeutin, berühren sie, dann die ganze Handfläche, behutsam mit den Fingerkuppen. Der Druck der Finger auf die Hand wird nun fester, die Knie geben nach, sind nicht mehr ganz so festgehalten und nach hinten durchgestreckt wie vorher. Die Klientin, die zwischendurch die Augen geschlossen hatte, öffnet sie kurz und schaut die Therapeutin an und vergewissert sich, wie sie später sagt, dass sie ihr standhält. Unmittelbar danach richtet sie sich auf, ihr ganzer Körper streckt sich – und sie stützt sich mit voller Kraft auf den Händen der Therapeutin auf. Diese bleibt stehen und leistet haltenden Widerstand. Dann lässt die Klientin in der kraftvollen Anstrengung nach, lässt in der Kontrolle nach, wird weicher, „gibt sich ab", lehnt sich auf die Hände der Therapeutin. Beide spüren Vertrauen und Nähe, eine Berührung auch der Herzen. Die Musik nähert sich dem Ende. Die Klientin löst sich von der Therapeutin mit einem satten und befreienden Seufzer und tanzt in eine Ecke des Raums, an deren Wand sie sich froh und erschöpft anlehnt.

Im anschließenden verbalen Austausch erzählt sie, dass sie im tänzerischen Dialog gemerkt hat, wie wichtig es ihr ist, dass ihr Gegenüber ihr etwas anbietet, ihr etwas gibt, eben auch nährend ist, so dass diese Rolle und diese Funktion nicht nur immer ihr zukommt, wie dies in ihren meisten Beziehungen der Fall ist und war. Und ihr ist über den tänzerischen Dialog noch deutlicher geworden, dass ihre große innere Frage, ihr großer innerer Kampf ist, ob sie sich, anders als sie es bereits in ihrer Kindheit empfunden hat, anderen Menschen zumuten kann, in ihrer Größe und Kraft und ihrer Sehnsucht und Bedürftigkeit danach, dass diese anderen Menschen ihr standhalten. In dem Tanz mit der Therapeutin hat sie sich entschieden, es zu testen. Das Vertrauen war ausreichend groß, dass sie es wagen konnte, es auszuprobieren, um dieses Risiko auch in einigen ihrer sozialen Beziehungen eingehen zu wollen.

10.4.3 Spiegeln

Wir Menschen brauchen andere Menschen, die für uns Spiegel sind, damit wir uns selbst sehen und wahrnehmen. Spiegeln ist, wenn Eltern wiederholen, was das Kind sagt, als Zeichen dafür, dass sie es gehört haben. Spiegeln ist, wenn ich mein Lachen, mein Weinen oder meine Wut in den Augen anderer wiederfinde. Gespiegelt werden Menschen, wenn andere ihnen sagen, wie sie aussehen, wie sie wirken und wie sie sich verhalten. Spiegeln muss nicht nur verbal sein, es vollzieht sich häufig und intensiv über Bewegungen und über Blicke. Wie für den Aspekt der Nahrung gilt, dass viele Menschen zu wenig gespiegelt wurden und deswegen unsicher sind, wer sie sind. Ein Grundsymptom ist die generelle Lebensverunsicherung. Ihnen fehlt der innere Ort der Selbstsicherheit, des Selbstwissens, des Selbstbewusstseins. Sie sind begierig darauf, von anderen Mitteilungen darüber zu bekommen, wer sie sind und wie sie sind. Dies gilt auch für die Therapie.

Andere KlientInnen wurden nicht gespiegelt, wie sie sind, sondern ihnen wurde ein Zerrspiegel vorgehalten, wie sie sein sollten oder wie sie angeblich sind. Infolgedessen haben sie verschwommene Fremdbilder zu ihren eigenen gemacht und sind sich nicht sicher, wer sie sind. Ihr Bild von sich selbst ist überlagert oder durchsetzt von Bildern anderer Menschen. Wieder anderen Menschen liefert der Spiegel, der ihnen vorgehalten wurde, kein zusammenhängendes Bild, sondern gesprungene, fragmentierte Teile. Manche von ihnen wurden z. B. widersprüchlich gespiegelt, indem die Worte anders klangen als die Körpersprache. Oder Vater und Mutter verbanden mit ihren Spiegelungen sehr gegensätzliche Bewertungen gleicher Aspekte ihrer Persönlichkeit. Eine Klientin kam in die Einzeltherapiestunde, nachdem sie am Wochenende vorher an einem Selbsterfahrungsseminar teilgenommen hatte. „Nun haben wie hier schon so viel geackert, meine Geschichte hin- und hergewälzt", sagte sie der Therapeutin, als sie ihr gegenüber saß, mit einem Anflug von Selbstironie, aber auch Verzweiflung in der Stimme, „um herauszufinden und mir klar zu machen, wer ich bin – und am Wochenende, in der Gruppe, ist mir das alles wieder irgendwie flöten gegangen. Sobald ich mit anderen zusammen bin, fange ich an, mich zu vergleichen – bis gar nichts mehr da ist, bis ich nichts mehr weiß von mir. Dann ist plötzlich nur noch eine große Leere in mir ..." Ihr Blick schaute dabei ins Leere, verlor sich irgendwo. Die Therapeutin fragte: „Hast du das in der Gruppe ansprechen können? Hast du dir Hilfe holen können?" „Nein," sagte die Klientin, nun wieder die Therapeutin anschauend, „das habe ich mich doch nicht getraut. Dafür kannte ich die Leute zu wenig – und überhaupt ..." „Hast du einen Wunsch an mich? Kann ich irgendetwas tun?" Nach kurzem Zögern traute sie sich: „Ja, bitte. Kannst du mir sagen, wenigstens ein bisschen, was du von mir kennst, vielleicht sogar, was du von mir hältst? Aber ehrlich ... – ich wünsch' mir so sehr, dass du mir eine ehrliche Rückmeldung gibst. Wenn es nicht zu unverschämt ist ...?" Die Therapeutin antwortet: „Das mache ich gerne. Und ich möchte dir am liebsten ein Bewegungsfeedback geben – und später etwas dazu sagen, wenn es dir Recht ist.“ Sie stand auf, stellte sich in etwa zwei Metern Abstand vor die Klientin und legte ihre Hand aufs Herz, zum einen, um innezuhalten und sich auf ihr Bewegungs-Sharing vorzubereiten, zum anderen aber auch, weil sie der Herzlichkeit, Berührungsfähigkeit und Wärme der Klientin einen Spiegel vorhalten wollte. Dabei bat sie die Klientin: „Wenn du irgendwann Impulse verspürst, mit dem, was ich dir bewegungsmäßig sage, mit mir in tänzerischen Dialog zu treten, dann tue das doch bitte. Wenn nicht, wenn du nur schauen magst und meine Spiegelungen auf dich wirken lassen magst – auch gut.“

Die Therapeutin tanzte der Klientin auf ihre eigene Art und Weise, mit ihren Bewegungsideen und Gesten das, was sie ihr spiegeln wollte: Herz haben, vernünftig und konsequent sein, suchend sein, ihre Fürsorglichkeit, ihr Sich-klein-Machen, ihre Scham, ihren Witz, ihre Traurigkeit usw. Die Klientin verfolgte den Tanz ihrer Therapeutin mit großer Aufmerksamkeit, „sog ihn förmlich in sich auf“, wie sie später sagte, drückte ihre Resonanz zu diesem Zeitpunkt aber nur mit winzigen Bewegungsimpulsen im Sitzen aus. Erst nachdem beide über ihr Erleben ins Gespräch gekommen waren und die Klientin ihrer inneren Bewegung und Erregung, dem, was sie verstanden hatte und was nicht, hatte Ausdruck geben können, mochte sie sich auf einen tänzerischen Dialog des Hin-und-Her-Spiegelns einlassen. Die Therapeutin schlug der Klientin vor, mit möglichst spielerischer, experimenteller Haltung an den Dialog und die Bewegungen heranzugehen, sie auch mal großräumig und übertrieben zu tanzen, um so herauszufinden, welche Bewegungen und Eigenschaften zu ihr passen, welche eine Aussage darüber machen, wer sie ist, welche sie als ihre eigenen in ihr Selbstbild integrieren möchte. In der therapeutischen Weiterarbeit konnte sie aus diesem tänzerischen Dialog heraus später ihren Leibtanz (s. Kap. 9), dem sie ihren Namen gab, entwickeln.

Nochmal zurück zu einigen prinzipiellen Aussagen zu tänzerischen Dialogen, bei denen die TherapeutInnen unter Tridentitätsgesichtspunkten vor allem die Absicht zu spiegeln verfolgen: Wir TherapeutInnen greifen in der Regel Bewegungen der KlientInnen auf und spiegeln sie. Dies sollte dosiert und zurückhaltend geschehen, damit für die KlientInnen Sicherheiten geschaffen werden, dass sie wahrgenommen, gesehen, respektiert und ernst genommen werden. Spiegeln verhilft den KlientInnen häufig zu Einsichten über eigene Verhaltensweisen. Das kann sowohl im tänzerischen Dialog geschehen als auch im verbalen Feedback des Therapeuten oder der Therapeutin darüber, wie er oder sie die Klientin oder den Klienten wahrgenommen hat. Spiegeln im tänzerischen Dialog darf kein Selbstzweck werden und zur bloßen Technik – inhalts- und beziehungslos –, zum „Nachäffen“ verkommen. Dem Spiegeln wohnt deshalb auch immer die Möglichkeit inne, nicht nur das konkrete Verhalten, die konkreten Bewegungen, sondern die (innere und äußere) Haltung eines Klienten oder einer Klientin zu spiegeln. Und das wiederum heißt für die TherapeutInnen, die Haltungen und Bewegungen der KlientInnen aufzugreifen, sie sich zu Eigen zu machen und diese Haltung in ihrer eigenen Bewegungsform einzunehmen. Das Beispiel eines tänzerischen Dialoges im nächsten

Unterkapitel demonstriert eine häufig zu beobachtende Wirkung: Die KlientInnen können dann, wenn die Haltung von den TherapeutInnen gespiegelt wird, dies quasi als Erlaubnis nehmen, die Haltung zu verlassen und eigene Wege aus einer ungeliebten Haltung, einer Sackgasse herauszufinden.

10.4.4 Gegenüber

Menschen brauchen nicht nur Nahrung, nährende und spiegelnde Andere, Menschen brauchen auch Gegenüber. Gegenüber, das sind Menschen, die anders sind und trotzdem wohlwollend und respektierend. Wir erfahren und erleben etwas über uns selbst, auch indem wir andere erleben, an denen wir uns „reiben", mit denen wir uns vergleichen und uns messen. Gegenüber sind Menschen, die Grenzen setzen und dabei auch meine respektieren. Gegenüber sind Menschen, die andere Ideen und Meinungen haben, mit denen ich streiten kann und die trotzdem respektieren, dass ich eigene Meinungen habe. Gegenüber sind auch Menschen, die sich mit mir bewegungsmäßig reiben, die andere Bewegungen machen als ich, sich vielleicht mit mir im Drücken messen oder mit mir kämpfen. Gegenüber sind wichtig in emotionaler Hinsicht. Wenn ich ein Gefühl habe und es ausdrücke, ist es mir wichtig, dass es respektiert wird. Und es ist wichtig, dass andere Menschen zum gleichen Zeitpunkt andere Gefühle haben und ausdrücken, dass ich die Erfahrung mache, dass nicht alle Gefühle oder die Form ihres Ausdrucks in meiner Umgebung die gleichen sein müssen.

Auch hier – im Gegenübersein – gibt es Störungen. Häufig kennen KlientInnen eine Gegenüber-Leere, also zu wenig andere, die ihnen ein Gegenüber waren oder sind. Diese KlientInnen erleben sich häufig als haltlos und umherirrend; ihre Grenze, ihre Kontur, das, was sie von anderen unterscheidet – und darüber ein Kernstück der Identität – ist ihnen unklar. Andere KlientInnen haben Angst vor Gegenübern und trauen sich selbst nicht, Gegenüber zu sein, da sie ein Gegenüber nicht als wohlwollend und respektierend erlebt haben, sondern als ein Zerstörungs-Gegenüber, das ihre Grenzen nicht respektierte, ihre Existenz und Persönlichkeit missachtete, ihnen Gewalt antat. Häufig begegnen wir auch der Erfahrung eines erpresserischen Gegenübers: „Ich respektiere nur dann deine Grenzen, wenn du nett zu mir bist ..." oder: „Wenn du ärgerlich bist, dann werde ich krank ..."

In der Therapie werden TherapeutInnen auch als Gegenüber gesucht und der tänzerische Dialog ist eine besonders geeignete Form, Gegenübererfahrungen spielerisch zu erproben. Das folgende Beispiel zeigt, wie – über die Erfahrung des Gespiegeltwerdens und des Genährtwerdens hinaus – ein getanztes Gegenüber gewünschte Veränderungen bei KlientInnen möglich macht:

Klient: „Ich bin gerade in einer Situation des Umbruchs. Das Alte stimmt nicht mehr, das Neue ist noch nicht da. Ich bin unsicher, weiß nicht richtig, wo ich dran bin, weiß mich nicht richtig zu verhalten."

Therapeut: „Wie geht es dir jetzt?"

Klient: „Ich habe Angst. Ich möchte mich am liebsten verstecken."

Therapeut: „Dann versteck' dich doch."

Der Klient sieht sich trotzig und suchend um, geht dann in die Ecke des Raumes, stellt sich dorthin mit dem Gesicht zur Wand.

Therapeut – in der Absicht, den Klienten in seiner Angst und Unsicherheit zu spiegeln, indem er ihn nicht einfach nachahmt, sondern sein Thema aufgreift: „Ich verstecke mich auch, in einem anderen Teil des Raums, dort hinter dem Vorhang. Ich werde eine Musik auflegen. Lass uns beide der Musik lauschen und schauen, welche Bewegungen daraus entstehen." Der Therapeut, weil er in den Augen des Klienten Sehnsucht und Trauer zu sehen vermutet hatte, wählt Arbos von Arvo Pärt und dem Hilliard-Ensemble, das Stück Nr. 2, „An den Wassern zu Babel saßen wir und weinten, Psalm 137". Die Musik ist für den Therapeuten weit, sehnsuchtsvoll, traurig. Schon wenige Sekunden nach den ersten Klängen beginnt der Klient zu schluchzen, laut und deutlich. Der Therapeut bewegt sich hinter dem Vorhang auf ihn zu. Der Klient steht nun dem Raum zugewandt und schluchzt. Der Therapeut fragt ihn, ob er näher kommen darf. Als er nickt, stellt er sich neben ihn. Nach einer Weile fragt der Therapeut: „Was macht dich so traurig?" Der Klient antwortet: „Ich sehne mich so nach Ruhe."

Danach wird er ruhiger. Im Vordergrund der Haltung des Therapeuten steht nun das Nährende: Er bietet dem Klienten etwas von seiner Ruhe, in der auch Sehnsucht und Traurigkeit mitschwingt, an, indem er neben ihm steht, atmet und einfach da ist. Die linke Schulter und der Oberarm des Therapeuten und die rechte Schulter und der Oberarm des Klienten berühren sich. Beide stehen und atmen, sein Schluchzen verklingt, und es entsteht ein gemeinsames, leichtes, leises Hin- und Herwiegen nach links und rechts. Nach einiger Zeit verändert sich die Haltung des Klienten merklich: In seinem Körper baut sich Spannung auf, aggressive Spannung. Nach einer Weile lösen sich beide voneinander, der Klient tritt dem Therapeuten gegenüber. Seine Augen blitzen und er sagt: „Jetzt habe ich Lust, dich zu ärgern."

Der Therapeut: „Dann tu es doch."

Zuerst blitzt es nur in den Augen des Klienten, der Körper ist noch gehemmt, traut sich nicht. Die Augen kämpfen, doch die Arme sind anfangs festgehalten, geraten schließlich in Bewegung, die Beine folgen. Ein Tanz des Foppens und Kämpfens entsteht. Der Therapeut ist Gegenüber, bietet sich an, lockt und fordert den Klienten heraus. Beide tanzen im Gegenüber, bewegen sich aufeinander zu, voneinander weg, immer wieder, und dann berühren sich ihre Bäuche, prallen immer wieder aufeinander und voneinander weg: ein Bauchtanz der Männer, ein Kampftanz der Bäuche. Dem Klienten macht es Spaß, in seinen Augen blitzt es. Sein Körper wird vitaler, auch seine Schultern und Arme kommen mehr in Bewegung. Als der Therapeut ihm zuruft, dass er selbst nicht vorhabe „fair" zu sein, wird der Klient noch hemmungsloser. So kämpfen sie tanzend mit den Armen, mit den Händen, täuschen und foppen sich. Sie probieren verschiedene Varianten des tänzerischen Gegenübers aus. Zwischendurch wechselt der Therapeut die Musik, wählt Reinhard Flatischlers „Layer of time", eine Musik, deren Rhythmus das kämpferische Gegeneinander unterstützt, zu Bodenkontakt auffordert, während die weiten und breiten Klänge des Saxophons auch zu anderen Bewegungen und Gefühlen einladen. Plötzlich hält der Klient inne, sein Gesichtsausdruck verändert sich, die Bewegungen werden kleiner und sanfter, die Aufmerksamkeit geht nach innen. Auch der Therapeut verlangsamt seine Bewegungen und fragt schließlich: „Was ist jetzt?" Der Klient antwortet: „Die Lust am Foppen und Ärgern ist noch da, aber es ist auch noch etwas anderes da. Ich weiß nicht so recht ... Es ist etwas Neues."

Er überlegt und sagt dann, als wenn er gleichzeitig zu sich selbst und zu Dritten sprechen würde: „Ich bin auch da, ich bin wer."

Klient und Therapeut tanzen weiter, jetzt jeder für sich, eigene Bewegungen, eigene Wege, eigene Schritte suchend und erprobend, mit eigener Kraft und eigener Dynamik. Dann folgt eine neue Phase des Tanzes, beide schauen sich wieder an, beziehen sich wieder aufeinander, trennen sich auch wieder und ziehen sich auf ihr Eigenes zurück, berühren sich schließlich auch mit den Händen und tanzen frontal zueinander, bis es genug ist.

Der Klient ist während des tänzerischen Dialogs durch viele Gefühle gegangen, die er am Anfang am liebsten angstvoll vermieden hätte: durch Einsamkeit, Traurigkeit, durch frei schwebende Aggressivität, die er gespürt und für die er nach einem Gegenüber gesucht hat, und durch die Sehnsucht und die Lust zu kämpfen. Dadurch, dass er das, was er gefühlt und gespürt hat, auch zugelassen, verkörpert hat, konnte jeweils etwas Neues in ihm entstehen, konnte sich etwas anderes im tänzerischen Dialog entwickeln. Diesen Prozess konnte er nicht allein entwickeln, dazu brauchte er einen anderen Menschen, der ihn im Tanz, im Gefühl, im Ausdruck begleitete. Dabei wechselten die Bedeutungen, die der Therapeut für ihn hatte und die dieser ihm anbot: Stand am Anfang das Spiegeln im Vordergrund, gewann dann das Nähren, schließlich die Haltung des Gegenübers an Bedeutung. Und am Ende wieder, auf einer anderen Ebene, aus der eigenständigen Haltung zweier sich gegenüberstehenden Menschen heraus, eine neue Art des Nährens, des sich Anbietens, des Voneinander-Nehmens.

Ein anderes Beispiel soll kurz demonstrieren, dass es manchmal notwendig, zumindest sinnvoll ist, als TherapeutIn bewusst die Initiative zu ergreifen und sich in der Haltung eines Gegenübers den KlientInnen anzubieten und diesem Tridentitätsaspekt besondere Aufmerksamkeit zu schenken, um lebendigen Kontakt zu ermöglichen. In einer therapeutischen Ausbildungsgruppe, die von einem Mann geleitet wird, befindet sich nur ein männlicher Teilnehmer inmitten von Frauen. Dieser Teilnehmer erzählt, dass er sowohl im Privatleben als auch in seinem beruflichen Leben viel mit Frauen zusammen sei. Dies sei ihm eigentlich Recht und angenehm, aber ihm „fehle" auch etwas. Am dritten Tag des Seminars fragt ihn der Therapeut, ob er nicht einmal mit ihm als männlichem Gegenüber in einen Dialog treten möchte; er würde sich dazu anbieten, da er zum einen Lust dazu hätte und ihm zum anderen eine Erfahrung ermöglichen wolle, die er sonst, mit den anderen Teilnehmerinnen, nicht haben könne. Der Teilnehmer antwortet, er habe schon Lust dazu, aber er brauche dazu „einen Anlauf". Der Therapeut schlägt ihm einen tänzerischen Dialog „mit Anlauf" vor, der Teilnehmer stimmt zu. Sie stehen sich weit voneinander entfernt gegenüber, die Musik, ein afrikanisches Stück, erklingt. Der Klient bewegt sich ein, zwei Schritte auf den Therapeuten zu, dann eilt er ihm zügig entgegen, durchschreitet schnell den Raum (schneller Anlauf!), steht ihm gegenüber. Der Therapeut läßt sich Zeit, in Bewegung zu kommen, schlägt mit der rechten Hand den Rhythmus auf seinen Oberschenkel, während der Teilnehmer rechts und links um ihn herum tänzelt, bis sich beide umeinander drehen. Der Klient tut nun in diesem konkreten tänzerischen Dialog etwas, was, wie er später sagt, zu seinen Mustern bei Unsicherheit gehört: er bewegt sich choreografisch, tanzt „als ob": als ob es nicht so ernst wäre, als würde er darum bitten, dass auch der Therapeut es nicht so ernst nehmen möge, als ob er ein kleiner Junge sei, der mit seinem Gegenüber nur spielen wolle ... Der Therapeut spürt dieses „Als-ob", spürt auch, dass der Teilnehmer Erfahrungen gemacht haben muss mit der Vergeblichkeit seines Tuns, sein Gegenüber zu Reaktionen herauszufordern, und tritt einen Schritt beiseite und bleibt stehen. Der Teilnehmer tänzelt weiter um ihn herum, tut so, als hätte sich nichts verändert, als sei er nicht gekränkt über das offensichtliche Nicht-Eingehen auf sein Spiel und damit auf ihn. Doch dann stellt sich der Therapeut ihm in den Weg, schneidet ihm immer wieder den Weg ab, mit geradem Oberkörper und dann auch mit ausgestreckten Armen. Er bietet sich als Gegenüber an, er ist Gegenüber und dadurch kann der Klient seine Haltung verändern. Er tanzt nun gegen den Therapeuten an, „wie der Sohn gegen den Vater", wie später eine Teilnehmerin sagt. Er wird zu einem „Sohn", der sich gegen den Vater behaupten kann. Der Teilnehmer richtet sich gleichsam am Therapeuten auf, wächst an ihm. Er legt das Tänzeln und die Pose ab, wird aufrecht und groß und ein ebenbürtiges Gegenüber. Beide sind im Gleichklang, sie machen fast die gleichen Bewegungen, klatschen z. B. in der gleichen Sekunde in die Hände, der Blickkontakt wird fester. Danach tritt der tänzerische Dialog in eine neue Phase, in der andere Qualitäten der Begegnung wie (unerfüllte) Sehnsucht und Traurigkeit, die erst durch die Erfahrung des Gegenübers für den Klienten zu spüren möglich wurden, ihren Platz bekommen.

10.5 Beziehungen tanzen

Tanztherapie und insbesondere tänzerische Dialoge sind eine Begegnung zweier Menschen, in der sich Beziehungsthemen manifestieren können und in der Beziehungsfragen erlebbar und neues Verhalten ausprobiert werden kann. Alle Dialoge mit den schon beschriebenen Tridentitätsaspekten bergen Beziehungsthemen in sich. In diesem Kapitel soll es um Beziehungsthemen von KlientInnen mit einer konkreten Person und um leibliche Muster gehen, die in den Beziehungen einer Klientin oder eines Klienten immer wieder zu Tage treten. Nehmen wir ein Beispiel aus einer tanztherapeutischen Arbeit in einem Ausbildungsseminar, die mit einem Thema ohne jeglichen Beziehungsaspekt begann:

Eine Frau, Anfang 30, erzählt, sie habe am Vortag in der Eröffnungsrunde plötzlich ein „Black-out" gehabt, plötzlich sei alles weggewesen, was sie habe sagen wollen. Es erschrecke sie. Der Therapeut fragt nach, ob sie schon früher mal Black-outs gehabt habe. Sie berichtet von einem Black-out im Gespräch mit einem Mann am Vorabend dieses Seminars sowie von einem Black-out während ihrer Abiturprüfung in Biologie, das ihr nachhaltig in Erinnerung sei: „Ich bin mit der Note sehr gut in die Prüfung hineingegangen und dann bei der ersten Frage hatte ich plötzlich ein Black-out und wusste gar nichts mehr. Alles war weg, ich konnte nichts mehr beantworten. Der Lehrer war Gott sei Dank so nett, dass er mir gerade noch zu einer vier minus verholfen hat." Der Therapeut fragt nach und beide suchen nach Gemeinsamkeiten aller drei Black-outs, nach Stress, nach anderen Gefühlen, nach Konstellationen, in denen diese Black-outs auftraten – diese Versuche führen aber nicht weiter.

Schließlich bittet der Therapeut die Klientin, sich in dem Saal, in dem sie sich befinden, umzuschauen und dort für das Black-out einen Raum zu bestimmen. Sie weiß sofort, wo dieser Raum ist und teilt mittels zweier Decken ungefähr ein Drittel des Saales ab. „Das ist der Raum des Black-outs." „Und der übrige Raum? Welche Bedeutung hat er?" „Keine besondere. Das ist der Rest, das ist Alltag." Der Therapeut bittet die Klientin, sich irgendwo in den Alltagsraum zu stellen und von dort aus den Raum des Black-outs zu betrachten. Sie stellt sich drei Meter von dem Rand des Black-out-Raums entfernt hin und schaut: „Der Raum ist schwarz und gefährlich, ein schwarzes Loch." Sie wirkt dabei starrer als vorher und teilt auf Nachfragen mit, dass sie im Körper Enge und Ängstlichkeit spüre. Sie habe Interesse daran, sich mit dem Black-out, mit diesem gefährlichen schwarzen Raum, zu beschäftigen. Da sie dabei aber unsicher, ängstlich und erstarrt wirkt, beschließt der Therapeut, erst einmal für mehr Sicherheit und Boden Sorge zu tragen. „Suche dir doch bitte in dem Raum außerhalb des Black-out-Raumes, im Raum des Alltags, einen Platz größter Sicherheit." Sie schaut sich um und weiß, wo für sie dieser Platz ist. „Geh bitte dorthin." Sie tut dies: „Hier bin ich sicher, hier ist es gut." Der Therapeut bittet sie nun: „Schau bitte von diesem Platz aus, welchen Weg du zum Rande des Black-outs gehen könntest, einen geraden Weg, einen krummen Weg, weite Wege, kurze Wege, schau mal, welcher Weg von diesem Platz der Sicherheit aus deiner Vorstellung entspricht." Sie schaut sich kurz im Raum um und sagt dann: „Einen direkten geraden Weg bis zum Rand des schwarzen Raums." „Wenn du magst, dann geh diesen Weg." Sie geht zügig, schnurstracks vom Platz der Sicherheit auf den Rand des Black-out-Raums zu. „Halt einen Moment inne, überprüfe, wie es dir jetzt geht." Sie antwortet: „Gut. Besser als vorher, ich könnte jetzt in den Raum hinein weitergehen." „Wenn du magst, dann gehe hinein." Sie geht hinein und stellt sich mitten in den Raum des Black-outs. Nach einiger Zeit: „Hier ist es unheimlich, ich habe hier keinen Boden ..., ich fühle mich wie in Treibsand, ich drohe zu versinken." „Was hast du für Impulse?" Nach einiger Zeit: „Ich kann hier von allein nicht raus, jemand muss mich rausholen oder mir sagen, dass ich rauskommen soll. Da brauche ich Hilfe." Der Therapeut sagt: „Komm heraus." Sie kommt schnell heraus und stellt sich wieder in den Alltagsraum.

„Das ist ein schlimmes Gefühl, keinen Boden zu haben." Der Therapeut fragt nach: „Kennst du das Gefühl, keinen Boden zu haben, aus anderen Situationen?" Sie antwortet wie aus der Pistole geschossen: „Nein." Dann hält sie inne, nach einigen Sekunden steigt eine Erinnerung in ihr hoch: „Ich habe vor einem halben Jahr ein Seminar bei einem Psychotherapeuten besucht, dort habe ich den Boden verloren." „Und hast du ihn wiederbekommen?" „Ja, das habe ich", sie lächelt. „Magst du mir erzählen, worum es dabei ging?" Nun erzählt sie, dass bei diesem Seminar ihr „fehlender" Vater, von dem sie nur den Namen kennt und der wahrscheinlich in Amerika lebt und von dem sie sonst nichts weiß, Thema war. Nach einiger Zeit fällt ihr ein, dass die Therapeutin, bei der sie sich seit längerer Zeit in Therapie befindet, ihr kürzlich sagte, dass ihr Vater wohl für sie wie ein „schwarzes Loch" sei. Nun stellt sie Zusammenhänge her. Das „Black" im Black-out sei schwarz und der Raum des Black-outs sei ein schwarzes Loch. Alle vier Situationen, in denen sie ein Black-out hatte, die ihr jetzt eingefallen waren, hatten mit Männern zu tun. Der Therapeut sei ein Mann, der zumindest vom Alter her ihr Vater sein könnte, und ein Therapeut, mit dem das Vaterthema wieder auftauchen könnte ...

In dieser Phase des therapeutischen Prozesses tritt nun der Beziehungsaspekt bzw. die Beziehungsproblematik der Klientin zu Tage, das Thema „Black-out" verwandelt sich in das Thema „Vater" und darüber in ein Thema, das sich in der Beziehung zwischen ihr und dem männlichen Therapeuten widerspiegeln kann.

„Ich bin nicht dein Vater, aber du kannst mich als Therapeuten an seiner Stelle nutzen, wenn du magst, und mit mir das eine oder andere an Beziehung ausprobieren, vielleicht sogar in diesem schwarzen Raum." Sofort in einen tänzerischen Dialog zu gehen, macht ihr zuviel Angst. Beide überlegen eine Weile hin und her, dann schlägt ihr der Therapeut vor: „Ich stelle mich in den schwarzen Raum, in den Black-out Raum und du bleibst außerhalb, im Alltagsraum, stehen und dann schauen wir einmal, was passiert. Wenn du einverstanden bist, sag mir bitte, wo genau ich mich hinstellen soll." Sie ist einverstanden und weist dem Therapeuten einen Platz am Rande, in der Ecke des Black-out-Raums, zu. Dann überprüft sie ihre Anweisung und sagt: „Nein, das stimmt so nicht, geh bitte einige Schritte vor." Sie verweist ihn schließlich an einen Platz mitten im Black-out-Raum, so dass er ihr unmittelbar gegenübersteht. Es entsteht Stille, bewegungslose Spannung, die sich schließlich zuerst beim Therapeuten und dann auch bei ihr in einem tiefen Ausatmen entlädt. Allmählich beginnen nun beide hin und her zu schwanken, die Starre weicht kleinen, stillen, feinen Bewegungen auf der Stelle. Der Therapeut verspürt zwar den Impuls, ihr näher zu kommen, kommt aber zu diesem Zeitpunkt noch nicht vom Fleck und auch sie bewegt sich auf der Stelle. Dann, fast im gleichen Moment, sie einen Bruchteil einer Sekunde früher als er, kommen beide einen Schritt aufeinander zu. Sie bewegt sich nun schrittweise, vorsichtig, behutsam auf den Therapeuten zu, zögert kurz an der Grenze des Alltagsraumes zum Black-out-Raum und überschreitet sie dann entschlossen. Nun tanzt sie um den Therapeuten herum, beäugt ihn von allen Seiten im Sicherheitsabstand von zwei Metern. Schließlich stehen sich beide gegenüber, im gleichen Rhythmus tanzend. Gefühle der Klientin wie Trauer, Sehnsucht, Scheu, Angst, Hoffnung werden sichtbar. Der tänzerische Dialog tritt in eine neue Phase. Die Klientin traut sich nun, den Therapeuten zu nutzen, um sich im Ausdruck ihrer Gefühle und Wünsche auszuprobieren, seine Hände zu berühren, gegen seine Hände zu drücken, seine Oberarme und Schultern zu ertasten, sein Gesicht scheu zu berühren ... um ihn, wie sie später sagt „leibhaftig zu spüren, zu spüren, dass er da ist." Schließlich läuft ihr gemeinsamer langsamer Tanz aus, die Bewegungen werden kleiner und kleiner, bis sie zum Stillstand kommen. Der Therapeut fragt sie: „Wie ist jetzt dein Boden?" Sie antwortet: „Gut, der Treibsand ist weg. Ich habe festen Boden unter den Füßen." Beide sprechen über das, was sie erlebt haben, stellen zusammen mit den anderen TeilnehmerInnen des Seminars Verbindungen zu dem Thema ihres fehlenden Vaters her, zu ihren Black-outs ...

Dass ein Thema ohne jeden Beziehungsaspekt daherkommt, dann aber, während man einen erlebnisbezogenen Zugang schafft, so wie hier mit Hilfe des Verraumens (s. Kap. 12), Beziehungsaspekte gewinnt, geschieht häufig in der therapeutischen Arbeit. In anderen Fällen bringen KlientInnen konkrete Begegnungs- bzw. Beziehungsthemen in die Arbeit ein. „Immer, wenn ich nicht so gut drauf bin, zieht sich mein Freund zurück." Der Therapeut fragt nach, wie sich das „nicht so gut drauf sein" äußert und erkundigt sich, auf welche Weise sich der Freund zurückzieht. Dann kann er der Klientin anbieten, mit ihm in einen tänzerischen Dialog zu treten. Ihr Beziehungsthema wird zur Ausgangssituation des Dialoges. Sie nimmt eine Haltung ein oder beginnt mit einer Bewegung, in der sie ausdrückt, dass sie „nicht so gut drauf ist". Der Therapeut wiederum verkörpert das „Zurückziehen" ihres Freundes. Dabei braucht er nicht den Freund genau zu kopieren, es reicht, wenn er den Aspekt darstellt bzw. verkörpert und tanzt, um den es hier geht, den Rückzug. Der in dieser Konstellation beginnende Dialog kann von der Klientin vor allem dazu genutzt werden, differenziert zu erleben, was in der Situation, in der Bewegung beider genau passiert – Momente und Muster die „automatisch" und unbewusst ablaufen und deren Beachtung „Knackpunkte" der Problematik sein können – und verschiedene Möglichkeiten auszuprobieren, wie sie auf den Rückzug ihres Freundes reagieren oder ihn verhindern kann. Bei diesem Prozess kann ihr der Therapeut aus seinem leiblichen Erleben heraus mit seinen Sharings oder Feedbacks im tänzerischen und verbalen Dialog Hilfe und Unterstützung geben.

10.6 Themenzentrierte Dialoge

Themen, die in therapeutischen Prozessen auftauchen, können den Inhalt tänzerischer Dialoge bestimmen. Ein Klient z. B. war Zeit seines Lebens unfähig gewesen zu trauern. Der Satz seiner Mutter: „Es wird schon wieder gut“, hatte ihn zwar als ganz kleinen Jungen getröstet, wurde dann aber zur Keule, die jede Traurigkeit niederhielt, vor allem, als sich die Sätze mit seinem Größerwerden verschärften zu: „Sei nicht so'ne Heulsuse. Da muss man sich ja schämen, mit so'nem Jungen.“ Im Zuge der therapeutischen Arbeit lösten sich die Spannungen, mit denen er körperlich die Traurigkeit und seine Trauer unterdrückte und er konnte in zunehmendem Maße traurig sein. Einmal, als er traurig war und die Therapeutin ihn fragte, wo er seine Traurigkeit körperlich spüre, bemerkte er: „Entweder ich achte auf meinen Körper und spüre ihn, dann geht mir das Gefühl der Trauer flöten. Oder ich bin traurig und dann fühle ich mich in meinem Körper nicht mehr zu Hause, dann spüre ich körperlich nichts mehr.“ Da die Stunde fast zu Ende war, schlug die Therapeutin ihm vor, zur nächsten Stunde eine Musik mitzubringen, die seiner Traurigkeit Ausdruck und Klang geben könne, um dann eventuell gemeinsam nach Wegen zu suchen, wie er die Fremdheit seines Körpers überwinden könne. Beim nächsten Mal brachte er „traurige Musik“, wie er sagte, mit. Die Therapeutin schlug ihm vor, diese Musik zu hören und dabei auf seinen Körper zu achten, sich zu bewegen und vielleicht zu tanzen. Das traute er sich nicht; es machte ihm, so allein und von der Therapeutin beobachtet, Angst. Beide sprachen über seine Erfahrungen, Gefühle öffentlich zu zeigen, beobachtet und beschämt zu werden. Dann schlug die Therapeutin vor: „Vielleicht können wir deine Musik spielen lassen und uns gemeinsam dazu bewegen. Ich warte ab, wie die Musik auf mich wirkt, und wenn sie mich an meine Traurigkeit erinnert, dann werde ich mich dazu bewegen und tanzen und du machst das Gleiche: hörst die Musik, lässt sie auf dich wirken und versuchst, das mit deinem Körper auszudrücken, was in dir entsteht.“ Diesen Vorschlag konnte er gut annehmen, er fühlte sich nicht so allein. Beide tanzten erst für sich – ohne Bezug zueinander – dann gab es gelegentliche Blicke aus den Augenwinkeln. Es entfaltete sich ein tänzerischer Dialog, in dem der Klient überwiegend für sich allein tanzte, aber die Tatsache, dass sich die Therapeutin auch bewegte und dabei ihre eigene Trauer ernst nahm und körperlich zum Ausdruck brachte, machte ihm Mut, sein neu entdecktes Gefühl der Traurigkeit in Bewegungen umzusetzen und sich darüber seinen Körper auch emotional anzueignen. Hier hatte der tänzerische Dialog vor allem die Funktion, dem Klienten Erlaubnis und Unterstützung für Bewegungen in Verbindung mit Gefühlen zu geben.

Eine andere Klientin, die es Leid war, „immer leise zu treten“ – im wörtlichen und im übertragenen Sinne – hatte bei einer tanztherapeutischen Arbeit entdeckt, wie gut es ihr tat, mit den Füßen aufzustampfen und dabei ihre Kraft und Energie, ihre Meinung und ihren Willen kund zu tun. Nun stellte sie sich die Frage, wie sie denn auf andere Menschen wirke, wenn sie so sei. Ihr wurde bange, ob sie denn nicht andere Menschen verschrecken könnte und diese dann den Kontakt abbrechen würden. Die Therapeutin sagte ihr, es könne sein, dass andere Menschen davon verschreckt würden, sie würde es sicher nicht verschrecken. Die Klientin könne im Tanz mit ihr die Wirkung ihres Aufstampfens ausprobieren und mal schauen, was dabei zwischen beiden passiere. Sie wählten eine Trommelmusik aus, suchten jeweils ihre Ausgangsposition und tanzten und probten den Tanz des Füßeaufstampfens in immer neuen Variationen. Die Therapeutin probierte tänzerisch verschiedene Reaktionen aus, wich z. B. in der Rolle der Erschrockenen zurück oder begann in der Rolle der Sich-Verteidigenden und der Angreifenden mit den Füßen zu stampfen. Es entstand ein „Stampfkämpfchentanz", in dem sich unterschiedliche Aktionen und Reaktionen abwechselten. Hier hatte der tänzerische Dialog vor allem die Funktion, eine neu gewonnene Eigenschaft zu erproben und zu „sichern" und in die Kontaktmöglichkeiten mit anderen Menschen zu integrieren.

Tänzerische Dialoge können auch dazu dienen, Körperthemen und -muster aus ihrem quasi zwangsläufigen Ablauf zu befreien. Eine Klientin spürte z. B. Gefühlsregungen wie Neugier, Begeisterung, Freude, Glück in ihrem Bauch wie „rot-grün-gelb-blaue Luftballons oder kleine lebendige Springteufelchen". Gleichzeitig schmerzte sie ihr Herz so sehr, dass ihr fast die Luft wegblieb. Bei dem Vorschlag, zu versuchen, bewusst weiterzuatmen und dadurch vielleicht eine Verbindung zwischen Bauch und Herz herzustellen und darüber herauszufinden, was passiert, stellte die Klientin fest, dass allein die Vorstellung, dies zu tun, sie in Panik versetze. Sie befürchtete, ihren Herzschmerz nicht aushalten zu können. Die Therapeutin sagte deshalb: „Komm, lass uns aussteigen aus dieser nahen Körperarbeit und der bedrohlichen Situation und aufstehen. Bitte, zeige mir, wie es in deinem Bauch aussieht. Sei für einen Moment dein Bauch oder die rot-gelb-grün-blauen Luftballons oder die kleinen Springteufelchen. Zeig mir, wie sie sich bewegen." Nach einem kurzen Moment der Konzentration lächelte die Klientin, kauerte sich ganz klein auf den Boden, um dann plötzlich mit hoch erhobenen Armen „wie eine Sprungfeder" in die Luft zu springen, sich wieder zusammenzukauern, mit seitlich abgespreizten Armen wieder hochzuspringen und in die unterschiedlichen Richtungen in den Raum hineinzuspringen ... Das machte ihr offensichtlich kindlichen Spaß, ihr Gesicht rötete sich leicht und sie lachte, mal verschmitzt, mal laut. Als sie diesen Tanz beendete, antwortete sie nach einiger Zeit auf die Nachfrage, was sie jetzt spüre: „Oh, je, mein Herz ... jetzt sticht's wieder." Die Therapeutin bat sie, einen Schritt zur Seite zu gehen und sie an ihre Stelle zu lassen. „Ich schlage dir vor, das ich jetzt für eine Zeit dein Bauch bin, ihn so tanze, wie ich dich eben erlebt habe, so gut ich es mit meinem Körper und meinen Möglichkeiten kann. Und dir schlage ich vor, dein Herz zu sein, das sticht. Was immer dir an Bewegungen, an Rhythmen, an inneren Bildern und Empfindungen dazu einfällt, lass im Tanz seinen Ausdruck finden ... Nicht starr und atemlos werden, lieber aktiv sein ... Lass uns das Experiment wagen, ich glaube, du schaffst das. Nimm dir ein Herz." Nachdem die Klientin der Therapeutin eine Weile bei ihrem Tanz des Bauches regungslos zugeschaut hatte, sprang die Klientin in ihrer Rolle als stechendes Herz mit geballten

Fäusten und den Worten: „Lass das!“ auf die Therapeutin zu und „stauchte sie von allen Seiten zusammen“, so drückte die Klientin es später aus. Als die Therapeutin sich nicht ganz einschüchtern und in ihren Bewegungen einschränken ließ, versuchte die Klientin es damit, sie mit ihren Armen festzuhalten und so einzuengen, dass ihr fast die Luft wegblieb. Die Klientin rief dabei: „Du bist wirklich unmöglich. Du spinnst. Benimm dich endlich anständig.“ Die Therapeutin bat die Klientin, in ihrem Tun innezuhalten und mitzuteilen, was ihr gerade einfiel, welche Stimme die Sätze hatten usw. Irgendwann lockerte sich die Umarmung der Klientin ein wenig, wurde weicher und eher haltend als festhaltend und einengend. Die Therapeutin fragte die Klientin nach ihrem Herzen. Sie antwortete, es fühle sich verwundet an, aber sie habe ein zärtliches Gefühl für es und spüre, dass auch Zärtlichkeit von ihm ausgehe. Sie könne sich vorstellen, wie es sein könnte, Glücklichsein und Freude in Zukunft zu ertragen, ohne dass das Herz schmerzen müsse.

10.7 Sonderformen des tänzerischen Dialoges

10.7.1 Ping-Pong-Dialog

Die Ausgangssituation ist einfach. Zwei Menschen stehen sich gegenüber, entweder zwei TeilnehmerInnen einer Gruppe oder Therapeut/Therapeutin und Klient/Klientin. Abwechselnd machen beide eine Bewegung, erst der oder die eine, dann der oder die andere, erst ping, dann pong usw. Dabei reagieren sie aufeinander, beziehen sich aufeinander, gehen aber auch den eigenen Impulsen nach. Diese einfache und klare Struktur hat gegenüber dem offenen und freien tänzerischen Dialog für etliche KlientInnen Vorteile. Viele KlientInnen bringen in die Tanztherapie allenfalls eine stille, manchmal heimliche Freude an Tanz und Bewegung mit. Oft ist die Freude nur zu erahnen, wie eine kleine Sehnsucht. Immer bringen sie eine Geschichte ihres Körpers, eine Geschichte von Erfahrungen und Erleben des Tanzes und der Bewegung mit, die in der Regel alles andere als erfreulich ist. Vielfach wurden ihre Bewegungen und damit ihre Lebensäußerungen von anderen Menschen eingeschränkt oder verlacht, sie wurden niedergemacht oder beschämt. Werden sie nun vor die Situation gestellt, frei mit anderen TeilnehmerInnen einer Gruppe oder der Therapeutin oder dem Therapeuten zu tanzen, so erleben sie dies manchmal als eine Herausforderung, der sie sich nicht gewachsen fühlen. Freude am Tanz und Sehnsucht zu tanzen mag zwar vorhanden sein, Angst und Scham überwiegen aber. Für diese Menschen ist der Ping-Pong-Dialog ein guter Einstieg. Die klare Form gibt Sicherheit, wirkt wie ein Rahmen. Gefordert ist jeweils nur eine Bewegung, die jeder Mensch irgendwie zustande bringt, sei es mit der Hand oder der Schulter usw. Sogar unwillentliche und fast unmerkliche Bewegungen, Schattenbewegungen (s. Kap. 8.1) können das Ping im Dialog sein, wenn es von der Partnerin oder dem Partner als Pong reflektiert wird. So beginnt der tänzerische Ping-Pong-Dialog oft verhalten, mit kleinen Bewegungen oder mit pantomimischen Darstellungen. Irgendwann werden dann die Tanzenden meist mutiger, gelassener und spontaner. Die Bewegungen werden flüssiger, es wird nicht mehr so viel überlegt: „Was soll ich denn jetzt tun?" Sie beziehen sich mehr aufeinander. Aus Gesten werden fließende Bewegungen, aus Pantomime wird Tanz.

Hier kann von Seiten der Therapeutin die Aufforderung erfolgen: „Lasst uns nun offener und freier in unseren Bewegungen sein. Es dürfen jetzt auch Bewegungen gleichzeitig gemacht werden." So wird der Ping-Pong-Dialog zur Vorstufe des freien tänzerischen Dialogs. Er hat in diesem Fall seinen Zweck erfüllt, Sicherheit zu geben, und kann durch eine offenere Form abgelöst werden

Der Ping-Pong-Dialog wird nicht von Musik begleitet, da diese dazu tendiert, die Struktur aufzuheben. Erst wenn aus der klaren Bewegungsabfolge Ping-Pong-Ping-Pong ein freierer, tänzerischer Fluss entstanden ist, kann Musik zur Unterstützung dieses Prozesses eingesetzt werden.

Wie alle Regeln, Rahmen und Strukturen können manche KlientInnen diese als Einschränkung oder Fessel erleben. Dann ist dies ein Thema, das therapeutisch weiterbearbeitet werden kann oder muss.

10.7.2 Tanz der Hände

Die Ausgangsposition, hier während der Anleitung von GruppenteilnehmerInnen, ist wiederum einfach. „Ich lege eine Musik auf und bitte euch beide, miteinander dazu zu tanzen. Es gibt eine Besonderheit bei dem Tanz. Ihr seid mit jeweils einem Finger miteinander verbunden. Wie sich die Finger berühren, ist egal. Ihr könnt auch während des Tanzes den Finger wechseln, das bleibt alles euch überlassen." Diese Form des tänzerischen Dialogs wird von den Tanzenden sehr unterschiedlich empfunden und durchgeführt. Manche tanzen sehr sanft miteinander, andere hakeln mit den Fingern, wieder andere spielen tanzend und tänzelnd. Manche fühlen sich durch den Fingerkontakt in ihren Bewegungen eingeschränkt, andere staunen darüber, welche Bewegungsvielfalt durch den Fingerkontakt oder trotz des Fingerkontaktes möglich ist. Wie immer im tänzerischen Dialog tritt zutage, was das Thema oder die Muster der Einzelnen sind. Die besondere Chance dieser Art des tänzerischen Dialoges besteht darin, dass die Beteiligten zu neuen Arten von Bewegungen angeregt werden. Im Fingerdialog entstehen Bewegungen, die sie in dieser Form und in dieser Qualität ohne Fingerkontakt nicht gemacht hätten.

Die sich berührenden Finger verschwinden bei manchen Tanzenden nahezu aus dem Blickfeld der Aufmerksamkeit, bei anderen stehen sie im Mittelpunkt ihrer Wahrnehmung, werden warm oder gar heiß und wirken wie eine Nabelschnur intensiven Kontaktes. Wenn zwei Menschen ihren Arm ausstrecken und sich mit den Fingern berühren, dann ist dies eine Berührung an den Grenzen der Reichweite der beiden Menschen, und damit ihres Persönlichen Raums (s. Kap. 11). Wenn Menschen ihre Arme ausstrecken und einen Kreis um sich ziehen, beschreiben ihre Fingerspitzen die Grenzen ihres Persönlichen Raumes. All das, was in diesem Raum ist und wer in diesen Raum hineingelassen wird, ist für den Menschen von besonderer Bedeutung. Wenn andere Menschen diesen Raum betreten, kann man sie berühren. Man kann aber auch von ihnen berührt werden. Andere Menschen in den Raum der Reichweite hineinzulassen, setzt Vertrauen voraus, denn der Sicherheitsabstand wird damit unterschritten. Wir bezeichnen diesen Raum auch als Raum des Reichtums, weil alles, was in der Reichweite eines Menschen liegt, und all das, was wir in diesem Raum bewahren, zu seinem Reich gehört.

Im Fingerdialog wird an der Grenze dieses Persönlichen Raumes gespielt, haben die Tanzenden die Möglichkeit Finger, Hand oder Arm ihres Gegenübers in ihren Persönlichen Raum hineinzulassen, aber auch wieder hinauszubefördern. Die Grenzen des Persönlichen Raums können gewahrt, verteidigt, gefestigt werden. Sie können aber auch flexibel und durchlässig werden.

Unterschiedliche Finger im Kontakt zueinander laden zu unterschiedlichen Kontaktqualitäten ein. Begegnen sich zwei Mensch mit ihren Daumen, neigen sie eher dazu zu drücken, während Berührungen der kleinen Finger meist zu zarten bis zärtlichen Berührungen und Bewegungen anregen. Verbinden sich die Mittelfinger, ist die ganze Hand offen, was der Begegnung und dem Dialog oft eine besonders offene Qualität und viele Möglichkeiten gibt. Zeigefinger reizen manche zum Fingerhakeln, andere dazu, Spannung in den ganzen Arm zu nehmen und viel mit Nähe und Distanz zu experimentieren. Diese Beobachtungen beschreiben Häufungen, können aber in jedem Einzelfall andere Formen annehmen, ebenso wie sich natürlich andere „Paarungen" von Fingern, die sich berühren, ergeben können.

10.7.3 Dialog der Augen

Die Augen sind immer am tänzerischen Dialog beteiligt. Blicke begegnen sich und verlieren sich, haken sich ineinander ein, berühren sich, treffen sich, wenden sich einander zu und wenden sich ab. Insofern kann jeder tänzerische Dialog auch ein Dialog der Augen sein.

Im Dialog der Augen wird der Blickkontakt explizit zum Thema: „Ich bitte dich, bei unserem folgenden Tanz vor allen Dingen Kontakt mit den Augen zu halten. Ich werde das auch tun. Wir können beide selbstverständlich wegschauen. Es geht nicht darum, Blickkontakt auszuhalten, und es muss schon gar nicht möglichst lange sein. Aber lasst uns immer wieder Kontakt mit den Augen aufnehmen, immer wieder in die Augen schauen und all das, was dabei geschieht, in die Bewegung, in den Tanz hineinnehmen." Diesen Tanz der Augen setzen wir vor allen Dingen dann ein, wenn wir merken, dass mit dem Blickkontakt zwischen KlientInnen und uns „irgendetwas“ ist. Dieses „Irgendetwas“ ist oft nicht greifbar. Es mag sich an Beobachtungen festmachen wie der, dass die Klientin oder der Klient oft wegschaut oder gelegentlich die Therapeutin oder den Therapeuten starr anblickt. Dieses „Irgendetwas“ kann sich auch darin äußern, dass die Augen der KlientInnen eine besondere, nicht greifbare Resonanz im Therapeuten oder in der Therapeutin hervorrufen. Im Dialog des Tanzes der Augen tritt zutage, was ist, wird konkret erlebbar, was sich in diesem „Irgendetwas“ verbirgt. Die Blicke der Therapeutin werden im Tanz der Augen vielleicht zu den abwertenden Blicken der Mutter oder zum abschätzenden Blick des Ex-Mannes. Die Klientin erlebt ihre Reaktion auf diese abwertenden Blicke und kann, da sie, anders als früher, in Bewegung ist und nicht erstarrt, ihren Impulsen nachgehen, die als Reaktion auf diese Blicke entstehen. Sie kann damit vielleicht Hilflosigkeit und Ohnmacht überwinden, Zorn zeigen oder auch wegschauen, all das tanzen, was in ihr entsteht und sie innerlich bewegt. Oder: KlientInnen spüren beim Dialog der Augen ihre Sehnsucht danach, angeschaut zu werden, ihren Heißhunger, gesehen zu werden und in den Augen der anderen Beachtung und Spiegelung zu erfahren. Oder die KlientInnen kommen über den Dialog der Augen in Kontakt mit ihrer Scham oder den Grenzverletzungen, die sie erfahren haben.

Auch der tänzerische Dialog der geschlossenen Augen hat seine besondere Qualität, macht oft überraschende und berührende Erfahrungen möglich. Zugänge zum Erleben der TeilnehmerInnen einer Gruppe, die sich paarweise zusammengetan haben, können darin bestehen, dass jeweils eine Person sehend ist und die andere nicht sieht, oder aber, dass beide nicht sehen – und so miteinander auf dem „gleichen“ Boden der Musik tanzen. Die Tanzenden können in beiden Rollen etwas darüber erfahren, wie sie es mit Angst und Unsicherheit, mit Behinderungen und Einschränkungen, mit Verantwortung und Vertrauen, Starrheit und Beweglichkeit, mit Führen und Geführtwerden, mit Beherrschung, Verlust und Kontrolle, mit Erregung und mit ihren Sinnen halten. Viele TeilnehmerInnen äußern nach dieser Erlebniseinheit, dass ihre Vorstellung von sich und der Situation, ihr Selbstkonzept „ins Wanken“ geraten ist. Sie hatten z. B. vermutet, dass es schrecklich sein müsse, sich der Situation, nichts zu sehen, auszusetzen, und konnten nun feststellen, dass damit für sie Ruhe und Fallenlassen verbunden war. Oder aber andere stellen fest, dass sie das Ausmaß an Angst vor Kontrollverlust vollkommen unterschätzt hatten.

10.7.4 Rücken-Dialog

Jemanden im Rücken zu haben, gibt Sicherheit, Ruhe und Kraft. In dem Kapitel über Leibbewegungen haben wir schon darauf hingewiesen, welche Bedeutungen die rückwärtige Richtung bzw. der Rückraum haben kann. Im tänzerischen Dialog Rücken an Rücken können diese Bedeutungen erlebt und erweitert werden. Viele KlientInnen verspüren Scheu, Scham und Angst bei der Vorstellung, jemand könne in ihren Rückraum kommen oder gar ihren Rücken berühren. Deswegen setzt der Dialog Rücken an Rücken Vertrauen voraus. Er bedarf der Vorbereitung und Heranführung in dem Wissen, dass er bei manchen KlientInnen unmöglich bleiben wird.

Der Anfang liegt wie so oft in der Achtsamkeit dem Rücken gegenüber. Selten nur erwähnen KlientInnen selbst ihren Rücken „einfach so", allerdings klagen sie häufig über Rückenschmerzen. Der Rücken ist, solange er nicht schmerzt, eher eine unbekannte oder unerwähnte Leibinsel. Vielleicht gehört es zu den Strömungen unserer Zeit, dass nach vorn geschaut, nach vorn gekämpft, nach vorn gelebt wird, während die Rückseite unbeachtet im Schatten bleibt.

Zumeist lenken wir TherapeutInnen gezielt die Aufmerksamkeit auf den Rücken. Ein Klient erzählt z. B., was er „hinter sich hat". Die Therapeutin fragt, was denn sein Rücken dazu meint, ob denn auch seine Rückseite beteiligt sei ... Eine Teilnehmerin einer therapeutischen Gruppe tanzt. Dem Therapeuten „sticht" ihr Rücken ins Auge. Er beginnt, sich um ihren Rücken zu sorgen, auch wenn er dazu keinen offensichtlichen Anlass hat. Der Rücken der Teilnehmerin ist, als er genauer hinschaut, nicht in besonderer Weise auffällig, sogar im Vergleich zu den anderen überdurchschnittlich beweglich. Aber er nimmt seine Resonanz ernst und teilt der Klientin sein Sharing mit. Sie erzählt bewegt, dass der Rücken ihr Sorgenkind sei: „Vor einigen Monaten wurde ich morgens im Bett wach und konnte den Rücken nicht mehr bewegen. Das war grauenhaft, ich musste sofort an Kafkas Käfer denken ..."

Wenn wir nach dem Rücken fragen, hören wir oft erstaunliche Geschichten. Freilich stoßen wir auch oft auf Unverständnis und Nicht-Erleben. „Mein Rücken? Was soll denn mit dem sein? Der ist bestimmt in Ordnung!" Wenn wir dann vorschlagen, doch eine oder zwei Minuten lang die Aufmerksamkeit auf den Rücken zu richten, erleben KlientInnen häufig zuerst eine erschreckende Taubheit und Gefühllosigkeit, dann aber gerät ihr Erleben in Bewegung. Viele Menschen haben Schlimmes mit ihrem Rücken erlebt. Ihnen wurde Rückendeckung verwehrt oder ist in den Rücken gefallen worden, ihr Rücken wurde beschämt oder geschlagen. Viele sehnen sich so sehr nach Rückendeckung und mussten so lange damit leben, dass diese Sehnsucht nicht erfüllt wurde, dass sie das Erleben dieser Sehnsucht und damit gleich ihren Rücken betäubten. Hier gilt es, in der Therapie den Rücken und damit das Erleben der Rückseite neu zu beleben und zu integrieren.

Eine Möglichkeit des tänzerischen Dialoges ist die Hand auf dem Rücken: Die Therapeutin fragt z. B. die Klientin, ob sie ihr eine Hand auf den Rücken legen darf. Die Klientin bestimmt an welcher Stelle. Die Therapeutin macht vielleicht einen Vorschlag aus einer Beobachtung oder einem Sharing heraus oder nimmt Bezug auf eine Stelle, die die Klientin zuvor als schmerzend oder gespannt erwähnt hatte. Die Klientin entscheidet auch darüber, ob die Hand der Therapeutin den Rücken berührt oder in einem Abstand von fünf bis zehn Zentimetern entfernt vom Rücken gleichermaßen schwebt.

Auch diese Berührung aus der Nähe zeigt Wirkung – weniger intensiv als die unmittelbare Berührung – und gibt manchen KlientInnen mehr Schutz und Sicherheit. Nun lädt die Therapeutin die Klientin ein, zu spüren und wahrzunehmen, was sich in ihrem Rücken – und anderswo! – verändert. Vielleicht stockt ihr Atem, vielleicht richtet sich die Klientin auf oder lässt sich leicht gegen die stützende Hand sinken, vielleicht verkrampft sie ihre Kiefermuskeln oder spannt ihre Knie. Nach der Phase der Aufmerksamkeit, bei der gegebenenfalls die Stelle der Hand gewechselt wird, kann die Therapeutin vorschlagen: „Spüre nun die Bewegungsimpulse, die sich aus deinem Rücken ergeben oder in deinem ganzen Körper. Nimm sie wahr und gehe ihnen nach. Ich werde dich mit meiner Hand begleiten, so gut ich kann." Ein tänzerischer Dialog zwischen Hand und Rücken, zwischen Therapeutin und Klientin beginnt.

Wenn KlientInnen und TherapeutInnen viel Vertrauen zueinander haben, kann sich ein tänzerischer Dialog unmittelbar Rücken an Rücken entfalten. „Ich schlage dir vor, dass wir gemeinsam Rücken an Rücken tanzen. Ich lege eine Musik auf und dann stellen wir uns mit unseren Rücken zueinander und wir schauen einmal, was unsere Rücken wollen, wie sie in den Dialog gehen." Meist wählen wir ruhigere Musik, die zu langsamen Bewegungen einlädt. Ruckhafte und wilde Bewegungen können sich aus dem Erleben des tänzerischen Dialogs ergeben, sollten aber nicht über die Musik forciert werden. Die meisten KlientInnen spüren am Anfang des Rücken-Dialoges ein Bedürfnis nach Anlehnung mit all den damit verbundenen Begleitgefühlen. Dafür muss Platz sein, dann kann sich daraus Weiteres ergeben.

Manche KlientInnen kennen Rücken-an-Rücken-Übungen, in denen eine Person die andere auf den eigenen Rücken hebt. Wir betonen deshalb, dass der Rücken-Dialog keine Kraft- oder Dehnübung ist, sondern dass es vor allem um das Erleben geht. Deswegen leiten wir fast immer den Rücken-Dialog mit einer Phase der Achtsamkeit ein: „Nimm wahr, was du jetzt erlebst, wo wir Rücken an Rücken stehen."

10.7.5 Faden-Dialog

Wir haben oft beobachtet, dass zwei Menschen miteinander tanzen, als seien sie mit unsichtbaren Fäden verbunden. Aus dieser Beobachtung heraus haben wir eine Form des tänzerischen Dialoges, den Faden-Dialog, entwickelt, der eigene therapeutische Qualitäten ermöglicht. Ihn anzuregen macht vor allem dann Sinn, wenn der körperliche Aspekt der Leiblichkeit im Vordergrund des Interesses steht. TherapeutInnen und KlientInnen vereinbaren, dass sie sich als Verbindung zwischen ihnen einen oder zwei imaginäre Zauberfäden vorstellen. Die Zauberfäden dehnen sich oder ziehen sich zusammen, sie können sich nicht verwickeln, verknoten, verwirren – es sind eben Zauberfäden. Diese Zauberfäden stellen nicht nur irgendeine Verbindung zwischen TherapeutInnen und KlientInnen her (was auch schon sinnvoll wäre), sondern wichtig ist, dass der Zauberfaden oder die Zauberfäden an bestimmten Stellen des Körpers der Klientin bzw. des Klienten sowie der Therapeutin oder des Therapeuten befestigt werden. Wir überlassen die Entscheidung über diese Stellen des Körpers den KlientInnen, behalten uns als TherapeutInnen aber vor, die Stelle, an der die KlientInnen den Faden bei uns befestigen möchten, anzunehmen oder abzulehnen bzw. zu eine andere Stelle zu wählen.

Im Folgenden geben wir ein Beispiel eines Fadendialogs des Therapeuten mit einer Klientin: „Du hast eben gesagt, dass du dir Sorgen um dich, um deinen Körper machst. Gibt es eine Stelle in deinem Körper, die dir jetzt besonders wichtig ist, sei es, dass sie schmerzt oder geschmerzt hat oder die Sorgen macht, weil sie vielleicht immer zu kurz kommt, oder die dir einfach jetzt einfällt?" Die Klientin sinniert und sagt dann: „Mein Kopf oder der Kopf- und Halsbereich." Der Therapeut fragt: „Welche Stelle deines Körpers ist das Gegenteil davon, deine Gegenstelle?" Die Klientin antwortet: „Mein Rücken." Der Therapeut schlägt ihr vor, an einer Stelle an ihrem Kopf einen Zauberfaden zu befestigen. Sie wählt ihren Scheitelpunkt, die höchste Stelle an ihrem Kopf und befestigt dort den imaginären Zauberfaden. Der Therapeut bittet sie, ihm den Zauberfaden zu reichen, sie fasst ihn ganz behutsam von ihrem Scheitelpunkt ausgehend an und übergibt ihn. Der Therapeut übernimmt den Faden und fragt sie, wo er diesen dehnbaren Zauberfaden bei sich befestigen soll. Sie sagt: „In der Mitte deines Bauches, etwas höher als dein Bauchnabel." Er befestigt dort den Zauberfaden. Das Gleiche vollzieht sich mit ihrem Zauberfaden vom Rücken, der bei ihm auf dem Scheitelpunkt seines Kopfes befestigt werden soll. Der Therapeut sagt ihr: „Lass uns jetzt miteinander tanzen. Diese Zauberfäden können sich nicht verheddern, sie verbinden uns. Auch wenn wir uns drehen, wenn wir weiter weggehen oder näher herankommen, bleiben wir damit in Verbindung und tanzen."

Sie tanzen zu der Filmmusik: Twin Peaks. Die Klientin beginnt mit leichten wiegenden Bewegungen ihres Kopfes, schwankt mal nach rechts oder links, vor allem aber vor und zurück, der Bauch des Therapeuten bewegt sich auch mal nach rechts oder links, mal vor oder zurück. Im Laufe der Zeit entwickelt sich der Fadendialog zu einem Tanz, indem aus den relativ gleichförmigen und kleinflächigen Vor- und Zurückbewegungen der Klientin ein dynamischer Tanz wird, der nicht nur wie am Anfang lediglich den Oberkörper, sondern mehr und mehr den ganzen Körper erfasst, mit weitausholenden, den Raum ausnutzenden Bewegungen. In ihrem Tanzmuster bleiben die „Vor-und-Zurück"-Bewegungen erhalten, aber ihr Rückgrat wird zum Ende des Fadendialogs hin beweglicher. „Mein Kopf hat Verbindung gefunden über deinen Bauch zu meinem Rücken", erzählt sie später, „so dass ich das Vor und Zurück, das Suchen und Ausloten von Nähe und Distanz zu dir mit meinem ganzen Körper ausprobieren konnte". Sie selbst fühlt sich lebendiger, durchlässiger, ihr ist ihr Nähe-Distanz-Thema bewusst geworden, ihre Sehnsucht und Vorsicht, die sich auch körperlich „festgesetzt" hatte. Sie hat sich mit diesen Themen im Tanz ausprobiert. Die Fäden, die sie mit dem Therapeuten verbanden, haben ihr dabei Sicherheit gegeben und ihre Experimentierfreudigkeit unterstützt.

Der Anlass zu einem Fadendialog kann also darin bestehen, dass eine Körperstelle der Klientin oder des Klienten sehr angespannt ist und schmerzt oder als starr und festgehalten erlebt wird. Der Fadendialog kann auch körperliche Black-outs beheben, Leibinseln, die gar nicht gespürt oder als taub empfunden werden, wieder „zum Leben erwecken". Körperstellen, die als gegensätzlich und unvereinbar von der Klientin oder dem Klienten erlebt werden, können eine neue Beziehung zueinander finden, wenn sie sich über die Zauberfäden einen erweiterten Kontakt mit dem Therapeuten oder der Therapeutin öffnen und so in Bewegung geraten.

Der Zauberfaden hält Verbindung und macht Verbindungen zum Thema. Dadurch, dass dieser Faden elastisch ist, bindet und fesselt er nicht. Die Befestigung des Zauberfadens an bestimmten Körperstellen hat unterschiedliche Wirkungen. Am Anfang des Tanzes lenkt sie in den meisten Fällen die Aufmerksamkeit der Tanzenden auf diese Stellen. Das ermöglicht Bewegungen mit diesen Körperregionen oder aus diesen Körperregionen heraus. Es entstehen häufig Bewegungen bzw. tänzerische Ausdrucksformen, die bisher nur selten oder noch nie von den KlientInnen getanzt wurden. Im Zuge des Tanzes kann sich die Aufmerksamkeit für diese Regionen verlieren oder sich auf eine der beiden beschränken – oft zu Gunsten eines ganzkörperlichen Erlebens.

10.7.6 Tänzerischer Dialog mit Medien

Medien und Materialien können Brücken bauen, zwischen Tanzenden Verbindungen schaffen und damit den tänzerischen Dialog erleichtern. Insofern ist der Einsatz von Medien und Materialien niedrigschwellig, fördert darüber hinaus die spielerische Komponente und lädt ein zu Wiederentdeckung von (kindlicher) Lust, Neugier, Freude usw. Medien und Materialien, die im tänzerischen Dialog eingesetzt werden können sind u. a.: farbige Seidentücher, Seile, Bälle, Stöcke, Plastikfolien.

Viele Anregungen dazu gibt es in Büchern, die sich mit kreativem Tanz oder Ausdruckstanz beschäftigen (z. B. Mahler, 1981).

Sehr erlebnisintensive tänzerische Dialoge können sich auch mit Materialien bzw. Gegenständen entwickeln, die die Tanzenden jeweils in der Hand halten. Vielfältige Möglichkeiten des Dialogs ergeben sich beim Blumentanz, in dem die Beteiligten eine oder zwei Blumen in der Hand halten. Besonders innige, ja feierliche Begegnungen entstehen im Kerzentanz, bei dem beide Tanzenden jeweils eine oder zwei brennende Kerzen tragen. Tänzerische Dialoge mit Zeitungspapier zum Falten, Knüllen, Reißen, „Schwerter" bauen usw. lassen oft eine pfiffig-witzige, offensive, spielerisch-kämpferische Atmosphäre entstehen.

Besonders gerne tanzen wir mit Handpuppen. Unter dem Motto: „Lass die Puppen tanzen" bittet die Therapeutin die TeilnehmerInnen einer Gruppe, sich aus einer Vielzahl an Stofftieren, Puppen und Fabelwesen eine Puppe auszuwählen. Erfahrungsgemäß geht das sehr schnell. Unmittelbar entsteht gleich nach der Wahl der Puppen ohne jede Aufforderung eine äußerst kommunikative Atmosphäre, ein Geplapper und Geschnatter, ein Foppen und Necken selbst zwischen Menschen, die sich vorher fremd waren. Nach einiger Zeit fordert die Therapeutin auf: „Bitte schauen Sie für einen Moment Ihre Puppe an. Wie heißt sie? Bitte geben Sie ihr einen Namen oder einen Kose- oder Phantasienamen ... Und dann suchen Sie bitte für Ihre Puppe einen angemessenen Platz irgendwo hier im Raum und setzen oder legen Sie sie dorthin." Hier wird oft ein bisschen gemeckert, weil die GruppenteilnehmerInnen sich gar nicht mehr gern von ihren Puppen trennen mögen. „Bitte suchen Sie sich einen Platz, der Ihnen gefällt, im Gegenüber, in Beziehung zu Ihrer Puppe ... Und nun stellen Sie sich bitte vor, dass wir alle hier in einem Tanzsaal sind und Ihre Puppen Ihre Tanzpartner oder Tanzpartnerinnen sein werden. Bitte fordern Sie Ihre Puppe zum Tanzen auf. Vielleicht ist das ein bisschen so, wie Sie es noch von Ihrer Tanzschule her kennen, vielleicht kommt es Ihnen ein wenig altmodisch und ungewöhnlich vor, ganz gleich, ich bitte Sie, es zu tun. Gehen Sie zu Ihrer Puppe, fordern Sie sie auf, nehmen Sie sie auf ihre Art in den Arm oder an die Hand oder was Ihnen einfällt zu Ihrer gemeinsamen Tanzhaltung. Ich werde gleich Musik einschalten und Sie und Ihre Puppe auffordern zu tanzen." Hier stockt meistens vor lauter Erschrecken und Scham den Menschen kollektiv der Atem. Deshalb sagt die Therapeutin: „Ich weiß, dass das sehr ungewohnt ist und wahrscheinlich schämen Sie sich auch ein bisschen oder finden das ganz albern oder doof. Macht nichts – bitte atmen Sie weiter. Alle anderen hier im Raum sind ja ebenfalls mit sich beschäftigt und ich gucke auch nicht, weil ich mich um die Musik kümmern muss – also schlage ich Ihnen vor, das Experiment zu wagen." Sobald die Musik erklingt, finden die Menschen erfahrungsgemäß zu ihren Puppen und tanzen mit ihnen zwei oder drei oder mehrere Musikstücke lang, die unterschiedliche Qualität haben und zu unterschiedlichen Bewegungen und Tänzen auffordern sollten. „Nun macht die Musik eine Pause. Sie und Ihre Puppe beschließen, sich noch nicht voneinander zu trennen, sondern die Pause miteinander zu verbringen. Suchen Sie sich gemeinsam einen Platz hier im Raum, wo Sie sich noch ein bisschen miteinander unterhalten, sich eventuell ein bisschen näher kommen können ... Und dann schauen Sie Ihre Puppe, Ihren Tanzpartner oder Ihre Tanzpartnerin von eben bitte noch einmal genau an, so wie sie jetzt bei Ihnen oder Ihnen gegenüber sitzt: Was hat die Puppe Ihnen zu sagen? ... Was erzählt sie Ihnen, wie sie Sie eben erlebt hat, wie es ihr mit Ihnen ergangen ist? Hören Sie bitte genau zu. Und wenn Sie möchten, reden Sie ein bisschen mit ihr oder ihm – vielleicht nur innerlich oder flüsternd. Welche Botschaft hat Ihre Puppe für Sie? Mit welcher Stimme spricht sie zu Ihnen? Vielleicht mögen Sie sich dabei auch gegenseitig ein bisschen beschnuppern oder berühren ..." Für die meisten Menschen ist dies eine Phase, in der sie sich mit ihrer Puppe und damit mit sich selbst innig beschäftigen. „Und nun verabschieden Sie sich bitte in den nächsten zwei bis drei Minuten von Ihrer Puppe – vielleicht auf später einmal und suchen Sie sich einen Platz, auf dem Sie das Erlebte noch einmal nachklingen lassen können. Vielleicht ist der Platz genau dort, wo Sie jetzt sitzen, vielleicht wollen Sie nur ein klein wenig die Haltung verändern oder aber auch ganz woanders hingehen ... Und nun lassen Sie im Nachsinnieren Gefühle, Gedanken und Einfälle kommen und gehen ... Welche Erfahrungen haben Sie gemacht? Was haben Sie erlebt? Was war typisch oder vertraut für Sie? Und was eher neu oder fremd oder überraschend? Was kannten Sie eigentlich noch nicht von sich? ... Was von dem, wie Sie sich in diesem (auch tänzerischen) Dialog mit Ihrer Puppe erlebt haben, mögen Sie an sich und was eher nicht? ... Was haben Sie über sich gelernt? ... Und nun kommen Sie bitte langsam mit Ihrer Aufmerksamkeit in diesen Raum zurück und suchen sich eine menschliche Partnerin oder einen Partner zum Austausch über das Erlebte, soweit Sie das mögen."

Ein Beispiel zu der Arbeit mit einer Puppe aus einer Einzeltherapiestunde: Eine Klientin beschäftigt sich mit ihrer Angst. Sie fühlt sich ihrer Angst ohnmächtig ausgeliefert und findet, wenn sie darüber spricht, kaum Worte. Der Therapeut spielt deshalb zuerst mit dem Gedanken, ihr vorzuschlagen, ihre Angst zu tanzen, statt darüber zu sprechen, spürt aber, dass dieser Schritt zu weit ginge. „Ich möchte mit dem Thema in Bewegung gehen und dich damit nicht allein lassen, sondern mittanzen. Was hältst du davon, wenn wir die Puppen tanzen lassen? Wenn du nicht so richtig weißt, wie du die Angst angehen kannst, dann kann vielleicht einmal eine Puppe das für dich probieren ...!?" Sie stimmt zu und beide gehen zu der Kiste mit den Handpuppen. Der Therapeut bittet die Klientin, eine Puppe auszuwählen. Sie nimmt die Wolfspuppe und gibt ihr den Namen „Trau dich". Sie wählt auch für den Therapeuten eine Puppe aus, ein Häschen, dem er den Namen „Schisserchen" gibt. Der Therapeut schlägt vor, dass beide Puppen ein Tänzchen miteinander wagen. „Trau dich" darf sich eine Musik wünschen. Sie wünscht sich eine Musik, die lebendig ist und ein bisschen lustig. Er sucht eine solche Musik aus, sie erklingt, beide tanzen. „Trau dich" ist sehr ängstlich, legt die Ohren an, hält sich zurück, hält sich den Mund zu, versteckt sich hinter dem Arm und beobachtet, wie „Schisserchen" sich auch kaum traut, sich zu der Musik zu bewegen, wie er sich verkriecht und Angst hat. Das scheint „Trau dich" herauszufordern, ein wenig mutiger zu werden, sich mehr zu trauen, sie wird kecker, langsam sogar vorwitzig. Sie begegnet der Puppe des Therapeuten, zieht sich wieder zurück, um sich erneut zu necken, sie ermuntert „Schisserchen", doch mitzutanzen ... Die Klientin lässt ihre Puppe stellvertretend für sich Wege aus der Angst probieren.

10.7.7 Imagination und tänzerischer Dialog

Imaginationen, also bildhafte Vorstellungen, führen KlientInnen in Umgebungen. Sie laden KlientInnen ein, James Dean oder Prinzessin, ein scheues Reh oder Ballettstar zu werden. Imaginationen können zu bestimmten Qualitäten des tänzerischen Dialoges einladen. Um Bilder und Identifikationen entstehen zu lassen, erzählen wir – möglichst konkrete – Geschichten. Zwei Beispiele zur Anregung:

Eine Gruppe, in der viele TeilnehmerInnen scheu in der Kontaktaufnahme sind, wird gebeten, sich in zwei Gruppen aufzuteilen. Der einen Hälfte erzählt der Therapeut: „Ihr habt aus Langeweile ein ADAC-Preisausschreiben mitgemacht. Den VW-Golf als ersten Preis habt ihr zwar nicht gewonnen, aber den zweiten Preis, eine zweiwöchige Reise nach Mexiko. Nun wart ihr schon in Mexiko-Stadt, habt euch dann einige Tage an einem herrlichen Strand erholt und seid zu einer Bustour aufgebrochen, um alte Azteken-Stätten zu besichtigen. Ihr seid nun schon einen halben Tag in die Berge gefahren, als plötzlich euer Bus den Geist aufgibt. Der Reisebegleiter gestikuliert wild mit dem Busfahrer, der redet aufgeregt in sein Handy und gestikuliert wild mit dem Reiseleiter. Der bittet euch auszusteigen, um zu einem nahen Dorf zu gehen und dort zu warten. Der ADAC übernimmt die Kosten aller Getränke. Der Keilriemen ist kaputt, ein neuer muss erst aus der nächsten Stadt gebracht werden.

Ihr geht die drei- bis vierhundert Meter zum Dorf und nehmt Platz im Dorfcafé am Marktplatz unter schattigen Bäumen. Eine Stunde wartet ihr, zwei Stunden, drei Stunden. Ihr werdet unruhig, schließlich resigniert ihr. Es beginnt zu dämmern. Doch da hört ihr Musik ..."

Zur anderen Gruppe: „Ihr seid Bewohnerinnen und Bewohner des mexikanischen Bergdorfes, heute ist ein besonderer Tag. Der Sohn des Bürgermeisters und die Tochter des reichsten Bauern heiraten. Eine große Hochzeit wird ausgerichtet. Der Tradition gemäß führt der Hochzeitszug durch das Dorf, an der Spitze eine Musikkapelle. Alle Menschen, denen der Zug begegnet, werden zur großen Feier auf dem Dorfplatz eingesammelt. Auf dem Dorfplatz, dort wo das Café ist, trifft der Hochzeitszug auf die Fremden. Es ist Tradition, dass alle Gäste eingeladen werden, dass alle zur großen Siesta, zum großen Tanz aufgefordert werden. Etwas scheu vor den Fremden, aber selbstbewusst und würdevoll fordert ihr die fremden Gäste zum Tanz auf."

Zur ersten Gruppe: „Der Hochzeitszug kommt auf euch zu. Der Reiseleiter flüstert euch zu, dass es ein Hochzeitszug ist und dass es zu den mexikanischen Sitten und Gebräuchen gehört, euch zum Tanz einzuladen."

Hier spielen wir mexikanische Tanzmusik, zwei oder drei Stücke. Es entstehen tänzerische Dialoge, in denen die Beteiligten durch ihre Scheu und Fremdheit hindurchgehen und daraus neue Bewegungen, neue tänzerische Kontakte, neue Qualitäten des Erlebens und des Begegnens entstehen lassen.

Ein anderes Beispiel: Wir teilen den Raum in zwei längliche Hälften und bitten die GruppenteilnehmerInnen, sich in den beiden gegenüberliegenden Räumen aufzustellen. „Ihr seid in der Bronx. Nicht im Zoo, nicht im Neubauviertel, sondern in der tiefen Bronx, in einer heruntergekommenen Gegend. Hier gibt es Gangs. Ihr in dem einen Raum seid die Gang der „Black Feet", ihr in dem anderen Raum seid die Gang der „Red Noses". Beide Gangs sind sich spinnefeind. In der Mitte ist die Straße, die Grenze zwischen beiden Territorien. Es ist Nacht, ein Uhr. Beide Gangs versammeln sich. Die „Red Noses“ wollen die Straße überqueren und ihr Territorium erweitern. Die „Black Feet“ wollen ebenfalls die Straße überqueren und ihr Territorium erweitern. Beide wollen ihre Gegner zurückschlagen. Tanzt diesen Kampf.“

Dazu erklingt z. B. laut „Bad“ von Michael Jackson. Die Tanzenden finden sich zu Dialog-Paaren mit aggressiven Bewegungsfolgen, ein wogendes Hin und Her entwickelt sich. Viele tanzen, wie sie vorher noch nie getanzt haben.

10.8 Tänzerischer Dialog mit Gebrechlichen

Tanz- und Bewegungstherapie – das geht nur mit Menschen, die tanzen und sich gut bewegen können, Schrittfolgen beherrschen, die fit sind und fit bleiben wollen. Diese Meinung ist zwar verbreitet, nichtsdestoweniger falsch. Tanz- und Bewegungstherapie dient dazu, in Bewegung zu kommen, auch für diejenigen, die nicht in Bewegung sind. Tanzen können alle, auch Bettlägerige, tanzen kann man auch im Rollstuhl. Wir haben mit Bettlägerigen getanzt und mit Rollstuhlfahrern, mit Behinderten und mit Verwirrten, mit Blinden und mit Gehörlosen. Diese tänzerischen Dialoge sind zu 80 oder 90 Prozent den bislang beschriebenen tänzerischen Dialogen wesensgleich. Auch hier wird genährt, gespiegelt und ins Gegenüber gegangen, auch hier entsteht Resonanz im Dialog, der die Kontaktaufnahme unterstützt und Begegnungen ermöglicht. Die Besonderheiten betreffen vor allem zwei Aspekte: KlientInnen, die z. B. hoch- oder mittelgradig verwirrt sind, können wir nicht fragen: „Möchten Sie mit mir tanzen?“ Sie würden die Frage nicht verstehen und könnten nicht antworten. Wir können auch nicht erwarten, dass sie verbal äußern, was ihnen gefällt und was ihnen nicht gefällt. Hier müssen wir auf der Bewegungsebene eindeutige Angebote machen, auf die die KlientInnen ebenfalls auf der Bewegungsebene reagieren. Tanz- und BewegungstherapeutInnen, die eine gute Ausbildung absolviert haben, verstehen diese Sprache. Die zweite Besonderheit ist, dass wir im besonderen Maße bei älteren oder gebrechlichen Menschen auf die körperlichen Einschränkungen Rücksicht nehmen müssen. So wichtig es ist, dass sich auch diese Menschen bewegen und in der Bewegung durchaus an ihre Grenzen der Bewegungsfähigkeit gehen, so wichtig ist es, dass wir diese Grenzen nicht überschreiten, da dies Schmerzen zufügen würde. Im tänzerischen Dialog der Hände und Arme geraten insbesondere ältere Menschen manchmal in einen rauschenden Fluss, der sie vergessen lässt, dass sie eigentlich immer wieder darüber zu klagen haben, dass ihre Schultern schmerzen oder dass sie ihre Arme nicht bewegen können. Der tänzerische Dialog ist gut und nützlich, damit Schultergelenke bewegt werden und nicht in Erwartung möglicher Schmerzen immer mehr verkümmern. Es ist andererseits wichtig, dass die TherapeutInnen, wenn sie um die schmerzenden Schultergelenke wissen, Grenzen setzen, indem sie Pausen im tänzerischen Dialog einlegen oder abwechselnd mit dem einen oder dem anderen Arm tanzen, damit der jeweils andere Arm sich in der Zwischenzeit erholen kann.

Nehmen wir Herrn Schmitz. Herr Schmitz ist etwa 80 Jahre alt und lebt seit vier Jahren in einem Altenheim am Niederrhein. Sein einziger Sohn lebt in Süddeutschland und kommt ihn jedes Vierteljahr einmal besuchen. Herr Schmitz war verheiratet, seine Frau ist vor zehn Jahren gestorben, er hat früher als Förster gearbeitet.

Herr Schmitz kann mit Unterstützung gehen, tut dies aber kaum. Er ist hochgradig verwirrt, er kennt seinen Namen nicht mehr, er erkennt Leute selten, wenn doch, dann ist das sichtbar nur an der Art des Lächelns oder an der Wärme des Blickes. Zeitlich und räumlich desorientiert, wird er morgens gepflegt und angezogen und nach dem Frühstück auf seinen Stammplatz, einen bequemen Stuhl im Eingangsbereich des Altenheims, gesetzt. Dort sitzt er den größten Teil des Tages und betrachtet das Geschehen um sich herum oder schaut ins Nirgendwo. Die Tanz- und Bewegungstherapeutin der Einrichtung besucht ihn mit ihrem tragbaren CD-Player, sie hat Musik dabei, Operettenstücke, Schlager aus den 20er, 30er, 50er und 60er-Jahren, Kaffeehausmusik, einige klassische Volkslieder und populäre Klassik. Sie geht zu Herrn Schmitz, zieht sich einen Stuhl heran, setzt sich ihm gegenüber, stellt den CD-Player ab, begrüßt ihn und schüttelt ihm dabei zur Begrüßung die Hand. Sie muss die Hand ergreifen und ihm dabei in die Augen schauen. Sie stellt sich vor, da er sie und ihren Namen wieder vergessen hat. Dann sagt sie: „Herr Schmitz, ich werde heute wieder mit Ihnen tanzen. Ich habe Ihnen Musik mitgebracht." Sie weiß von einer Pflegerin, dass Herr Schmitz in seiner Jugend gern getanzt hat, das hat er erzählt, als er noch nicht verwirrt war. Sie hat eine Tanzmusik aus dieser Zeit ausgewählt. Sie sagt zu Herrn Schmitz: „Ich werde jetzt ihre Hände greifen, die Musik einschalten und dann werden wir mit unseren Händen zu der Musik tanzen." So geschieht es.

Herr Schmitz schaut zuerst verwirrt, lässt die Therapeutin seine Hände führen. Die Tanz- und Bewegungstherapeutin bewegt die Hände weich im Takt der Musik. Herr Schmitz lässt dies erst mit sich geschehen, dann schwingen seine Hände und Arme mit, dann sein Lächeln und seine Augen, schließlich leicht der Oberkörper. Nach dem ersten Musikstück legt die Tanz- und Bewegungstherapeutin die Hände von Herrn Schmitz ab, macht eine Pause und erzählt ihm währenddessen etwas über das Haus und das Heim und das Kaninchen im Kaninchenstall und Ähnliches mehr. Herr Schmitz versteht höchstwahrscheinlich nicht, was sie sagt, aber er lauscht ihrer Stimme, den Klängen ihrer Worte, als seien sie Musik. Dann legt die Therapeutin ein zweites Musikstück auf, bittet Herrn Schmitz aufzustehen, ergreift seinen Arm und zeigt ihm mit ihrer Körpersprache, dass sie gern möchte, dass er sich erhebt. Er tut dies mit ihrer Unterstützung, steht vor dem Stuhl, sie macht die Musik an, ergreift wieder die Hände und sie tanzen auf der Stelle, vor allen Dingen mit den Armen, dann leicht schwingend mit dem Körper hin und her. Dabei wird Herr Schmitz plötzlich traurig, seine Augen werden wässrig, der Schwung seiner Bewegungen verlangsamt sich. Die Tanz- und Bewegungstherapeutin passt sich der

Geschwindigkeit an, achtet aber darauf, dass Herr Schmitz in Bewegung bleibt. Sie spricht: „Ich bekomme mit, dass Sie traurig sind. Vielleicht erinnern Sie sich an frühere Zeiten oder an eine Person, die sie verloren haben ... Es ist in Ordnung, dass Sie traurig sind, weil etwas weh tut und schmerzt, ich bekomme ihre Traurigkeit mit und möchte sie gern mit Ihnen teilen." Währenddessen bleiben beide in Bewegung, tanzen auf der Stelle stehend, weiterhin vor allem mit den Armen zu der Musik. Nach ein bis zwei Minuten verfliegt die Trauer, die Augen von Herrn Schmitz werden wieder klarer, er schaut sie an und lächelt. Nach dem Ende des Musikstückes hilft die Therapeutin Herrn Schmitz, sich wieder hinzusetzen. Sie verspricht ihm wiederzukommen, verabschiedet sich und geht zur nächsten Klientin.

Bei Herrn Schmitz ist die Demenz so weit fortgeschritten, dass er davon nicht mehr geheilt werden kann. Aber zumindest werden ihm durch den tänzerischen Dialog mit der Tanz- und Bewegungstherapeutin einige menschliche Begegnungen ermöglicht, in denen er Resonanz findet und Resonanz geben kann, in denen er vor allem in seinem Gegenüber einen Spiegel für seine Gefühle, für seine Einsamkeit, für seine Gebrechlichkeit findet und in denen er genährt wird über den Mittagstisch hinaus. Viele alte bzw. chronisch kranke Menschen geraten in eine Teufelsspirale der Vereinsamung. Vielleicht haben sie einen Verlust erlitten, ihren Lebenspartner verloren oder die Kinder sind weggezogen oder sie erleiden eine körperliche Einschränkung – das führt dazu, dass sie weniger Kontakt mit anderen Menschen haben, dass sie sich vielleicht auch ihrer Einsamkeit oder ihres Gebrechens schämen oder traurig sind und diese Trauer mit anderen nicht teilen können. Dies verstärkt den sozialen Rückzug, damit aber auch die emotionale, geistige und oft auch körperliche Unbeweglichkeit; das wiederum erhöht die Angst vor sozialen Kontakten, zumindest vor solchen, die etwas tiefer gehen als das oberflächliche „Hallo, wie geht's?", damit wird der Rückzug noch stärker und die Einsamkeit wächst. Und Einsamkeit macht krank! Nichtgewolltes Alleinsein lässt soziale, emotionale und auch geistige Intelligenz verkümmern, so wie Muskeln verkümmern, die nicht bewegt werden. Wird die subjektiv erlebte Realität eines solchen Menschen dann unerträglich, flüchtet er sich in eine Traumrealität, wobei der Traum manchmal die Qualität eines Alptraums haben kann. Das nennt man dann „Wahn", insbesondere „Alterswahn". Der alte Mensch kann irgendwann nicht mehr zwischen der Realität, in der er lebt, und seinen Tagträumen unterscheiden. Er hat sich selbst, sein Körpergefühl, seinen inneren Ort der Bewertung so sehr verloren, dass er sich selbst nicht mehr als Ausgangspunkt dient, um sich in der Welt zu orientieren. Er ist dann verwirrt. Das, woran er sich früher erinnert hat, lohnt sich nicht mehr zu erinnern – das nennt man dann „Demenz". Zu Beginn solcher Zustände sind Menschen häufig nicht nur einsam, sie haben auch die Fähigkeit, mit anderen Menschen in Resonanz zu gehen, verloren bzw. sind in ihr sehr eingeschränkt. Hier kann Tanz- und Bewegungstherapie helfen – vorbeugend, begleitend, heilend. Beginnende Demenz, beginnende Verwirrungszustände können aufgehalten, häufig sogar ein wenig rückgängig gemacht werden.

Dabei treten Gefühle auf, selbstverständlich. Alte Menschen haben oft vieles verloren. Das schmerzt. Wenn sie wieder in lebendigen Kontakt treten, wie der o. g. Herr Schmitz mit der Therapeutin, werden Verhärtungen aufgeweicht, treten Gefühle zutage. Häufig sind sie schmerzlich, diese Gefühle, häufig tritt Trauer auf. Manche MitarbeiterInnen z. B. einer Alteneinrichtung oder auch Angehörige finden Trauer schlimm, wir nicht. Wenn es etwas zu trauern gibt – und das ist bei alten und gebrechlichen Menschen häufig der Fall – dann heißt das, dass man etwas verloren hat, vielleicht Angehörige, vielleicht Fähigkeiten, vielleicht die eigene Wohnung, das eigene Heim, vielleicht die Möglichkeit selbst über Geld verfügen zu können, vielleicht die Sexualität, vielleicht den Beruf, die Heimat, FreundInnen, Partnerin und Partner, vielleicht die Würde. Etwas zu verlieren macht traurig, etwas loszulassen bedeutet trauern. Zu trauern ist gesund, wenn Traurigkeit zugelassen wird und wenn sie geteilt werden darf. Dann kommt sie und geht auch wieder. Traurigkeit wird nur drückend und bedrängend, wenn sie auf halbem Wege stecken bleibt, wenn sie da ist und doch nicht gezeigt werden darf, nur im stillen Kämmerlein sein darf, aber nicht, wenn andere Menschen an ihr teilhaben dürfen oder wollen. Gefühle wie Trauer sind in sozialen Einrichtungen, die mit alten oder gebrechlichen Menschen arbeiten, häufig tabuisiert. Tanz- und Bewegungstherapie rührt an diesem Tabu, weil sie solchen Gefühlen einen Platz gibt.

Das gilt auch für die Angst. Insbesondere in Krankenhäusern kriecht die Angst durch alle Ritzen: Kranke haben Angst zu sterben oder gebrechlich zu werden, Angehörige haben Angst, ihre Lieben zu verlieren, Pflegende haben Angst, vom Arzt oder Angehörigen „einen auf den Deckel zu bekommen", junge und unerfahrene ÄrztInnen haben Angst, etwas falsch zu machen und vom Oberarzt einen „auf den Deckel zu bekommen" usw. Wenn Tanz- und BewegungstherapeutInnen mit Kranken, im Krankenhaus z. B. mit Bettlägerigen arbeiten und mit Hilfe von mobilen Musikgeräten, mit Tüchern, Hand zu Hand, Arm zu Arm, Blick zu Blick tanzen, dann unterstützt das nicht nur die körperliche Beweglichkeit, dann entsteht nicht nur ein sozialer Kontakt über das Gewohnte und vor allem die gewohnte Einsamkeit hinaus, dann schafft dies auch einen Platz für Gefühle wie etwa die Trauer oder Angst. Wenn Angst öffentlich werden darf, wenn sie sich in den Augen und in der Bewegung zeigt, wenn sie artikuliert und ausgesprochen werden kann, dann kann sie auch von anderen geteilt werden, was häufig schon Erleichterung und Linderung verschafft. In jedem Fall aber ist der Ausdruck und das Teilen der Angst die Grundvoraussetzung dafür, dass Trost und Hoffnung wachsen dürfen und Platz entsteht für die gemeinsame Suche nach Kraftquellen.

10.9 Was man falsch machen kann

Dass der tänzerische Dialog ein effektiver und bei uns beliebter Weg ist, insbesondere Beziehungsproblematiken offenkundig werden zu lassen und Wege aus festgefahrenen

Kontakt- und Beziehungsmustern herauszufinden, wurde – so hoffen wir – in den bisherigen Ausführungen deutlich. Wir unterrichten diese Methode seit vielen Jahren im Rahmen unserer Fortbildungen und begleiten seit langem Tanz- und BewegungstherapeutInnen mit Supervision. Wir haben dabei beobachtet, dass der tänzerische Dialog ein relativ leicht erlernbarer und handhabbarer Weg der Tanz- und Bewegungstherapie ist und dass, vor allem in der Anfangszeit der therapeutischen Praxis, trotzdem bestimmte Fehler häufig auftauchen. Diese Fehler wollen wir hier kurz benennen und erörtern:

1. *Zu zielorientiert arbeiten.* Der tänzerische Dialog ist ein offener Prozess mit vielen Windungen und Wendungen, mit Überraschungen und anderen Veränderungen. In diesem Prozess können (und sollen) die TherapeutInnen durchaus immer wieder Absichten innerlich formulieren oder registrieren. Sie müssen aber gleichzeitig im tänzerischen Dialog offen sein, diese Absichten, wenn der tänzerische Dialog etwas anderes ergibt oder eine andere Richtung einschlägt, wieder über Bord zu werfen. Wenn eine Therapeutin oder ein Therapeut an einem Ziel festhalten will, also an einem Ergebnis, das es unbedingt zu erreichen gilt, dann wird damit der offene Charakter des tänzerischen Dialoges verneint und so seine therapeutische Qualität gefährdet. Selbstverständlich können offen Absichten und Ziele formuliert und verfolgt werden wie z. B.: „Ich habe die Absicht, Ihnen eine Erfahrung zu ermöglichen, selbst die Nähe und den Abstand zu einem Mann bestimmen zu können." Oder: „Ich habe die Absicht, mit dir nach Wegen zu suchen, wie du deine Angst im Kontakt nicht übergehen musst, sondern ernst nehmen kannst und gleichzeitig dabei in Bewegung bleibst." Das sind offene Absichten und keine konkreten geschlossenen Zielsetzungen, die folgenden Klang hätten: „Ich möchte, dass du im tänzerischen Dialog einen Weg findest, mit mir Nähe zu erfahren." Die Verfolgung solcher Ziele ist nach unserem Verständnis nicht Inhalt von Therapie. Selbstverständlich haben KlientInnen (aber auch TherapeutInnen) eine große Sehnsucht nach Nähe, nach Harmonie, Berührung usw. Aber wir TherapeutInnen können und dürfen nicht auf solche Ziele hinarbeiten. Wir können sie, wenn sie von KlientInnen benannt werden, registrieren, wir können sie, wenn sie in uns selbst als Sehnsüchte spürbar sind, registrieren und gegebenenfalls benennen. Der therapeutische Prozess des tänzerischen Dialoges selbst aber muss offen sein auch für andere, vielleicht schmerzliche Erfahrungen. Vielleicht ist es ja gerade das Stocken auf dem Weg zur Berührung, das wichtig und wertvoll für die Klientin oder den Klienten ist. Vielleicht ist die wichtige therapeutische Erfahrung für eine Klientin z. B. die, zu erleben, dass die Therapeutin ihr aufrichtig und sich ihrer selbst bewusst zeigt, dass sie selbst mitentscheidet, wie nah die Klientin ihr im tänzerischen Dialog kommen kann und darf. Die Klientin hat dadurch vielleicht die Chance „am Modell" zu erleben, dass sie auch selbst entscheiden kann, ob sie Nähe möchte oder nicht, und nicht immer Nähewünschen anderer folgen muss usw. Oder der Klient erlebt, dass er es riskieren kann, auf Distanz zu gehen, ohne die Therapeutin zu kränken oder die Aufmerksamkeit des Therapeuten zu verlieren. Ent-

scheidend ist, dass offen sein darf und offen bleiben muss, was im tänzerischen Dialog passiert. Deswegen gilt es, sich darauf einzulassen, was ist.

2. *Verwirrung und Unsicherheit nicht aushalten.* Immer wieder treten im tänzerischen Dialog Momente und Phasen auf, in denen nicht nur die KlientInnen, sondern auch die TherapeutInnen unsicher oder verwirrt sind. Gerade AnfängerInnen neigen dazu, diese Phase möglichst abzukürzen, um den KlientInnen etwas zu „bieten", doch unserer Meinung nach sind Verwirrung und Unsicherheit wichtig und kostbar. Sie auszuhalten und durch sie hindurchzugehen eröffnet die Chance, dass aus ihnen heraus etwas Neues entsteht. Deswegen ist es uns wichtig, nicht nach Abkürzungen zu suchen, sondern Verwirrung und Unsicherheit in den tänzerischen Dialog hineinzunehmen. Wenn man nicht weiterweiß, tanzt man, dass man nicht weiterweiß. Manchmal hilft es, innezuhalten, stehen zu bleiben, aufmerksam für den Atem zu sein, kleine Bewegungen zu machen, die Unsicherheit zu spüren und ihr einen Ausdruck zu verleihen und darauf zu warten und zu vertrauen, dass aus der Unsicherheit heraus neue Impulse im Dialog miteinander entstehen.
3. *Scham und Angst „ersparen" wollen.* Im tänzerischen Dialog entsteht etwas Neues, Ungewohntes und damit erhöht sich das Risiko, unsicheres Terrain zu betreten, Wege zu beschreiten, die noch nicht beschritten wurden. Das kann Angst machen, sowohl den KlientInnen als auch den TherapeutInnen, denn im tänzerischen Dialog zeigen sich alle Beteiligten ihrem Gegenüber. Es kann Scham hervorrufen, wenn Intimes sichtbar, öffentlich wird und darüber hinaus an Beschämungserfahrungen erinnern. Auch hier gilt: Da muss man durch! Der tänzerische Dialog bietet wunderbare Gelegenheiten, Scham und Angst zu tanzen und so einen Weg durch Scham und Angst hindurch zu finden und zu entdecken, was jenseits der Angst, was jenseits der Scham liegt. Wenn TherapeutInnen den KlientInnen (und damit auch sich selbst) Scham und Angst „ersparen" wollen, nehmen sie sich und ihren KlientInnen diese Chance.
4. *Mit Musik drängeln.* Musikauswahl ist beim tänzerischen Dialog wichtig. Musik lädt ein, Musik schafft Atmosphären, Musik unterstützt. Wenn wir uns arg unsicher sind, welche Musik wir zu einem tänzerischen Dialog auswählen, dann tanzen wir ihn lieber ohne Musik; wenn wir befürchten, mit Musik zu sehr zu drängeln, zu sehr zielorientiert zu sein, verlassen wir uns auf die inneren Klänge, die bei den Tanzenden entstehen. Oft schauen wir der Klientin oder dem Klienten „in die Augen" und wählen daraufhin die Musik aus. Wir folgen unserer Intuition oder der Atmosphäre, die in der Luft liegt, oder den Vermutungen und Sharings, die in uns aufsteigen. Wenn wir nicht richtig liegen, gelingt es den KlientInnen oft, gemeinsam mit uns die Musik zu ignorieren. Wenn nicht, schalten wir die Musik aus oder wechseln sie. Verbunden mit einer zu großen Zielorientiertheit und dem Wunsch, KlientInnen etwas „ersparen" zu wollen, neigen manche Tanz- und BewegungstherapeutInnen zumindest in ihrer Anfängerzeit dazu, einem tänzerischen Dialog Musik zu Grunde zu legen, die „gut tut": Wenn jemand niedergeschlagen ist, soll heitere und beschwingte Musik

sofort eine Veränderung unterstützen, wenn jemand zu aufgeregt oder „abgehoben" ist, soll erdige Musik ihn wieder auf den Boden zurückführen usw. Das meinen wir, wenn wir sagen: Mit Musik drängeln. Uns geht es nicht darum, mit der Musik etwas Bestimmtes zu bewirken, wir wollen weder etwas ersparen noch Ziele erreichen, wir wollen Erfahrungen ermöglichen. Deswegen suchen wir Musik aus, die möglichst offen und vielfältig ist und ein breites Spektrum an Bewegungen, Gefühlen und anderen Reaktionen zulässt, und wir suchen eine Musik aus, die die KlientInnen da abholt, wo sie gerade sind, die den Atmosphären entspricht, die wir im Zusammenhang mit den KlientInnen und an uns wahrzunehmen glauben. Dies ist eine heikle Aufgabe, dazu bedarf es Erfahrung und den Mut, Fehler zu machen.

5. *Das Setting missachten.* Wenn wir einen tänzerischen Dialog beginnen, achten wir immer möglichst genau auf das Setting, also auf die Konstellation, in der der tänzerische Dialog beginnt. Manchmal registrieren wir nur, wie sich das Setting „ergibt" und überprüfen innerlich, ob es uns stimmig erscheint. Häufig bieten wir den KlientInnen an, das Setting zu bestimmen, also zu sagen, an welchem Platz sie anfangen wollen, wo der Therapeut oder die Therapeutin stehen soll, ob noch etwas aus dem Dialograum weggeräumt werden soll usw. Wird dieser Anfang nicht ernst genug genommen, gibt es am Anfang unausgesprochene Unstimmigkeiten und Unklarheiten, dann ziehen sich diese durch den gesamten tänzerischen Dialog, beeinflussen und behindern ihn. Häufig erleben wir in der Supervision, wenn z. B. eine Therapeutin erzählt, dass dieser oder jener tänzerische Dialog einen „schalen Nachgeschmack" hatte oder bei ihr etwas „diffus" blieb, dass der Anfang nicht stimmte oder am Anfang ein „komisches Gefühl" da war, das nicht weiter beachtet wurde. Auf den Anfang und damit auf das Setting zu achten, lohnt sich, schafft den Boden für den weiteren Prozess. Ist er „schiefgegangen", lohnt es sich, dem Anfang im Auswertungsgespräch zwischen KlientInnen und TherapeutInnen Beachtung zu schenken und daraus Lehren zu ziehen für Beziehungsmuster oder notwendige Grundlagen und Atmosphäre für Beziehungen.

11

Bedeutungsräume

11.1 Ökologische Psychologie und Bedeutungsräume

Von Menschen, die Sie lieben, lassen Sie sich gern berühren, vielleicht sehnen Sie die Berührung sogar herbei. Wenn Ihnen jedoch in der Straßenbahn oder in der Warteschlange jemand zu nah „auf die Pelle" rückt und Sie berührt, dann werden Sie wahrscheinlich zurückzucken und sich einige Zentimeter von dieser Person wegbewegen.

Wenn Sie in eine vollbesetzte U-Bahn treten und nur noch ein Platz frei ist, werden Sie sich dort hinsetzen, auch wenn rechts und links von Ihnen andere Menschen sitzen. Betreten Sie die U-Bahn aber zu einem Zeitpunkt, an dem sie relativ leer ist, dann werden Sie sich so hinsetzen, dass mindestens ein Platz zwischen Ihnen und Ihrem Nachbarn frei bleibt.

Diese und viele andere Beispiele aus dem Alltagsleben zeigen, dass Räume, Orte, Umgebungen und Abstände für Menschen von großer Bedeutung sind. In ihnen vollzieht sich der Kontakt und die Wechselwirkung zwischen dem einzelnen Menschen und seiner Lebenswelt. Folglich haben sich Sozialwissenschaften, Psychologie, Biologie und Anthropologie schon lange mit Räumen und Territorien, Umgebungen und Abständen zwischen Menschen beschäftigt.

Zuerst tauchten Begriffe wie Umwelt und Ökologie in der Biologie auf. Ernst Haeckel definierte 1866 den Begriff Ökologie: „Unter Oecologie verstehen wir die gesamte Wissenschaft von Beziehungen des Organismus zur umgebenden Außenwelt, wohin wir im weitesten Sinne alle Existenzbedingungen rechnen können." (Haeckel,1866, S. 286) Haeckel und später Jakob von Uexküll analysierten Tiere und Pflanzen nicht isoliert an und für sich und aus sich heraus, sondern in den Wechselbeziehungen zu ihren Umgebungen, ihren Räumen, und entwickelten dabei den Umweltbegriff. In den Sozialwissenschaften und der Psychologie ist es vor allen Dingen Kurt Lewin, der, hervorgehend aus der Gestaltpsychologie (Koffka, Köhler, Wertheimer), den Begriff des psychischen Lebensraums und des „Feldes" in vielen Untersuchungen und Studien prägte. Lewins Schüler Barker untersuchte räumlich und zeitlich abgegrenzte Milieus als „Settings". „Die Leibphilosophie beschäftigte sich an Lewin anknüpfend eingehend mit dem Lebensraum der Menschen." (Fuchs, 2000) Andere Beiträge fußten auf der Anthropologie, vor allem auf der symbolischen Interaktion Georg H. Meads.

Als Sammelbegriff all dieser Forschungen fungiert seit den 70er Jahren die Bezeichnung „Ökologische Psychologie“ oder „Psychologie der Ökologie“. 1977 wurde innerhalb der Deutschen Forschungsgemeinschaft (DFG) ein Schwerpunktprogramm „Psychologische Ökologie“ eingerichtet, nachdem 1974 zum ersten Mal Veröffentlichungen über psychologische Konzepte des Raumes und öffentliche Diskussionen darüber organisiert wurden. Im Schwerpunktprogramm Psychologische Ökologie der DFG heißt es: „Als Forschungsrichtung innerhalb der psychologischen Wissenschaften untersucht die Psychologische Ökologie das Erleben und Verhalten von Individuen und Gruppen innerhalb ihrer jeweiligen sozialen, technischen, kulturellen und geografischen Lebensbedingungen. Ihr Ziel ist die Beschreibung, Erklärung und Optimierung der erlebnis- und verhaltswirksamen Bedingungen“ (o. J., S. 1).

Die Forschungsschwerpunkte liegen in den Bereichen Personen und Wohnen und in der Untersuchung von Stressfaktoren wie Dichte und Enge, in zum Teil enger Zusammenarbeit mit Architektur und Stadtplanung. Damit trifft man auf eine Vielzahl von Definitionen und Begriffsbestimmungen. Es wird unterschieden zwischen natürlichem und künstlichem Raum, zwischen privatem und öffentlichem Raum, es gibt Messeinheiten für die Dichte sowie für die Privatheit. Der Begriff und die Bedeutung der Privatheit und der Privatsphäre werden untersucht, Orte als abgegrenzte Territorien werden definiert.

All diese Beiträge der Ökologischen Psychologie sind für sich genommen wissenschaftlich fundiert, interessant zu lesen und ergeben ein Gesamtbild der vielfältigen Bedeutungen von Räumen und Umgebungen, Orten und Distanzen für die Lebensweisen und die Lebenswirklichkeit der Menschen. Wir haben uns in unserer Arbeit und insbesondere in der Entwicklung soziotherapeutischer Konzepte und soziotherapeutischer Praxis auf diese Forschungsergebnisse gestützt. Doch hat Sozio- und Psychotherapie, wie wir sie verstehen, ein über die Ökologische Psychologie hinausgehendes Interesse. Liegt das Interesse der Ökologischen Psychologie in der Beschreibung und Erklärung der Wechselbeziehungen zwischen Personen und ihrer Lebenswelt, so richtet sich das Interesse der Therapie auf die Ermöglichung von Veränderung eben dieser Wechselbeziehungen. Wir arbeiten mit Menschen, die ein Interesse daran haben, festgefrorene Muster des Austausches zwischen ihrer Person und anderen Menschen sowie anderen Bestandteilen ihrer Lebenswelt aufzuweichen und zu mehr Wahlmöglichkeiten ihrer Denk-, Fühl-, Erlebnis- und Verhaltensweisen zu kommen. Uns interessierte deshalb vor allen Dingen, welche Bedeutungen bestimmte Räume für Menschen haben. Diese Bedeutungsräume sind diagnostisch relevant und eröffnen tanz- und bewegungstherapeutische Zugänge. Aus der großen Anzahl von Bedeutungsräumen, die bestimmbar sind, werden wir diejenigen, die unserer Meinung nach für die tanz- und bewegungstherapeutische Praxis am wichtigsten sind, vorstellen.

11.2 Der Intime Raum

Eine Patientin ist beim Arzt. Sie wird untersucht. Es ist nicht die Angst vor der Krankheit, die sie frösteln lässt, es sind nicht die Worte, die gewechselt werden, die sie in Scham verwirren und in ihrer Intimität verletzen. Es sind die Berührungen oder vielmehr die Art und Weise der Berührungen ihres Körpers, die sie als missachtend empfindet; Berührungen an intimen Stellen, ohne Fragen, ohne Ankündigung, instrumentelle Berührungen, kalt und geschäftsmäßig.

Ein Kind wird geschlagen. In der Abwehr der Schläge, und um den Schmerz nicht zu spüren, verkrampft es den Po und den unteren Rücken. Dieser Krampf wiederholt sich später bei jeder drohenden Gefahr, bei jedem ernsthaften Stress, bei jeder aufkeimenden Furcht. Der untere Rücken wird chronifiziert angespannt im tiefenmuskulären Bereich, der Kontakt der Haut zur Umgebung dagegen stumpft ab, wird zu einer „stillen Leibinsel". Die Haut wird an dieser Stelle weitgehend gefühllos und für Wärme unempfindlich. Eine andere Stelle des Körpers (hier der Hals) wird, gleichsam als Gegenpol, zu einer Signalzone. Dort rötet sich die Haut bei Stress und bei drohendem Schrecken.

Ein Baby schreit. Es wird in den Arm genommen, die Berührung beruhigt es und lässt es wohlig einschlafen.

Diese Beispiele haben eines gemeinsam: Sie zeigen die Bedeutung des Intimen Raums. Der Intime Raum umfasst auf der körperlichen Ebene unseren Körper, ist auch Körperraum. Alles was wir als innerhalb unseres Körpers empfinden, gehört zum Körperraum, alles was außerhalb ist, gehört nicht zu ihm. Die Grenze des Intimen Raums ist weitgehend identisch mit der Oberfläche unserer Haut. Dabei gibt es individuelle Unterschiede. Für manche Menschen kann der Intime Raum einige Zentimeter oberhalb der Haut beginnen, für andere unmittelbar an der Hautoberfläche, wieder andere erleben ihn unterschiedlich in den verschiedenen Körperregionen.

Der körperliche Raum ist jedoch nur ein Aspekt des Intimen Raums. Der Intime Raum ist ein Leibraum, ein Raum menschlichen Erlebens. Er umfasst das, was für einen Menschen existenziell schützenswert ist, das, was ihm ganz besonders eigen ist. Dazu gehört der Körper, dazu können auch jeweils unterschiedliche Erfahrungen, Gedanken, Meinungen, Gefühle usw. zählen. Der Intime Raum kann durch eine bestimmte Qualität von Blicken ebenso wie vom unerlaubten Lesen des Tagebuchs durch eine fremde Person verletzt werden. Hier ist noch mehr als in den körperlichen Aspekten der Intime Raum individuell ausgeprägt, je nach Person werden die Grenzen unterschiedlich gezogen.

Der Intime Raum ist das Eigenste, was der Mensch hat. Der Intime Raum ist der Mensch. Geht das Gewahrsein des Intimen Raums verloren, nimmt der Mensch sich selbst nicht mehr wahr. Wird der Intime Raum verletzt, wird der Mensch in seinem Intimsten verletzt, seiner existenziellen Intimität. Verletzungen können durch Gewalt oder Missbrauch, durch verletzende Bewertungen, verächtliche Berührungen, durch

Berührungsverbote oder missachtende Blicke erfolgen. Verletzungen des Intimen Raums durch sexuelle oder andere Formen der Gewalt haben oft starke und langanhaltende Spuren im Erleben und im Umgang mit dem eigenen Körper zur Folge. Jede Verletzung des Körper- und des Intimen Raums hinterlässt nicht nur Narben, sondern verändert das Körperbild und die Leiblichkeit des Menschen.

Für Tanz- und BewegungstherapeutInnen ist das Wissen um den Intimen Raum und seine Beachtung von großer Bedeutung, denn er ist Ausgangspunkt eines jeden Erlebens. Er ist der Raum, aus dem heraus sich Leiblichkeit und Begegnung entfalten. Tanz- und BewegungstherapeutInnen nehmen zumeist den Intimen Raum zuerst einmal als Körperraum wahr, der erst im Zuge des gemeinsamen Prozesses und des sich entfaltenden Erlebens der KlientInnen als Intimer Raum spürbar und sichtbar wird. Von zentraler Bedeutung für unser Verständnis von Tanz- und Bewegungstherapie ist, dass der Körperraum nicht nur als ein Raum muskulärer Bewegungen und körperlicher Funktionen betrachtet und „behandelt" wird, sondern immer auch als Intimer Raum, als Raum des intimen Erlebens, auch dann, wenn KlientInnen so tun, als wäre ihr Körper bzw. ihr Körperraum nur unter funktionellen Aspekten von Bedeutung. Auch wenn KlientInnen ihr Erleben betäuben, auch wenn sie Gefühle, Gedanken und Bilder, die mit körperlichen Bewegungen, mit körperlichem Ausdruck verbunden sind, nicht wahrnehmen oder sie sie sich nicht zugänglich machen, auch dann ist der Körperraum für Tanz- und BewegungstherapeutInnen als Intimer Raum zu betrachten. Er ist immer Raum zumindest *potenziellen* intimen Erlebens.

Tanz- und BewegungstherapeutInnen begegnen bei ihren KlientInnen oft einer auf den ersten Blick eigenartigen Widersprüchlichkeit des Umgangs mit dem Körperraum. Auf der einen Seite fürchten KlientInnen Berührungen des Körperraums oder Aussagen über ihre Körperlichkeit, auf der anderen Seite sehnen sie sich sehr nach Feedback, Nähe und körperlicher Berührung. Diese Ambivalenz ist Erlebensraum der Bedeutung des Körperraums als Intimer Raum, als Ausdruck existenzieller Intimität. Da der Körperraum zumindest potenziell Intimer Raum ist, muss er vor Verletzungen geschützt werden, weil jede Verletzung eine Verletzung des eigenen Selbst, der ungeschützten Intimität ist. Die Menschen wählen deshalb aus, wer ihren Körperraum berühren darf. Es ist ein Unterschied, ob man von einem Fremden oder von der eigenen Tochter berührt wird, es ist ein Unterschied, ob man an der Hand oder im Gesicht berührt wird. Die Auswahlkriterien und -verfahren jedes einzelnen Menschen sind sehr unterschiedlich und sozial sowie biografisch geprägt. Die Tatsache aber, dass ein Wahlverfahren stattfindet, ist den meisten Menschen gemein. Ist das Wahlverfahren außer Kraft gesetzt, ist man nicht mehr in der Lage, zu entscheiden, wer einen „nahe kommen" darf. Diese Unfähigkeit beruht auf grundlegenden Verletzungen des Intimen Raums, als deren Folge das Gefühl und das Verständnis für seinen Wert verloren gegangen ist.

Auf der anderen Seite birgt der Charakter des Körperraums als Raum der existenziellen Intimität eine große Chance und ein großes Versprechen: Durch Berührung dieses

Raums ist Nähe möglich, ja Verschmelzen und Symbiose, wie Menschen sie u. a. in der Sexualität erfahren oder erfahren möchten. In manchen „körpertherapeutisch" oder anders deklarierten Kursen und Seminaren ist zu beobachten, dass diese Sehnsucht ausgenutzt wird. Es werden vielfältige und wiederholte Erfahrungen mit Berührungen und dem Gefühl von Nähe in Szene gesetzt. Dies verstärkt bei vielen TeilnehmerInnen ihre Sehnsucht nach Nähe, so dass sie weiterhin die entsprechenden Angebote suchen; dies ändert aber nichts grundlegend an deren eigenen Möglichkeiten oder Unmöglichkeiten, auch außerhalb der Seminarsituation ihren eigenen Intimen Raum wahrzunehmen und über Kontakte und Berührungen zu entscheiden. Letzteres muss aber ein Ziel jeder therapeutischen Arbeit mit dem Körperraum bzw. dem Intimen Raum sein.

Als Gegensatz zur Nähe-Inszenierung aber zu proklamieren, dass Berührungen in der Tanz- und Bewegungstherapie prinzipiell verboten sind, ist unsinnig und gefährlich. Dies beschneidet das Repertoire der Tanz- und BewegungstherapeutInnen um wirkungsvolle Arbeitsmöglichkeiten und kann im Einzelfall für die KlientInnen eine Atmosphäre wiederauferstehen lassen, die sie in ihrer Kindheit krank gemacht hat: eine Atmosphäre von Berührungsverboten. Genauso unsinnig und gefährlich ist es, Berührung oder gar intime Entblößung zum Ziel von Therapie zu erklären. Als Prinzip ist das im Einzelfall grenzverletzend und kann auch hier Erfahrungen mit Grenzverletzungen aus Kindheit, Jugend oder Erwachsenenjahren wiederholen und verstärken. Entsprechende „Übungen" sind nur Übungen gegen die Scham als Wächterin des Intimen Raums. Weder Berührungsverbot noch Berührung sind Ziel unserer therapeutischen Arbeit, sondern die Unterstützung bzw. Wiedergewinnung von Wahl-, Entscheidungs- und Selbstbestimmungsmöglichkeiten! Viele KlientInnen begeben sich in die Therapie mit Erfahrungen, dass ihr Intimer Raum missachtet wurde oder dass sie ihn selbst missachten und über seine Grenzen hinweggehen. Die Wiederherstellung dieser Achtung ist grundlegend dafür, dass KlientInnen ihrer Selbstachtung entwickeln und entfalten können.

Mit dieser Zielsetzung gibt es vielfältige Möglichkeiten tanz- und bewegungstherapeutischer Interventionen und Interaktionen bzgl. des Intimen Raums. Das erste und häufigste Angebot sind Hilfen zum Gewahrwerden des eigenen Körperraums: Wo spüren KlientInnen die Grenzen ihres Körpers? Wo spüren sie sie deutlich, wo weniger deutlich? Nehmen sie sie mit Hilfe ihrer Vorstellungen, ihres Hautempfindens, ihres Atems oder über Spannungen oder Berührungen wahr? Wo empfinden KlientInnen die Grenzen ihres Körperraums als besonders durchlässig und wo als besonders undurchlässig? Ein solcher Zugang zum Körperraum ist ein Zeichen interaktiver Diagnostik: Sowohl die KlientInnen als auch die TherapeutInnen machen Erfahrungen und gehen auf Spurensuche. Schon eine der genannten Fragen kann eine Veränderung der Wahrnehmung hervorrufen. Die Arbeit mit dem Körperbild, mit den Leibbewegungen, mit Leibtänzen und mit vielen anderen unserer tanz- und bewegungstherapeutischen Ansätzen haben ihren Ausgangspunkt, von dem aus Erleben sich entfaltet und entwickelt, im Intimen Raum bzw. zielen darauf, seiner gewahr zu werden.

Wenn wir KlientInnen dabei begleiten, ihren Körperraum als eigenen Raum wahrzunehmen, stoßen diese häufig darauf, dass sie ihn als eigenen Raum gar nicht kennen, sondern ihn nur oder überwiegend über Fremdbilder und Fremdeinschätzungen annehmen und einschätzen. „Mein Körper ist unförmig." „Ich bin eine viel zu magere Erscheinung." Solche Bewertungen bzw. Abwertungen treten zu Tage, wenn KlientInnen beginnen, sich mit ihrem Körper zu beschäftigen. Im Prozess der Körperwahrnehmung lernen KlientInnen zu unterscheiden zwischen Fremd- und Eigenwahrnehmung. Dies ist oft der erste Schritt zur Einverleibung des Körpers, zur Aneignung des Körperraums als Intimen Raum.

Der Intime Raum ist, wie wir gesehen haben, ein Leibbegriff, ein Begriff des Erlebens. Die einseitige Betrachtung des Körperraums unter dem Gesichtspunkt von Fremdbewertung („zu dick", „zu dünn", „zu groß", „zu klein") spaltet das Selbsterleben des Körperraums und damit einen Aspekt aus dem Erleben des Intimen Raums ab. Das Erleben des Intimen Raums tritt dadurch in den Hintergrund. Wenn nun KlientInnen beginnen, sich mit den Abwertungen auseinanderzusetzen, die von Außen auf sie einwirken, dann ist dies mit Gefühlen verbunden. Es ruft Gefühle hervor, wenn man sich erinnert, wenn man nachspürt, wie man als Kind immer wieder als „zu männlich", „zu weibisch", „zu zart", „zu dick" abgewertet wurde.

Auf die Entdeckungsreise zu gehen, den Körper nach eigenen Maßstäben mit eigenem Fühlen zu erkunden, ist ein Erlebensprozess, in dem die Grenze zwischen körperlichem Spüren, Denken (Selbstbild) und emotionalem Fühlen verschwimmt. In diesem breiten Strom des Erlebens kann nun der eine oder andere Aspekt in den Vordergrund treten, ohne dass dabei die Integration in den Prozess des Erlebens schwindet. Damit ist ein weiteres Ziel der tanz- und bewegungstherapeutischen Arbeit mit dem Intimen Raum beschrieben: Den Körperraum nicht als bloß funktionierenden, bewerteten, vom Erleben abgespaltenen Raum zu belassen, sondern als einen Aspekt des Intimen Raums erlebnisfähig werden zu lassen.

Wesentlich ist die Frage nach den Bedeutungen des Intimen Raums für den Kontakt mit anderen Menschen. Wer darf meine Körpergrenze berühren und wie? Wann und wie berühre ich mich? Wann und bei wem geht mir das Gefühl für die Grenzen meines Intimen Raums verloren? Und wie erlebe ich das? Wird diesen Fragen in allen Feinheiten nachgegangen, fördert das die Entscheidungsmöglichkeiten der Menschen und unterstützt das Bewusstsein, überhaupt entscheiden zu können, wen sie wie an sich heranlassen wollen. Dabei erleben wir immer wieder, dass die KlientInnen durchaus deutliche leibliche Reaktionen kennen, die als Wächter des Intimen Raumes auftreten: „Als mein Vater mich mit dem gewissen Blick anschaute, begann ich sofort, mich zu schämen." Oder: „Als ich beim Betriebsfest den Raum betrat, sah ich in der gegenüberliegenden Ecke diese Frau und ich ekelte mich sofort." Zumeist trauen die KlientInnen diesen Signalen nicht. Sie meinen, es seien doch nur „komische" oder „ungerechte", „überempfindliche" bzw. „vorurteilsvolle" Gefühle, die man nicht so ernst nehmen dürfe. In der Therapie lernen und üben sie, gerade diese Signale ernst zu nehmen und den Intimen Raum als einen schützenswerten Raum zu betrachten und zu behandeln.

Der Kontakt zwischen TherapeutIn und KlientIn ist ein Arbeits- und Übungsfeld dafür. TherapeutInnen müssen immer wieder auf die Bedeutsamkeit des Schutzes des Intimen Raums hinweisen. Wenn wir z.B. bei der Körperbildarbeit vorschlagen, dass KlientInnen sich selbst berühren, ihre Körpergrenzen und -konturen z. B. selbst ertasten sollen, sagen wir oft: „Wir wissen, dass das mit Scham verbunden sein kann und ein intimer Vorgang ist. Wir werden euch deshalb in dieser Zeit nicht anschauen." Auch Berührungen zwischen KlientInnen und TherapeutInnen schlagen wir nur vor, wenn wir meinen, dass ein vertrauensvoller Boden dafür vorhanden ist. Auch dann fragen wir immer wieder, ob wir so und an dieser Körperstelle berühren dürfen oder nicht. Zu fragen ist sehr einfach und zeugt von Respekt. Wenn KlientInnen oder auch wir selbst vor einer Berührung zurückscheuen, schlagen wir vor, unsere Hand mit einem Zentimeter Abstand z. B. zum Kreuzbein zu halten und den Menschen darüber zu stützen – also ohne direkte Körperberührung, aber trotzdem wirksam. Auch Medien wie Bälle, Kissen, Tücher oder Handpuppen schaffen auf der einen Seite Verbindungen und schützen auf der anderen Seite den Intimen Raum vor unmittelbarer Zu- und Übergriffgefahr.

11.3 Der Persönliche Raum

In Tanztheorie und -praxis ist der körperliche Aspekt des Persönlichen Raums als Kinesphäre bekannt. Er ist mit einer einfachen Übung leicht zu erfassen: „Stellen Sie sich so hin, dass Sie einen guten Stand und einen guten Kontakt mit dem Boden haben. Strecken Sie dann Ihre Arme und Ihre Finger so weit aus, wie Sie können. Tun Sie dies nach allen Richtungen. Stecken Sie mit Ihren Fingerspitzen einen Raum um sich herum ab. Tun Sie dies auch mit Ihrem rechten und Ihrem linken Bein bzw. mit Ihren Fußspitzen. Der Raum, den Sie so um sich herum abstecken, ist der Raum ihrer Reichweite, der Raum Ihrer Bewegung (griech.: Kinesphäre)."

Wer sich in diesem Raum, in dieser „Höhle" bewegt, wird merken, dass dieser Raum eine besondere Bedeutung hat. Die Bedeutung besteht in der Regel darin, dass er als ein Raum verstanden, gespürt und gefühlt wird, der ein eigener Raum ist, der der Person eigen ist, also ein persönlicher Raum. Er ist auch ein Raum des Reichtums. Das, was in diesem Raum ist, was in diesen Raum hinein kann und darf, gehört mir, das, was ich erreichen kann, ist potenziell mein. Reichtum ist all das, was ich erreicht habe und in meine Reichweite geholt oder gelassen habe.

Den Persönlichen Raum nur als Kinesphäre zu beschreiben, würde zu kurz greifen und wesentliche Aspekte außer Acht lassen. Der Persönliche Raum birgt eine besondere Qualität des Erlebens. Ob und wie ich einen Menschen in meine Reichweite lasse oder nicht, entscheide und erlebe ich unterschiedlich. Ob ich den Persönlichen Raum als

Raum meines Eigenen, meines Reichtums gegenüber anderen öffne oder verteidige und schütze, ist ein Aspekt unterschiedlichen Erlebens.

Der Persönliche Raum hat mit dem Intimen Raum gemeinsam, dass beide Räume sind, welche die Intimitäten und das Eigene betonen. Der Persönliche Raum ist gegenüber dem Intimen Raum größer und bietet mehr Kontaktfläche. Seine Grenze ist eine Grenzzone, die Kontakt eher und selbstverständlicher ermöglicht als die des Intimen Raums. Dabei gibt es individuelle Unterschiede. Wenn KlientInnen ausprobieren, in welcher Distanz sie sich mit anderen Menschen unterhalten, in welcher Entfernung sie sich bei einem Gespräch einander gegenüberstellen, dann liegt diese fast immer außerhalb des Persönlichen Raums. Bei vertrauteren Begegnungen ist der Abstand oft so, dass, wenn beide Menschen ihre Arme ausstreckten, diese bis kurz vor die Schultern des oder der anderen reichen würden. Bei weniger vertrauten Menschen beträgt die Gesprächsdistanz die Entfernung, in der sich beide bei ausgestreckten Armen gerade mit den Fingerspitzen berühren würden. Im Regelfall bleibt der Intime Raum und damit der Körperraum außerhalb der Reichweite des anderen. Der Persönliche Raum ist der Sicherheitsabstand und Puffer und Schutz. „Er bildet einen ‚Pufferzone' um den eigenen Leib, deren Überschreitung als aufdringlich, verletzend oder bedrohlich empfunden wird, ‚Distanzlosigkeit' bedeutet eine Missachtung dieses persönlichen Raumes. Dabei ist das Maß an Nähe, das Menschen zulassen, bzw. die räumliche Distanz, die sie benötigen, individuell und kulturell sehr verschieden." (Fuchs, 2000, S. 309)

Wird die Grenze des Persönlichen Raums von einer anderen Person ohne Einwilligung überschritten, wird dies von den meisten Menschen als Grenzverletzung empfunden. Manche spüren ein leichtes Kribbeln, ein Unwohl-sein, für andere kommt diese Erfahrung einer Körperverletzung gleich, manchmal wird ein solches Überschreiten wie ein leichter elektrischer Schlag erlebt. Oft – wahrscheinlich sogar immer – verändert sich die Atmung. Nur besondere Menschen, die einer besonderen verbalen oder körpersprachlichen Erlaubnis bedürfen, dürfen den Persönlichen Raum betreten und in die Reichweite kommen. Die meisten Menschen reagieren mit Flucht, zumindest mit Zurückzucken, wenn Menschen, mit denen sie nicht einverstanden oder vertraut genug sind und denen sie nicht die Erlaubnis dazu gegeben haben, in ihre Reichweite kommen, also ihren Persönlichen Raum betreten. Andere werden aggressiv, viele flüchten nach innen und erstarren nach außen.

In der Therapie begegnen wir häufig Menschen, deren Persönlicher Raum sehr verletzt wurde oder wird und die sich nicht zugestehen können, dass sie mehr Abstand brauchen. Die Botschaft an sich selbst – in früheren Lebensabschnitten von anderen Menschen, bevorzugt von den Eltern o.ä. bedeutsamen Erwachsenen „gelernt" – heisst: „Du spinnst ja, sei nicht so empfindlich." Tanz- und bewegungstherapeutische Erfahrungen ermöglichen, dass sie lernen, ihren Persönlichen Raum ernst zu nehmen und sich so Schutz vor Verletzungen zu ermöglichen. Auch hier ist es uns wichtig zu betonen, dass alle Verallgemeinerungen und Standardisierungen der Größe des Persönlichen Raums falsch und schädlich sind: Der Persönliche Raum als Erlebnisraum kann bei manchen Menschen etwas weiter als seine Kinesphäre reichen, bei anderen ist er enger. Für Angehörige unterschiedlicher Kulturen gibt es unterschiedliche Gewohnheiten, z. B. in Bezug auf den Abstand, in dem man sich nebeneinander stellt. Der Persönliche Raum unterliegt also nicht nur individuellen, sondern auch kulturellen Differenzierungen. Innerhalb einer Kultur gibt es unterschiedliche Szenen und unterschiedliche Situationen, die den Persönlichen Raum bzw. den Umgang mit ihm beeinflussen. In einer Studentenkneipe wird weniger Achtung des Persönlichen Raums erwartet als beim Sektgeplauder in der Theaterpause. Manche Situationen schaffen und bieten durch die zeitlich begrenzte Auflösung der Schutzfunktion des Persönlichen Raums ein besonderes Gemeinschaftsgefühl. Das gilt für große Mengen von Personen, z. B. beim gemeinsamen Zuschauen eines Fußballspiels, vor allem in der Enge der Stehplätze oder gar Fankurven, das gilt auch für die Möglichkeit zweier Personen, sich im Standardpaartanz „näher“ zu kommen.

Der Persönliche Raum wurde unter unterschiedlichen Bezeichnungen in den Sozialwissenschaften beobachtet und erforscht (z. B. Kruse, Graumann, Horowitz). Jean Piaget bezeichnet ihn als „Nah-Raum“: „Der ursprüngliche Raum ist der Nah-Raum, der durch den Spielraum des Greifens bestimmt ist und in dem sich die Objekte im Verhältnis zum eigenen Leib in der Tiefe anordnen. Von ihm hebt sich der Fern-Raum ab, der – ähnlich dem Himmel für den Erwachsenen – unerreichbar und daher ohne Tiefe bleibt.“ (Piaget, 1974). Kinder erschließen sich ihren Persönlichen Raum durch Greifen, und dadurch entwickeln sie ein Gespür dafür, was zu ihnen gehört und was nicht, was sie sich aneignen (und aneignen dürfen!) und was nicht. Der Persönliche Raum ist nicht ein angeborenes Moment, sondern ein Erlebensraum, der sich im sozialen Kontakt und sozialen Verhalten, im Greifen und Begreifen entwickelt. (Über den Zusammenhang des Greifens und Be-Greifens und seiner Nutzung in der Kunst- und Gestaltungstherapie s. a. Baer, 1999c.)

Der Mensch in seinem Persönlichen Raum strahlt über dessen Grenzen hinaus aus. Diese Grenzen sind wie alle Grenzen von Bedeutungsräumen durchlässig und fließend. Die Ausstrahlung kann über die Haltung, über die Blicke, über das Verhalten erfolgen, auch über die äußere Erscheinung, über Kleidung, Schmuck, Haartracht als Bestandteil und als Ausdruck der Person bzw. ihres Persönlichen Raums.

In der Tanz- und Bewegungstherapie beginnen wir bezüglich des Persönlichen Raums ebenso wie beim Intimen Raum mit dessen Wahrnehmung. Für viele KlientInnen ist es sensationell, eine Vorstellung von und ein Verständnis für ihren Persönlichen Raum zu bekommen. Dies wirkt „wie eine Erlaubnis“ zu etwas Eigenem, wie eine Wertschätzung der eigenen Person. Wir bieten nach Hinweisen und Erklärungen zum Persönlichen Raum z. B. an: „Tanze zu der folgenden Musik so, dass du deinen Persönlichen Raum ausfüllst und Spiel- und Bewegungsräume innerhalb deines Persönlichen Raumes entdeckst.“ Oder wir fordern eine Gruppe auf: „Tanzt im Folgenden in dem Bewusstsein eures Persönlichen Raums, nehmt wahr, wann ihr den Grenzen Persönlicher Räume anderer Tanzender begegnet, und nehmt wahr, was geschieht, wenn andere Menschen an die Grenzen eures Persönlichen Raums kommen oder sie überschreiten." Durch solche Erfahrungen können KlientInnen ihren Persönlichen Raum, dessen individuelle Besonderheiten und vor allem ihr Erleben des Persönlichen Raums in unterschiedlichen Konstellationen und Begebenheiten wahrnehmen.

Es gibt KlientInnen, die mit ihrem Persönlichen Raum nicht flexibel umgehen können, bei denen bestimmte Umgangsweisen hinsichtlich des Persönlichen Raum festgefroren sind. Dazu gehören Menschen, die den Persönlichen Raum anderer Menschen grundsätzlich verletzen, die andere betätscheln und betatschen und damit nicht respektieren. Sie leiden über oberflächliche Kontakte hinaus unter einer tief empfundenen Ablehnung, die sie sich oft nicht erklären können. Das andere Extrem sind Menschen, deren Persönlicher Raum und damit ihre Sicherheitszone so groß und so starr geworden sind, das nahezu jeder Kontakt unmöglich wird. Die Grenze des Persönlichen Raums ist für diese Menschen nicht der Beginn einer Pufferzone, sondern eine starre Grenze mit Selbstschussanlagen, die bei jeder Annäherung losgehen.

Eine extreme Form des Verlustes des Persönlichen Raums ist die Hospitalisierung. Wenn Menschen keinen oder zu wenig Persönlichen Raum erleben konnten und können, wenn sie keine Orte hatten oder haben, die sie ihr Eigen nennen, wenn ihr Raum der Reichweite ständig verletzt wurde, dann gibt es nur noch den Intimen Raum als Grenze zu anderen. Der Intime Raum wird dann zur letzten Zuflucht, zur Grenze, hinter die sich die Menschen in ihrem Erleben zurückziehen, eine Grenze, die aber ungeschützt ist, die keine Sicherheitszone, keinen Puffer um sich herum hat. Wenn diese ihr letztes Eigenes ist, können sie kataton werden oder sich kataton bewegen, schlagen mit Armen und Beinen immer wieder gegen die Wand, um sich über den Schmerz, der ihnen als letztes Eigenes geblieben ist, zu spüren. Wenn Kindern oder Jugendlichen der Persönliche Raum als Sicherheitsraum und gleichzeitig auch als Raum des Eigenen genommen wurde, und sie darüber hinaus nicht in der Lage sind, ihren Intimen Raum zu verteidigen (wie sollten sie auch in diesem jungen, ohnmächtigen Alter), dann können sie zu Zerstörungen und Verletzungen greifen, um sich in ihren Grenzen zu spüren (Selbstverletzungen, Schnibbeln). Oder sie verletzten andere, in der unbewussten verzweifelten Sehnsucht, Kontakt aufzunehmen (Gewalttätigkeit).

Für solche Menschen gilt es in der Therapie, das Erleben des Persönlichen Raums wiederzugewinnen – und dies nicht nur unter dem Aspekt der Sicherheit, sondern auch unter dem Aspekt des Reichtums: „Was gehört mir? Was möchte ich in meinem Persönlichen Raum haben? Was ist mir Eigen?" Verfahren wie z. B. der „Tanz des Reichtums" (s. Kapitel 9.3.6) eröffnen KlientInnen Möglichkeiten, den Persönlichen Raum als ein Reich zu erschaffen, in das sie hineinnehmen, was sie hineinnehmen möchten, und aus dem sie entfernen, was sie entfernen wollen. Diese Wahlmöglichkeit zu erleben und zu nutzen ist eine grundlegende Voraussetzung für persönliches Wachstum.

11.4 Der Raum der Begegnung

Menschen begegnen sich auf unterschiedliche Weise. Wenn zwei Menschen aufeinander zugehen, lächeln die einen, anderen stockt der Atem. Bei manchen friert die Körperhaltung ein. Einige blicken aneinander vorbei, wieder andere fixieren sich, „halten sich fest“. Manche nähern sich allmählich, andere nehmen Anlauf, um dem Gegenüber quasi „auf den Schoß“ zu springen. Ganz gleich, wie die Begegnung verläuft, ein Außenstehender sieht und spürt, dass Begegnung stattfindet. Begegnung ist eine Interaktion, ein Kontakt in einer ganz bestimmten erlebbaren Qualität. Um die Menschen herum, die sich begegnen, entsteht ein Raum, ein Raum der Begegnung. Der Raum der Begegnung ist nicht immer da, er entsteht und geschieht; der Raum der Begegnung ist der Raum, in dem sich Menschen in einer Art und Weise begegnen, dass sich ihr Erleben gegenseitig berührt und zwischen ihnen Resonanz entsteht.

Menschen bedürfen der Räume der Begegnung. Sie brauchen die Fähigkeit, immer wieder Räume der Begegnung zu schaffen oder entstehen zu lassen. Wenn dies nicht möglich ist – auf Grund äußerer oder innerer Bedingungen – verkümmern Menschen, verdursten und verhungern sozial, emotional oder körperlich, was sich nicht nur im Gefühl der Einsamkeit, sondern auch in chronischen Krankheiten äußern kann.

Der Raum der Begegnung ist folglich nicht territorial zu beschreiben, auch wenn es Orte gibt, die besser oder schlechter für Menschen geeignet sind, zum Raum der Begegnung zu werden. Der Raum der Begegnung kann, anders als der Persönliche Raum oder der Intime Raum, nicht nur von einer Person aus beschrieben und erfasst werden, sondern aus der wechselseitigen Beziehung mindestens zweier Menschen.

In der Therapie begegnen wir vielen KlientInnen, die darunter leiden, dass es für sie unmöglich oder nur eingeschränkt möglich ist, einen Raum der Begegnung entstehen zu lassen. Manchen fehlt die Möglichkeit des Kontaktes. Viele erlebten und erleben, dass andere Menschen ihnen nicht zuhören oder ihnen wirklich mit Interesse begegnen wollen. Andere haben Vorerfahrungen unangenehmer oder gewalttätiger, zerstörerischer Berührungen und Begegnungen. Bei anderen KlientInnen können die Begegnungen mit anderen Menschen intensive Sehnsüchte oder andere Gefühle hervorrufen, die zumindest zum gegenwärtigen Zeitpunkt nicht erlebt werden können. Infolgedessen wird Begegnung vermieden. All diese Einschränkungen von Begegnung können sich so verfestigen, dass Möglichkeiten der Begegnung gar nicht mehr ausgetestet oder erprobt werden. In Therapien gilt es nach den Bedingungen zu suchen, die KlientInnen Begegnung ermöglichen. Hier nennen KlientInnen oft die Abwesenheit von Stress oder beschreiben sehr differenziert Verhaltensmuster oder Gefühle, Atmosphäre, Zeitabläufe oder andere Erfahrungen mit Kontakten, die Begegnung ermöglichen.

Tanz- und Bewegungstherapie bietet eine Fülle von Möglichkeiten, Erfahrungen mit Räumen der Begegnung zu machen und dabei Möglichkeiten der Begegnung zu erproben und zu erweitern. Im Kapitel über tänzerische Dialoge (Kap. 10) oder im Kapitel über

Leibtänze (Kap. 9) wurden zahlreiche Wege beschrieben. Im tänzerischen Dialog etwa kann ein Raum der Begegnung entstehen, zumindest wird sicht- und erlebbar, wie Begegnung ermöglicht oder verhindert wird. Alle nonverbalen Möglichkeiten, sich zu begegnen, eröffnen für die meisten KlientInnen ein weiteres Erlebensspektrum als die bloße verbale Begegnung. Auch über den tänzerischen Dialog oder die Leibtänze hinaus gibt es zahlreiche Möglichkeiten mit Begegnungen zu experimentieren. Wir bitten z. B. Paare, die sich in großem Abstand gegenüberstehen, sich Schritt für Schritt abwechselnd aufeinander zu zu bewegen und dabei jeweils ein Wort oder einen Satz zu sagen, der ihr aktuelles Erleben im Hier und Jetzt ausdrückt.

Überhaupt basiert unser therapeutischer Ansatz auf der Beachtung der Beziehung und Begegnung von KlientIn und TherapeutIn, auf Leibresonanz (s. Kap. 5.1) und Tridentitätsaspekten (s. Kap. 10.4). Der Raum der Begegnung hat die Bedeutung des Erlebens-, Experimentier- und Veränderungsraumes im Dienste des Klienten oder der Klientin.

Der Raum der Begegnung ist nicht an Orte gebunden, aber bestimmte Orte fördern oder behindern Begegnung. Welche Orte dies sind, ist individuell verschieden und diese herauszufinden bedarf der interaktiven Diagnostik. Oft gibt es in sozialen Institutionen oder Firmen künstlich geschaffene Orte, Räume, die einen Angebotscharakter der Begegnung haben sollen, aber dafür nicht genutzt werden. Manche Sitzecke verkümmert, während an anderer Stelle, z. B. am Kopierer oder im Raucherraum, Begegnungen stattfinden. Für das Entstehen von Räumen der Begegnung und die Nutzung von Orten dafür scheinen vor allem atmosphärische Faktoren wichtig zu sein. Häufig wird die Abwesenheit von Störungen genannt, die Existenz von Nischen, Rückzugsmöglichkeiten, das Vorhandensein warmen Lichts oder eines warmen Bodens. Begegnungsfördernd sind auch alle Orte oder Gelegenheiten, in denen man z. B. zusammenarbeitet oder über Dritte redet. Fast immer förderlich ist die Annäherung über gemeinsames Tun: der Spaziergang oder das gemeinsame Spielen oder Kochen, ebenso wie Bilder, Filme oder Erinnerungen, über die gesprochen werden.

So, wie der Persönliche Raum oft als Ausstrahlung einer Person von außen sichtbar und erlebbar wird, ist auch der Raum der Begegnung von außen erfahrbar. Er ist mehr als die Summe der Persönlichen Räume der Beteiligten. Die Existenz dieses Raums wird oft erlebt, ohne dass genau beschrieben werden kann, was ihn kennzeichnet und was ihn begrenzt. Spürbar wird er vor allem über die Wirkung, die er auf das Erleben anderer ausübt. Wird ein Raum der Begegnung geschaffen, können sich andere diesem nicht einfach entziehen. Sitzen z. B. drei Menschen an einem Tisch, und zwischen zweien von den dreien entsteht ein Streit, also ein offensichtlicher Raum der Begegnung, so ist die dritte Person unmittelbar beteiligt und einbezogen, selbst wenn die beiden anderen sagen: „Der Streit betrifft dich nicht und hat mit dir nichts zu tun.“ Besteht zwischen Eltern eine Spannung, so können sie versuchen, nicht vor den Kindern darüber zu reden, um sie geheimzuhalten. Die Kinder werden trotzdem davon etwas mitbekommen, weil sie die Wirkung im eigenen Erleben spüren.

Da der Raum der Begegnung ein eigener Bedeutungsraum ist, ist er als solcher verletzbar. Wenn andere Menschen in einen Raum der Begegnung, in dem wechselseitiger und intensiver Austausch zwischen zwei Personen geschieht, eindringen, dann verletzt es die Beziehung zwischen den beiden Beteiligten und jedem Einzelnen. Wenn z. B. die Mutter aus Eifersucht immer dann „dazwischenfunkt", wenn sich Tochter und Vater intensiver begegnen, wird das nicht nur die Beziehungen zwischen allen dreien stören, sondern kann die Tochter auf Jahre hinaus in ihren Begegnungen mit Männern verunsichern.

Der therapeutische Kontakt, die therapeutische Beziehung schafft Räume der Begegnung zwischen TherapeutInnen und KlientInnen. KlientInnen mit Vorerfahrungen – z. B. mit der kindlichen, schmerzlichen, chronischen Erfahrung, dass ein Elternteil die intensive Beziehung zu dem anderen Elternteil oder der Begegnung mit der geliebten Großmutter oder dem aus dem Haus gedrängten Bruder verhindert oder zerstört hat – bringen diese Erfahrung oft als Unsicherheit und Misstrauen in den therapeutischen Raum hinein. Die therapeutische Begegnung kann, Geduld, Nachfragen und Benennung vorausgesetzt, Misstrauen und Unsicherheit abbauen und schrittweise neue Möglichkeiten des Entstehens von Räumen der Begegnung eröffnen.

11.5 Niemands-Räume

Jeder der angeführten Bedeutungsräume kann für die betreffende Person zu einem „Niemands-Raum" werden, zu einem Raum des Nicht-Spürens, des Nicht-Fühlens, des Nicht-Denkens, des Nicht-Kontaktes, des Niemand, der Leere. Diesen Begriff, den wir als Sammel- oder Oberbegriff für die eben genannten Qualitäten gewählt haben, haben wir von einer Klientin gelernt, die ihren Persönlichen Raum als Niemands-Raum erlebte.

Diese Klientin ist eine kluge, beruflich sehr erfolgreiche, durchsetzungsfähige Frau von hoher sozialer Kompetenz und großem planerischen Geschick. Sie kam aus einer depressiven Krise heraus in die Therapie. Diese Krise hat sie bewältigt, aber sie kommt noch in größeren Abständen in Therapie und nutzt sie häufig als Supervision. Als Themen, die sich durch ihr Leben und ihre Therapie und Supervision ziehen, sieht sie, dass sie allein lebt, zwar Sehnsucht nach einem Partner hat, dies aber durch ihre berufliche Tätigkeit kompensiert. Das Thema Einsamkeit erscheint ihr eher als ein Hintergrundproblem, als dass es zur Bearbeitung ansteht.

In einer Supervisionsstunde sucht sie nun nach den Mustern, die es geschehen lassen, dass sie sich immer wieder, obwohl sie Vorgesetzte in einer Technologiefirma ist, von MitarbeiterInnen „einwickeln" lässt. Sie ist manchmal nicht in der Lage, klare Grenzen zu setzen, bei ihrem spontanen „Ich will" oder „Ich will nicht" zu bleiben. Während der therapeutischen Arbeit an diesem Thema packt sie plötzlich lähmendes Entsetzen bei der Vorstellung, einen anderen Menschen „auflaufen" zu lassen, was sie offensichtlich damit gleichsetzt, ihm Grenzen zu setzen. Sie ist sehr erschrocken über ihre starke emotionale und körperliche Reaktion.

In der nächsten Stunde greift die Therapeutin ihr Erschrecken auf. Sie erwähnt mehrmals, dass ihr das Bild, jemanden anderen „in die Ecke zu stellen" – was sie in dieser Stunde offensichtlich gleichsetzt mit dem „Auflaufenlassen" der letzten Stunde – Angst macht, auch die Vorstellung „selbst so in die Ecke gestellt zu werden". Der Therapeut fragt sie: „In welcher Ecke dieses Raumes wäre das?" Sie weiß es genau: „Die Ecke dort drüben neben dem Waschbecken." Die Therapeutin bittet sie, dorthin zu gehen und sich so „in die Ecke zu stellen", wie das ihrer Vorstellung entspricht. Sie geht in ihre Ecke, kauert sich nieder – und versinkt in einer Atmosphäre voller Einsamkeit und Verlorensein. Diese Atmosphäre ist ihr bestens vertraut, auch wenn sie dazu keine konkreten Erinnerungen hat. Es ist eine Atmosphäre, die sie über einen längeren Zeitraum begleitet und geprägt haben muss. Am Rande der Einsamkeit taucht nun ein Hauch von Traurigkeit auf. Sie spielt auf einer Zither ihre Gefühle mit leisen, zarten, kaum hörbaren Klängen. In ihrer Ecke ist sie bewegungsunfähig – mit Ausnahme der kleinen Bewegungen, die sie zum Spielen ihres Instrumentes braucht – sie meint, diese Ecke nicht verlassen zu können. Wenn sich die Therapeutin in die Raumecke mit hineinbegibt, verliert sich die Einsamkeit.

In der nächsten Stunde begibt sie sich wieder in die Ecke, die Haltung ist ähnlich. Nach der letzten Stunde hatte sie Traurigkeit gespürt, so berichtet sie, aber auch Gelassenheit sowie eine tiefe Zufriedenheit, dieses Gefühl in der Ecke endlich einmal gespürt und gezeigt zu haben. Sie fühlte sich danach sehr ausgeglichen und gar nicht beunruhigt, was sie eigentlich erwartet hatte. Die Therapeutin schlägt ihr nun vor, wieder ein Instrument zu nehmen und das, was sie heute in der Ecke empfindet, erklingen zu lassen. Sie bietet sich an, mit ihr aus einer anderen Ecke des Raums in einen Klangdialog zu treten, um zu probieren, ob darüber Brücken zwischen ihnen beiden geschlagen werden können. Die Klientin nimmt sich dieses Mal als Instrument einen Regenmacher, kauert sich in sich verschlossen hin und bewegt den Regenmacher in einem langsamen Rhythmus hin und her, so dass ein Rhythmus stetigen Wechsels, stetigen Rauschens entsteht. Die Töne der Therapeutin dringen kaum zu ihr durch, beeinflussen sie nicht, werden offensichtlich kaum von ihr wahrgenommen. Als die Therapeutin sie anschließend fragt, wie es ihr ergangen sei oder wie sie sich nun fühle, antwortet sie: „Oh, diesen Zustand kenne ich sehr gut, das ist wie ein Rauschen um mich herum, davon werde ich eingehüllt. Um mich herum ist ein Niemands-Raum. In dem stehe oder befinde ich mich neben dem Leben." Die Therapeutin bittet sie, den Niemands-Raum genauer zu beschreiben. Sie antwortet: „Er hat einen guten halben Meter Abstand von meinem Körper. Wie ein Glocke ist er um mich herum, wenn ich hier so sitze. Er hat etwas Ruhiges und Beruhigendes für mich, er schützt mich auch. Ich kenne das Gefühl auch, wenn ich am Meer bin und sein Rauschen höre. Auch da kann ich in diesem Raum versinken. Mich spüre ich dabei nicht mehr, weder meinen Körper noch meine Gefühle, auch die Traurigkeit und die Einsamkeit sind jetzt weg, auch sie spüre ich nicht mehr ... Es rauscht wie eine Hülle um mich herum, sie trennt mich vom Leben ... Ich möchte aus dem Rauschen raus, aus dem Niemands-Raum."

Der Persönliche Raum dieser Klientin ist irgendwann und irgendwie zu einem Niemands-Raum geworden. Er rettete sie davor, ihre Gefühle der Einsamkeit und Traurigkeit in ihrem ganzen Ausmaß zu fühlen. Sie bezahlte dafür mit einem Teil ihrer Lebendigkeit. Mit ihrer großen Fähigkeit und Begabung, andere Menschen wahrzunehmen und auf sie zu reagieren und ihrem wachen Verstand hat sie eine hohe soziale Kompetenz entwickelt und kommt damit in weiten Bereichen – beruflich und freundschaftlich – gut zurecht. Geistig und sozial kann sie also das Rauschen durchdringen, über den Niemands-Raum hinweg in ihre Lebenswelt hinaus- bzw. hineingreifen. Aber die körperlichen und emotionalen Aspekte ihres Leibes kommen zu kurz, bleiben in vielfacher Hinsicht „eingehüllt" und verborgen durch den Niemands-Raum. Deswegen hat sie Schwierigkeiten, emotional und körperlich bestimmte Interessen durchsetzen und im privaten Leben intimere Beziehungen aufzubauen. Wenn der Intime Raum von einem Niemands-Raum umhüllt ist, wie können da andere Menschen an ihn herangelassen werden, wie sollen da andere Menschen „landen" – es sei denn mit sehr viel Überbrückungswillen.

Mit und trotz eines Niemands-Raums gut und erfolgreich zu leben, wie es diese und andere KlientInnen tun, bedarf großer Anstrengungen. Diese Anstrengungen sind chronisch und überschreiten häufig die Grenzen dessen, was für die KlientInnen bekömmlich und verträglich ist. Daraus ergibt sich die Gefahr von Zusammenbrüchen.

Am häufigsten begegnen uns KlientInnen, denen der Intime Raum ganz oder teilweise zu einem Niemands-Raum wurde. In abgeschwächter Form kennen das wahrscheinlich alle Menschen: „Ich stehe neben mir." „Ich spüre mich jetzt gerade nicht." In der Therapie treten leibliche Niemands-Räume meist stärker auf und können sich bis hin zum Extremfall psychischer Dissoziation und physischer Taubheit entwickeln. Am häufigsten werden Leibinseln (s. Kap. 2.4) zum Niemands-Raum: „der Rücken", „die Brust", „der Bauch" usw. Die Leibinseln werden zu „stillen Leibinseln", zu partiellen Niemands-Räumen. Der Verstand weiß zwar, dass da „etwas ist", aber vom Erleben her sind diese Regionen nicht mehr zugänglich. Die KlientInnen finden, spüren, fühlen in diesen „Inseln" nichts mehr. Sie sind „still" im Hinblick auf ihr Erleben. In mehreren Beispielen dieses Buches sind und werden wir die therapeutische Arbeit mit stillen Leibinseln und anderen Niemands-Räumen beschreiben, z. B. im Kapitel über das Verraumen (s. Kap. 12.4.2 und 12.8.4), so dass wir an dieser Stelle nicht weiter darauf eingehen möchten.

Wenn der Raum der Begegnung zum Niemands-Raum wird, wird er oft als „Mauer, die sich vor mir auftut" oder als „Abgrund" erlebt. Manche KlientInnen beschreiben ihr Erleben als partielle und zeitweilige Wahrnehmungsstörung: „Als ich diesen Mann sah, bekam ich danach nichts mehr mit. Na ja, fast nichts. Er war ganz ausgeblendet. Er muss noch da gewesen sein, aber nicht für mich. Und ich funktionierte nur noch wie eine aufgezogene Puppe, redete und machte rum, ohne dass ich wusste, was ich tat."

Am häufigsten tritt an die Stelle des Raums der Begegnung als Niemands-Raum die Leere. Wie Thomas Fuchs sehr schön beschreibt, können wir Menschen die Leere nicht unmittelbar körperlich wahrnehmen. Kein Raum unseres Körpers ist „leer" oder wird als leer empfunden. Wir kennen Fülle oder Vollsein, Druck oder Spannung, aber: „Einen leeren Raum im eigentlichen Sinne hingegen finden wir im innerleiblichen Spüren nicht vor" (Fuchs, 2000, S. 156). Selbst Hunger wird eher als Druck, Krampf, Schmerz oder Verlangen erlebt. Leere ist primär eine Kontakt- und Raumerfahrung. „'Leerer Raum' wird also da erfahren, wo expansive Bewegungen nicht auf erwartete Begrenzungen treffen, sondern sich im Unbestimmten verlaufen. Der leere Raum hat also *privativen* Charakter: Er ist abgeleitet von der ursprünglichen, erfüllten Räumlichkeit des Leibes als dessen Spielraum und Bewegungsfreiheit." (a. a. O., S. 157) Wir erfahren leeren Raum, wenn wir nach etwas greifen und danebengreifen oder wenn das, was wir im Greifen erwarten, nicht da ist. Die Leere des Raums ist die leibliche Erfahrung des Mangels. Säuglinge erfahren und erleben Leere, wenn sie nach der Mutter greifen und dieses Greifen vergeblich ist. Leere ist also mit dem Gefühl der „Unerfülltheit" verbunden. Das gesamtleibliche Erleben der Leere kann wiederum bestimmten Körperregionen zugeordnet werden. Wenn wir fragen: „Wo spürst du die Leere körperlich?", werden als Antwort Leibinseln bzw. Körperregionen genannt, z. B. „im Kopf", „in der Brust" etc. In der Therapie begegnen wir zwei Qualitäten der Unerfülltheit. Die eine Qualität besteht darin, dass die Leere als etwas erlebt wird, durch das man hindurch muss, um zu etwas anderem zu gelangen. (Man muss z. B. einen Gegenstand erst aus der Hand legen, den Moment der Leere zulassen, um einen anderen ergreifen zu können. Man muss z. B. vielleicht die einzigartige Liebe zu einem Menschen loslassen, durch die vielleicht fast unerträgliche Leere hindurchgehen, um einen anderen Menschen einzigartig zu lieben.) Die andere Qualität, die schrecklichere, ist die erlebte Gewissheit mancher Klientinnen und mancher Klienten, dass nichts und niemand „da ist", dass es sich nicht lohnt, nach etwas zu greifen, weil dort sowieso immer nur Leere ist.

Diese oft frühe, in jedem Fall aber existenzielle Lebenserfahrung kann zu einem Muster werden, das die Lebens- und Begegnungsmöglichkeiten von KlientInnen einengt. Eine Klientin z. B. klagte darüber, dass sie in ihrer Sehnsucht immer wieder „feststeckte", dass ihre Sehnsucht nicht praktisch wurde. Sie sprach mit der Therapeutin darüber, wie sie in konkreten Situationen in ihrer Sehnsucht „stecken blieb", und fand heraus, dass es eine undefinierbare Angst sie immer wieder daran hinderte, konkrete Schritte zur Erfüllung ihrer Sehnsüchte zu tun. Die Therapeutin bat die Klientin, eine Haltung oder eine Bewegung für diese Angst einzunehmen. Die Klientin stellte sich hin und umschlang mit den Armen ihren Körper so fest, die Hände so „angeklebt" auf den Rücken gelegt, dass sie aussah, als stecke sie in einer Zwangsjacke und sich auch wie in einer Zwangsjacke fühlte. Die Therapeutin bat die Klientin, all ihren Mut zusammenzunehmen und auch den fast unmerklichen Bewegungsimpulsen in dieser Zwangsjackensituation heraus nachzugehen. Die Klientin begann die Finger einer Hand vorsichtig zu bewegen, sie zappeln zu lassen; dann, ganz allmählich, löste sich die Hand vom Körper, suchend, zögernd tastete sie sich vom Körper weg in den Umraum hinein. Sie begegnete, als sie sich weiter in den Raum hinausstreckte und sich den Grenzen des Persönlichen Raums näherte, der „Leere", dem „Nichts". Wie die Klientin mitteilte, war dieses Erleben schrecklich und schwer auszuhalten, sie hatte den Impuls, sich wieder zurückzuziehen, zurück in die Zwangsjacke, in die vertraute Angst. Ermutigt und unterstützt von der Therapeutin, fasste sie den Mut, diesmal den vertrauten Impuls des Rückzugs zu umgehen und zu wagen, sich durch die Leere hindurchzubewegen. Sie bewegte sich mit ihrer Hand, schließlich sogar mit beiden Händen, weiter in den Raum hinein, ihr Erleben verwandelte sich in Neugier. Nun regierte die Neugier, die sie in Bewegungsimpulsen durch den Raum schreiten und tasten ließ. Dann verlor sich die Neugier und eine neue Qualität trat auf: die Hilflosigkeit. Nach ein, zwei Minuten dann begegnete der Klientin die Langeweile. Hier blieb sie wieder „stecken", ihre Bewegungen wurden verhaltener, gehemmter, tendierten zu Starre und Rückzug. Und wieder erlebte sie das „Nichts", die „Leere". Und wieder wurde sie von der Therapeutin unterstützt, weiterzumachen, sich weiterzubewegen, durch die Leere und das Nichts hindurchzugehen, auch den kleinsten Bewegungsimpulsen Aufmerksamkeit zu schenken, sie ernst zu nehmen und ihnen zu folgen. Die Klientin tat dies, ermuntert durch die Erfahrung, dass sie schon einmal jenseits der Leere etwas Neues entdeckt hatte. Sie bewegte sich in die Leere hinein und durch die Leere hindurch – und begegnete ihrer Sehnsucht, deren Schönheit und deren Schmerzlichkeit sowie den Erinnerungen und Erfahrungen, die die Klientin irgendwann einmal in tiefer Resignation und Gewissheit, dass jedes Sehnen unerfüllt bleiben muss, hatten „stecken lassen". Nun konnte, zuerst einmal in der therapeutischen Situation, ihre Sehnsucht konkret werden; Bedürfnisse und Impulse betraten die Bühne, sie griff aus und zu und konnte im Kontakt mit der Therapeutin einen Tanz des Zugreifens und Ausgreifens, ihren Tanz der Sehnsucht entwickeln.

Mit einem solchen einmaligen Erleben ist es nicht getan; mehrmals und auf verschiedenen Wegen und unter verschiedenen Gesichtspunkten gilt es für solche KlientInnen, der Leere zu begegnen und durch sie hindurchzugehen, bis sie gefüllt und durch etwas anderes ersetzt werden kann. Dann kann aus dem Niemands-Raum ein Raum der Begegnung werden. Dieser Weg ist mühsam und bedarf des Mutes und entschlossener und einfühlsamer Begleitung, denn die Leere und das Nichts machen nicht nur den KlientInnen, sondern auch vielen TherapeutInnen Schaudern. Ein Hinweis, der an dieser Stelle wichtig ist und den KlientInnen helfen kann, die Bedeutung des Nichts, der Leere, des Niemands-Raums von einer anderen Perspektive zu erleben, sei hier gegeben: Das Wort Raum entspringt den Begriffen: räumen, roden, Platz schaffen, Platz für etwas Neues, Platz für etwas, das entstehen kann – und hat somit, sozusagen positiv gewendet, eine enge Beziehung zu dem Wort Leere. Leere ist auch ein Versprechen, dass ein Raum da ist, der gefüllt werden kann.

Auch andere Räume, wie z. B. der Öffentliche Raum, können zum Niemands-Raum werden. Oder aber Menschen werden, insbesondere im Öffentlichen Raum, zum Niemand. „Jedes Mal, wenn ich das Haus verlassen habe, habe ich versucht, alles dafür zu tun, dass ich übersehen werde.“ Oder: „Allein mit einem anderen bin ich okay, wenn mehrere da sind, verschwinde ich.“ Hinsichtlich des Öffentlichen Raums haben KlientInnen Angst vor diesem, machen sich im Öffentlichen Raum zu einem Nichts, betäuben also ihr Erleben und werden so selbst zu einem „Niemand“. Dies erhöht selbstverständlich die Angst vor dem Öffentlichen Raum, so dass manche KlientInnen den Öffentlichen Raum nur noch höchst selten betreten, ja manchmal in fortgeschrittenen psychiatrischen Erkrankungen unfähig sind, ihre Wohnung zu verlassen.

Auch das umgekehrte Phänomen gibt es: Menschen halten es nicht aus oder ertragen es nur unter großen Mühen, sich selbst in ihrem Intimen und Persönlichen Raum zu erleben, sie flüchten in den Raum der Begegnung bzw. in den Öffentlichen Raum, auf die Marktplätze der Dauerfeten, des Berufes oder der Politik. Hier ist der Öffentliche Raum eher Zuflucht, hier gilt es sich in der Therapie eher mit dem Intimen und dem Persönlichen Raum zu beschäftigen, auch wenn die KlientInnen viele Erfahrungen aus dem Öffentlichen Raum in die Therapie mitbringen. Man wird häufig merken, dass der Intime und der Persönliche Raum zumindest parziell zu Niemands-Räumen geworden sind. Auch bei anderen KlientInnen ist eine Verschiebung des Blickwinkels von dem im Vordergrund stehenden Bedeutungsraum zu denen im Hintergrund von Nöten. Wenn sich KlientInnen nahezu zwanghaft im Raum der Begegnung aufhalten, z. B. mit zwanghafter Promiskuität oder in der Prostitution (nicht in der durch aktuell fremde Gewalt erzwungenen!), dann wird die Beschäftigung mit dem Intimen Raum fast immer ergeben, dass dieser durch sexuellen Missbrauch oder sonstige Gewalt zu einem Niemands-Raum geworden ist. Wenn diese KlientInnen berührt werden, werden sie zum „Nichts“ – und gleichzeitig kann manche ihr leibliches Verlangen immer wieder in die körperliche Berührung treiben, vielleicht in der unbewussten Hoffnung, dadurch irgendwann und irgendwie von der Nichts-Erfahrung erlöst zu werden.

Diese Beispiele zeigen die Widersprüchlichkeiten der Niemands-Räume. Offenkundig werden diese Räume nicht erlebt – und doch berührt dieses „Nichts“ sehr viel. Offenkundig haben diese Räume für die betreffenden Personen ihrem Erleben nach keine Bedeutung im üblichen Sinn – und doch sind die Niemands-Räume von gewaltiger Bedeutung für ihre sozialen Kontakte und dafür, wie sie ihre Leiblichkeit erfahren. Menschen, die Aspekte ihrer selbst als Nichts, die Bedeutungsräume als Niemands-Räume erleben, haben und erleben „daneben“ ganz viel, vielleicht kompensierend; sie sind unserer Erfahrung nach häufig tüchtige und erfolgreiche Menschen.

Der Niemands-Raum ist auch ein Bedeutungsraum, so wie das Gefühl der Gefühllosigkeit auch ein Gefühl ist. Oder noch genauer ausgedrückt: Der Niemands-Raum ist eine besondere Qualität eines jeden Bedeutungsraums, denn jeder Bedeutungsraum kann zu einem Niemands-Raum werden.

Der Niemands-Raum, gleich in welcher Form, hat für die Betreffenden einen Sinn: Der Niemands-Raum schützt sie. Auf die Frage, wovor er sie schützt, gibt es keine allgemeingültigen Antworten, danach kann nur individuell gesucht werden. In der Therapie gelingt es manchmal, biografische Erklärungen zu finden, manchmal bleiben die Entstehungsbedingungen eines Niemands-Raums im Dunkeln. In jedem Fall ist es für die KlientInnen schon eine Erleichterung, ein erster Schritt der Veränderung, wenn sie das, was sie schon lange spüren, nun ausdrücken und in Worte fassen und einer anderen Person mitteilen können. Wenn eine andere Person, die Therapeutin oder der Therapeut, über das Nichts und den Niemands-Raum nicht erschrickt und vor ihm zurückweicht oder ihn lächerlich findet, sondern eine verstehende Ahnung oder ein Wissen davon hat – das erleichtert und hilft.

Wichtig ist, immer die Unterscheidung zu machen, dass die KlientInnen für das Existieren des Niemands-Raums nicht verantwortlich sind, wohl aber Verantwortung für seine Veränderung und Gestaltung übernehmen können. Der Niemands-Raum entstand als Reaktion auf eine erlebte Bedrohung. Für sein Entstehen haben sie folglich keine Verantwortung. Aber die KlientInnen sind es, die ihn sich immer noch und immer wieder erschaffen. Er kommt nicht „von irgendwoher angeflogen", auch wenn es sich für die meisten KlientInnen so anfühlt. In der Therapie versuchen wir mit Hilfe genauer Leibwahrnehmung, der Arbeit mit Bewegungsimpulsen und mit Methoden des Verraumens den konkreten Entstehungsprozessen der Niemands-Räume auf die Spur zu kommen und kleine Veränderungen auszuprobieren, die letzten Endes dazu führen, die Niemands-Räume aufzulösen und durch andere Bedeutungsräume zu ersetzen. Dafür können und sollen KlientInnen Verantwortung übernehmen.

Bedeutungsräume können aktiv gestaltet werden. Menschen können über Grenzen wachen, Entscheidungen treffen, Begegnungen suchen oder meiden usw. Der Niemands-Raum wird so erlebt, als sei man ihm ausgeliefert und jeder Gestaltungsmöglichkeit enthoben. Diesen Raum aktiv wahrzunehmen, zu versuchen, ihn bewusst über Atmung und Bewegung herzustellen, zu ihm zu stehen und verantwortlich für ihn zu sein, Bewegungsimpulsen durch ihn hindurch und aus ihm heraus zu folgen, führt als erster Schritt aus Ohnmacht und Hilflosigkeit und eröffnet die Möglichkeit weiterer Schritte zu selbstbestimmtem Leben.

12

Verraumen

12.1 Verraumen als therapeutische Methode

Düsseldorf in den 80er Jahren. Wir nehmen an einer Supervisionsgruppe teil. Eine Kollegin bringt einen Fall ein, in dem sich Vater-Mutter-Kind-Aspekte zu einem Knäuel verwirrt hatten. Der Leiter der Supervisionsgruppe, Bernward Weiß aus Berlin, schlägt uns allen vor, doch einmal etwas auszuprobieren, das in solchen Fällen zum „Entwirren" helfen kann. Er teilt mit zusammengerollten Decken auf dem Boden des Arbeitsraumes drei Räume ab und erklärt diese zu einem „Vater-Raum", zu einem „Mutter-Raum" und zu einem „Kind-Raum". Er bittet uns, in die drei Räume zu gehen, einmal hierhin, einmal dorthin, und zu registrieren, was uns einfällt und was wir spüren. Was wir erleben ist sensationell. Die bloße Vergabe von Bedeutungen an Vierecke in einem Arbeitsraum ermöglicht Erfahrungen mit den persönlichen Teilaspekten des Themas und fördert die professionelle Entdeckung von Differenzierungen und Verbindungen.

Dieses Erleben hat uns so sehr beeindruckt, dass wir damit weiter experimentiert haben, in zahllosen Konstellationen zu zahllosen Themen. Die dabei gewonnenen Erfahrungen haben wir im Laufe der Jahre systematisiert sowie methodisch verfeinert und den KlientInnen und uns dadurch immer mehr Spielräume für Individualisierungen geschaffen. In der Fachliteratur haben wir darüber nichts gefunden, deswegen mussten wir für die so entstandene therapeutische Methode ein neues Wort prägen: „Verraumen".

Die Grundzüge des Verraumens sind in wenigen Sätzen zusammengefasst:

- Das Verraumen ist eine therapeutische Methode, in der der Klient/die Klientin oder der Therapeut/die Therapeutin oder beide gemeinsam zu Themen des Klienten/der Klientin Bedeutungsräume schaffen. Die KlientInnen können sich diesen Räumen nähern, sie betreten oder verlassen und dabei neue Erlebniserfahrungen machen.
- Jeder Bedeutungsraum birgt in sich wiederum viele Möglichkeiten der Erlebens- und Bedeutungsdifferenzierung; das Erleben kann sich verändern, je nachdem, ob die KlientInnen in der Mitte stehen, auf der Grenze oder knapp daneben gehen, sich der Grenze nähern etc.

- Jedes Thema einer Klientin oder eines Klienten kann verraumt werden. Besonders angezeigt ist Verraumen, wenn von den KlientInnen selbst räumliche Impulse ausgehen (z. B. in ihrer Sprache: „Ich hab so wenig Platz für meine Gefühle."), wenn es gilt komplexe Zusammenhänge zu entwirren oder wenn ein Wunsch besteht, „Neuland" zu betreten oder etwas Unbekanntem zu begegnen. Verraumen ist auch wirksam, um soziale Zusammenhänge erlebbar zu machen.
- Verraumen beinhaltet nach einer Eingangsphase, in der sich ein Thema oder ein Impuls zum Verraumen herausstellt, meistens drei Schritte: Erstens werde Räume definiert, also Territorien bestimmt und mit Bedeutungen versehen. Zweitens erleben KlientInnen in diesen Räumen etwas. (Wir haben noch nie erlebt, dass nichts passierte.) Drittens wagen KlientInnen mit unserer Begleitung in mindestens einem dieser Räume ein Experiment, probieren etwas Neues. Daran schließt sich meist eine Phase der Auswertung und Integration an.
- Verraumen ist ein leiblicher Prozess. Er beinhaltet vielfältiges und differenziertes Erleben. Er ist prinzipiell offen. Weder TherapeutInnen noch KlientInnen wissen vorher, was in ihm entsteht.

Für diese Punkte werden wir in den folgenden Kapiteln viele Beispiele anführen, die, so hoffen wir, die vielfältigen Möglichkeiten und die Wirksamkeit des Verraumens demonstrieren. Wir werden versuchen, die Grundzüge der Methode in ihrer praktischen Nutzbarkeit vorzustellen. Viele Aspekte bedürfen der persönlichen Erfahrung, z. B. in therapeutischen Begegnungen oder in Fortbildungsseminaren.

Oft erleben wir in der Therapie bzw. in unseren Fortbildungsgruppen, dass KlientInnen verblüfft darüber sind, dass Verraumen „funktioniert". Mit sehr einfachen Mitteln geschieht sehr viel – wie kann das sein? Die Antwort ist einfach: Zum einen ist unser Erleben immer auch räumlich, und zum anderen geben Menschen immer auch außerhalb therapeutischer Situationen in ihrem Alltag Räumen Bedeutungen. Die erste theoretische Quelle des Verraumens ist dementsprechend die Leibphilosophie, die zweite theoretische Quelle ist die Ökologische Psychologie, vor allem die Untersuchung der Bedeutungsräume. Diese theoretischen Wurzeln und die daraus entwickelten Modelle erläutern wir an anderer Stelle (s. Kap. 11.1 und 12.2).

Und noch eine Anmerkung vorneweg: Das Verraumen haben wir vor allem in und aus der tanz- und bewegungstherapeutischen Praxis entwickelt. Wir stellen deshalb in diesem Band das Verraumen vor allen Dingen im tanz- und bewegungstherapeutischen Kontext dar. Nutzen und Wirksamkeit des Verraumens gehen aber darüber hinaus. Verraumen kann von Musik- oder GestaltungstherapeutInnen, in der Gesprächstherapie oder in anderen therapeutischen Verfahren eingesetzt werden. Auch die Nutzungsmöglichkeiten außerhalb des therapeutischen Rahmens, z. B. in Pädagogik und Beratung, sind vielfältig.

12.2 Raum und Leib

NaturwissenschaftlerInnen mögen einen Raum „an und für sich" denken, messen, analysieren. Selbst dabei werden Interessen wirksam, die im Leib ihren Ausgangspunkt haben. Wir wollen z.B. sicher und trocken und schnell über einen Fluss kommen und haben deswegen Interesse daran, eine Brücke zu bauen. Dafür wird der Abstand zwischen beiden Ufern gemessen usw. Für KlientInnen und TherapeutInnen ist die Messbarkeit eines Raums nach naturwissenschaftlichen Kriterien von geringer Relevanz. Im Vordergrund ihres Interesses und ihrer Beachtung steht die Bedeutung, die Räume haben. Für den Mann, der lieber verhungert als seine Wohnung zu verlassen, ist der öffentliche Raum außerhalb des privaten Raums seiner Wohnung existenziell bedrohlich. Für die Frau, die ihre Arme nur bis auf Schulterhöhe heben kann, ist der Raum oberhalb der Schulter unbekanntes Terrain. Die Klientin, die Herzattacken bekommt, wenn sie sich „zurücklehnt", erlebt den Bezug zum Rückraum als gefährlich, ja lebensgefährlich.

Räume können viele Bedeutungen haben. Diese Bedeutungen können die Wahlmöglichkeiten im Erleben und Leben der KlientInnen einschränken, ja sie können sogar lebensbedrohlich werden.

Wodurch gewinnt ein Raum eine Bedeutung? Ausschließlich durch den Leib. Wie schon gezeigt, ist unser Erleben immer auch räumlich. Wir erleben z. B. „den Bauch" „als erlebten" Raum, als eine Leibinsel (s. Kap. 3.3). Wir erleben uns oben und unten, vorne und hinten, rechts und links – und definieren damit leibliche Räume (s. Kap. 7). Aus dem Erleben heraus, aus dem Leib heraus erschließen wir den Raum. „Breiten wir mit geschlossenen Augen die Arme aus, so öffnet sich auch zwischen ihnen ein ‚mitgespürter' Raum, eine Art Spannungsfeld zwischen den beiden nach außen strebenden Armen. Damit ist ein erlebter Raum entstanden, der gleichwohl außerhalb des unmittelbar gespürten Leibes liegt. Ähnliche dynamisch erlebte Räume entstehen mit jeder Geste oder Gebärde, mit der Bewegung des Tanzes usw." (Fuchs, 2000, S. 156) Der Leibphilosoph Merleau-Ponty beschreibt ausführlich am Beispiel des Maschinenschreibens, wie untrennbar die Verbindung von Erleben und Raum ist. „Man weiß, wo sich die Buchstaben auf der Tastatur finden, wie wir wissen, wo sich ein jedes unserer Glieder befindet, im Wissen einer Vertrautheit ..." (Merleau-Ponty, 1966, S. 167) „Es ist buchstäblich wahr, dass Maschinenschreibenlernen heisst, den Raum der Tastatur seinem Körperraum integrieren." (a. a. O., S. 175). Merleau-Ponty folgert daraus: „Der Leib ist nicht im Raume, er wohnt ihm ein." (a. a. O., S. 169)

Die unmittelbare Umgebung des Leibes wird von den Leibphilosophen als „Umraum" bezeichnet, damit ist der Raum gemeint, der in unmittelbarer Verbindung mit dem Leib steht, in den der Leib hinausgreift. Als Beispiel wird häufig der Tanz angeführt, in dem der Tanzende in den Umraum hinausgreift, ihm Bedeutungen verleiht, ihn zum erlebten Ausdrucksraum werden lässt. „Wir erleben den Umraum nicht aus dem dunklen Inneren des Körpers heraus, als befänden wir uns in einer Art Kamera, sondern so, dass wir immer bei den Dingen sind, die wir erblicken oder ergreifen. Leib und Umwelt sind nicht zwei getrennte Identitäten, die nur sekundär und äußerlich miteinander in Beziehung treten. Der Körper hört an der Haut auf; die Leiblichkeit aber breitet sich ekstatisch mit den erlebten Richtungen in den Umraum hinein aus; im unreflektierten Leibvollzug erfüllen wir den ganzen Raum.“ (Fuchs, 2000, S. 159)

Merleau-Ponty schreibt: „Der Leib ist unsere Verankerung in der Welt.“ (a. a. O., S. 174) und: „Der Leib ist unser Mittel überhaupt eine Welt zu haben.“ (a. a. O., S. 176)

Die Unfähigkeit, Bedeutungsräume zu schaffen, ist pathologisch. Wer nicht oder nur eingeschränkt in der Lage ist, seinen Umraum mit seinem Erleben zu füllen und als Bedeutungsraum zu schaffen, ist der Bedeutungsmacht anderer Menschen ausgesetzt, was meist zu genereller Verunsicherung und Hilflosigkeit führt. Insofern hat schon der erste Schritt des Verraumens, nämlich Räumen bewusst und eigensinnig Bedeutungen zu verleihen, eine heilende Funktion. Wenn ein Klient sich mit Seilen auf dem Fußboden einen „Raum der Sicherheit“ legt und ihn betritt, dann vollzieht er bewusst und willentlich, was sonst unbewusst von ihm und anderen Menschen in seiner Umgebung immer wieder geschieht, nämlich Räumen Bedeutungen zu geben.

Es gibt Momente, in denen Raum und Leib miteinander verschmelzen, in dem das Erleben der Leiblichkeit und das Erleben des Raums eins werden. Ein solcher Moment kann der Tanz sein, in dem sich die Tanzenden ihrem Erleben hingeben und sowohl für die Tanzenden selbst als auch für die Betrachtenden Leib und Raum zu einem unteilbaren Ganzen werden. Und andererseits kann zwischen Leib und Umraum, oder, weiter ausgegriffen, zwischen Leib und Lebenswelt ein dialektisches Verhältnis bestehen, kann das eine oder das andere als Hauptwirk- und Einflussfaktor im Vordergrund stehen. Dass Raumbedeutungen ihren Ursprung im Leib haben, ob im Alltag oder in der Therapie, haben wir schon gesehen. Es sind erlebende Menschen, die einzeln oder gemeinsam Bedeutungsräume schaffen, ausgehend von ihren Empfindungen und Bedürfnissen, Gefühlen, Gedanken und Bewegungen. Leib wirkt in den Raum, schafft Atmosphären, Milieus, Umgebungen um die Person herum; Gefühle wie Angst, Scham oder Liebe implizieren immer auch die anderen Menschen, vor denen man sich ängstigt oder schämt oder die man liebt. Leib oder Aspekte des Lebens können also Hauptwirkfaktoren hinsichtlich der Gestaltung und Bedeutung von Räumen sein.

Umgekehrt können Räume als Hauptwirkfaktoren auf das Erleben zurückwirken. Wir kennen es alle, dass wir an einem Ort plötzlich befangen sind, weil die Atmosphäre uns ergreift; die Freude oder das Lachen eines anderen Menschen können uns anstecken; der Sessel, in dem die Oma immer sitzt, ruft Scheu in uns hervor, so dass wir uns nicht in diesen Sessel setzen, sondern ihn für sie reservieren, auch wenn sie sich gerade in einem anderen Raum aufhält. Wenn in der Therapie der Klient, der mit Seilen seinen „Raum der Sicherheit“ auf den Fußboden gelegt hat, diesen betritt, dann ändern sich sein Atem und seine Körperhaltung, seine Gefühle und seine Gedanken sowie seine sozialen Impulse. Vom Bedeutungsraum geht eine Kraft aus, ein Wirkfaktor, der das Erleben beeinflusst. Der Leib als das lebendige und das erlebende Menschsein und der Umraum bzw. die Lebenswelt als Bedeutungsraum stehen in einem dialektischen wechselseitigen Verhältnis.

Das herauszuarbeiten und zu betonen, ist auf philosophischem Gebiet das große Verdienst der Leibphänomenologen, auf die wir schon hingewiesen haben, auf therapeutischem Gebiet die große Leistung der Begründer der Gestalttherapie, die gegen die isolierte Betrachtung der Person und ihrer psychischen „Instanzen“ durch die damalige Psychoanalyse die Aufhebung der Trennung von Innen und Außen setzten. „Einen Organismus für sich allein zu betrachten, bedeutet, dass man ihn als eine künstlich isolierte Einheit ansieht, während in Wirklichkeit immer eine Interdependenz zwischen dem Organismus und seiner Umwelt besteht.“ (Perls, 1981, S. 47) „Es gibt keine einzige Funktion irgendeines Lebewesens, die sich ohne Objekte und Umwelt erfüllten. Wir wollten dieses Wechselspiel von Organismus und Umwelt innerhalb aller Funktionen Organismus-Umwelt-Feld nennen.“ (Perls, 1979, S. 10) „Jede menschliche Funktion ist ein Wechselspiel im Organismus-Umwelt-Feld.“ (a. a. O., S. 11) Dies erkannt zu haben, ist trotz vieler sonstiger Irrungen und Wirrungen eine bleibende Leistung Fritz und Laura Perls.

Selbstverständlich ist es gedanklich möglich, einen Menschen „an und für sich“ zu konstruieren, ebenso einen vom Menschen getrennten Außenraum. Aber ihn getrennt zu *erleben* ist unmöglich oder Teil einer Erkrankung. Wer sich seinem Lebensraum gegenüber als „anders“ oder „fremd“ erlebt, leidet. Wer Gefühle nicht als soziale Gefühle erlebt, wer Angst nicht auf konkrete Personen und Situationen beziehen kann, sondern wen Angst „anspringt“, wem Angst „immer da“ ist, der leidet. Wer sich so erlebt, als habe sein Verhalten in seiner Lebenswelt nichts oder nur wenig mit seiner inneren Befindlichkeit zu tun, der leidet. Die Trennung des Leibes von seinen ihn umgebenden Bedeutungsräumen ist eine leidschaffende Abspaltung.

Welche Konsequenzen ergeben sich für die Therapie, speziell für die Tanz- und Bewegungstherapie daraus?

- Erstens hat Therapie den Leib in all seinen räumlichen Dimensionen zum Gegenstand und Ausgangspunkt. Inhalt, Subjekt und Objekt der Therapie ist der Leib in seiner Räumlichkeit und Raumverbindung, nie nur ein einzelner Aspekt, wie z. B. das „Bewusstsein“ des Menschen oder das „Unbewusste“, nie nur der „Körper“, nie nur die „inneren Konflikte“ oder gar der „innere Kern“, der freizulegen ist.
- Zweitens kann Therapie, weil Raumbedeutungen im Leib ihren Ursprung haben und konstituierende Teile des Leibes sind, die Bedeutungen von Räumen nutzen. Unserer Meinung nach muss sie sogar diesen Umstand aktivierend nutzen, da bei KlientInnen die Fähigkeit, Räumen Bedeutungen zu geben, oft gestört oder gemindert ist.

Das Verraumen ist also einerseits Methode, andererseits ein Aspekt unseres grundlegenden Therapieverständnisses, fußend auf dem Menschenbild der leibphänomenologischen Philosophie und insbesondere der Anthropologie. Eng verwandt ist das Verraumen unter diesem Gesichtspunkt mit dem Körperbild. Das Körperbild ist Teil des Leibes, so wie Bedeutungsräume Teil des Leibes sind. Im Körperbild zeigen sich leibliche Bedeutungen an ihren Körpergrenzen, gleichzeitig vom Umraum in den Körper hineingreifend und vom Körper in die Lebenswelt hinausgreifend.

Welche Bedeutungen dem Leib innewohnen und welche Bedeutungen aus dem Leib heraus in die Lebenswelt gegeben werden, ist individuell verschieden. Therapie, wie wir sie verstehen, muss sich der individuellen Spurensuche widmen. Das Verraumen hat sich dabei als ein besonders effektiver Weg bewährt.

12.3 Raumtriptychon

Verwirrend und verknotet erscheinen uns Menschen immer wieder manche unserer Probleme. Unser Erleben erfahren wir oft als ein verwirrendes und verwirrtes Knäuel, in dem wir uns verlieren können. Oder unsere Probleme scheinen uns „sonnenklar", die Lösung dank vernünftiger Überlegungen und gelernter oder gelesener Sätze „auf der Hand zu liegen" – und dennoch erweisen sich dann die Probleme als so nicht lösbar. Dann führt der Weg über Verwirrung und Selbst-Überraschung weiter. Verraumen kann in beiden Fällen weiterhelfen.

Tanzen bedeutet, sich in einer bestimmten Dynamik in Raum und Rhythmus zu bewegen. Der Raum wird dabei unterteilt und gegliedert, Räume werden miteinander verbunden, Zwischenräume, Übergänge, Grenzen werden spür- und sichtbar, die Bedeutung von Räumen kann körperlich und seelisch erlebbar werden. In der Tanz- und Bewegungstherapie nutzen wir diese Möglichkeiten und differenzieren therapeutische Themen, indem wir sie in den Raum verlegen. Wenn Tanzen Räume zerteilt, können in den Räumen auch Themen „zerteilt" und vielleicht durch das Tanzen später wieder neu verbunden werden. Eine besonders gute und leicht handhabbare grundlegende Form des Verraumens ist das Raumtriptychon. Wir stellen es deshalb hier als Modell an erster Stelle vor. Es durchzieht als Möglichkeit im Grunde alle weiteren Verraumungszugänge.

Triptychen sind in der Kunstgeschichte vor allem aus den Flügelaltären des 15. und 16. Jahrhunderts bekannt. Es handelte sich um dreigeteilte Bilder oder um drei nebeneinander stehende und aufeinander bezogene Bilder, die meist frei im hinteren Altarraum standen. Das mittlere Bild konnte von den beiden äußeren Bildteilen zugedeckt werden. Zu bestimmten kirchlichen Festtagen wurden die oft kostbaren Bilder (z. B. die Kreuzigungsszene in der Mitteltafel des Isenheimer Altars von Matthias Grünewald) aufgeklappt und somit der Öffentlichkeit gezeigt.

Das Triptychon als Kunstform geriet später mehr und mehr in Vergessenheit, zumindest bis auf wenige Ausnahmen, und tauchte in der Kunstgeschichte am Ende des 19. bzw. zu Beginn des 20. Jahrhunderts wieder auf. Bekannt geworden sind u.a. Triptychen von Erich Heckel, Emil Nolte und Max Beckmann.

Das Wort Triptychon kommt aus dem Griechischen und heißt: „Dreigeteilt". Es handelt sich um eine bildnerische Form mit einem eigenen Charakter, mit eigenen Herausforderungen und eigenen Möglichkeiten. „Sie stellt sich als ein Bildganzes dar, dessen Teile räumlich und gedanklich zusammengehören, zugleich aber auch als selbstständige Einzel denkbar wären, also mehr als bloße Stückausschnitte sind." (Simmat). In der Kunst wird oft die Absicht verfolgt, „einen übergreifenden Bildgedanken, ein Bildganzes in relativ selbstständige Teile" zu gliedern und dabei „an ein und dasselbe Thema unter verschiedenen Aspekten (heranzugehen oder heranzuführen), sei es um das Thema auch in seinen Verzweigungen behandeln zu können, sei es, um einen Höhepunkt stärker herauszuarbeiten" (a. a. O.). Manchmal werden auch von links nach rechts, also so, wie wir lesen, Geschichten erzählt, manchmal steht das Hauptthema im Mittelpunkt, die Seitenteile kommen ergänzend und beleuchtend hinzu.

In der Kunst- und Gestaltungstherapie (Baer, 1999c) nutzen wir die Triptychonform, um im therapeutischen Triptychon Themen unter verschiedenen Aspekten zu beleuchten und darzustellen. Es entstehen drei Bilder, die durch die Triptychonform einen inneren und äußeren Zusammenhang haben.

Mit dem Raumtriptychon haben wir die Möglichkeit des Triptychons für die Tanz- und Bewegungstherapie nutzbar gemacht und gleichzeitig eine vielfältig einsetzbare Form des Verraumens geschaffen.

Was wir unter Raumtriptychon verstehen, sei in einem Beispiel dargestellt, dem Raumtriptychon „Erwartungsräume". Wir verwenden dieses Raumtriptychon zu Beginn von Seminaren oder Seminarfolgen, bei denen sich die TeilnehmerInnen vorher nicht kennen und zu denen sie mit überwiegend diffusen Erwartungen erscheinen. Die Anleitung zu dieser Einheit ist folgendermaßen:

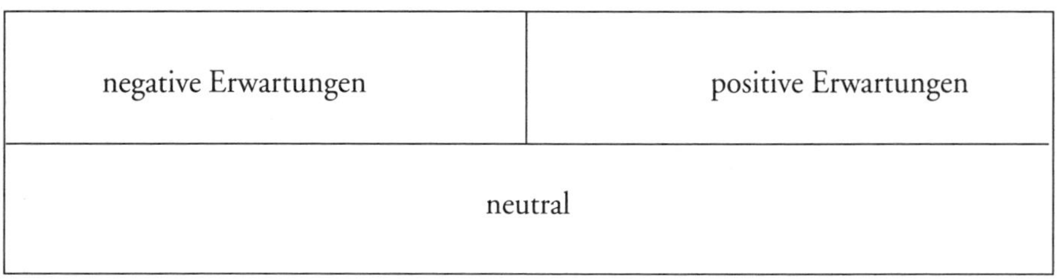

„Ich teile diesen Raum durch zwei Linien in drei Teilräume." (s. Skizze) „Dieser Teilraum ist der Raum eurer positiven Erwartungen, eurer Wünsche und Hoffnungen, die ihr mit diesem Seminar verbindet. Jener Raum ist der Raum eurer negativen Erwartungen, eurer Befürchtungen und Ängste bezüglich dieses Seminars. Und der dritte Raum ist der eher neutrale Raum, ein Beobachtungsraum, in dem ihr euch selbst beobachten könnt, innere Bilder, Vorstellungen von euch in den anderen Räumen vorbeiziehen lassen könnt – oder euch einfach ausruhen könnt. Haltet euch in den nächsten 15 Minuten in diesen drei Räumen auf. Ihr sollt nichts darstellen oder produzieren, sondern nur von Raum zu Raum gehen, euch hier niederlassen, dort stehen bleiben, dort bewegen, tun, was ihr wollt und wonach euch ist, und vor allem dabei spüren, wie es euch geht, was ihr fühlt, was ihr denkt, was ihr wahrnehmt." Nach etwa zwölf Minuten: „Bevor ihr in einigen Minuten diese Erlebenseinheit abschließt, schlage ich euch vor, noch einmal zu überprüfen, ob ihr alle Plätze aufgesucht habt, die euch interessieren; ob ihr vielleicht einen Ort oder Orte ausgespart oder vergessen habt, von denen es euch später vielleicht Leid tun wird, dass ihr sie nicht aufgesucht habt. Vielleicht wollt ihr noch mal mit den Grenzen spielen ..." Später dann: „Sucht euch nun in den nächsten ein bis zwei Minuten einen Platz in einem dieser drei Räume, der eurer jetzigen Befindlichkeit am ehesten entspricht. Seid dabei genau, zentimetergenau, sucht den Platz sehr sorgfältig und überprüft, ob dieser Platz, den ihr gefunden habt, auch wirklich der richtige ist. Wenn nicht, verändert ihn. Wenn ihr euren Platz der jetzigen Befindlichkeit gefunden habt, dann bleibt dort stehen oder lasst euch dort nieder." Die GruppenteilnehmerInnen können in den drei Erlebnisräumen körperlich, seelisch und geistig wahrnehmen, wie ihre Erwartungen an das Seminar lauten und wie ihre gegenwärtige Befindlichkeit ist. Einige verweilen überwiegend im Beobachtungsraum, weil sie merken, dass sie sich in einer Haltung der Beobachtung, des „Erst-mal-Abwartens" befinden. Oder sie geben diesem Raum, wie angeboten, die Bedeutung der Ruhe und ruhen sich von der Erregung in den anderen Räumen aus oder sortieren in Ruhe. Andere spüren, wenn sie den Raum der Befürchtungen und Ängste betreten, Herzklopfen, Schweißausbrüche, Beklemmung. Wenn sie in den Raum der Wünsche hinüberwechseln, verschwinden diese Angstgefühle und körperlichen Reaktionen. Stattdessen kehrt Ruhe ein, wird der Atem tiefer, entstehen freudige Gefühle und entsprechende innere Bilder. Wieder andere lassen sich an den Grenzen zwischen zwei Räumen nieder, manche pendeln zwischen zwei Räumen hin und her, als Ausdruck dafür, dass sie zwischen verschiedenen Erwartungshaltungen hin- und herschwanken. Bei allen gerät etwas in Bewegung, das vorher festgehalten war. Die Erwartungen der Beteiligten waren vor der Verraumungseinheit meist undifferenziert ineinander verwoben. Dies ist typisch dafür, wie es KlientInnen häufig geht: Verschiedene Gefühle, Gedanken, körperliche Empfindungen liegen im Wettstreit miteinander, sind miteinander verknüpft und unklar. Häufig können KlientInnen sich nicht entscheiden, was im Vordergrund und was im Hintergrund ihres Erlebens liegt. Sie spüren vieles gleichzeitig und leiden darunter. Das Raumtriptychon gibt die Möglichkeit, zwischen den positiven und negativen Erwartungen zu differenzieren. Es ermöglicht, sich nicht entscheiden zu müssen zwischen dem einen und dem anderen, sondern konsequent erst das eine, dann das andere, dann das dritte wahrzunehmen und zu erleben. Dabei werden die Beteiligten oft überrascht. Manche kommen in ein Seminar mit positiven Erwartungen und großen Wünschen und verschwenden keinen Gedanken vorher an Ängste oder Befürchtungen. Sie merken dann aber während des Verraumens, dass ihre Ängste doch vorhanden sind. Bei anderen ist es umgekehrt. Sie sind voller Ängste und Befürchtungen und spüren dann im Raum der positiven Erwartungen die innere Freude, die Hoffnung, die Sehnsucht.

Wie es typisch für jede Arbeit mit dem Raumtriptychon ist, begeben sich die Beteiligten bei den Erwartungsräumen in etwas hinein, das sie wieder verlassen können. Sie können sich mit Aspekten ihrer selbst identifizieren, aber sich wieder aus dieser Identifikation hinausbegeben. Die Tatsache, dass mehrere Räume in einer bestimmten Weise einander zugeordnet sind, ermöglicht ein Hin- und Hergehen äußerer und innerer Beweglichkeit. Dabei können die Beteiligten ihren eigenen Rhythmus und ihr eigenes Tempo finden. Und die Beteiligten können dabei wahrnehmen, wie sie Grenzen empfinden und erleben, wie sie mit Grenzen umgehen, wie sie Grenzen überschreiten, vor ihnen zögern und zurückschrecken oder sich auf ihnen niederlassen. Manche finden dabei auch etwas darüber heraus, wie störanfällig oder überraschend leicht ihr Ich-Erleben ist, wenn sie sich wie hier mit anderen Menschen im gleich Raum bzw. in den gleichen Räumen bewegen.

Erst nach der Phase der Bewegungen, in der sich KlientInnen in diese Räume hineinbegeben und sie verlassen, in der sie ausprobieren und experimentieren, erst danach fordern wir die TeilnehmerInnen auf, einen Standpunkt für ihre momentane Befindlichkeit zu finden und im Hier und Jetzt eine Aussage zu treffen, was sie aktuell von dem jeweiligen Seminar erwarten. Selbstverständlich kann sich diese Einheit, dieses Erwartungsraumtriptychon ebenso auf die neue Arbeitsstelle, die man (vielleicht) antreten wird oder auf die Frage: „Sollte ich umziehen?" o. Ä. beziehen.

Es sollte beim Verraumen nicht nur bei der Erfahrung der Bewegung und des Ausprobierens bleiben. Sinnvollerweise sollte das Erleben möglichst in eine Bestandsaufnahme münden, sei es, indem ein bestimmter Standort gefunden wird oder, wie in anderen Fällen, eine bestimmte Haltung, ein Satz, ein tänzerischer Impuls oder eine andere Ausdrucksmöglichkeit. Die Bestandsaufnahmen dieser Standpunkte sind vorläufig, sind nur Aufnahmen des Momentes. Sie können sich wieder verändern, wieder in Bewegung geraten. Und sie sind bemerkens- und festhaltenswert, damit die TeilnehmerInnen darüber in Kommunikation treten und Veränderungen registrieren können.

Auf die Form des Raumtriptychons, die wir den Erwartungsräumen zu Grunde gelegt haben, werden wir später noch einmal eingehen. Wir bezeichnen diese Form als zweite Grundform des Raumtriptychons. Die erste Grundform entspricht der des Therapeutischen Triptychons in der Kunst- und Gestaltungstherapie. Ein Mittelteil wird umrandet von zwei Flügeln. Damit kann man sowohl im Therapeutischen Triptychon als auch im Raumtriptychon jedes Thema unter drei Aspekten aufteilen. Eine häufige Form basiert auf der Vorstellung einer Plus-Minus-Polarität: Der Mittelteil gibt Raum für den Zugang zum Thema, während die beiden Flügelteile positive bzw. negative Aspekte des Themas eröffnen (s. Skizze).

Negative Aspekte	Zugang	Positive Aspekte

Erste Grundform

Die andere Form beinhaltet eine zeitliche Komponente. Hier ist der Mittelteil der Raum für das Hier und Jetzt, während der eine Flügel Raum gibt, für das, was war, und der andere Flügel Raum gibt, für das, was sein wird, sein soll oder sein kann. Hier eröffnen die Flügelräume Möglichkeiten, in die Vergangenheit bzw. in die Zukunft zu blicken: (s. Skizze).

Vergangen-heit	Hier und Jetzt	Zukunft

Erste Grundform

Ein Beispiel: Die Teilnehmerin einer Ausbildungsgruppe schildert bei der Auswertung ihres Praktikums eine Situation, die für sie brenzlig war: In der Teambesprechung einer sozialen Einrichtung hatte es ihr die Sprache verschlagen, sie war gespannt und innerlich völlig erstarrt. Im Auswertungsgespräch nun kommt sie nicht weiter. Die Therapeutin bietet ihr drei Räume an, die in der Skizze dargestellt sind: „Geh in den mittleren Raum, den Raum der brenzligen Situation. Stelle dir die Situation, die Szene vor und spüre dabei deinen Körper, deine Gefühle, deine Gedanken ... Nimm die Haltung ein, die dazu gehört, nimm dabei deinen Atem wahr und noch einmal deine Spannungen usw. Begib dich dann in den linken Raum und drehe den Film sozusagen zurück: Was war vorher? Stelle dir auch hier die Situation vor, spüre dich, nimm dich wahr ... und begib dich dann, Schritt für Schritt, Zentimeter für Zentimeter wieder in die Richtung des Raums der brenzligen Situation und spüre dabei insbesondere den Moment des Übergangs." Hier wurde deutlich, was der brenzligen Situation vorangegangen war, der Moment, der die Klientin zum Erstarren gebracht hatte. Sie war danach so mit der brenzligen Situation beschäftigt und über ihre eigene Situation erschrocken gewesen, dass ihr der auslösende Impuls verloren gegangen war. Sie fühlte vor Schreck keine Empörung und Wut mehr, und auch der Vorwurf gegenüber dem Kollegen, der durch sein Verhalten ihre Reaktion ausgelöst hatte, war „verloren" gegangen. Durch den Gang, durch die Bewegung vom linken zum mittleren Raum, konnten ihr nun die Ausgangsimpulse der brenzligen Situation deutlich werden. Sie erlebte dabei vor allem körperliche und emotionale Phänomene (z. B. zunehmend stärkeres Herzklopfen bis zum Herzrasen bei gleichzeitiger Fassungslosigkeit), die sie in Zukunft als Frühwarnsignale nutzen wollte, um nicht wieder in eine solche Situation zu kommen.

Die Therapeutin schlägt ihr dann weiter vor: „Bleibe für eine Weile im mittleren Raum. Nimm wieder die Haltung der brenzligen Situation ein, der Erstarrung und Sprachlosigkeit. Nimm wahr, welche Impulse – und mögen sie dir im ersten Moment noch so unmerklich erscheinen – in dir sind, um aus dieser Haltung dort hinzugehen, wo der andere Raum ist, der Raum der Entfaltungsmöglichkeiten, die sich aus dieser Situation ergeben können, der Raum: Wo kann es hingehen? Wie kann es weitergehen? Wie kann es anders gehen? Finde einen Weg, finde deinen Weg."

Die Klientin probiert Bewegungen aus, die sich aus ihrer Haltung heraus ergeben, findet erste Impulse, ihre Starrheit zu lösen. Sie atmet tief, hebt den Kopf um zwei Zentimeter, spürt ihren Bauch und entwickelt Bewegungen aus dem Bauch heraus. Aus diesen Bewegungen entstehen Erwartungen und Visionen, wie sie diese Situation auflösen kann, wie sie aus der Starre in Bewegung geraten kann. Die Klientin entwickelt einen Tanz, der rechte Raum wird zum Tanzraum, zum Raum der Bewegung, zum Gegenteil der ursprünglichen Erstarrung.

Diese Form des Raumtriptychons hat sich schon bei vielen Themen bewährt, insbesondere dann, wenn es um zeitliche Abfolgen geht und die Polaritäten folglich in die Vergangenheit bzw. in die Zukunft weisen. Sie hat eine Besonderheit: In dieser Form haben der linke und der rechte Raum keine gemeinsamen Grenzen, zwischen ihnen sind keine unmittelbaren Übergänge möglich. Im beschriebenen Beispiel ist dies auch nicht notwendig, zu anderen Themen kann es sinnvoll, ja sogar notwendig sein, direkte Übergänge zwischen den Polaritätsräumen zu ermöglichen. Dafür haben wir die zweite Grundform des Raumtriptychons entwickelt (s. Skizze), die auch im Eingangsbeispiel verwandt wurde. Der Mittelteil ist quasi nach unten gerutscht, die beiden Flügelteile stehen oben nebeneinander und haben nun sowohl Grenzen zu dem nach unten gerutschten Mittelteil als auch eine gemeinsame Grenze. Der untere Raum kann ein Themenraum sein, vielleicht Raum geben für das, was hier und jetzt zu einem Thema erlebt wird, er kann als Beobachtungsraum dienen, in jedem Fall zu einem offenen und persönlichen Zugang in das Thema einladen. Links oben liegt der Raum für die negativen, rechts oben der für die positiven Aspekte des Themas.

Negative Aspekte	Positive Aspekte
Offener Zugang / Beobachtungsraum	

Zweite Grundform

Wir können mit der zweiten Grundform z. B. das Thema „Loslassen" verraumen: Der Raum „Ich lasse los" öffnet den Zugang zum Thema. Dies ist der Raum, in dem die KlientInnen in das Thema eintreten, sich ihm annähern, inneren und äußeren Zugang zum Thema finden, Bewegungen, Haltungen, Gefühle, Körperreaktionen usw. Der Raum links oben heißt: „Was mich festhält". Wenn das Loslassen ein Problem ist, dann gibt es etwas, das festhält, das die Menschen zurückhält, bremst, behindert. Der Raum rechts oben weist auf das Gegenteil des Festhaltens hin und fragt, was nach dem Loslassen passiert, welche Visionen und Erwartungen die Menschen für den Zeitpunkt nach dem Loslassen haben, was sie befürchten und was sie hoffen.

In einer Sonderform des Raumtriptychons wird nur einer der drei Räume benannt, während die anderen beiden Räume *offene* Räume sind, die von diesem Ausgangsraum aus erschlossen werden.

Eine Klientin z. B. hat Spannungsschmerzen in der linken Schulter, für die keine organischen Ursachen feststellbar sind. Mit Hilfe des Raumtriptychons wollen wir der Klientin ermöglichen, Kontakt mit dem Erleben ihrer Schulter aufzunehmen und mögliche Verbindungslinien zwischen der Schulter und dem übrigen Körper bzw. ihrem Leiberleben zu eröffnen. Der Therapeut wählt die zweite Grundform des Raumtriptychons aus und fragt die Klientin, welchen Raum sie als Raum ihrer Schulter benennen möchte. Sie wählt den unteren Raum aus. Nun begibt sich die Klientin in den Raum der Schulter, spürt, nimmt wahr, nimmt Haltungen des Schmerzes ein und Haltungen der Schmerzverminderung. Dabei stellt sie fest: „Meine Schulter ist abgekapselt, verbindungslos zum Rest des Körpers." Der Therapeut bittet sie, eine Körperhaltung „so wie du die Schulter spürst" einzunehmen. Ihre Haltung ist gebückt, voller Spannung, der Kopf gesenkt, die Arme umschließen den Bauchraum. „Ich fühle mich in dieser Haltung gleichzeitig geschützt und isoliert, unangreifbar und gefangen." Der Therapeut bittet: „Spüre die Impulse, die von deinem Körper ausgehen. Welche Bewegungen sind aus dieser Haltung heraus möglich? Welche Bewegungen wollen gemacht werden? Experimentiere und spiele damit. Probiere aus." Die Klientin lässt sich auf diesen Vorschlag ein. Die Ellbogen wippen nach außen, die Schultern beginnen sich langsam zu bewegen, finden einen Rhythmus, werden schneller. Das Becken bleibt erst fest, dann wippt es mit. Die Füße beginnen leicht auf den Boden zu stampfen, erst schleppend, dann allmählich in einen immer heftiger werdenden Tanz übergehend. „Nimm dir Raum in deiner Bewegung, in deinem Tanz. Geh in einen anderen Raum und lass den Tanz sich entfalten. Nimm wahr, was du dabei fühlst. Nimm wahr, welche Körperteile diesen Tanz leiten." Die Klientin tanzt in das zweite Raumfeld. Ihre Bewegungen werden dabei heftiger, größer, weiter, die Spannung in der linken Schulter entlädt sich offensichtlich über das Aufstampfen auf dem Boden. Die führenden Körperteile sind, so teilt sie mit, die Oberschenkel und die Füße. Sie spürt Zorn. Sie lässt den Tanz ausklingen und erzählt von ihrem Zorn, teilt mit, was ihr zu ihrem Zorn einfällt, Situationen vor allem, die mit ihrer Liebesbeziehung in Beziehung stehen.

„Was spürst du jetzt? Was ist der nächste Schritt? Was kann im nächsten Raum, im benachbarten Feld entstehen?" Die Klientin bewegt sich zögernd, gleichzeitig tief atmend in den nächsten Raum. Sie spürt dort einen Krampf in ihrem Bauch, der sich zu ihrer Überraschung in Traurigkeit löst. Die Klientin spürt ihre unerfüllten Sehnsüchte, nimmt Abschied von Erwartungen, gibt sich ihrer Trauer hin. Dieser Raum ist das Feld der Trauer und gleichzeitig das Feld ihres Bauches. Sie findet auch hier Haltungen, Ausdrucksformen und Bewegungen.

Der Therapeut und die Klientin arbeiten anschließend noch an der Beziehung zwischen dem Bauch und der linken Schulter, zwischen der Trauer und der schmerzenden Spannung. Die Klientin versucht, Verbindungslinien zwischen dem Bauchraum und dem Schulterraum zu ziehen, sie stellt fest, dass sie ihre Traurigkeit aus ihrem Erleben verschwinden lassen kann, wenn sie ihren Bauch betäubt, dass sich dann aber der Schmerz in ihrer linken Schulter festkrallt bzw. sie bewegungslos und handlungsunfähig macht. Sie fühlt sich dann so, wie sie anfangs ihre linke Schulter beschrieben hat: „Gefangen, eingesperrt, scheinbar geschützt vor den Bedrohungen von außen, mehr aber noch geschützt vor dem ungeliebten und gefürchteten Gefühl der eigenen Trauer." Ihr Weg aus der Erstarrung heraus führt über den „Umweg" des Zorns.

Dieses Beispiel zeigt, wie ein Feld zum Ausgangsraum einer Entwicklung wird. Dadurch, dass das Erleben Raum bekommen darf, ist die Reise durch den Körper gleichzeitig eine Reise durch die Gefühle, die im wörtlichen und übertragenen Sinne Raum erhalten. Oft beginnt diese Art der Arbeit mit dem Raumtriptychon mit festgefrorenen Haltungen, mit Erstarrungen, aus denen keine oder unklare Signale hervorgehen. Es gibt nur den Ausgangsraum als thematisch festgelegten bedeutungsvollen Raum; die anderen Räume sind noch nicht benannt, erst der therapeutische Prozess selbst ermöglicht den KlientInnen, die anderen Räume über ihr Erleben zu füllen.

12.4 Verraumen von Leibaspekten

12.4.1 Sprache und Imaginationen

Unsere Sprache ist voller räumlicher Bezüge. Wir können diese räumlichen Bezüge wörtlich nehmen und KlientInnen bitten, diese räumlich darzustellen:

- Eine Klientin erwähnt: „Ich brauche mehr Raum." Wir fragen: „Zeig doch mal hier, wieviel Raum du hast und wieviel du brauchst."
- Ein Klient erzählt, dass ihm seine Mutter immer wieder „zu nah" kommt. Wir bitten: „Such dir einen Platz im Raum für deinen Standort und nimm ein Kissen für deine Mutter. Leg es so hin, wie es dem ‚zu nah' entspricht ..."
- Eine Klientin berichtet: „Bei mir halten sich die Lust, etwas zu tun, und die Angst davor, etwas zu tun, die Waage. Ich bin da richtig drin gefangen. Beides steht nebeneinander. Auf der einen Seite habe ich Lust z. B. jemanden zu besuchen, auf der anderen Seite hält mich die Angst fest." Wir bitten: „Nimm dir Seile und mache hier im Raum das ‚Nebeneinander' sichtbar. Lege mit den Seilen auf der einen Seite einen Raum der Angst und auf der anderen Seite einen Raum der Lust."

Weitere Beispiele ließen sich in großer Zahl anführen. Es gibt keine Erzählung einer Klientin oder eines Klienten, die nicht Raumbezüge enthält, die zum Anlass für ein Verraumen werden können. Gleiches gilt für Imaginationen als innere Bilder, die wir Menschen haben und nutzen, um das Erleben unserer Welt zu verstehen und zu beschreiben. Unsere Sprache ist ebenfalls voll innerer Bilder, die zum Ausgangspunkt des Verraumens werden können. Im folgenden Auszug aus einer Therapiestunde nimmt die Therapeutin die Imagination „Gottvater" zum Anlass für einen Verraumungsvorschlag.

Die Klientin äußert: „Ich habe viel Druck, weiß nicht, was ich will. Ich mache beruflich viel, weiß aber nicht, welchen Weg ich wirklich einschlagen will ..." Die Therapeutin fragt, wo der Druck körperlich zu spüren ist. Die Klientin spürt ihn im mittleren Brustbereich. Die Therapeutin fordert sie auf, etwas genauer hinzuspüren, ihren Atem fließen zu lassen und dabei den Druck im Körper wahrzunehmen. Während sie dies tut, fällt ihr ein: „Mein Vater hat immer Druck gemacht, Druck, Druck, Druck. Ich musste immer alles richtig machen." Die Therapeutin bittet: „Stehe bitte auf und nimm eine Haltung ein, die deinem Druck entspricht." Die Klientin steht gebeugt da, die Hand auf dem Brustbein, die Schultern nach vorn gewölbt. Die Therapeutin bittet sie, sich wahrzunehmen und zu spüren, welche Impulse sich bemerkbar machen. Die Klientin reißt den Kopf empor, ihre Augen gehen kurz nach oben, schnellen aber sofort wieder Richtung Boden zurück. Dies wiederholt sich zweimal, dreimal. Die Therapeutin fragt: „Was passiert jetzt?" „Ich darf nicht hochgucken, ich will, aber ich darf nicht." Die Therapeutin fragt: „Wer oder was ist da oben?" Die Klientin: „Zwei sind da oben. Gott und mein Vater ... Gottvater." Daraus ergibt sich ein Gespräch über den Vater, über ihren Gott und über ihr inneres Bild, dass dort oben ein Licht sei, anziehend und bedrohlich zugleich. Die Therapeutin fragt die Klientin: „Wo hier im Raum ist Gottvater, ist dieses Licht, das du dort oben siehst?" Die Klientin blickt sich suchend um: „Da. Dort ist es." Sie geht dort hin, schaut nur kurz nach oben, beugt ihren Oberkörper wieder und verharrt. Verharrt und erstarrt. „Was ist jetzt?" Die Klientin sagt: „Ich will weg." Die Therapeutin fordert sie auf, versuchsweise wegzugehen. Die Klientin geht unmittelbar los – sie wirkt wie auf der Flucht –, geht in den „Raum ohne Licht" hinein, probiert verschiedene Wege aus, geht fast torkelnd mal hierhin und mal dorthin, hin und her, gerade und krumm, durcheinander, im Kreis, schnell und langsam ... „Da bin ich ganz hilflos, total verunsichert, wenn ich dieses Gottvaterlicht da oben nicht mehr habe, weiß ich nichts mehr, will ich nichts mehr, gar nichts mehr." Die Klientin wirkt ruhelos, zerfahren, unsicher. Ihr kommt in den Sinn, dass dies das gleiche Gefühl ist, das sie hinsichtlich ihres Berufslebens hat: suchend, unsicher, orientierungslos. Beide reden kurz darüber, dann bittet die Therapeutin sie: „Ich schlage dir vor, dass du noch einmal zurück an die Stelle gehst, an der du unter dem Licht standest." Sie geht dorthin und wieder beugt sie ihren Oberkörper. „Stimmt es noch, dass du von dort weg willst?" Sie antwortet: „Ja." Aus der Erfahrung heraus, dass der Anfang im Erleben oft übersprungen wird – hier ist die Klientin unmittelbar in den Raum ohne Licht quasi hineingesprungen, hineingetorkelt –, dass Verraumen aber gerade die Möglichkeit bietet, genau zu erleben und Alternativen auszuprobieren, schlägt die Therapeutin vor: „Dann probiere, dich mit deinem Atem ein wenig aufzurichten ... und mache dann den ersten Schritt. Versuche diesen ersten Schritt ganz bewusst zu tun, Wert zu legen auf diesen ersten Schritt, und lass dich gleichzeitig überraschen, was daraus entsteht." Die Klientin zögert, macht dann, nachdem sie sich einen kleinen Ruck gegeben hat, einen Schritt und geht gleich darauf zielstrebig eine Linie entlang der Fensterfront gerade aus dem Raum des Lichts, unter Gottvater weg. Sie geht diese Linie wieder, diesmal etwas langsamer, zurück, dann mehrmals weg von dem Licht und zu ihm zurück, einer geraden Linie. Dann hält sie inne, mit einem staunenden, fragenden Gesichtsausdruck. Die Therapeutin fragt: „Was ist jetzt?" „Ich bin erstaunt. In meiner Vorstellung ist jetzt hier, von dieser Lichtstelle aus, eine Schiene, die ich entlang gegangen bin. Das fühlt sich sicher an, ganz anders als vorhin, als ich so frei im Raum umherging. Auf dieser Schiene habe ich Halt. Sie führt mich auch am Fenster, also am Licht entlang. Ich bin ganz erstaunt, wie ich auf dieses Bild komme. Damit hätte ich nie gerechnet. Ich kann auf dieser Schiene weggehen, aber auch wieder zurückgehen. Zurückgehen fällt mir nicht so leicht und gefällt mir auch nicht so, aber ich kann es, wenn ich es brauche. Das Licht und Gottvater – und das Weggehen-Können, das vor allem – tut mir gut."

Die Klientin hat ihren Lebensspielraum erweitern können durch einen dritten Raum bzw. einen dritten Weg im Raum. Der erste bestand darin, erstarrt unter dem Licht des Gottvaters zu verharren, der zweite, ziellos und unsicher im Raum umherzuirren; nun kommt der sichere, zielgerichtete Weg, imaginiert als Schiene, hinzu. Klientin und

Therapeutin sprechen ausführlich darüber, was die Schiene im Alltag und besonders im Berufsleben bedeuten kann, wie die Klientin dieses Bild mit in den Alltag hineinnehmen und es nutzen kann.

Eine andere Klientin berichtet von belastenden, immer wiederkehrenden Situationen, in denen sie erstarrt, stumm wird und nicht mehr reagieren kann – das fühlt sie als Gegensatz zu ihrer sonst spontanen und temperamentvollen Art. Sie fühle sich dann, erwähnt sie irgendwann zwischendurch, wie ein Gespenst. Der Therapeut schlägt ihr vor, von einem sicheren Ort aus im Raum einen Gespenst-Raum oder einen Gespenst-Sein-Raum zu bestimmen. Sie wählt die dunkelste und kargste Ecke im Raum. Der Therapeut bittet sie, auch einen Namen oder einen Begriff für den Raum zu benennen, der für sie den Gegenpol zum Gespenst-Erleben bildet. Sie entscheidet sich für den Begriff „Raum der Lebendigkeit" und wählt den hellen Raum auf der Fensterseite, dem Gespenst-Raum schräg gegenüber, und stattet ihn mit Kissen und zwei Musikinstrumenten aus. Von ihrem sicheren Ort aus startet sie, offensichtlich entschlossen, ihr Problem zielbewusst anzugehen, in Richtung Gespenst-Sein-Raum, stoppt an der Grenze kurz, gibt sich einen Ruck und steigt mit einem Schritt in den Raum hinein. Dort erstarrt sie augenblicklich, wirkt ganz schmal und eng, mit herunterhängenden Armen, und bekommt zunächst keinen Ton heraus und kann sich nicht bewegen. Sie empfindet sich „wie in einer Röhre aus dicker Luft". Mit Begleitung des Therapeuten, der sie danach fragt, wie alt sie im Moment ist, erinnert sie sich an eine Situation als Elf- oder Zwölfjährige, in der sie ohnmächtig der Fremdbestimmung und erschreckend „sanften" Gewalttätigkeit eines Verwandten ausgesetzt war.

Der Therapeut sucht unmittelbar an ihrem Erleben orientiert und mit Hilfe der Verstärkung von Körper- und Bewegungsimpulsen, die sie selbst wahrnimmt, mit ihr einen Ausweg aus dem Gespenst-Sein-Raum, einen Ausweg aus ihrem Dilemma. Über das Betasten, Begreifen der „Röhre aus dicker Luft" erlöst sie ihre Hände und Arme aus ihrer Starre und kann sich irgendwann, mit hoch erhobenen Armen, ganz plötzlich aus der Röhre herauswinden. Nun beweglich, sich windend und duckend, verlässt sie den Raum des Gespenst-Seins und überwindet so, in Schlängellinien und mit raschem Tempo, den Zwischenraum, bis sie in ihrem Raum der Lebendigkeit ankommt, mit nach den Seiten hin ausgestreckten Armen, mit weitem Oberkörper und sich im Ganzen drehend.

Klientin und Therapeut resümieren anschließend im Gespräch die Bedeutung dieses Erlebens für ihre jetzigen Konfliktsituationen, die Ausgangspunkt der Verraumung waren.

12.4.2 Körper

Jeder Körperteil, jedes Organ, jeder Sinn, jedes Empfinden, jeder Schmerz, jedes Kranksein und jedes Gesundsein kann verraumt werden. Im therapeutischen Zusammenhang wird das meist dadurch veranlasst, dass ein Körperteil oder -organ schmerzt bzw. erkrankt ist oder dem Erleben nicht zugänglich, betäubt ist. Das folgende Beispiel zeigt, welche überraschenden Wege das Körper-Verraumen nehmen kann.

Eine Klientin klagt darüber, dass sie „immer unbeweglicher im Rücken wird". „Mal morgens, mal abends merke ich es besonders. Das geht mir auf den Geist." Der Therapeut bittet sie, verschiedene Haltungen oder Bewegungen auszuprobieren und dabei auf den Rücken zu achten, er bietet ihr eine Musik an, sie tanzt dazu und versucht in besonderer Weise, mit ihrem Rücken zu tanzen und ihren Rücken dabei wahrzunehmen. Das Resultat enttäuscht sie: „Ich spüre nichts. Als ob da nichts sei. Ich weiß, dass da etwas ist, aber ich spüre meinen Rücken nicht. Das kann doch nicht wahr sein!" Der Therapeut gibt ihr das Feedback, dass ihr Rücken in dem Tanz so aussah, als sei im unteren Lendenwirbelbereich das Zentrum der Unbeweglichkeit oder Taubheit, als wäre der Rücken dort in besonderer Weise starr.

Klientin: „Manchmal habe ich da Schmerzen, kurz oberhalb des Kreuzbeins. Die sind aber nur kurz und stechend und gehen schnell wieder vorüber. Früher war das schlimmer, da lag ich schon einmal vier Wochen deswegen im Krankenhaus."

Therapeut: „Ich schlage dir vor, du nimmst dir Seile und legst den Rücken als Raum hier auf den Boden und dann schauen wir mal weiter."

Die Klientin nimmt fünf verschiedenfarbige Seile, jeweils eineinhalb Meter lang, und reiht sie zu einer gewundenen Linie: „Das ist die Wirbelsäule. Von der habe ich eine Vorstellung. Vom Rest des Rückens nicht. Rechts und links davon ist frei, ist nichts."

Therapeut: „Gibt es ein Oben und ein Unten?"

Klientin: „Ist eigentlich egal, aber eher da, bei dem gelben Seil, ist oben."

Therapeut: „Stell dich bitte einmal an diese und an jene Seite der Wirbelsäule und schau sie dir an."

Die Klientin tut dies und sagt: „Wie ein Weg sieht das aus."

Therapeut: „Wo fängt der Weg an?"

Die Klientin probiert aus, indem sie um das Wirbelsäulenseil, um den Weg herumgeht und ihn von allen Seiten betrachtet. Schließlich entscheidet sie sich und zeigt wieder auf den Anfang des gelben Seils und sagt: „Da geht's los!"

Therapeut: „Ich mache dir einen Vorschlag: Gehe zum Anfang der Wirbelsäule bzw. zum Anfang des Weges. Stell dich an den Anfang des gelben Seiles. Das ist für dich ja, wie du sagtest, ein Weg. Wege kann man begehen. Stell dir vor, dieser Weg ist dein Lebensweg oder ein Teil deines Lebensweges. Gehe ihn Schritt für Schritt, sei aufmerksam auf deine Körperempfindungen und Gefühle und nimm ernst, was dir dabei in den Sinn kommt."

Die Klientin zögert kurz, geht dann aber zum Anfang des gelben Seils. Entschlossen macht sie den ersten Schritt und erzählt, dass und wie sie als Kind in einem Dorf gelebt hat. Viele Gerüche kommen ihr in den Sinn, Bilder von Tieren und anderen Kindern. Schritt für Schritt macht sie und Schritt für Schritt erzählt sie dabei. Zwischendurch wertet sie sich leicht ironisch ab: „Das sind ja Bilder wie im Kitschfilm." Schritt für Schritt geht es weiter, doch am Ende des gelben Seils an der Übergangsstelle zum weißen Seil bleibt sie stehen und stockt.

Therapeut: „Was ist jetzt?"

Klientin: „Kann nicht weiter."

Therapeut: „Was war damals in deinem Leben, an dieser Stelle auf deinem Lebensweg?"

Wieder stockt die Klientin, versucht zu sprechen, kann aber nicht.

Therapeut: „Lass dir Zeit und atme dabei, ... atme. Nimm wahr, was ist und lass dir Zeit."

Die Klientin atmet, stockt wieder, atmet bewusst weiter. Ihre Augen füllen sich mit Tränen, ihr Gesicht wird rot. „Ich habe gedacht, es sei endlich vorbei, es würde mich nicht mehr schmerzen, ich hätte es genug bearbeitet. Mit zehn kam ich ins Internat. Das war schrecklich ... Ich war begabt, aber meine Mutter bekam das fünfte Kind. Sie konnte sich nicht genug um mich kümmern. Ich sollte gefördert werden, im Internat. Ich betete immer, dass ich nicht weg musste. Im Internat betete ich, dass meine Eltern mich abholen kommen. In den Ferien betete ich, dass ich nicht wieder hin musste. Alles vergeblich." Sie erzählt weiter über ihren Schrecken und über ihre Einsamkeit. Als der Therapeut sie schließlich bittet, weiterzugehen, einen oder mehrere Schritte die weiße Linie entlang zu tun, versiegen ihre Tränen sofort und sie sagt: „Ich kann nicht. Meine Füße sind wie festgeklebt." Dabei wird ihr Rücken, der sich während der Schritte entlang der gelben Linie und ihres Erzählens von ihrer Dorfkindheit gelockert hatte, wieder fest und starr.

Der Therapeut fragt: „An welcher Stelle deines Rückens, deiner Wirbelsäule stehst du jetzt?"

Sie schaut sich um, zurück auf den Weg des gelben Seils, den sie genommen hat und fasst sich mit der Hand erstaunt an den Lendenwirbelsäulenbereichs knapp oberhalb des Kreuzbeins, an die Stelle, an der sie oft Schmerzen hat.

Der Therapeut: „Ich biete dir an, eine Hand auf diese Stelle zu legen und dir etwas Rückendeckung zu geben. Darf ich?" Sie nickt. Der Therapeut tritt hinzu und legt die Hand auf die genannte Stelle. Sofort bricht die Klientin wieder in Tränen aus.

Therapeut: „Hat dir damals irgend jemand Rückendeckung gegeben?"

Die Klientin: „Nein, niemand außer der Oma. Die hat angeboten, dass ich zu ihr ziehe, wenn die Mutter es nicht schafft. Aber sie war schon zu krank, so dass das nicht ging. Die Oma war die Einzige, die wenigstens verstanden hat, dass es mir nicht gut ging."

Die Rückendeckung durch die Hand des Therapeuten und die Erinnerung an die Rückendeckung durch die Großmutter gibt ihr Halt und Kraft, und sie kann die nächsten Schritte machen, begleitet von immer neuen Erinnerungen und Gefühlen. Nachdem sie die weiße Schmerzzone durchschritten hat, wird ihr Rücken lebendiger und beweglicher, sie bedarf der Rückendeckung durch den Therapeuten nicht mehr. Sie ist erschöpft und erstaunt, was in ihrem Rücken alles „steckt".

In den nächsten Stunden greifen Klientin und Therapeut das Thema wieder auf. Die Klientin legt ein Seil noch einmal so in den Raum, wie sie sich ihre Wirbelsäule vorstellt. „Heute sieht die Wirbelsäule nicht mehr so fremd aus.“ Sie arbeiten nun mit den Leibbewegungen rechts-links weiter. Die Klientin beginnt dabei den Raum rechts und links ihrer Wirbelsäule zu erkunden und zu ertasten. Dabei füllt sich der Raum rechts und links der Wirbelsäule, der Rücken, mit Erleben und die Klientin mit Lebendigkeit.

12.4.3 Gefühle

Gefühle sind immer wieder Thema in der Therapie. Manchmal geht es um ein bestimmtes Gefühl, manchmal um unterschiedliche Gefühle, oft um als widersprüchlich bzw. unvereinbar empfundene Gefühle. Manche KlientInnen wollen ein Gefühl „loswerden“ oder „eindämmen“, andere ringen darum, ein bestimmtes Gefühl endlich einmal spüren zu dürfen. Immer kann die Arbeit mit Gefühlen „verraumt“ werden. Mit zwei kleinen Beispielen wollen wir die Bandbreite der Verraumungsmöglichkeiten illustrieren. Im ersten Beispiel bedient sich die Therapeutin einer Variante der zweiten Grundform des Raumtriptychons.

Eine Gruppe wählt ein Thema aus, das sie interessiert und beschäftigt. Es ist das Thema Sehnsucht. Die Therapeutin bietet der Gruppe ein Verraumen an. Sie teilt am Rande des Saales einen schmalen Streifen ab. Sie bittet die Gruppe, sich in diesen Raum hineinzubegeben, und sagt: „So, das ist der Ausgangsraum, von dem aus alles losgeht und in den ihr euch immer wieder zurückziehen könnt. Insofern ist es auch ein Pausen- und Beobachtungsraum.“ Dann teilt sie den Raum in drei weitere große Räume (s. Skizze): Den Raum der Sehnsucht, den Raum „Was meine Sehnsucht hemmt“ und den Raum „Wenn meine Sehnsucht ihre Grenzen sprengt ...“

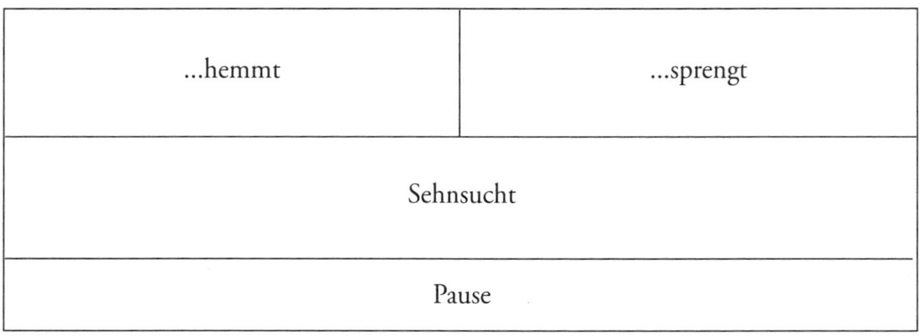

Die Therapeutin sagt: „Begebt euch nun in diese drei Räume und nehmt wahr, was passiert. Ihr habt 15 Minuten Zeit, euch mit den Räumen und mit eurem Erleben in diesen Räumen vertraut zu machen. Ihr müsst nichts gestalten, nichts vormachen, nichts präsentieren. Ihr dürft erleben. Nehmt euer Erleben ernst – und wenn euch danach ist, eurer inneren Bewegung eine äußere Bewegung folgen zu lassen, sie auszudrücken, dann tut dies. Dann nehmt Haltungen ein und lasst Bewegungsimpulsen freien Lauf. Das Wichtigste, worum ich euch bitte, ist, euch ernst zu nehmen."

Nach etwa zwölf Minuten fordert sie die TeilnehmerInnen auf: „Da in zwei bis drei Minuten diese Erlebniseinheit zu Ende gehen wird, bitte ich euch, nochmal zu überprüfen, ob es einen Ort gibt, an dem ihr noch nicht wart, den ihr vielleicht vergessen habt oder vergessen wolltet. Wenn ihr mögt, probiert ihn noch aus."

Nach 15 Minuten sagt sie: „Sucht nun den Ort, der euch und eurer Sehnsucht hier und jetzt am ehesten entspricht. Vielleicht ist dieser Ort der Beobachtungsraum, von dem aus ihr eure Sehnsucht sozusagen von außen betrachtet, oder er ist ein Platz im Raum der Sehnsucht. Vielleicht ist dieser auch ein Ort, in dem ihr der Hemmnisse eurer Sehnsucht gewahr werdet oder eine Stelle, in der ihr die Grenzen eurer Sehnsucht sprengen könnt. Wie dem auch sei, sucht den Ort, der euch und eurer Sehnsucht hier und jetzt entspricht, und begebt euch dorthin. Seid genau und sorgfältig und überprüft und korrigiert gegebenenfalls die Stelle, die die eure ist ...

Nehmt nun eine Haltung ein, die euch an diesem Ort entspricht, im Sitzen, im Stehen oder im Liegen. Vielleicht ist es auch keine ruhende Haltung, sondern eine Bewegung, überprüft es, lasst eure Körper und euer Gefühl mitentscheiden ...

Was nun ist von diesem Platz aus der nächste Schritt, um eure Sehnsucht praktisch werden zu lassen? Welchen Impuls habt ihr, welcher Impuls geht von eurem Gefühl, eurem Körper, eurer Sehnsucht aus? ... Was ist der nächste Schritt, um eure Sehnsucht zu unterstützen und zu entfalten? ... Probiert aus, spielt damit, macht kleine Bewegungen oder große, nehmt sie ernst ..." „Vielleicht entsteht ein Tanz daraus, vielleicht aber auch nur eine kleine, sparsame und trotzdem kostbare Geste, geht euren Impulsen nach."

„Schaut nun, von dem Ort aus, an dem ihr seid, nach den anderen in der Gruppe. Schaut, wo die anderen sind, nehmt wieder Kontakt auf und sucht euch eine Partnerin oder einen Partner, mit der oder dem ihr das, was euch über eure Sehnsucht mitteilenswert erscheint, austauscht, über die Erfahrungen, die ihr in den letzten 20 Minuten gemacht habt."

Nach dem Austausch fährt die Therapeutin fort:

„Ich spiele nun Musik und bitte euch zu tanzen. Vielleicht beginnt euer Tanz an der Stelle, die ihr eben ausgewählt habt, vielleicht ist nun eine andere Stelle als Ausgangspunkt eures Tanzes wichtig. Nehmt in euren Tanz das hinein, was für euch in eurer Beschäftigung mit eurer Sehnsucht wichtig ist. Vielleicht wollt ihr etwas loswerden, vielleicht wollt ihr etwas bewahren – tanzt es."

Einige Stimmen danach:

- „Ich saß ganz lange im Raum der Sehnsucht und habe in den Raum geschaut, in dem sich meine Sehnsucht entfalten kann. Das ist typisch für mich, ich warte, dass irgend jemand kommt und meine Sehnsucht erfüllt. Ich träume und träume. Mit dem, was meine Sehnsucht eingrenzt, will ich mich nicht beschäftigen. Ich habe das hier nun doch getan und bin in den Einschränkungsraum gegangen. Dort wurde ich traurig und auch zornig, denn mir fiel ein, was mich schmerzt ... Aber das war auch gut so, denn von da aus konnte ich dann in den Raum gehen, in dem die Sehnsucht keine Grenzen kennt."

- „Ich bin gleich in den Raum gegangen, der meine Sehnsucht einschränkt. Da bin ich stecken geblieben. Da habe ich mit mir gehadert, dass ich immer darin stecken bleibe, immer wieder. Ich dachte eigentlich, das hätte ich hinter mir, aber es passiert mir immer wieder. Als ich dann probehalber in den anderen Raum gegenüber gehen wollte, waren da schon so viele andere drin, so laut und so lebendig, das hat mir Angst gemacht, da musste ich mich schützen. Vielleicht muss ich das akzeptieren, dass ich manchmal das Bedürfnis nach Schutz habe."
- „Ich habe in dem Raum, der meine Sehnsucht zurückhält und bremst, viele Stimmen gehört, Stimmen von anderen, die mich kontrollieren und bewerten wollten. Ich habe gemerkt, dass ich auf diese Stimmen, die mich früher immer gefesselt haben, nicht mehr hören muss, dass ich da weitergekommen bin. Dabei wurde ich ganz leicht. Ich konnte mich bewegen, wohin ich wollte."
- „Ich bin zur Ruhe gekommen. Früher dachte ich immer, meine Sehnsucht nach Ruhe ist so groß, dass die Ruhe wochenlang oder monatelang dauern muss. Aber eben haben mir einige Minuten Ruhe gereicht. Diese Ruhe möchte ich mir öfter gönnen ...."
- „Ich war an verschiedenen Orten, an verschiedenen Punkten. Mir war wichtig, dass ich in Bewegung blieb, dass ich mal hierhin und mal dorthin gehen konnte. Früher bin ich oft erstarrt und kam nicht mehr weiter. Am Ende habe ich mir einen Punkt im Beobachtungsraum gesucht und von dort aus die verschiedenen Punkte angeschaut, an denen ich war, und die Verbindungslinien und die Wege zwischen ihnen. Das tat mir gut."
- „Im anschließenden Tanz habe ich umgesetzt, was ich vorher gemerkt habe, nämlich dass ich entscheide, ob Grenzen für mich akzeptabel sind oder nicht. Ich bin das Risiko eingegangen, anzuecken, vielleicht auch mit anderen zusammenzustoßen, und habe wild getanzt und bin wie wild gehüpft."
- „Ich habe mein Herz gespürt. In dem Raum, der die Sehnsucht hemmt, war es zerrissen, und im Raum der Sehnsucht offen und weit. Ich konnte die Arme ausbreiten und Energie in mich aufnehmen, in mein Herzen. Das hat mir und meinem Herzen gut getan. Es ist so einfach, das Herz zu spüren, und doch oft so schwierig. Daran möchte ich öfter denken."

Die Verraumungsarbeit hat den GruppenteilnehmerInnen Raum gelassen und Raum geschaffen für das Erleben von Sehnsucht. Wie immer ist es frappierend, mit welch einfachen Mitteln im Verraumen unterschiedliches emotionales Erleben ermöglicht wird.

Insbesondere für Gruppen bietet es sich an, eine Verraumungsform zu wählen, die nicht auf bestimmte Erlebnisqualitäten abzielt, sondern offen und einladend differenziertes Erleben anbietet.

In der Einzelarbeit kann die Klientin oder der Klient genauer begleitet werden. Hier müssen Räume zwar auch prinzipiell erlebnisoffen sein, können aber präziser auf die Person bezogen definiert werden. Eine Klientin klagt in einer Therapiestunde darüber, dass sie „so furchtbar emotional" sei: „Ich habe viel zu viele Gefühle." Wie meistens bei eher allgemeinen Aussagen und Stimmungen von KlientInnen bittet die Therapeutin die Klientin, ihre Meinung zu konkretisieren: „Welche Gefühle denn?" „Das kann ich gar nicht sagen, das sind so viele, die schwirren herum." Nun schlägt die Therapeutin vor: „Nun gut, dann versuch doch einmal, dieses Herumschwirrende zu sortieren. Hier sind Seile. Leg damit für jedes der Gefühle einen Raum. Wir haben für die vielen Gefühle viele Seile, es müsste reichen. Fange mit einem Gefühl an." Die Klientin ist erst verdutzt, kann sich nicht entscheiden, mit welchem Gefühl sie anfangen soll. Als die Therapeutin bekräftigt: „Ganz egal, fang mit irgendeinem an", nimmt sie ein Seil und legt einen Ärgerraum. Es folgt ein Angstraum, ein Schamraum, ein Trotzraum usw. Schließlich ist sie fertig, ihr fällt kein Gefühl mehr ein.

Die Therapeutin bittet die Klientin, sich die Gefühlsräume, die sie geschaffen hat, anzuschauen und zu überprüfen, ob sie in einen dieser Räume hineingehen möchte. Die Klientin bleibt in einem guten Abstand vom zuletzt geschaffenen Raum stehen, schaut sich um und sagt leise: „Eigentlich will ich da gar nicht rein." Die Therapeutin fragt: „Was passiert jetzt?" Die Klientin antwortet: „Wenn ich die Räume hier so sehe, bin ich ein bisschen stolz auf meine Gefühle. Aber ich weiß immer noch nicht, ob ich hinein will." Die Therapeutin schlägt vor: „Wenn du eigentlich nicht in die Räume hinein möchtest, dann schau sie dir doch weiterhin von außen an. Aber schau dir diese Räume im unterschiedlichen Abstand an, gehe hierhin und dorthin und nimm wahr, was du erlebst." Die Klientin probiert dies, stellt sich an verschiedene Stellen im Raum in unterschiedlichen Abstand von den Gefühlsräumen. Je weiter sie weggeht, desto starrer wird sie: „Das kenne ich. Wenn ich mich von meinen Gefühlen entferne, werde ich starr. Das kenne ich von früher, und das will ich nicht mehr." Die Therapeutin: „Dann suche dir einen Platz, der dir jetzt passt, den du jetzt möchtest, der dir jetzt angenehm ist." Die Klientin probiert aus und findet einen solchen Platz im mittleren Abstand von ihren Gefühlsräumen. Die Therapeutin: „Spüre nun deinen Atem und nimm wahr, was du dabei fühlst und denkst und was du in deinem Körper spürst." Die Klientin legt eine Hand auf den Bauch, atmet zwei oder drei Minuten lang. Dabei wird ihr Gesicht immer weicher, ihre Augen feucht. Sie beginnt zu weinen. „Eigentlich finde ich es ja klasse, dass ich so gefühlvoll bin. Aber ich will damit nicht allein sein. Das macht mich traurig. Ich will meine Gefühle auch mit jemandem teilen oder zu jemand anderem bringen." Die Therapeutin fragt nach und sie erfahren beide, wie traurig die Klientin ist, dass sie zur Zeit keine Liebesbeziehung hat. Als die Therapeutin dann fragt, ob die Traurigkeit schon einen Platz in den Gefühlsräumen hatte, stellt die Klientin erstaunt fest, dass die Trauer noch nicht aufgetaucht war. „Die hat sich wohl unter dem Schwall der anderen Gefühle verborgen."

So beginnt die zweite Phase der Verraumungsarbeit: Der Trauer (einen) Raum geben und dem nachgehen, was in und aus diesem Raum heraus an Bewegungs- und Handlungsimpulsen entsteht.

Hier wurden nicht verschiedene Aspekte eines Gefühls verraumt, sondern ein Gefühl trat erst im Verlauf der Verraumungsarbeit in den Vordergrund. Der Schwall verschiedener Gefühle, der am Anfang im Vordergrund des Erlebens der Klientin stand, konnte „sortiert" werden und wurde so von „außen" betrachtbar. Die Klientin konnte ihren „Standpunkt", einen ihr angemessenen Ort der Betrachtung, bestimmen. Erst als diese Voraussetzung geschaffen war, gab es einen Raum für die Trauer, für das Gefühl, von dem aus der Prozess weitergehen konnte.

Viele Menschen leiden unter der Diffamierung ihrer Gefühlswelt. Sie finden sich selbst gefühlsmäßig oder in ihrem Ausdruck der Gefühle irgendwie „falsch". Fremdkonzepte der Eltern, der Geschwister, der LehrerInnen, der jetzigen PartnerInnen und Freunde bzw. Freundinnen usw. sind zum Selbstkonzept geworden, Gefühle nachhaltig „zerrspiegelt" worden (s. Kap. 10.3 Tridentität).

„Du bist zu empfindlich", „Du bist so cholerisch wie dein Vater", „Du gehst wohl gefühlsmäßig über Leichen", „An deiner Dominanz und Härte kann man kaputtgehen", „Du bist entweder himmelhoch jauchzend oder zu Tode betrübt" – wohl jede(r) kennt eine Botschaft, die sich tief eingegraben hat und dennoch nicht „richtig" sein muss.

Ein „Raum der Überempfindlichkeit", ein „Raum des Cholerisch-Seins-wie-mein-Vater" in Verbindung mit einem „Raum der eigenen Wut und des eigenen Zorns" z. B. kann Klarheit im Erleben schaffen, was wirklich – ob angenehm oder unangenehm – zur eigenen Gefühlswelt gehört und was nicht. Ein „Raum des Zu-Tode-Betrübt-Seins" auf der einen Seite und ein „Raum des Himmelhoch-Jauchzends" auf der anderen Seite mag vielleicht einem Menschen durch das Einrichten eines „Raums dazwischen" sein wirkliches Gefühlsspektrum erleben lassen.

Verraumung in all diesen Fällen ermöglicht erfahrungsgemäß, in feinster, „empfindsamster" Art und Weise Gefühle zu erleben und sich mit sich selbst auseinander zu setzen sowie mit seinen Bezügen zu anderen Menschen.

12.4.4 Sozial-Verraumen

Soziale Beziehungen werden in der deutschen Sprache oft räumlich dargestellt. Zwei Menschen „kommen sich näher", andere sind „außer Reichweite". Die Frau spürt einen „immer größeren Abstand" zu ihrem Mann, dieser lässt sie „nicht mehr an sich herankommen", während seine Mutter ihm „den Raum zum Atmen nimmt". Jede soziale Beziehung, jedes Thema, das Kontakte und Beziehungen betrifft, kann verraumt werden.

Eine Möglichkeit dafür ist der schon vertraute Weg, einen Raum für jede Person zu schaffen und dann in der beschriebenen Art und Weise damit weiterzuarbeiten.

Wenn Menschen beschreiben, wie sie Beziehungen zu anderen Menschen erleben, und dabei Abstände, Entfernungen, Annäherungen, Zurückweichen usw. erwähnen, reicht es, dass die Klientin oder der Klient sich selbst einen Ort sucht und von dort aus anderen Personen ebenfalls einen Ort gibt, der durch ein Kissen oder einen anderen Gegenstand markiert wird. Was sich daraus ergeben kann, zeigt folgendes Beispiel:
Eine Klientin hat Probleme mit ihren Eltern, vor allem mit ihrem Vater. „Ich komme nicht an ihn ran", und: „Er sieht mich nicht."

Der Therapeut schlägt vor, dass die Klientin dem Vater und sich selbst einen Platz im Raum gibt: „Nimm dazu irgendeinen Gegenstand, der deinen Vater und vielleicht auch dich hier repräsentieren kann, ein Symbol, das dir einfällt." Die Klientin: „Ich fange mal mit meinem Vater an." Sie nimmt eine Trommel und legt einen aufgeblasenen Luftballon darauf: „Das ist ja eine komische Idee ... aber ich probiere es mal." Sie stellt sich vier Meter entfernt vor das Vater-Symbol und sinniert: „Genauso ist er. Das stimmt ja. Wuchtig und groß – und eigentlich wackelig wie ein Luftballon." Sie ist überrascht und wird dadurch, dass sie ihren „Vater" so vor sich sieht, angeregt, über ihre Beziehung zu ihrem Vater zu erzählen. Später sagt sie: „Da ist immer etwas zwischen uns, aber nicht nur zwischen uns, auch zwischen ihm und anderen Menschen. Er hat eine Mauer um sich." Sie baut aus Kissen eine Mauer um ihn herum. „So stimmt es." Sie wird aufgeregt, äußert die Gefühle, die sich in ihr gegenüber ihrem Vater angesammelt haben. Anschließend resümiert sie mit einem hilflosen Schulterzucken: „Ich habe mir das noch nie so klargemacht. Jetzt sehe ich es vor mir, diese Mauer, wie einsam und unnahbar er ist und wie er damit seinen wackeligen Luftballon schützen muss. Und wie wenig Chancen ich habe, an ihn heranzukommen. Er kann es sich ja gar nicht leisten, sich von mir die Mauer einrennen zu lassen."

Der Therapeut regt an: „Probiere Bewegungen aus, wie du dich in Bezug auf deinen Vater verhalten kannst."

Als erstes stellt sie sich ihrem Vater frontal gegenüber. „So will ich es, aber ich spüre schon, dann haut er ab. Dann bekommt er wahrscheinlich Angst. Er haut sicher ab, aber ich bleibe trotzdem dabei: So würde ich es mir wünschen." Sie geht näher heran: „Da ist wieder die Wand!" Sie nimmt einige Kissen weg, baut eine Öffnung hinein und versucht wieder auf ihn zuzugehen, aber sie hält inne und sagt: „Auch wenn die Kissen nicht da sind – die Mauer ist trotzdem da, die ist unsichtbar. Ich habe sie ja hier abgebaut. Aber er baut sie nicht ab; von daher ist das nutzlos. Da komme ich nicht durch!" Sie dreht ihm den Rücken zu: „Das tut weh, das kann ich mir nicht erlauben ..., das spüre ich sofort im Rücken. Dadurch werde ich wehrlos und hilflos. Das geht nicht." Sie geht weiter weg, auf und ab, bewegt sich: „Das ist gut. Wenn ich genug Abstand habe, so wie ich das in meinem Leben auch gemacht habe, kann ich in Bewegung kommen und dann kann ich auch wieder auf den Vater zugehen, aber ich darf ihm nicht den Rücken zuwenden, ich muss ihn im Auge behalten, das merke ich jetzt, das ist wichtig." Sie konnte also Alternativen zu ihrem bisherigen Verhalten gegenüber dem Vater entwickeln, das vor allem darin bestanden hatte, dass sie immer wieder hilflos gegen dessen „Mauer" angerannt war. Wesentlich war für die Klientin, diese Alternativen zu erleben und nicht nur gedanklich zu entwickeln.

Fruchtbar für die therapeutische Arbeit kann auch das Sozial-Verraumen in Verbindung mit einem Bewegungsritual (s. Kap. 8.2) oder einem Leibtanz (s. Kap. 9) sein. Hier geben wir ein Beispiel für die Kombination eines Beziehungskonfliktes mit dem Herzkreis (s. Kap. 8.2.1): Eine Klientin, in der Einzeltherapie auf der Suche nach ihren Wünschen, Sehnsüchten und Lebensentwürfen, hat sich bereits eine Therapiestunde lang mit dem Herzkreis beschäftigt, mit dem, was ihr Herz bzw. sie „gut kann" (geben), dem was ihr „schwerfällt" (fordern), dem, was sie „tieftraurig macht" (weil sie merkt, dass sie „wartet" statt zu erwarten), dem, was ihr „ganz fremd" ist, für das sie „kein Gespür" hat, bei dem sie „nur Leere spürt" (nehmen) und dem, worin sie sich „ganz allein, ganz einsam fühlt" (ruhen). Sie kommt mit dem Wunsch in die nächste Therapiestunde, über ihre Beziehung zu ihrem Mann zu sprechen, der mit ihrer Veränderung nicht klar komme, demgegenüber sie sich aber auch schuldig fühle, da sie ihm nicht klar machen könne, was sie denn nun eigentlich von ihm wolle. Die Therapeutin schlägt ihr vor, einen Raum für sich und einen für ihren Mann zu schaffen, sich vorzustellen, ihr Mann sei im Raum, so dass sie ihren Herzkreis mit ihm als Gegenüber ausprobieren könne. Die Klientin weist ihrem Mann einen Platz vor der geschlossenen Tür zu, an der er in ihrer Vorstellung mit dem Rücken lehnt. Sie führt die Bewegungsfolge „Herzkreis" in etwa drei Metern Abstand durch. Dabei stellt sie fest, dass sie beim „Erwarten" am liebsten zurückgegangen wäre. Die Therapeutin schlägt vor, den Herzkreis noch einmal auszuführen und diesmal in den einzelnen Phasen besonders aufmerksam zu sein für die (Fort-)Bewegungsimpulse und ihnen zu folgen. Die Klientin beginnt mit den Händen auf ihrem Herzen an der gleichen Stelle wie zuvor, geht dann mit der Geste „Geben" ganz zielsicher auf ihren Mann zu und ganz nah an ihn heran. Beim „Fordern" geht sie vier bis fünf Schritte zurück: „Hier müsste jetzt eine Theke zwischen uns sein. Sonst traue ich mich nicht." Beim „Erwarten" weicht sie mindestens sechs Meter zurück, ihr Oberkörper krümmt sich, ihr Blick wird ängstlich, im Ganzen wirkt sie so, als ob sie einer Bedrohung ausgesetzt sei. Auf die Frage, was gerade passiere, bekommt die Therapeutin keine Antwort, kann sie keine Antwort bekommen, denn die Klientin ist in ihrer Haltung wie eingefroren, erstarrt. Über Rückmeldungen der Therapeutin, wie sie die Klientin erlebt, über Nachfragen, in welchem Alter sie sich gerade fühle und welche Erinnerungen ihr in den Sinn kämen, kann sich die Klientin langsam aus ihrer Erstarrung lösen. Ihr fallen kindliche, bedrohliche und einsame Situationen und Atmosphären der Verlassenheit, des unendlichen Wartens und der herumschwirrenden Schuld ein. In dieser Situation war sie erstarrt, so wie sie auch im Beziehungsalltag mit ihrem Mann immer wieder erstarrt. Nach dieser Arbeit, im späteren therapeutischen Prozess, kann die Klientin ihren Raum in Bezug zum Raum ihres Mannes neu definieren und damit Möglichkeiten eröffnen, neue Beziehungswege auszuprobieren.

12.5 Verraumen von Prozessen

Die Entwicklung eines Klienten oder einer Klientin während der Therapie bezeichnen wir oft als „Prozess". Prozesse als Wege der Entwicklung und Veränderung gibt es auch außerhalb therapeutischer Beziehungen. Liebesbeziehungen entwickeln sich in einem Prozess, Familien ebenso; man redet von Krankheits- oder Gesundungsprozessen. Das ganze Leben ist ein Prozess, bzw. eine Ansammlung von Prozessen.

Die häufigste Metapher, mit der ein Entwicklungs- und Veränderungsprozess beschrieben wird, ist der „Weg". Gelegentlich wird auch von „Stationen" geredet, die man „zurückgelegt" hat. Beide Begriffe sind räumliche Bezeichnungen, für die sich das Verraumen geradezu aufdrängt. In Kapitel 12.4.2 haben wir schon an einem Beispiel beschrieben, wie aus dem Verraumen der Wirbelsäule ein Weg wurde, der von einer Klientin als „Lebensweg" begangen werden konnte. Jeder Prozess kann als Weg durch verschiedene Räume hindurch oder entlang einer Linie oder als Abfolge von räumlich gekennzeichneten Stationen verraumt werden.

Wir geben an dieser Stelle ein Beispiel für das Verraumen biografischer Erfahrungen: Ein Seminar mit dem Thema „Woran wir glauben" beginnt mit einer Verraumung. Die Therapeutin bittet die TeilnehmerInnen alle auf die Längsseite des Raumes, auf oder ganz in die Nähe der an einer Fensterfront entlanglaufenden Bank. „Lasst uns für 20 Minuten den Raum in einen Glaubensraum verwandeln. Da, wo ihr jetzt seid, in diesem Bereich, da ist der Beobachtungsraum, also der Raum, von dem ihr euch selbst (nicht die anderen) beobachten könnt, wie ihr euch in den anderen Räumen bewegt. Oder nehmt ihn als neutralen Raum, als Ruheraum, als sicheren Raum, in jedem Fall als den Raum, in den ihr euch immer wieder zurückziehen könnt oder in dem ihr euch aufhalten könnt. Die anderen Räume, innerhalb des Glaubensraums, die ich euch zu nutzen vorschlage, teile ich nicht auf, sie gehen ineinander über. Irgendwo hier links, im Bereich des Tisches, der Stühle bis weiter hinein in Richtung der Mitte des Raumes ist der kindliche Glaubensraum. Es ist der Raum dessen, was ihr mitbekommen habt von euren Vorfahren an Traditionen, was ihr von euren Eltern, von euren Geschwistern, euren Großeltern, euren Nachbarn und Nachbarinnen, den Lehrern und Lehrerinnen, der Schule, der Kirche und an Glaubens-Atmosphäre überhaupt mitbekommen habt. Lasst die Erinnerungen, Gefühle und Körperempfindungen durch Bewegen, Stehen oder Liegen dort in euch lebendig werden. Irgendwo ganz rechts in diesem großen Raum ist der Raum des Hier und Jetzt. Der Raum eures heutigen Glaubens, eurer Normen und Werte, eurer Religiosität und Spiritualität. Der Raum dazwischen ist der Raum der Entwicklung oder auch der Brüche, der Raum zwischen dem kindlichen Glaubensraum und dem gegenwärtigen

Glaubensraum. Durchwandert die Räume auf eure Art, auf euren Wegen – chronologisch in biografischer Abfolge oder kreuz und quer und hin und her, in Linien oder Schlängellinien, konsequent oder mit Pausen und Innehalten, ganz nach euren Impulsen. Findet euren Weg. Und seid aufmerksam für euer Erleben."

Nach etwa 20 Minuten: „Sucht und findet bitte den Platz, an dem ihr euch jetzt noch mal ein paar Atemzüge lang mit eurem Erleben beschäftigen wollt, um anschließend den Platz zu finden, an dem ihr diese Erlebnisreise abschließen wollt ... Und nun lasst uns den Raum als Glaubensraum aufheben und ihn wieder in den normalen Raum zurückverwandeln."

Mit der gestaltungstherapeutischen Methode „An Hua, oder: Die Gestaltung des Geheimen" (Baer, 1999c, S. 125 ff.) bittet die Therapeutin die TeilnehmerInnen, ihr Erleben während der Verraumung gestalterisch festzuhalten.

Im Folgenden geben wir einige Rückmeldungen von TeilnehmerInnen wieder, die sie in der anschließenden Austauschrunde im großen Kreis mitteilten:

- „Ich habe mich zuerst in dem kindlichen Raum aufgehalten – und da ist es mir schlecht gegangen. Mir kam dort alles so unehrlich vor, so dass ich daraus nur noch flüchten konnte. Auch in dem Zwischenraum, auf dem Weg meiner Geschichte und Entwicklung, ist mir der Eindruck der Unehrlichkeit der deutlichste. Ich habe mit so vielen Institutionen und Menschen zu tun gehabt, die irgendetwas mit Kirche und christlichem Glauben zu tun hatten, und die Unehrlichkeit macht mir am meisten zu schaffen. In dem Raum des Hier und Jetzt ging es mir gut. Ich habe deutlich gespürt, dass in mir etwas ist, was ich glaube, auch wenn ich nicht weiß, was es ist. Im Hier und Jetzt fühle ich mich als Suchender ..."
- Ich habe mich in allen Räumen absolut unsicher gefühlt. Ich habe keine Stelle gefunden, an der es mir anders gegangen wäre. Auch im Beobachtungsraum war ich mir ganz sicher, dass ich mich überall unsicher fühle." Als Nachtrag äußerte diese Teilnehmerin später: „Mir ist mittlerweile ganz klar geworden, dass ich eigentlich gar nicht unsicher bin, was ich glaube. Da habe ich meinen festen Standpunkt. Aber ich bin total unsicher, was ich davon an die Öffentlichkeit bringen darf. Schließlich arbeite ich ja bei einem kirchlichen Träger."
- „Ich bin ganz erstaunt darüber, dass ich in den unterschiedlichen Räumen wirklich Unterschiedliches gespürt und gefühlt habe. Mir sind viele Erinnerungen gekommen, die ich aber jetzt im Einzelnen nicht erzählen will."
- „Ich habe mich bei der Verraumung in allen drei Räumen kurz aufgehalten und sehr deutlich gespürt, wie es mir jeweils geht und vor allem, dass ich sehr im Reinen bin mit meiner Religiosität. Ich habe am meisten im Beobachtungsraum gesessen und es hat mir total gut getan, mich selbst zu beobachten, ein wenig außerhalb zu stehen mit Blick auf mich selbst und zu sehen, dass das genau so stimmt: Ich bin damit im Reinen. Das kenne ich sonst gar nicht, ich meine sonst immer, herumwühlen zu müssen."

Ein anderes Anleitungsbeispiel für die Verraumung eines Prozesses, vage unterteilt in zeitliche Stationen, sei hier angeführt:

Absicht der folgenden Einheit war es, den GruppenteilnehmerInnen die Gelegenheit zu geben, sich mit dem vorangegangenen sechswöchigen sozialtherapeutischen Praktikum zu beschäftigen. Es gab die Möglichkeit, den Zeitraum von sechs Wochen zu beleuchten und in Beziehung zu setzen zum jetzigen Befinden, zu dem, was jetzt im Vordergrund steht, was jetzt bewegt, was mitgeteilt und nicht mitgeteilt werden will.

„Stimmt euch beim Tanzen und Bewegen nach der nun folgenden Musik (ein Stück von Tanaso Albinoni) schon mal auf die vergangene Praktikumszeit ein. Lasst Erinnerungen, Gedankenfetzen, Bilder, Empfindungen kommen und gehen."

„Lasst den Tanz ausklingen, bleibt aber in Bewegung, während ich spreche. Ich werde euch dazu anleiten, eure Praktikumszeit Revue passieren zu lassen, indem wir die zeitliche Dimension in eine räumliche Dimension verwandeln, die Zeit also in den Raum verlegen."

„Sucht einen Platz im Raum, an dem das Ende des Praktikums seinen Ort haben könnte. Also: Welche Stelle im Raum haltet ihr von euren Empfindungen, euren Gefühlen her jetzt für diejenigen, die das Ende der Praktikumszeit markieren könnte?"

„Sucht und findet den Platz im Raum, den ihr im Moment als denjenigen für den Anfang des Praktikums nehmt. Also: Welche Stelle im Raum entspricht eurem Gefühl oder eurer Empfindung in Bezug auf den Anfang des Praktikums? Wenn ihr sie gefunden habt, haltet einen Moment an dieser Stelle inne."

„Nachdem ihr diese beiden Entscheidungen zu dem Anfangs- und Endplatz des Praktikums getroffen habt, erzähle ich euch, wozu ich euch im Weiteren anleiten möchte. Ich werde euch bitten, eure Praktikumszeit als Weg durch den Raum noch einmal zu gehen. Ich werde euch dabei zeitlich durch die Wochen begleiten, indem ich euch immer wieder täglich bzw. wöchentliche Anhaltspunkte geben werde. Wenn euch das gerade zu schnell oder zu langsam gehen sollte, wenn euch andere Zeiteinteilungen sinnvoll erscheinen sollten, dann seid für sie aufmerksamer als für meine Zeiteinteilungen, nehmt diese lediglich als Anregungen. Auf eurem Weg durch das Praktikum bitte ich euch, immer wieder euren Einfällen, euren Empfindungen, euren Gefühlen, euren Gedanken Ausdruck zu verleihen, indem ihr sie in Bewegungen, in Tanz, in Haltung, in Töne, in Geräusche umsetzt. Gebt immer wieder, auf eure ganz eigene Art, euren Eindrücken einen Ausdruck, so dass ihr euch selbst eurer Einfälle bewusst werden könnt und sie euch selbst verdeutlicht."

„Lasst uns beginnen, indem ihr euch in diesem Moment bitte einen Platz sucht, der zeitlich kurz vor dem Praktikum liegt. Macht dort kurz eine innere und äußere Bestandsaufnahmen eurer Befindlichkeit und gebt ihr Ausdruck."

„Dann macht euren ersten Schritt, eure ersten Schritte in die erste Minute, die erste Stunde, den ersten Tag, die erste Woche eures Praktikums."

„Wenn ihr auf diese Art und Weise auch die sechste und letzte Praktikumswoche langsam zu Ende gehen lassen wollt und könnt, dann sucht irgendwann in den nächsten Minuten den Platz im Raum auf, den ihr euch auch vor Beginn der Praktikumsreise als Endpunkt eurer Praktikumszeit ausgesucht habt. Haltet dort inne, überprüft, ob dieser Platz der richtige ist. Wenn ja, dann bleibt an diesem Platz, wenn nicht, sucht den euch jetzt für das Ende des Praktikums angemessen erscheinenden auf."

Im therapeutischen Prozess geht es offensichtlich immer wieder um gewünschte oder von sich selbst geforderte Veränderungen. Dem „ersten" oder dem „nächsten Schritt" in Richtung dieser Veränderung kommt oft große Bedeutung zu. Dennoch wird er fast genauso oft unterschätzt. Um ihm den gebührenden Wert zu zollen, ihn erlebbar zu machen, ist es oft hilfreich, ihn zu verraumen, ihn sozusagen zu einem längeren Prozess „auszudehnen".

„Suche dir einen Platz im Raum, der deiner momentanen Befindlichkeit am ehesten entspricht. Sei aufmerksam für deinen Atem, deine Körperempfindungen, deine Gedanken und Gefühle ... Stelle dir nun vor, der Raum um dich herum ist der Raum des nächsten Schrittes, den du tun willst oder tun musst – was immer du darunter verstehst ... Stelle dir nun vor, wie es sein wird, gleich den ersten Schritt in den Raum des nächsten Schrittes zu tun ... Lass dir einfallen, was du dazu brauchst, um diesen ersten Schritt zu tun – vielleicht ein Ein- oder ein Ausatmen, vielleicht einen Blick, vielleicht willst du einem bestimmten Körperimpuls folgen ... Dann tue es: zuerst den ersten Schritt und dann den nächsten und wieder den nächsten – in den Raum des nächsten Schrittes hinein ... Beende deinen Gang irgendwann in den nächsten Minuten an dem jetzt passenden Platz und spüre noch ein paar Atemzüge diesem Erleben nach."

Besonders an- und erregend ist es, wenn der/die Einzelne oder die Gruppe die Gelegenheit hat, diese Einheit draußen, in freier Natur, zu erleben, wenn „die ganze Welt" für den nächsten Schritt „offen steht".

In der therapeutischen Einzelarbeit bietet sich auch die Verraumung eines Leibmusters, an dem die Klientin oder der Klient leidet, an. Stationen des Musters können von der Klientin oder dem Klienten gemeinsam mit dem Therapeuten oder der Therapeutin herausgearbeitet werden (z. B.: „Heute bin ich irgendwie schlecht gelaunt, vielleicht auch eher bedrückt" „Abends wirft mir mein Mann – zu Recht – vor, dass ich gar nicht richtig da bin. Da bin ich irgendwie hart und nicht zu wirklichem Kontakt fähig." „Morgens, wenn ich aufwache, geht es mir gut und ich fühle mich kraftvoll und weich." „Dann stehe ich auf und der Tag beginnt: Das ist, als ob ich einen Schalter drücken würde, dann ist alles anders"). Diese Stationen können im Raum markiert werden, mit Kissen oder mit Hilfe gestaltungstherapeutischer Methoden wie Kleckerbildern, Gestaltungen aus Zeitungspapier oder mit Musikinstrumenten. Die Klientin oder der Klient kann sich nun mit Begleitung der Therapeutin oder des Therapeuten von Station zu Station bewegen. Dabei werden mit hoher Achtsamkeit das Erleben und die Feinheiten im Ablauf des Leibmusters und des Prozesses wahrgenommen. Brüche im Erleben und Verhalten und bisher Unverständliches oder Unbekanntes werden herausgefunden. Bilder oder Zeitungspapiergestaltungen an den Stationen können über den visuellen Anreiz helfen, die passende Körperhaltung zu finden; Musikinstrumente können durch ihren Klang oder den Rhythmus, den die Klientin oder der Klient ihnen entlockt, dabei unterstützen, in Bewegung zu kommen, um aus festgefahrenen Mustern herauszukommen und sich neue Wahlmöglichkeiten und Spielräume zu erobern.

12.6 Tanzräume

Wir nutzen das Verraumen auch, um Tanzräume zu schaffen, also Räume, in denen sofort mit einem Tanz begonnen wird. Eine Klientin z. B. beklagt sich darüber, dass sie sich immer wieder „anpasst“, auch beim Tanzen, obwohl sie sich eigentlich anders bewegen möchte. Doch sobald sie das tut, denkt sie, sie würde „verrückt“ tanzen. Der Therapeut schlägt vor, den verschiedenen Aspekten einen unterschiedlichen Raum zu geben: „Ich schlage dir vor, diesen Raum in drei Teile zu teilen. Hier sind zwei Seile, das linke Drittel ist der Raum des angepassten Tanzens, das rechte Drittel ist der Raum des verrückten Tanzens und der mittlere Raum ist der Raum, wo du so tanzt, wie es deinen Bewegungs- und Tanzimpulsen jetzt entspricht. Ich schlage dir vor, beim mittleren Raum zu beginnen. Vielleicht ist das auch der Raum des Übergangs vom angepassten zum verrückten Raum. Ich werde verschiedene Musikstücke auflegen und bitte dich zu tanzen, die Räume zu wechseln, wie du magst und damit Erfahrungen zu machen.“ Die Klientin beginnt in dem mittleren Raum zu tanzen, begibt sich dann schnell in den Raum der Anpassung, wird dort immer enger, gehaltener; nach zwei oder drei Minuten begibt sie sich in den mittleren Raum und tastet sich tanzend an den Raum des verrückten Tanzens heran. Entschlossen springt sie in diesen Raum hinein und tanzt so ausgelassen, wie der Therapeut sie noch nie gesehen hat. Später beschreibt die Klientin, dass sie sich in diesem Raum anfangs wie ein junges Mädchen gefühlt hat, kindlich verspielt und ausgelassen. Nach einer Weile spürt sie ihren inneren Zensor und beginnt daran zu zweifeln, dass sie sich einen solch verrückten Tanz erlauben darf. Sofort werden ihre Bewegungen gehemmter und gehaltener, sie bewegt sich aus dem Raum heraus, diesmal aber nur bis an die Grenze des Raums des Angepasstseins. Nun übt sie Übergänge vom mittleren Raum in den verrückten Raum, tanzt hin und tanzt her, erprobt tanzend Wege.

Dieses Verraumungssetting lädt ein, unmittelbar verschiedene Tanzqualitäten zu erproben und sich dabei zu erleben. Wie diese Qualitäten bezeichnet werden. hängt von den KlientInnen ab. Gute Erfahrungen sowohl in der Einzel- als auch in der Gruppentherapie haben wir auch mit den Polaritäten „gehalten“ und „ausgelassen“ oder „eng“ und „weit“, überhaupt mit den Polaritäten der Leibbewegungen (s. Kap. 7) gemacht. Wesentlicher Bestandteil des Settings ist, wie auch sonst beim Verraumen, dass jederzeit jeder

Raum betreten, aber auch verlassen werden kann, dass es kein „Muss" gibt, bestimmte Räume überhaupt zu betreten und dass man jederzeit aussteigen darf.

In Gruppen ermöglicht eine weitere Verraumungsidee äußerst spannende Erfahrungen. Auch hier wird der Raum in ungefähr drei gleich große Teile geteilt: ein äußerer Raum ist der Raum des „Alleintanzens", der mittlere Raum ist der Raum des Übergangs und der andere äußere Raum ist der des „gemeinsamen Tanzens". Das „funktioniert", obwohl die Einzelnen im Raum des Alleinseins nicht wirklich allein sind und im Raum des gemeinsamen Tanzens nicht garantiert ist, dass die Einzelnen anderen begegnen – eben wegen der Bedeutung, die den Räumen gegeben wird. Auch bieten wir wieder verschiedene Musikstücke mit unterschiedlichem Aufforderungscharakter an, um den GruppenteilnehmerInnen unterschiedliche Probierphasen zu ermöglichen. Viele GruppenteilnehmerInnen machen eine Erfahrung mit ihrer Scheu und Scham, mit ihrer Angst vor Begegnung, aber auch mit ihrer Sehnsucht danach, mit der Trauer oder dem Ärger, wenn jemand weggeht und den gemeinsamen Raum verlässt usw. Viele begegnen ihren Mustern der Kontaktaufnahme, Kontaktvermeidung oder Kontaktbeendigung *und* haben gleichzeitig die Möglichkeit, Musterveränderungen tänzerisch auszuprobieren. Eine Variante dieses Tanzraums ist seine Nutzung in Kombination mit einem tänzerischen Dialog. Hier finden sich feste Dialogpaare, die in den genannten Räumen tanzen. Es passiert das, was auch sonst in Partnerschaften oder Dialogen passiert, manchmal wollen beide allein tanzen, manchmal beide gemeinsam, oft aber sind die Interessen auch unterschiedlich, ein/e DialogpartnerIn tanzt im gemeinsamen Raum, der/die andere im Raum des Alleintanzens. Hier wird erlebbar, wie Menschen mit solchen Interessensgegensätzen und Konfliktkonstellationen umgehen, was sie als Druck erleben oder wie sie Druck ausüben, wie sie geduldig warten oder aggressiv fordern, wie sie sich anpassen oder sich anderen zuwenden.

Die einfache Struktur der Tanzräume kann auch themenbezogen genutzt werden. Ein Beispiel: Wieder ist der Gesamtraum dreigeteilt. Ein Außenraum hat den Titel „Krankheit", der Mittelteil „Gesundheit", der andere Außenraum „Überraschung". Wir nutzen das z. B. bei Seminaren, die sich mit Krankheits- und Gesundheitsthemen beschäftigen. Es ist immer wieder überraschend, welche Aspekte von Krankheit oder Gesundheit sichtbar, begreifbar, fühlbar, erlebbar werden. Im Tanzraum der Überraschung findet sich darüber hinaus oft all das wieder, was zuvor am Rande der Aufmerksamkeit lag, z. B. der früh gestorbene und heiß geliebte Großvater, die qualvolle Scheidung, die Sehnsucht nach sexueller Erfüllung, was sich dann als eng verknüpft mit den Themen Krankheit und Gesundheit herausstellt und tanzend in diese Räume mit hinein genommen und damit leiblich integriert werden kann.

In der Einzeltherapie ermöglicht der Vorschlag, mit Tanzräumen zu arbeiten, den KlientInnen oft eine leichtere, spielerischere Annäherung an „schwere" Themen, den Themen, die sie „leid" sind, deren sie überdrüssig sind, die sie aber dennoch nicht loslassen usw. Wenn der Therapeut/die Therapeutin vermittelt, dass er oder sie von der

Schwere des Themas weiß und den Klienten/die Klientin ernst nimmt, dann wird der Vorschlag oft nach etwas Zögern aufgenommen, vor allem, wenn die Therapeutin/der Therapeut auch noch die Verantwortung für Vorschläge zur Raumeinteilung und für die Musikauswahl übernimmt. Mit beidem kann der Therapeut/die Therapeutin „schief liegen", dann hat der Klient/die Klientin natürlich die Möglichkeit zur Korrektur.

Eine Klientin, die sich chronisch mit Schmerzanfällen herumplagt, äußert in einer Therapiestunde, dass sie es leid sei, sich schon wieder, wie so viele Male, mit ihrer Krankheit zu beschäftigen, dass sie ganz verzweifelt sei, dass sie sie „immer noch nicht in den Griff bekommt", immer noch „ihre Familie damit quält", immer noch keinen Weg gefunden habe, sie nicht mehr zu haben. Die Therapeutin schlägt ihr vor, sich den Problemen tanzend zu nähern. Nach kurzer Irritation einigen sich beide darauf, dass ein Teil des Raumes zum „Ich-bin-ganz-verzweifelt-haut-endlich-ab-Schmerzen-ich bin-es leid"-Tanzraum wird. Ein anderer Teil des Raumes wird zum „Keine-Ahnung-wie-er-heißt-auf-jeden-Fall-besser"-Tanzraum erklärt. Die Therapeutin macht Musik an, in diesem Fall: „Come with me to the sacred mountain" von Mari Boine, ein längeres Stück mit tragendem Trommelrhythmus und unterschiedlich dramatischen und tröstenden Passagen. Die Klientin beginnt mit ihrem Tanz im „Schmerz"-Raum, wie er hier vereinfacht genannt werden soll. Sie tanzt mit hängenden Schultern, sie stampft irgendwann wild mit den Füßen, sie weint und schreit und schimpft, trommelt mit den Fäusten gegen die Wand, rammt ihre Ellbogen in eine Matratze, die ihr die Therapeutin an die Wand stellt, fällt irgendwann in sich zusammen, bitterlich weinend. „Aber das tut gut. Lass mich ein bisschen", sagt sie der Therapeutin. Irgendwann steht sie auf und geht in den anderen, den „Besser"-Raum. Zunehmend wirken ihre Bewegungen leichter, sie lächelt und knipst mit den Fingern. „Ich will's mir leichter machen. Nicht mehr so mit mir hadern, schneller Schmerztabletten nehmen. Ich weiß, das ist noch nicht die Lösung. Damit werde ich meine Schmerzanfälle noch nicht los. Aber ich glaube, ich werde damit ein bisschen besser leben."

12.7 Verraumen mit Kindern

Kindern sei hier ein besonderes Kapitel gewidmet. Zum einem waren alle bisherigen Beispiele auf Erwachsene bezogen. Zum anderen werden wir oft gefragt: „Ist das Verraumen auch für Kinder geeignet?" Ja, sehr gut! Von Kindern kann man lernen, wie Verraumen geht.

Wenn Kinder spielen – und es ihnen (noch) nicht aberzogen wurde, sie nicht verkümmert sind –, verraumen sie. Aus dem Kinderzimmer wird eine Küche oder ein Schloss, das Sofa im Wohnzimmer wird zur Ritterburg, der Flur zum Laufsteg, auf dem Models oder Prinzessinnen daherschreiten. Kindern kommt Verraumen in der Therapie folglich entgegen, es ist für sie nichts Neues oder Fremdes, sondern vom Spiel her vertraut. Alle Verraumungsansätze und Möglichkeiten, die wir beschrieben haben, sind folglich auch mit Kindern grundsätzlich möglich, wobei wir aber konkret empfehlen und gute Erfahrungen damit gemacht haben, Verraumen mit bildhaften Identifikationen zu verbinden. Der Raum der Würde wird dann, wenn wir mit Kindern arbeiten, zu einem Raum, in dem würdevolle Könige sich bewegen, der Raum der Angst, zu einem Raum von ängstlichen Äffchen. Bilder bauen Kindern Brücken. Ihr Verraumen mit bildhaften Vorstellungen zu verbinden, knüpft an die spielerische Art des Verraumens an, die Kindern eigen ist.

Manchmal bieten wir Kindern verschiedene Räume in einer Raumabfolge an, um ihnen unterschiedliche Qualitäten des Erlebens zu ermöglichen. Diese Erfahrung hat oft auch diagnostische Qualität, weil wir und die Kinder dabei Einsichten darüber bekommen können, welche Erlebnisqualitäten den Kindern zugänglich sind und welche nicht oder nur schwer. Ein Beispiel: Wir versammeln eine Gruppe von Kindern in der Ecke eines Saales und sagen: „So, hier ist eure Höhle, ihr seid jetzt alle Zwerge ... Die Zwerge machen gerade einen langen Winterschlaf ... Und nun recken und strecken sie sich, als sie aufwachen ... Sie merken, dass sie Hunger haben, und gehen aus ihrer Winterschlafhöhle raus, hierher, in den Raum ihrer nächsten Umgebung ...“ Die Kinder gehen auf ihre Art in den nächsten Raum, dort schleichen die einen vorsichtig oder ängstlich, die anderen forsch, noch andere offensiv bis aggressiv umher, halten Ausschau nach etwas zum Essen. Entweder ruft ein Kind z. B.: „Dort gibt es Bananen“, und zieht die anderen Kinder mit zum Bananenbaum oder wir fragen die Kinder, was sie denn zu essen sehen oder was sie essen möchten. Wenn dann ein Kind z. B. „Pommes“ ruft, zeigen wir in einen weiteren Raum: „Dort hinten ist ein Pommesfeld.“ Alle rennen mehr oder weniger schnell dort hin und stopfen sich mit Pommes voll oder scheitern im Verteilungskampf. Nun haben die Kinder Durst. Wir zeigen ihnen einen Fluss (den nächsten Raum). Manche Kinder springen hinein, schwimmen darin umher und trinken sich auf diese Weise satt, andere Kinder legen sich ans Ufer des Flusses, mehr oder weniger vorsichtig und sich absichernd, und schöpfen Wasser tröpfchenweise mit Hand und Mund. „Da kommt ein Riese daher“, die Kinder verstecken sich im nächsten Raum und schleichen dann auf leisen Sohlen davon ... Und so geht die Reise weiter und weiter, wir greifen Impulse der Kinder auf, verwandeln diese in neue Räume etc.

Solche Reisen kann man auch mit Erwachsenen machen. Kinder nehmen jedoch ungenierter alle möglichen Figuren und Lebewesen zum Ausgangspunkt ihrer Bewegungen. Sehr gut geeignet sind Tiere, (z. Zt., im Jahre 2001) Pokémon-Figuren, Räuber oder Indianer vom Stamme der Blaunasen, denen die Rotnasen die Pferde gestohlen haben etc.

Wir setzen solche Verraumungsreisen auch ein, um Kindern z. B. bestimmte Qualitäten wieder zugänglich zu machen. In der Arbeit mit an Neurodermitis erkrankten Kindern (vgl. auch: Baer/Frick-Baer, 2001) hörten wir von den meisten Eltern, dass ihre Kinder dazu neigten, hyperaktiv, zu aufgekratzt und aufgedreht zu sein und „nie zur Ruhe kommen“ würden. Wir teilten deshalb einen Saal mit Seilen in verschiedene Räume ein und versammelten alle Kinder in einem Raum. Als alle dort waren, erklärten wir ihn zum „Klatschraum“. Alle Kinder klatschten. Der nächste Raum war der „Hüpfraum“. Wir gingen dort hin und hüpften. Dann kamen wir in den „Zappelraum“ und zappelten, dann in den „Ausruhraum“ und alle waren ruhig und ruhten sich aus ... Schließlich kamen wir in den „Kitzelraum“ und alle kitzelten und lachten und freuten sich und dann in den „Kuschelraum“ usw. Die Kinder konnten durchaus ruhige Räume erleben, Voraussetzung war aber, dass vorher Räume angeboten wurden, in denen die Kinder verschiedene Qualitäten ihrer Unruhe austoben und ausleben konnten. Dabei haben wir die Erfahrung gemacht, dass Kinder, die sonst nie oder ganz selten ruhig sein konnten, auf diese Art und Weise Ruhe, Kuscheln, Geborgenheit leben und erleben konnten. Manche Eltern nutzten diese Erfahrung, indem sie auch in ihrer Wohnung mit oder für ihre Kinder verschiedene Bedeutungsräume schufen, z. B. das Kuschelsofa als Ruheraum und den Flur als Toberaum. Diese geschilderte Einheit mag auch als Anregung dazu dienen, wie man Erregungskonturen und -verläufe mit Kindern verraumen kann (s. Kap. 7.1)

Sehr gern angenommen werden von Kindern Wunschräume und Angsträume, die sehr wirkungsvoll sind. In der Einzeltherapie können TherapeutInnen z. B. gemeinsam mit ihren jungen KlientInnen einen Schutzraum einrichten, oft mit Kissen „ummauert“, mit Decken gemütlich ausstaffiert, mit Kuscheltieren und „Waffen“ wie Zeitungspapierschwertern oder Bällen ausgestattet. Daran schließt sich ein Angstraum an, der oft mit Kissen „ummauert“ wird, ansonsten aber meist kahl bleibt, und ein dritter Raum, dessen Bedeutung zuerst noch offen bleibt für die Entwicklung im therapeutischen Prozess. „Und nun gehen wir gemeinsam in den Angstraum.“ Dort kann das Kind dann erleben, was ihm Angst macht, vielleicht seine Erlebnisse und Erfahrungen, Alpträume oder Schrecken und Gespenster der Nacht mitteilen – in unmittelbarer Nähe zum Therapeuten/zur Therapeutin, die die Angst mit ihm teilt, der/die verhindert, dass das Kind mit dieser Angst allein ist oder bleibt; der/die mit ihm zusammen irgendwann einen Ausweg suchen kann, vielleicht in den Schutz- oder auch in den dritten Raum hinein, der dann vielleicht der „Raum, in dem ich mich wehre“, oder der „Raum, in dem ich sage, was ich eigentlich nicht sagen darf“, oder der „Raum, in dem ich ganz genau hingucke“, wird.

Mit Kindern zusammen in der Einzeltherapie Wunschräume einzurichten macht vor allem dann Sinn, wenn dem Kind auf Grund seiner Lebenserfahrung Impulse des Anpackens, der Neugierde, des Interesses, des Mutes, des Wünschens abhanden gekommen sind zu Gunsten oder Ungunsten einer Lebenshaltung des „Ich-weiß-nicht“, der Lethargie, der trüben Stimmung des „Aufgegeben-Habens“. Dann kann die sorgfältige Einrichtung eines Wunschraumes bereits ein Meilenstein auf dem Weg der therapeutischen Arbeit sein: gemeinsames Suchen, gemeinsames Ausprobieren und Verändern, gemeinsame Beachtung der kleinsten, unscheinbaren Impulse und Hinweise auf Wünsche. Im weiteren Verlauf eröffnet das möglicherweise den Weg zu Hindernissen und Hemmungen, ungelösten Problemen und Konflikten in der Lebenssituation des Kindes und hilft bei der Suche nach Möglichkeiten der Veränderung.

Und noch ein Hinweis: Auch mit Jugendlichen und jungen Erwachsenen geht Verraumen. In der Einzeltherapie ist das eine Selbstverständlichkeit. In der Gruppenarbeit gelingt es dann, wenn die Anleitung zum Verraumen von der Therapeutin oder dem Therapeuten ganz selbstverständlich angegangen wird (s. z. B. Barbara Daiber-Reichmann, 2001).

12.8 Und noch einige Anregungen

12.8.1 Themen

Jedes Thema kann verraumt werden. Das haben wir geschrieben und wir hoffen, dass wir dies an den bisherigen Beispielen verdeutlichen konnten. Insbesondere das Raumtriptychon bietet sich an, Themen jeglicher Art differenziert Raum zu geben. Insofern greifen wir mit diesem Kapitel auf wahrscheinlich schon Bekanntes zurück, möchten aber trotzdem noch einige kurze Beispiele für Verraumungsmöglichkeiten verschiedener Themen skizzieren, um Mut zu machen und Anregungen zu geben:

- Eine Klientin hadert mit sich, weil sie sich immer mit der Frage beschäftigt, was richtig und was falsch ist, ob sie richtig oder falsch ist. Was liegt näher, als sie zu bitten, einen Raum des Richtigseins und einen des Falschseins zu legen, und sie dann nach einem dritten Raum zu fragen, dem Raum einer Alternative, die sie sich wünscht. Diese Klientin ernennt diesen Raum zum Raum der Sicherheit und Gelassenheit.
- Ein junger Mann fühlt sich einsam. Als er den Raum seiner Einsamkeit gelegt hat, staunt er, dass dieser gar nicht so groß ist, wie er gedacht hat. Als er sich in den Raum hineinstellt und von dort aus nach anderen Räumen Ausschau halten möchte, kommt ihm als Erstes nicht die Liebe oder die Sehnsucht, wie er erwartet hatte, in den Sinn, sondern die Scham.
- Eine Frau möchte ihre Arbeitsstelle verlassen und hat auch schon ein neues Angebot, aber sie weiß nicht, ob sie „vom Regen in die Traufe" kommt, sie weiß nicht, was sie eigentlich möchte. Der Therapeut bittet sie, mit Seilen einen Raum für die jetzige Arbeitsstelle auf den Boden zu legen, einen zweiten Raum für die mögliche zweite Arbeitsstelle. Sie legt zwei Kreise, die nicht miteinander verbunden sind. Beim Betrachten der beiden Räume fällt vor allem auf, wie viel Raum außerhalb der Kreise frei bleibt. Auf die Frage, was das denn für ein Raum sei, äußert sie, das wisse sie nicht, aber dieser freie Raum interessiere sie erstaunlicher Weise viel mehr als die beiden Arbeitsräume. Während der therapeutischen Arbeit entwickelt die Klientin in der Beschäftigung mit dem freien Raum eine Haltung und Kriterien, mit denen sie die Arbeitsplatzfrage entscheiden kann.
- Ein Paar hatte mehrere Jahre zusammen gelebt, sich dann getrennt, war wieder zusammengekommen, hatte sich wieder getrennt und steht jetzt vor der Frage, ob es

wieder zusammenziehen möchte oder nicht. Die Therapeutin bietet Räume an: einen Raum des Zusammenseins, einen Raum der Trennung. In der Weiterarbeit entsteht zusätzlich ein Raum der Angst und ein Raum der Sehnsucht – beide verlassen die Therapiestunde nicht mit einer klaren Entscheidung, aber mit mehr Wissen darum, was ihnen jeweils wichtig ist und was sich vor einem möglichen Ende ihrer Beziehung zu überprüfen lohnt.

- Eine Klientin erlebt sich in ständiger Spannung und Zerrissenheit. Körperlich spürt sie sie im Herzen und unterschiedlich in der linken und rechten Körperseite. Sie teilt den Raum in vier Räume ein – einen fürs Herz, einen für die linke Körperseite, einen für die rechte Körperseite und einen als „Von-draußen-Draufguck-Raum, sicher". Diese ermöglichen ihr in mehreren Therapiestunden mit immer wieder sich ändernden Zugängen und mit der Arbeit an ihren Leibbewegungen (s. Kap. 7) Wieder-Erleben und neues Erleben, v. a., das Entdecken von Verbindungen zwischen ihrem Herzen und verschiedenen Aspekten ihres Erlebens.
- Eine Klientin hat ein Bild zum Thema Einsamkeit gemalt. Sie verraumt den grauen Rahmen, den sie ihrem Bild gegeben hat, und tanzt innerhalb des Rahmens in unterschiedlichsten Ausdrucksweisen das Braun, das Blau und das Grün so, wie es ihr beim Hinschauen auf ihr gemaltes Bild einfällt. Beim Gelb legt sie sich auf den Rand des Rahmens und streckt die Arme aus, beim Orange steht sie mit ausgestreckten Armen auf, um schließlich beim Rot ganz plötzlich und explosiv mit lautem Zischem aus dem Rahmen herauszurennen und den übrigen Raum in Schlangenlinien zu durchqueren, auf die Wände zuzuschießen, bis sie dann wieder in die Mitte ihres Rahmens zurückkehrt und sich dort nachdenklich niederlässt. Im Nacherleben wird ihr vieles klar, was sie an Gefühlen und Energien zurückhält und welchen Preis sie dafür zahlt.

12.8.2 Zwischenräume und Übergänge

Wenn KlientInnen zwischen zwei Menschen oder zwei Lebenswelten stehen oder sich auf dem Übergang von einer zur anderen Welt befinden, dann beinhalten solche sprachlichen Wendungen räumliche Vorstellungen. Was liegt also näher, als solche Themen zu verraumen. Wir nutzen meist die erste Grundform des Raumtriptychons.

Ein Beispiel: Eine Klientin schwankt zwischen Familie und Beruf. Sie ist Mitte 30, hat drei schulpflichtige Kinder, war verheiratet und stammt aus einer norddeutschen Pastorenfamilie. Sie fühlt sich sowohl in ihrer Arbeit als auch in ihrer Familie jeweils sicher, zufrieden und heimatlich. „Aber wenn ich arbeite, dann habe ich oft ein schlechtes Gewissen gegenüber der Familie, dann zieht es mich dorthin. Wenn ich in meiner Familie bin, dann zieht es mich zu meiner Arbeit. Ich hänge oft dazwischen, pendle hin und her. Wenn ich so dazwischenhänge, weiß ich nicht, was mit mir los ist, mir ist dann nur sehr komisch." Die Therapeutin schlägt ihr ein Raumtriptychon vor, in dem das mittlere Feld als Feld des Übergangs oder des Zwischenraums ohne nähere Bezeichnung bleibt. Links ist das Feld des Berufes, rechts das der Familie. Die Klientin geht in den Raum des Berufes und dann in den Raum der Familie und sie findet Haltungen, sie spürt ihr Erleben und drückt es in Bewegungen aus. Sie ist offensichtlich in jedem der beiden Räume „mit sich eins". Die Therapeutin schlägt ihr nun vor: „Was passiert, wenn du den Raum der Familie, in dem du gerade bist, verlässt? Wie erlebst du den Übergang? Wie erlebst du den Zwischenraum? Finde einen Weg vom Raum der Familie zum Raum des Berufes und finde dabei Bewegungen, die dein Erleben ausdrücken." Die Klientin begibt sich auf den Weg von der Familie zum Beruf und dann auch wieder zurück auf den Weg vom Beruf in die Familie. Dabei spürt die Klientin, wie sich im Zwischenraum ihr Rücken versteift und wie ihr Leitsätze einfallen wie: „Du musst ein gute Mutter sein", „Du musst gut im Beruf sein", „Du musst dein Leben meistern", „Du musst in allem vorbildlich sein". Die familiär eingesogene Ethik verursachte die Enge und den Druck, nie genug zu sein, nie auszureichen, immer noch mehr Verantwortung zu übernehmen. Ihr Rücken versteift sich, so dass ihre Atmung flacher wird, sie sich selbst kaum spüren kann. Das kommt ihr selbst „komisch vor". Die Klientin arbeitet in der Folge an den Leitsätzen, überprüft die Möglichkeiten, sie zu relativieren, sie sucht, unterstützt von der Therapeutin, Gegen-Sätze, die sich aus ihren eigenen Maßstäben ergeben. Damit kann sie neue Haltungen im Übergangsraum entwickeln, die ihren Rücken beweglicher werden lassen und schließlich in einen Tanz münden.

Einer anderen Klientin, mit ähnlicher Eingangsproblematik, schlägt der Therapeut im Grunde dasselbe Raumtriptychon vor. Die Klientin begibt sich zuerst in das Feld der Familie. Als sie es verlassen will, um den Raum des Berufes zu erproben, bemerken sie und der Therapeut, dass sie ins Stocken gerät und das Familienfeld nicht verlassen kann. Der Therapeut schlägt ihr das Experiment vor, diese Grenze zwischen dem Familienraum und dem Feld des Übergangs in Zeitlupe zu überschreiten. Die Klientin versucht, sich in Zeitlupe aus dem Feld der Familie heraus in das Feld des Übergangs zu bewegen und merkt, wie sich ihr Erleben verändert: Sie ist eine Frau, die sich normalerweise sehr schnell und zügig bewegt; erst durch die Zeitlupe kann sie sich selbst anders wahrnehmen. Ihr Unbehagen und ihre Unzufriedenheit verwandeln sich in heißen Zorn, in Zorn über ihre Familiensituation, die durch ungleiche Verantwortung und schwelende Konflikte gekennzeichnet ist. Diese Konflikte trieben die Frau gleichzeitig vom Familienraum weg und zogen sie dorthin wieder zurück, was sich entsprechend diffus in ihrem Unbehagen und in den Bewegungsstockungen äußerte. Hier konkretisiert sich nun das Thema und verdichtet sich im Erleben: Zwischen dem unbehaglichen Hin- und Hergerissensein zwischen Familie und Beruf steht ein anderes Thema, das Beziehungsthema zu ihrem Mann, an dem nun weitergearbeitet werden kann. In der Arbeit trat ein zweiter Übergangsraum zu Tage. Der erste lag offenkundig zwischen dem Raum der Familie und dem des Berufes, der zweite entstand an der Grenze des Familienraums. Diese Erfahrung machen wir bzw. die KlientInnen häufig: Jede Grenze ist ein Dazwischen und kann zu einem Übergangs- oder Zwischenraum werden.

Ein weiteres Beispiel: Eine Klientin war in ihrer Selbstwahrnehmung und ihrer Außenwirkung hin- und hergerissen, unklar, uneindeutig. Sie träumte davon, sich zu verändern und weiterzuentwickeln, wusste aber nicht, in welche Richtung. Nachdem der Therapeut und sie längere Zeit mit tänzerischen Identifikationen gearbeitet hatten, konkretisierten sich ihre Ausdrucksimpulse. In zwei Rollen verdichteten sich die Polaritäten ihrer Persönlichkeit. Die eine Rolle war die Rolle der Nonne, im Verständnis der Klientin stark in der Hingebung, abgeklärt, unangreifbar, mächtig über ihre Wirkung und verehrt. Die andere Rolle war die der (so genannten) Zigeunerin, lustvoll und aufreizend tanzend, mit starker erotischer Ausstrahlung – „Männer umschwärmen mich wie Motten das Licht" –, mit blitzenden Augen und schwingenden Hüften, selbstbewusst. Hier schlug der Therapeut ein Raumtriptychon vor: Der linke Raum wurde zum Raum der Nonne, der rechte Raum wurde zum Raum der Zigeunerin, der mittlere Raum wurde in seiner Bedeutung erst einmal offen gelassen. Klientin und Therapeut arbeiteten intensiv an den Rollen, den Haltungen, den Bewegungen und dem tänzerischen Ausdruck in den jeweiligen Räumen. So weit, so gut: Die Klientin unternahm eine spannende Entdeckungsreise zu ihrer eigenen Vielfalt, bereicherte sich an neuen Ausdrucks- und Lebensmöglichkeiten. Doch dann tauchte die Frage nach der Integration auf, nach dem Übergang, nach den Verbindungen. Der Therapeut machte der Klientin den Vorschlag, von dem Raum der einen Rolle in den Raum der anderen überzugehen und dabei zu spüren, was mit ihr passiert, und auszuprobieren, welche Bewegungen, welche Haltungen, welche Gedanken und Gefühle in dem Zwischenraum entstehen. Überraschend fühlte die Klientin Scham. Ganz gleich, ob sich die Klientin von der Nonne zur Zigeunerin oder von der Zigeunerin zur Nonne „verwandelte", immer trat die Scham auf. Die Klientin schämte sich ihrer Scham. Im Raum des Übergangs bekam die Scham einen Platz und die Erlaubnis, gelebt und gezeigt zu werden. Dafür brauchte die Klientin ein spielendes und spiegelndes Gegenüber, den Therapeuten. Die Arbeit wurde folglich im tänzerischen Dialog fortgesetzt.

Der Übergangs- oder Zwischenraum kann ein Raum sein, in dem KlientInnen buchstäblich Wege suchen und finden, von einem Ort zum anderen zu kommen. Häufig aber, und das illustrieren die Beispiele, verbirgt sich im Übergangs- oder Zwischenraum ein eigenes Thema, in den genannten Beispielen die Leitsätze bzw. der Zorn oder die Scham. Hier wird der Zwischenraum gleichsam mit Aspekten des Erlebens „gefüllt", die vorher verborgen oder im Hintergrund waren und nun in den Vordergrund treten können. Ihnen wird Raum gegeben.

12.8.3 Diffuses und Stockungen

In jedem therapeutischen Prozess kann es geschehen, dass es irgendwann „nicht mehr weitergeht". Die Klientin oder der Klient geraten ins Stocken, in Sackgassen, wissen nicht mehr weiter. Entweder erstarren sie oder werden fahrig, manche verlieren sich auch im Diffusen, im Vagen, im Ungreifbaren. Verraumen ist eine wirkungsvolle und „leichte" Methode, um daran weder als KlientIn noch als TherapeutIn zu scheitern, sondern gerade diesen beschriebenen Zustand zum Anlass für ein Weiterkommen zu nehmen. Ein Raum, der signalisiert: „Es geht nicht mehr weiter", ermöglicht das Erleben dessen, was „davor" liegt, das Hindernis, den Abgrund, die Schranke; die Grenze wird bewusst und dadurch „überschreitbar". Nichts spricht dagegen, einen „Raum der Erstarrung", einen „Raum der Fahrigkeit", „der Stockungen", „des Diffusen", „des Vagen", „des Ungreifbaren" zu bilden im festen Vertrauen darauf, dass die Klientin oder der Klient eine Erfahrung machen wird, die sie oder ihn bereichern wird.

12.8.4 Leere und Nichts

> *Die Eroberung der Leere*
> *Mit einem atemberaubenden Sprung schwingt sich der Körper des Tänzers in die erwartungsvolle Leere der großen Bühne. Sofort erhält der Raum eine Bedeutung und einen auf diese im Flug gestreckte Gestalt konzentrierten Brennpunkt.*
> *Der Raum ist das Reich des Tänzers, für ihn geschaffen, von ihm mit Bewegung zu erfüllen. Dieser bevölkert den Raum mit sich selbst, breitet seine Persönlichkeit auf allen seinen Ebenen, in alle Richtungen aus. Sein Körper malt seine Bilder und Vorstellungen auf diesen großen Hintergrund.*
> (Trudi Schoop, 1974, S. 105)

In Kapitel 11.5 haben wir die Niemandsräume beschrieben und sind darauf eingegangen, wie Menschen sich selbst bzw. ihre Umgebung als „leer" oder als ein „Nichts" erleben. Es ist sinnvoll, der Leere oder dem Nichts einen äußeren Rahmen zu geben, damit sie oder es nicht nur diffus im Erleben herumschwirrt. Leere und Nichts werden dadurch von außen sichtbar, man kann sich ihnen annähern oder von ihnen entfernen, man kann sie betrachten, man kann andere Räume schaffen, man kann sie gegebenenfalls betreten und füllen.

Eine Klientin z. B. setzte sich in zunehmenden Maße mit Gewalt- und Missbrauchserfahrungen in ihrer Kindheit auseinander. Dabei stieß sie auf blinde Flecken in ihrer Erinnerung, ganze Jahre fehlten ihr. Statt konkreter Erinnerungen war da, wie sie sagte, „ein leerer Raum". Diesen leeren Raum nahm sie gleichzeitig auch in ihrem Erleben wahr.

„Ich kriege eine Menge von mir mit, in den letzten Wochen und Monaten immer mehr. Das ist toll und gut so, aber da ist auch noch viel Leere, und die macht mir Angst." Der Therapeut bat sie, diese Aspekte ihres Lebens zu verraumen. Die Klientin teilte mit einem Seil den Saal in zwei Teile. Ein Teil, ungefähr ein Drittel des Saales umfassend, war der Raum der Leere und der Angst, der andere Teil, zwei Drittel des Saales umfassend, war der Raum, in dem sie „sich mitkriegte". Da der Therapeut bemerkte, dass ihr die Leere große Angst machte und sie verunsicherte, bat er sie, in dem Raum des „Sich-Mitkriegens" einen Raum zu schaffen, in dem sie sich besonders sicher fühlte, einen Raum der Sicherheit und Geborgenheit. Sie trennte am Rand einen Teilraum ab und begab sich in diesen Raum. Als sie den Raum der Sicherheit betrat, spürte sie zuerst einmal ihre große Unsicherheit. Sie begann zu zittern und bat den Therapeuten, doch zu ihr in den Raum zu kommen.

Die Klientin: „So ist es schon besser. Ich habe eine Bitte: Können Sie mir vielleicht Ihre Hand reichen?"

Der Therapeut reichte ihr die Hand, sie hielt sie fest und wurde zunehmend sicherer, ihr Atem beruhigte sich, ihr Blick wurde wieder klarer und sie konnte die verschiedenen Räume anschauen. Der Blick ging in den Raum der Angst und der Leere.

Der Therapeut: „Wie geht es Ihnen, wenn Sie dorthin schauen?"

Die Klientin: „Ich will da gar nicht hinschauen, weil mir das Angst macht, und ich muss da hingucken."

Therapeut: „Was sehen Sie?"

Klientin: „Da links in dem Teil ist Angst, da sind Sachen, die ich schon kenne, da ist mein Vater, mein Onkel – und rechts in dem größeren Teil, da ist die Leere, da ist es nur leer, da sehe ich nichts, es ist wie weißer Nebel und ich habe Angst, dass sich hinter dem Nebel noch mehr verbirgt ..., aber ich will das auch wissen!"

Therapeut: „Was ist mit der Grenze zu diesem Raum?"

Klientin: „An der Grenze ist auch Angst."

Der Therapeut bittet sie, sich an die Grenze heranzuwagen und wahrzunehmen, was passiert.

Klientin „Da müssen Sie aber mitkommen und meine Hand halten!"

Sie begeben sich gemeinsam an die Grenze zum Raum der Leere. Die Klientin wird aufgeregter, atmet heftiger und verstärkt den Druck auf die Hand des Therapeuten. „Ich habe Angst, aber ich kippe nicht um. Ich glaube, ich bin in den letzten Wochen stärker geworden."

Der Therapeut sagt: „Ja, das habe ich auch mitbekommen. Ich sehe, dass Sie stärker geworden sind. Ich weiß nicht, was in diesem Raum der Leere ist. Nur Sie können das rausbekommen und Sie wollen das ja offensichtlich auch. Ich biete Ihnen an, Sie dabei zu begleiten. Dabei geht es nicht darum, dass Sie heute den ganzen Raum der Leere betreten und betrachten, aber vielleicht ist es möglich, ein kleines Stück davon sich anzuschauen oder zu begehen. Ich werde Sie dabei begleiten. Vielleicht können Sie oder wir gemeinsam wenigstens einen oder einen halben Schritt in den Raum der Leere hinein machen oder auch nur mit dem großen Zeh vorfühlen und wahrnehmen, was passiert, was für Bilder kommen, welche Erinnerungen und welche Erfahrungen. Wir sind jetzt in dem Raum der Sicherheit, Sie können jederzeit in diesen Raum zurückgehen."

Die Klientin begibt sich mit dem Therapeuten zusammen Zentimeter um Zentimeter, Schritt um Schritt in den Raum der Leere hinein, zuerst mit einer Fußspitze, dann mit einem halben Fuß und mit einem ganzen Fuß, schließlich wird der andere Fuß nachgezogen, dabei entstehen Erinnerungen, dabei wird der Niemandsraum, in den sie sich vor dem Schrecklichen, was ihr angetan wurde, flüchten musste, wieder mit Lebendigkeit gefüllt, mit einem Erleben, das zuerst einmal fast nicht aushaltbar erscheint, ihr aber gleichzeitig wieder Zugänge zu verloren geglaubten Energien und Fähigkeiten eröffnet.

12.9 Verraumen und therapeutische Veränderung

KlientInnen suchen in der Therapie Veränderungen. Gerade auch in der Tanz- und Bewegungstherapie erhoffen sie sich in Bewegung zu kommen. Ganz gleich, ob sie in einem Konflikt feststecken oder unter Lebensbedingungen leiden, ob sich Erlebnis- und Verhaltensweisen zu festen Mustern verhärtet haben oder ob sie in ihrer Lebensweise aus anderen Gründen zu wenig Wahlmöglichkeiten haben, immer suchen sie eine Möglichkeit der Veränderung, sonst würden sie nicht Zeit, Geld und Energie in Therapie investieren. Verraumen enthält und eröffnet zahlreiche Aspekte der Veränderung. Wir wollen die wichtigsten Aspekte noch einmal zusammenfassen:

1. Im Verraumen werden Raumaspekte des Erlebens bewusst. Was vorher gar nicht oder kaum wahrgenommen wurde, nämlich dass Räume Bedeutungen haben und sich das Erleben in verschiedenen Räumen ändert, tritt nun in den Vordergrund. Damit verändert sich die Achtsamkeit der KlientInnen, sie werden achtsamer hinsichtlich dieses wichtigen Aspektes ihrer Leiblichkeit. Dadurch, dass sie die unterschiedlichen Qualitäten von Räumen und ihr diesbezügliches unterschiedliches Erleben ernster nehmen, gewinnen viele KlientInnen etwas von ihrer Leiblichkeit zurück.
2. Verraumen ermöglicht zu differenzieren. KlientInnen müssen nicht mehr im Diffusen und Komplexen stecken bleiben. Das, was diffus ist, wird konkretisiert. Das, was komplex ist, kann entzerrt, entwirrt, vereinfacht werden. Zu differenzieren ist auch im Gespräch möglich, Verraumen gibt aber darüber hinaus den einzelnen Aspekten eines diffusen und komplexen Erlebens buchstäblich Raum und macht diese damit begehbar und erlebbar.
3. Verraumen ermöglicht Perspektivwechsel. KlientInnen können sich einen Raum von außen anschauen – sie müssen nicht hineingehen –, aber auch von innen, aus der Nähe oder aus der Ferne. Sie können unterschiedliche Wirkungen und unterschied-

liches Erleben aus den verschiedenen Perspektiven registrieren. Dies verändert enge und engstirnige Blickpunkte und Betrachtungsweisen.

4. Verraumen ermöglicht, in Bewegung zu kommen. Räume können nicht nur aus verschiedenen Perspektiven betrachtet werden, KlientInnen können zu ihnen und in ihnen auch unterschiedliche Haltungen einnehmen. Unter Haltungen verstehen wir sowohl die innere Haltung als auch die körperlich ausgedrückte Haltung zu einem Thema, zu einer Person usw. Wir fordern KlientInnen auf, in den Räumen verschiedene Bewegungen auszuprobieren und das, was sie erleben, in Bewegung umzusetzen. Daraus können Tänze entstehen, die einzelnen Räumen entspringen und dem Erleben in diesen Räumen Ausdruck geben. Diese Tänze können gegebenenfalls die Raumgrenzen sprengen, verschiedene Räume miteinander verbinden oder aber in einen tänzerischen Dialog mit anderen KlientInnen oder mit der Therapeutin oder dem Therapeuten münden.
5. Verraumen ermöglicht, Grenzen und Übergänge zu erfahren. Wir fordern häufig auf: „Nimm besonders wahr, was du am Übergang von einem Raum in den anderen Raum erlebst." Übergänge und Grenzen sind in vielen Verraumungsarten besonders wichtig. Veränderung bedeutet immer auch, sich einer Grenze zu nähern oder gar eine Grenze zu überschreiten. Veränderung ist immer auch Übergang von einem Zustand in einen anderen, insofern sind Übergänge und Grenzen der besonderen Aufmerksamkeit wert. Wir fordern manchmal auch auf: „Tanze die Übergänge."
6. Verraumen hilft, Standpunkte zu finden und den inneren Ort der Bewertung zu entwickeln. Wir bitten oft die KlientInnen, in den Räumen, die sie geschaffen haben, bestimmte Stellen, Orte, Standpunkte aufzusuchen und aufmerksam zu sein für die Empfindungen dort: „Suche einen Ort in einem der Räume, die deiner momentanen Befindlichkeit am ehesten entspricht", „Wo ist die Stelle, an der du etwas loswerden möchtest?", „Suche die Stelle deiner Sehnsucht in einem dieser Räume", „Suche den Ort, der dich jetzt am meisten erregt und begib dich dorthin". Hier wird buchstäblich und übertragen ein „Standort" bezogen und damit eine eigene Bewertung vorgenommen. Diese Erfahrung ist kostbar für viele KlientInnen, die darüber lernen und üben können, eigene Bewertungen zu entwickeln und ihnen zu trauen. Gleichzeitig hilft diese Erfahrung, das, was während des Verraumens erlebt wurde, zu verdichten.
7. Verraumen bietet Möglichkeiten, Schwierigkeiten, die im Prozess entstehen, aufzugreifen und ihnen verändernd Platz zu geben. Wenn z. B. eine Klientin oder ein Klient beim Verraumen ins Stocken gerät, können wir anbieten: „Schaffe einen Raum der Stockung." Wenn jemand nicht mehr weiter weiß, können wir auffordern: „Lege mit Seilen einen Raum deiner Hilflosigkeit." Solche Aufforderungen nehmen ernst, was im Prozess der KlientInnen geschieht, und geben ihm Raum. Sie ermöglichen gleichzeitig, dass der Erlebnisprozess nicht stehen oder stecken bleibt oder gar abbricht, sondern als sich verändernder Prozess des Erlebens in Fluss bleibt. Wenn jemand einen Raum der Stockungen legt, stockt er nicht mehr, wenn jemand einen Raum der

Hilflosigkeit legt oder gar betritt, führt die Hilflosigkeit nicht zum Aufgeben oder Erstarren, sondern bleibt in Aktion, wandelt sich vom Sein zum Tun. Der Raum der Hilflosigkeit gibt den KlientInnen die Chance, dieses Gefühl auszuleben und sich von dort aus zu anderen Räumen hin in Bewegung zu setzen.

8. Dass wirklich „nichts" in einem „Raum des Nichts" oder einem „Raum der Leere" ist, haben wir noch nie erlebt. Der Raum kann als schwarzes Loch, als von Nebel verschleiert oder als tiefer Sumpf empfunden werden – meistens enthält dieser Raum das, was zu viel zum Ertragen war, er ist eine Notlösung. Leere oder Nichts oder Niemand-Sein räumlich zu konkretisieren bedeutet per se, dass etwas „da" ist, dass die KlientInnen „Boden spüren". Das aktive Tun reduziert die Angst der meisten KlientInnen auf das Maß, das eine Annäherung an das Erlebte und das Erleben möglich macht.
9. Nach Aussage einer Klientin „probt man im Verraumen den ernstesten Ernstfall". Verraumen lädt ein zu Experimenten. Verraumen ist an sich schon ein großes Experiment, aber auch innerhalb des Verraumens können wir KlientInnen zu weiteren speziellen Experimenten auffordern. Wenn eine Klientin z. B. im Verraumen mehrere Aspekte ihres gegenwärtigen Lebens und Erlebens festgestellt hat, wenn sie darüber hinaus einen Ort der jetzigen Befindlichkeit oder momentanen Situation gefunden und bezogen hat, kann die Einladung zu einem Experiment lauten: „Stell dir vor, du würdest von diesem Standpunkt aus einen ersten Schritt zur Veränderung machen. Stell dir dann diesen ersten Schritt vor deinem inneren Auge vor. Überprüfe dabei, ob der Schritt groß oder klein ist, energisch, schnell oder langsam, in diese oder in jene Richtung. Wenn du innerlich darauf vorbereitet bist, dann mache ihn und stelle fest, was du dabei erlebst." Manchem Klienten oder mancher Klientin ist dieser erste Schritt nicht sofort möglich und es wird deutlich, dass es der Bearbeitung eines weiteren Aspektes bedarf, um einen ersten Schritt zur Veränderung tun zu können. Für viele KlientInnen ist dieser erste Schritt eine sehr wichtige Erfahrung, eine Möglichkeit, ihre Lebens- und Erlebenssituation zu verändern. Wir laden auch zu anderen Experimenten ein, die meist darauf abzielen, wie sich KlientInnen in verschiedenen Räumen bewegen. Wir können z. B. auffordern, in jedem der Räume einen Moment innezuhalten und drei oder fünf bewusste Atemzüge zu machen. Wir können zu dem Experiment einladen, sich durch die Räume zu bewegen bzw. zu tanzen und sich dabei besonders weit zu machen oder anderen Leibbewegungen (s. Kap. 7) nachzugehen, die wir gerade als hilfreich und weiterbringend erhoffen. Wir bitten auch gern KlientInnen, in den verschiedenen Räumen den Bodenkontakt zu erproben und zu spüren, wo und wie sie im besten Bodenkontakt stehen oder sich bewegen können. All diese Experimente können das Erleben in den Räumen verändern und neue Erlebnisqualitäten erschließen.

12.10 Tipps und: Was man falsch machen kann ...

Was kann man falsch machen beim Verraumen? Gibt es Kontraindikationen? Welche Rahmenbedingungen (Raumgrößen, Material usw.) braucht man? Diese Fragen werden uns in unseren tanz- und bewegungstherapeutischen Fortbildungen und in der Praxisbegleitung angehender TherapeutInnen häufig gestellt.

Beim Verraumen „an sich" kann man wenig falsch machen. Es ist ein Verfahren, das gut und einfach handhabbar ist, wenn, ja wenn ein entscheidender Fehler nicht gemacht wird: die Missachtung der KlientInnenkompetenz (s. Kap. 5.2).

Nehmen wir als Beispiel ein Verraumen zum Thema Angst. Eine Therapeutin bietet einer Gruppe drei Räume an: „Ich hier und jetzt", als einen Polaritätsraum „Angst", als den anderen Polaritätsraum „Hoffnung". Für sie selbst ist die Hoffnung das Gegenteil der Angst; sie möchte deshalb der Gruppe den Übergang von der Angst zur Hoffnung ermöglichen. Die Gruppe arbeitet damit. Für einige TeilnehmerInnen ist dieses Verraumungsangebot eine gute Gelegenheit, neue Erfahrungen zu machen, andere aber bleiben in der Angst stecken, können mit dem Raum der Hoffnung „nicht so viel anfangen".

Was ist passiert? Für etliche GruppenteilnehmerInnen war nicht die Hoffnung das Gegenteil von Angst, sondern ein anderes Gefühl. Dadurch, dass die Polarität vorgegeben war – und das in guter Absicht, aus dem persönlichen Erleben der Therapeutin heraus –, waren die TeilnehmerInnen der Gruppe in ihrem Erleben eingeengt, in ihrer KlientInnenkompetenz eingeschränkt. Besser wäre es gewesen, einen Raum als Raum der Angst zu definieren, einen mittleren Raum (erste Grundform) als Raum des Übergangs und den dritten Raum schließlich als „dein Gegenteil von Angst". Für die eine wäre das Gegenteil vielleicht die Hoffnung gewesen, für den anderen das Glück, für eine dritte die Friedlichkeit oder Ruhe, für einen vierten der Zorn usw.

Das Erleben bzw. die Erlebnismöglichkeiten der KlientInnen durch zu enge Vorgaben bei der Definition der Rauminhalte einzuschränken bzw. zu sehr zu kanalisieren oder gar zu verhindern, ist der häufigste Fehler, den TherapeutInnen machen können.

Hier zeigt sich auch ein gewichtiger Unterschied zwischen der Arbeit mit Gruppen und der Einzelarbeit. In der Einzelarbeit ist es möglich, bei jedem einzelnen Schritt des Verraumens den Klienten oder die Klientin zum Maß aller Dinge und Vorschläge zu machen. Die Klientin bzw. der Klient kann Lage und Umfang der Räume bestimmen und ihnen Bedeutungen zuweisen. In den therapeutischen Prozessen kann es Situationen geben, in denen auch die TherapeutInnen Vorschläge für die Definition von Rauminhalten machen können und müssen. Aber dabei handelt es sich immer um Vorschläge, denen die KlientInnen zustimmen können, die sie aber auch ablehnen oder verändern können. In der Arbeit mit Gruppen ist die Situation grundsätzlich anders. Man kann eine Gruppe nicht auffordern: „Legt Seile und bestimmt die Räume", es sei denn, man möchte eine gruppendynamische Einheit daraus machen. In Gruppen gibt es unterschiedliche Vorstellungen, steht Unterschiedliches an, auch wenn es um ein gemeinsames Thema geht. Hier ist die Therapeutin oder der Therapeut als Gegenüber gefragt, das Vorgaben macht. Um die Unterschiede bei den Gruppenmitgliedern berücksichtigen zu können, müssen die Räume entsprechend *offen* definiert sein. Nur dann ist Platz für das individuelle Erleben der Einzelnen. Und da sind dann auch in der Anleitung „Vielleichts" oder „Was-immer-Sie-darunter-verstehen" erlaubt bzw. erwünscht.

In der Einzeltherapie hingegen sind oft genaue Definitionen wichtig: Wenn der Klient z. B. von einem „Raum des Kontrolliert-Seins" und von einem „Raum des Assoziiert-Seins" spricht, ist es wichtig, den Raum auch von Seiten des Therapeuten so zu nennen und nicht zum „Raum der Kontrolle" und zum „Raum der Assoziationen" umzubenennen. Das ist zwar manchmal nur ein kleiner und feiner, aber ein wichtiger Unterschied. Der Klient wird zwar wahrscheinlich in der Situation selbst nicht widersprechen, aber doch empfinden, dass ihm nicht ganz genau zugehört wurde, eine Irritation, die vermeidbar ist.

Was TherapeutInnen beim Verraumen noch entscheidend falsch machen können: Nicht oder nicht sorgfältig genug für die Schaffung eines „sicheren" oder „neutralen", eines „Beobachtungs-", „Ruhe-" oder „Schutzraums" durch die KlientInnen zu sorgen oder bei der Anleitung von Gruppen auf die Existenz eines solchen zu achten und hinzuweisen. Auch wenn wir diesen Raum in unseren Beispielen ausdrücklich nur dann erwähnt haben, wenn er eine „aktive" Bedeutung im therapeutischen Prozess hatte, so ist er ganz sicher in der Praxis immer bestimmt worden. Dieser Raum ist notwendig, damit die KlientInnen jederzeit die Möglichkeit haben, sich in Sicherheit zu begeben, eine Erlebensabfolge zu unterbrechen oder zu beenden – seine Existenz ist aber ebenso notwendig für die Sicherheit der TherapeutInnen. Da niemand vorhersehen kann, was in den Räumen geschehen wird, kann die Klientin oder der Klient in ein Erleben geraten, das für den Therapeuten oder die Therapeutin ein „zu heißes Eisen", ein Thema ist, das ihn oder sie selbst in Angst versetzt, dessen professionelle Bearbeitung ihm oder ihr im Moment nicht möglich ist – oder das die Klientin, den Klienten so überwältigt, das es für sie, für ihn nicht auszuhalten ist. Dann ist es wichtig, dass er oder sie den Klienten oder die Klientin auffordern kann, den Raum des Erlebens zu verlassen und in den „sicheren Raum" (oder wie immer er genannt wurde) zu kommen, um sich von diesem Platz aus den Problemen zu widmen.

Wann ist Verraumen kontraindiziert? Wir sind in unserer therapeutischen Praxis bisher keiner Situation, keiner Klientin und keinem Klienten begegnet, bei denen Verraumen prinzipiell kontraindiziert gewesen wäre. Manchen KlientInnen haben wir es nicht vorgeschlagen, da sie bettlägerig waren und sich nicht bewegen konnten oder da ihnen auf Grund geistiger Behinderungen das räumliche Vorstellungsvermögen nur eingeschränkt zugänglich war. Kontraindikationen gibt es allerdings, was bestimmte Aspekte und Bestandteile des Verraumens betrifft. Bei KlientInnen mit überschießenden Gefühlen und der Neigung zu explodierenden inneren Bildern, z. B. bei akuten Wahnerkrankungen, bei Borderline-Diagnosen und akuten Krisen, werden wir vor allem daran arbeiten, Räume der Sicherheit, der Ruhe, des Haltes und anderer stabilisierender Faktoren zu schaffen bzw. bitten, solche Räume zu gestalten und sich anzueignen. Auch mit diesen KlientInnen kann es sinnvoll sein, Räume für das zu schaffen, was ihnen Angst macht, damit dieses nicht nur in inneren Bildern und diffusen Gefühlen Panik erzeugend in ihnen, sondern einen sichtbaren Platz bekommt. Aber dann wäre es kontraindiziert, versuchen zu wollen, diese Räume zu betreten. Hier steht an, diese Räume von außen zu betrachten, gegenteilige Räume zu schaffen, um Ressourcen zu mobilisieren, Abstände zu erproben, Schutzhaltungen und Abwehrhaltungen zu erforschen, gegebenenfalls Schutzwälle aufzubauen. Entscheidend für die Arbeit mit diesen KlientInnen ist, ob eine vertrauensvolle und tragfähige Beziehung zur Therapeutin oder zum Therapeuten besteht. Ist dies der Fall, kann die Therapeutin oder der Therapeut das Verraumen nutzen, um in der skizzierten Art und Weise Wege der Krisenbewältigung und Stabilisierung zu erkunden. Es gilt hier, wie grundsätzlich bei jeder Art des Verraumens, dass die Absicht der TherapeutInnen nie darin besteht, dass die KlientInnen alle Räume betreten und sich gar in alle Aspekte ihrer Erlebensmöglichkeit begeben müssen. Absicht ist, Möglichkeiten anzubieten und die KlientInnen bei ihren Schritten zu begleiten, die sie gehen wollen und können. Und da müssen TherapeutInnen im Zweifelsfall auch einmal Schritte unterbinden, das Betreten eines Raumes verbieten, wenn damit der Grenzenlosigkeit und der Selbstschädigung Tür und Tor geöffnet würden.

Nun widmen wir uns noch den eher pragmatischen Fragen: Die Frage nach der notwendigen Raumgröße ist leicht zu beantworten: Verraumen geht immer – das ist erwiesen. Verraumen kann man auch in einer sechs Quadratmeter großen Praxis. Da sind die Bedeutungsräume entsprechend kleiner, der Tisch oder der Platz unter dem Tisch kann zu einem Raum werden, die Blume, der Stuhl, das Regal in der Ecke usw. können die Bedeutung von Räumen annehmen. Als Materialien braucht man etwas, um die Räume abzustecken; wir arbeiten gerne mit verschieden farbigen Seilen, in verschiedenen Längen und verschiedener Dicke. Meist haben wir sie billig aus Baumärkten besorgt oder aber etwas teurer in größerer und farbigerer Materialauswahl aus Schiffszubehörläden. Wenn keine Seile zur Hand sind, kann man Decken benutzen, die zusammengerollt Linien andeuten, oder Kissen, aber auch Kreppband, mit dem Räume abgeklebt werden. Als „Notbehelf" haben wir auch schon mit Toilettenpapier gearbeitet, mit dem man abgerollt Linien legen kann. Die TeilnehmerInnen einer Gruppe steckten sich damit einmal ihren „persönlichen Raum" in Abgrenzung zu den anderen ab. Dass die Rolle manchmal rollte, wie sie wollte, dass sie manchmal riss, dass sie zu fast künstlerisch anmutenden Gebilden gelegt werden konnte, dass sie sich als flexibel erwies, sorgte für Heiterkeit, manchmal auch für ernste Konflikte.

In der Einzeltherapie eignet sich als Material alles, was ein Raum an Gegenständen hergibt. KlientInnen sind äußerst einfallsreich in der Auswahl und häufig stellt sich irgendwann im Laufe der Arbeit der Symbolgehalt des gewählten Gegenstandes oder der

Nutzen des Materials heraus: wenn z. B. Plastikbecher gegen die Wand geworfen oder auf die Kissen geschlagen, die Kuscheltiere gedrückt werden.

Für manche KlientInnen ist es möglich und passend, sich die Abgrenzung der Räume nur vorzustellen. Meistens aber, wenn es darum geht, Übergänge zu erleben und sich Grenzen genau anzunähern oder zwischen Räumen hin und her zu tanzen, ist es sinnvoll, die Räume äußerlich zu markieren.

13

Körperbild und Körpererleben

13.1 Körperbild

Wenn Menschen beschreiben, wie sie ihren Körper erleben, enthält ihre Sprache viele Bilder: „Mein Kreuz ist steif wie ein Brett." Teile des Körpers werden zu handelnden Personen: „Der Hals kratzt." „Mein Herz rast." „Mein Immunsystem spielt verrückt." Manchmal werden Körperklänge erwähnt („Der Magen knurrt"), doch zumeist sind die Darstellungen des Körpererlebens bildhaft.

Wenn wir in der therapeutischen Arbeit gezielt nach den bildhaften Vorstellungen (=Imaginationen) des Körpererlebens fragen, werden wir immer wieder überrascht, über welch vielfältige und differenzierte Imaginationen des Körpers fast jeder Mensch verfügt. Diese teils bewussten, teils unbewussten bildhaften Vorstellungen vom Körper verdichten sich zu einem Körperbild. Was es mit diesem Körperbild auf sich hat, wollen wir in diesem Kapitel untersuchen, um anschließend zu beschreiben, wie wir das Körperbild in der Körperbildarbeit therapeutisch nutzen.

Zunächst einmal: Das Körperbild ist nicht mit dem Körperschema gleichzusetzen. „Das Körperschema als eine z. T. unbewusste, aber auch vorbewusste und bewusste Körperwahrnehmung und Erkenntnis ist allen Menschen einer Altersstufe und eines Kulturbereichs gleich und betrifft den Körperbau, die Funktionen rechts-links, die Körperausdehnung (Größe / Volumen), aber auch kognitive und perzeptive Leistungen." (Wichelhaus, 1996) Das Körperschema beinhaltet also das Wissen und Spüren, dass der Mensch zwei Beine hat, dass diese unten sind und der Kopf oben usw. Das scheint banal, ist aber nicht selbstverständlich. Kinder müssen sich das Körperschema erst aneignen. Es kann im Laufe des Lebens verloren gehen oder gestört werden. Schon 1909 wurde der Begriff „Körperschema" von dem Prager Psychiater A. Pick eingeführt. In einer Vielzahl von Forschungsarbeiten wurden in Neurologie und Psychiatrie Zusammenhänge zwischen Prozessen im Gehirn und sensomotorischen Symptomen und anderen Aspekten oder Störungen des Körperschemas beschrieben. Wenn z. B. ein Mensch nach einem Unfall den linken Arm verloren hat, hat sein Bewusstsein weiterhin infolge seines intakten Körperschemas eine Vorstellung des linken Arms. Der linke Arm ist im Gehirn als Teil des Körperschemas weiterhin repräsentiert. Das kann so weit gehen, dass Phantomschmerzen auftreten, also der linke Arm schmerzt, obwohl er körperlich fehlt. Umgekehrt können bei körperlich gesunden Menschen Störungen des Körperschemas auftreten, z. B. im Zusammenhang mit psychischen Erkrankungen. Der linke Arm kann körperlich vorhanden sein, im Bewusstsein aber abhanden kommen, so dass er nicht mehr als Teil des Körpers wahrgenommen wird. Andere Menschen verlieren die Rechts-Links-Orientierung und dergleichen mehr.

In der psychiatrischen Literatur wird das Körperschema fast nur als kognitive und Wahrnehmungsfunktion beschrieben, also in Hinblick auf das Wissen um den Körper und dessen Wahrnehmung, zu selten aber in Hinblick auf das Erleben des Menschen, also darauf, wie Menschen ihr Körperschema bzw. dessen Störungen erleben. Das Erleben des Körperschemas fließt unmittelbar in die Richtungs-Leibbewegungen ein (s. Kap. 7).

Wenn Menschen sich ihren Körper vorstellen, legen sie dem ein Schema zugrunde. Sie sind beispielsweise fähig, zwischen der rechten und der linken Seite zu unterscheiden, zu spüren, dass sie einen rechten und einen linken Arm, ein rechtes bzw. ein linkes Bein haben. Die rechte Seite mag anders vorgestellt werden als die linke, das Bild des rechten Arms mag völlig anders sein als das Bild des linken Arms. Das Rechts-Links-Schema ist in das Bild, das ein Mensch von sich hat, eingeflossen, ist Grundbestandteil des Körperbildes. Dieses geht aber über dieses Schema weit hinaus. Wenn Sie als Leserin oder Leser die Körperbildarbeit nicht kennen, schlagen wir Ihnen ein Experiment vor, um Zugang zur Körperbildarbeit und darüber auch zum Verständnis dessen, was wir mit Körperbild meinen, zu bekommen.

- Wählen wir als Körperteil die Hände aus: „Setzen Sie sich bequem hin, legen Sie ein Musikstück auf, z.B. ein Adagio aus einem Violin- oder Cello-Konzert. Wählen Sie eine Hand aus und lassen Sie diese Hand zu der Musik tanzen. „Hören" Sie dabei auf Ihre Hand, auf die Bewegungen, auf den Tanz, den sie entwickelt. Überlassen Sie sich ihrer Regie und lassen Sie sich überraschen von all dem, was Ihnen während des Tanzes Ihrer Hand in den Sinn kommt. Lassen Sie die Gedanken, Bilder, Botschaften kommen und gehen. Ist die Musik und damit der Tanz beendet, lassen Sie Ihr Erleben etwas nachklingen."
- „Heben Sie nun die andere Hand, lassen Sie diese zu dem gleichen (!) Musikstück tanzen. Nehmen Sie wieder Ihr Erleben wahr und achten Sie bewusst auf die inneren Bilder, die beim Tanz entstehen. Lassen Sie auch hier wieder Musik und Tanz ausklingen und Ihr Erleben nachklingen."
- „Malen Sie nun das Erleben Ihrer rechten Hand und das Erleben Ihrer linken Hand auf jeweils ein Blatt Papier."
- „Schauen Sie auf Ihre Hände, so, wie Sie sie jetzt auf Ihrem Hand-Körperbild sehen, und lassen Sie sie auf sich wirken. Geben Sie der einen und der anderen Hand jeweils einen Namen, einen Kose- oder Spitznamen mit der jeweils hervorstechenden Qualität, so, wie Ihnen der erste Einfall kommt. Schreiben Sie diesen Namen auf das jeweilige Bild."

- „Konzentrieren Sie sich nun zuerst auf das Bild der einen Hand und versuchen Sie die Qualität dieser Hand mit Ihrem ganzen Körper in Bewegung auszudrücken. Wenn Sie eine Bewegung gefunden haben, die Ihrem Empfinden angemessen ist, wiederholen Sie sie, bis sie Ihnen sicher ist. Machen Sie dann das Gleiche für die andere Hand."
- „Probieren Sie jetzt Übergänge zwischen den beiden Bewegungen, suchen Sie nach verbindenden Bewegungselementen. Beginnen Sie mit dem Bewegungsablauf für die eine Hand und suchen Sie von dort aus einen Bewegungsablauf zu der anderen Hand. Suchen Sie so lange, bis Ihnen der ganze Ablauf wiederum stimmig erscheint."

Das Körperbild ist also kein Abbild des Körpers, sondern Imagination; es geht nicht darum, eine Hand zu malen, sondern das innere Bild, das entsteht, wenn man sich mit der Hand beschäftigt, wenn man sie *erlebt.* Das Körperbild ist folglich eine erlebte Imagination, eine Kombination der beiden Leibregungen Körpererleben und Imagination. Wenn wir sprachlich konsequent wären, müssten wir es Leibbild nennen. Wir tun dies nicht, weil der Begriff Körperbild und Körperbildarbeit mittlerweile in der therapeutischen Praxis soweit eingeführt und verbreitet ist, dass eine Umbenennung nur unnötige Verwirrungen schaffen würde. (Paul Schilder führte für diese bildhafte Vorstellung schon in den 20er Jahren den Begriff Körperbild ein, bei den Jungianern „Körper-Imago" genannt.) In jeder therapeutischen Praxis der Körperbildarbeit wird auch unmittelbar klar, dass es nicht um Abbilder des Körpers geht, sondern um das Körpererleben und die inneren Bilder, die dabei entstehen. Das Körperbild ist wesentlicher Bestandteil des Körpererlebens, es verdichtet das Körpererleben in ein erlebtes Bild.

Das Beispiel des Hand-Körperbilds zeigt auch, dass das Körperbild ein Prozess ist, kein Zustand. Beschäftigt man sich mit der einen Hand, entstehen innere Bilder, rücken die ein oder anderen Gedanken, Assoziationen, Farben, Formen, Gefühle usw. in den Vordergrund. Beschäftigt man sich mit der anderen Hand, entstehen wahrscheinlich andere Bilder, die meisten staunen über die Unterschiedlichkeit. Beim Malen wiederum verändert sich einiges, tritt anderes aus dem Hintergrund in den Vordergrund oder erhält stärkere Konturen, größere Prägnanz. Geht man dann daran, tanzend die beiden Hand-Körperbilder miteinander zu verbinden, geht der Prozess weiter, verändert sich wiederum das Erleben. Im Körperbildprozess ist Festes und Bewegliches, Bekanntes und Unbekanntes enthalten, stille Leibinseln tauchen auf, Wüstenregionen erscheinen neben üppigen Landschaften, Buntes und Märchenhaftes neben schwarzen Flecken. Das Körperbild ist in Bewegung, ist ein Prozess, ist nie gleich und enthält doch auch feste, ja starre Elemente, die Bestandteile erstarrter Muster sind. Die Körperbildarbeit nimmt das Prozesshafte auf, lässt in einem längeren Prozess das eigene Körperbild entstehen und sich entwickeln und nutzt die dem Körperbild innewohnenden Veränderungsmomente, um Verhärtetes und Verfestigtes zu verflüssigen und in Bewegung zu setzen. Im Körperbild ist Vergangenheit und Zukunft gleichermaßen enthalten. Manche KlientInnen sehen sich konfrontiert mit vergessen geglaubten biografischen Erfahrungen, die in ihrem Körperbild Spuren hinterlassen haben. Andere sehen und erleben ihre Wunden, Narben von Verletzungen, Kränkungen usw. Auch Verschüttetes wird sichtbar, die Wildheit, die Lust, die Leidenschaft, und damit ein Potenzial für die Zukunft.

Im Körperbild ist Eigenes und Fremdes enthalten, zumeist untrennbar miteinander verwoben, manchmal in einigen Elementen deutlich unterscheidbar. Wenn Menschen biografische Elemente erleben, mag sich die eine vielleicht daran erinnern, dass andere ihr oft gesagt haben, welch schöne lange Finger sie habe, während ein anderer beim Blick auf sein gemaltes Körperbild erschrocken feststellt: „Die sehen ja aus wie kurze Stumpen. Na ja, meine Mutter hat mir immer schon gesagt, ich habe Hände mit kurzen Wurstfingern." Solche und andere Fremdbilder, solche und andere Rückmeldungen, die den Körper und damit das Körperbild betreffen, fließen in das Körpererleben ein und treten in der bildhaften Darstellung des Körpererlebens im Körperbild zu Tage. Deswegen ist das einseitige und beengte Verständnis des Körperbildes als das von außen bestimmte Bild des Körpers, wie es in der klinischen Tradition verstanden und leider auch von Fuchs (2000), übernommen wird, falsch. Fuchs schreibt z. B.: „Der Begriff des Körperbildes (body image) schließlich entspricht der habituellen visuell-räumlichen Vorstellung vom eigenen Körper, seinem Aussehen und seinen Eigenschaften, also dem Körper aus der Sicht von außen [...]. Jedoch ist der Begriff nicht geeignet für das Leiberleben selbst, bei dem es sich ja nicht um Bilder oder Vorstellungen handelt." (S. 41) Hier taucht plötzlich die Trennung innen-außen auf, die sonst in der Leibphilosophie weitgehend aufgehoben ist. Unsere therapeutische Praxis zeigt, dass im Körperbild das Körpererleben bildhaft zu Tage tritt, ja das Leiberleben als ganzheitlich verbundenes Erleben des Körpers oft nur über Bilder zu erschließen ist, und damit auch all das, was von außen kommend zum Eigenen geworden ist oder werden musste. In der Körperbildarbeit treten häufig „geschluckte" oder „aufgedrückte" Fremdbilder zu Tage, werden mit all den Verletzungen erlebt und können im weiteren Prozess verändert werden. Sätze wie „So, wie du aussiehst, kriegst du sowieso keinen Mann", bleiben nicht nur im Gedächtnis haften, sondern werden erlebbar, sichtbar, körperlich spürbar mit all der Beschämung, Abwertung, Missachtung, die in ihnen enthalten sind. Gerade weil KlientInnen sich gegen solche und andere Fremdbewertungen nicht wehren konnten, sind diese in das Eigene, in das Körperbild eingedrungen und zu seinem Bestandteil geworden. Sie sind somit pathologische Bestandteile des Körperbildes, also Elemente, unter denen KlientInnen leiden und die es im Rahmen der Körperbildarbeit zu verändern gilt.

Pathologisch kann auch das Gegenteil sein, nämlich das Fehlen von Fremdrückmeldungen auf den Körper und auf das Körperbild, fehlende Außenbilder, fehlende Spiegelungen. „Vor allem war es ihnen egal, wie ich aussah, es war ihnen egal, wie ich bin. Ich bin nicht wahrgenommen worden." Menschen brauchen Resonanz, Menschen brauchen Spiegelungen auch ihres Körpers.

Das Körperbild ist zwar Selbstbezug, d. h. im Körperbild bezieht sich der Mensch auf sich selbst, das Körperbild ist aber auch wie jedes Erleben resonanzbezogen. Es ist fähig zur Resonanz, entsteht in und entwickelt sich in Resonanz, ja bedarf der Resonanz. Der „Tanz zwischen Säugling und Mutter“, den die Säuglingsforscher beschreiben, ist auch ein Tanz des Körpererlebens, der Tanz zweier sich erlebender Körper. In diesem Tanz werden die Grundlagen des Körperbildes gelegt.

Die enorme Bedeutung des Körperbildes wird seit den 80er Jahren von Psychiatern wie Oliver Sacks und Israel Rosenfield hervorgehoben. Das entscheidende Forschungsergebnis ihrer neurologischen und psychiatrischen Untersuchungen besteht darin, dass unser Bewusstsein einen Bezugsrahmen braucht. Dieser Bezugsrahmen ist das, was der Mensch als Erstes hat und was ihm immer zugänglich ist: sein Körper. Der Selbstbezug auf den Körper, also das Körperbild, ist der Ausgangspunkt, von dem aus der Mensch Beziehungen zu anderen Menschen, zur Welt aufbaut, von dem aus Gedächtnis, Sprache, räumliche Orientierung, Zeitgefühl, Gefühlslandschaften und Beziehungsgestaltung entwickelt und strukturiert werden. „Das Gehirn legt Beziehungen fest, und die primäre ist die eines Gegenstandes zu einer Person: Der Selbstbezug.“ (Rosenfield, 1992).

Zahlreiche Psychiater untersuchten und beschrieben PatientInnen, in denen dieser Selbstbezug gestört war. Rosenfield berichtet zum Beispiel von einer Patientin, die gewöhnlich ihre Verwandten, ihren Mann und ihre Kinder nicht erkennen konnte. Ihr war Erkennen nur möglich, während sie mit ihren Händen über ihren Körper strich, ein verzweifelter Versuch, den körperbezogenen Selbstbezug wieder herzustellen, um von da aus Beziehungen zur Außenwelt zu rekonstruieren, in diesem Fall ihrer nächsten Verwandten wieder zu erkennen.

Eine zentrale Funktion des Körperbildes ist das Erinnern: „Meine Erinnerung besteht aus der Beziehung zwischen meinem Körper (oder genauer, meinen körperlichen Empfindungen in einem bestimmten Augenblick) und dem ‚Bild‘ von meinem Körper in meinem Gehirn (einer unbewussten Tätigkeit, bei der das Gehirn eine sich ständig wandelnde, allgemeine Vorstellung von Körper erzeugt, indem es die Veränderungen der körperlichen Wahrnehmungen von einem Augenblick zum nächsten zueinander in Beziehung setzt). Diese Beziehung schafft ein Ich-Gefühl; im Laufe der Zeit wird die Beziehung zwischen meinem Körper und seiner Umwelt immer komplexer und damit nimmt auch das Wesen meines Ich und meiner Erinnerungen an Tiefe und Umfang zu. Wenn ich mich im Spiegel betrachte, gründet sich mein Selbsterkennen auf eine dynamische, komplexe Selbstwahrnehmung, ein mit Erinnerungen beladenes Gefühl dafür, wer ich bin. Meine Erinnerungen liegen nicht als gespeicherte Bilder bewusst oder unbewusst im Gehirn; die Tätigkeit des Erinnerns ist vielmehr eine Herstellung von Beziehungen zu mir selbst, zu anderen, zu vergangenen Erlebnissen oder zu früher wahrgenommenen Reizen. Das ist das eigentliche Wesen des Gedächtnisses: seine selbstbezogene Grundlage, sein Ich-Bewusstsein, das sich immer entwickelt und wandelt und von seinem Wesen her dynamisch und subjektiv ist. Sogar die Wahrnehmung im Allgemeinen, die bewusste Wahrnehmung der Umwelt geschieht immer von einem bestimmten Standpunkt aus und ist nur möglich, wenn das Gehirn ein Körperbild schafft, also ein Ich, das als Bezugsraum dient." (Rosenfield, 1992) Ein Bestandteil dieses Prozesses besteht darin, dass wir, ausgehend von unserem Körperbild, den Handlungen, die wir bei anderen Menschen beobachten oder bei uns selbst wahrnehmen, einen Sinn zuordnen.

13.2 Systematische Körperbildarbeit

In der Körperbildarbeit lassen KlientInnen, begleitet von der Therapeutin oder dem Therapeuten, das Bild ihres Körpererlebens entstehen. Dass bildhafte Vorstellungen des eigenen Körpers in der Therapie auftreten, ist eine Erfahrungen, die gemacht wird, seitdem es Therapie gibt. Alle Praktiker wissen darum, weil ihnen die bildhaften Körpervorstellungen ihrer KlientInnen alltäglich begegnen. Uns ist die Arbeit mit dem Körperbild in unseren therapeutischen Ausbildungen begegnet. Udo Baer, der Verfasser, bekam einmal die einfache und dennoch viel in Bewegung bringende Anweisung: „Male bis zum nächsten Seminar ein Bild deines Körpers." Daraus erwuchs ein sehr fruchtbares Seminar, in dem mit den Bildern, die die TeilnehmerInnen mitgebracht hatten, dann gestalttherapeutisch gearbeitet wurde. Hilarion Petzold nennt diese Methode „body charts". Obwohl ihr jegliche Zugangshilfen zum Körperbild fehlten und die Arbeit mit dem Bild ausschließlich verbal erfolgte, faszinierten die dieser Arbeit innewohnenden Möglichkeiten. Etwa gleichzeitig lernte die Verfasserin, Gabriele Frick-Baer, eine Arbeit mit dem Körperbild in einem einwöchigen Seminar bei Elke Willke und Heidrun Weidelich (beide DGT) kennen und schätzen. Wir entwickelten aus unseren Erfahrungen und gemeinsamen Überlegungen in den 80er Jahren ein differenziertes Instrumentarium erlebnisbezogener Zugänge zum eigenen Körperbild mit vielfältigen, vor allem tanz- und bewegungstherapeutischen Methoden. Diese Körperbildarbeit fand eine wichtige Stellung in der Einzel- und Gruppentherapie. Wir haben sie auf unterschiedliche Personengruppen bezogen und differenziert weiterentwickelt, u. a. in der Arbeit mit chronisch Rückenkranken, HerzpatientInnen, Jugendlichen, Menschen mit Essstörungen und anderen psychosomatischen Leiden sowie in Ausbildungsgruppen von Tanz-, Gestaltungs- und Musik-SoziotherapeutInnen. Parallel dazu wuchs unser theoretisches Verständnis von Körperbild und Körperbildarbeit im Rahmen der Entwicklung theoretischer Modelle kreativer Leibtherapie, was wiederum unsere Arbeit befruchtete und intensivierte.

Die Körperbildarbeit berührt sowohl Tanz- und Bewegungstherapie als auch Kunst- und Gestaltungstherapie. In dem kunst- und gestaltungstherapeutischen Buch „Gefühlssterne, Angstfresser, Verwandlungsbilder..." (Baer, 1999c) wird auf der Grundlage unserer beider Erfahrungen und Berichte (z. B. Frick-Baer, 1996) – auch mit den dazugehörigen tanz- und bewegungstherapeutischen Elementen und Anleitungen – ausführlich auf die Körperbildarbeit eingegangen. Wir wollen hier die systematische Arbeit mit dem Körperbild skizzieren und im folgenden Kapitel die fokussierte Körperbildarbeit am Beispiel der Beschäftigung mit Themen und Problemen aus dem Gesundheits-/Krankheitsfeld vorstellen. Anschließend werden wir je ein Kapitel der Theorie und Praxis der Körperbildarbeit mit KlientInnen mit Essstörungen sowie mit traumatisierten KlientInnen widmen.

In der systematischen Körperbildarbeit schaffen KlientInnen Schritt für Schritt aus dem Körpererleben heraus ein Bild des eigenen Körpers. Dies kann in Einzeltherapien über mehrere Stunden hinweg, in therapeutischen Gruppen in aufeinanderfolgenden Treffen oder kompakt in einem mehrtägigen Seminar erfolgen. Die KlientInnen erhalten am Anfang ein großes Blatt Papier, auf dem sie ihr Körperbild malen sollen. Früher haben wir die KlientInnen ihre Bildergröße selbst wählen lassen, mussten aber erfahren, dass 90 Prozent der KlientInnen ein Format aussuchten, das sich in der weiteren Arbeit als zu klein erwies. Heute schlagen wir meist ein Format von 2,50 Meter mal 1,50 Meter vor. Wenn das Körperbild im Zuge des Arbeitsprozesses über diese Größe hinauswächst, können weitere Papierteile angeklebt werden. Wir empfehlen besonders festes Papier, mindestens 120 Gramm, da durch das mehrmalige Malen und Übermalen das Papier besonderen Beanspruchungen gewachsen sein muss.

Nach und nach, Schritt für Schritt, Körperteil für Körperteil, Organ für Organ werden nun Bilder, die aus den erlebnisöffnenden Zugängen entstehen, auf das Papier gebracht und zumeist tanz- und bewegungstherapeutisch weiterbearbeitet. Diesen drei Schritten sind wir vorhin schon im Beispiel der Körperbildarbeit mit den Händen begegnet. Schauen wir sie uns genauer an:

Als *Zugänge* zum Körperbild kommen verschiedene Wege in Frage:

- Der einfachste Weg besteht darin, sich auf das entsprechende Organ oder Körperteil zu konzentrieren, es wahrzunehmen, vor allem es von innen wahrzunehmen und aus dem Erleben Bilder entstehen zu lassen. Nehmen wir z. B. die Nase. Die Aufforderung würde heißen: „Nimm deine Nase wahr, spüre sie von innen. Nimm wahr, wie der Atem durch sie fließt, beim Einatmen und beim Ausatmen. Stell sie dir von außen und von innen vor. Lass dir Zeit und nimm wahr, was du dabei erlebst."
- Zur Unterstützung des Erlebens kann es sinnvoll sein, vorher den entsprechenden Teil des Körpers zu ertasten. In diesem Fall würde die Aufforderung heißen: „Schließe deine Augen und nimm eine deiner Hände oder beide und ertaste deine Nase, Millimeter für Millimeter. Nimm ihre Konsistenz wahr, ihre Umrisse, ihre Formen ... Achte dabei auf Unterschiede, je nachdem, wo und wie du sie berührst und betastest ... Welche Eigenschaft oder welche Eigenschaften kommen dir dabei in den Sinn? ... Lass nun die Hände wieder sinken und nimm deine Nase als Ganzes wahr, stell sie dir von innen vor, spüre sie von innen."

- Ein anderer Zugang ist eine tänzerische Identifikation aus dem Moment heraus, ohne lange Vorbereitungen und Überlegungen: „Sei deine Nase – mit deinem ganzen Körper. Überlege nicht lange, lass die Einfälle beim Tanzen und Bewegen kommen. Überrasche dich selbst. Bewege dich und tanze, wie deine Nase es tun würde."
- Schöne Zugänge sind Tänze jeder Art, in denen das betreffende Organ, in diesem Fall die Nase, ein Rolle spielt. Vielleicht fordert man zu einer tänzerischen Improvisation: „Der-Nase-nach-Tanzen" auf oder bittet im Tanz die Nase, die Führung zu übernehmen.
- Hilfreich sind die mit dem Organ verbundenen bildhaften Begriffe und Redewendungen, die wir in der Sprache finden. Man kann diese Redewendungen sammeln, z. B.: „Der Nase nach ...", „Die Nase in etwas hineinstecken", „Die Nase rümpfen", „hochnäsig", „Auf die Nase fallen", „Sich riechen oder sich nicht riechen können." Man kann KlientInnen bitten, diese Redewendungen und ihre Begriffe bewegungsmäßig und tänzerisch zu verkörpern.
- Über Fantasiereisen oder Fantasievorstellungen können Bilder des Körpers angeregt werden: „Stell dir vor, deine Nase sei ein Tier/eine Pflanze/eine Märchenfigur/Fantasiegestalt/Comicfigur ..."
- Oder man fordert dazu auf, das Körperteil in Beziehung zu anderen zu setzen, z. B.: „Was fällt dir in diesem Moment ein – zu welchem anderen Körperteil steht deine Nase in Beziehung? Wohin hat sie Verbindungen? Ganz gleich, wie überraschend und unerklärlich dir dein Einfall erscheinen mag – tanze beide Körperteile und die Beziehung, die Verbindung."
- Ein Einstieg kann auch die leibtherapeutische Arbeit mit dem Nicht-Wahrnehmen sein. „Was steht zwischen dir und dem Nicht-Wahrnehmen-Können deiner Nase? Kommt es von innen oder von außen?" Vielleicht entsteht das Bild einer Mauer oder einer Hand, eins Abgrunds oder eines Nebels. Das Bild kann dann seinen Platz im gemalten Körperbild bekommen.

Zumeist kann unmittelbar aus dem Körpererleben und dem Entstehen bildhafter Vorstellungen heraus in die nächste Phase, die *Gestaltung* übergegangen werden: „Nehmt nun Stifte oder Farben und malt das, was ihr erlebt habt in euer Körperbild." Immer wieder gilt es zu betonen, zumindest am Anfang der Arbeit, dass es nicht um eine Abbildung des Körpers, sondern darum geht, die bildhaften Vorstellungen des Erlebens zu Papier zu bringen. Dass es für manche KlientInnen gewöhnungsbedürftig, ja fremd ist, das Herz z. B. als ein Rumpelstilzchen und die Wirbelsäule als einen Orchideenbaum, das Becken als Sandwüste und das rechte Knie als schwarzen Fleck mit 50 Zentimeter Durchmesser zu malen, ist verständlich. Doch schon nach kurzer Zeit sind die meisten KlientInnen überrascht und erfreut über die Kraft ihrer inneren Bilder, über die Treffsicherheit, mit der sie über die Bilder das Erleben ihres Körpers zum Ausdruck bringen können – selbst wenn sie dabei auf Erschreckendes oder Schmerzliches stoßen. Einige sind sofort erleichtert. Sie bekommen die Erlaubnis, einen Schritt von der bisherigen Realität des Körperbildes wegzutreten und eine neue Form des Kontaktes mit sich kennen zu lernen in Farben, Bewegungen, Fantasien. Einige freuen sich, weil sie das Gestalten an Heiles und Buntes aus ihrer Kindheit erinnert.

Gelegentlich entstehen aus der vorbereitenden Arbeit keine inneren Bilder, dann bitten wir die Klientin oder den Klienten: „Schließe bitte die Augen und stell dir deine Nase vor. Gehe sie mit deinem inneren Auge Zentimeter für Zentimeter durch und stell dir vor, welche Farbe oder welche Farben deine Nase von innen hat." Oder: „Wenn deine Nase eine Landschaft wäre, welche wäre sie? Vielleicht ist sie eine Landschaft mit unterschiedlichen Regionen, vielleicht auch nicht." Wenn auch hier der Zugang versperrt ist, bitten wir die Klientin oder den Klienten, auf einem gesonderten Blatt Papier mit geschlossenen Augen ein Bild zu kritzeln, während sie oder er sich ihre oder seine Nase vorstellt. Nach ein oder zwei Minuten bitten wir, die Augen zu öffnen und das Bild weiterzumalen oder auszumalen und es dann ganz oder einen Ausschnitt davon in das Körperbild hineinzukleben.

Während Körperteil für Körperteil, Organ für Organ in das Körperbild hineingemalt wird, verändert es sich von Mal zu Mal. Nebensächliches tritt in den Vordergrund, früher Vordergründiges tritt in den Hintergrund, Verbindungen werden deutlich, Gewichtiges relativiert sich. Der Gestaltungsprozess ist nicht nur ein Festhalten innerer Bilder, sondern ein Prozess der Entwicklung, ein Prozess, in dem sich die Bilder weiterentwickeln, während sie zu Papier gebracht werden. Mit den Bildern entwickelt sich auch das Erleben des Körpers weiter. Nun bedarf es fast immer des Dialoges, des Austausches mit dem Therapeuten oder der Therapeutin oder mit anderen in der Gruppe. Es sind Rückmeldungen notwendig, Sharings oder Feedbacks. Es ist hilfreich, das Bild aus verschiedenen Perspektiven zu betrachten, aus der Nähe und aus der Ferne, von rechts, von links, von oben und von unten und dergleichen mehr.

Manchmal ergeben sich daraus Verbindungen zu anderen Organen oder Körperteilen. Tritt entsprechendes Körpererleben in den Vordergrund, kann es sofort aufgegriffen und bildhaft in das Körperbild eingefügt werden. Wenn dem nicht so ist, versuchen wir in einer dritten Phase das, was beim Gestalten und vor allem beim Austauschprozess über das Gestaltete geschehen ist, wieder in den Körper bzw. in das Körpererleben hineinfließen zu lassen. Diese *Einverleibung* ist einerseits Integration, kann andererseits auch neue Aspekte und vor allem Momente der Veränderung des Körperbildes in den Vordergrund stellen. Entscheidend ist, dass der Eindruck, der beim Betrachten des Körperbildes entsteht, wieder in Bewegung umgesetzt wird. Immer bietet sich darin die Möglichkeit, das bislang Erlebte zu integrieren. Eine Klientin z. B. hatte sich bei der Arbeit mit der Nase in ihrem Körperbild erinnert, dass sie früher oft als naseweis disqualifiziert wurde. Eine Gruppenteilnehmerin meinte: „Ich finde, du bist ganz toll naseweis, das steht dir ganz gut; und überhaupt, das ist doch wunderbar, naseweis zu sein. Ein Gegenteil wäre, sich an der Nase herumführen zu lassen – dann lieber naseweis sein." Die

Klientin war über diesen Perspektiv- und Haltungswechsel sehr beglückt, und als die Therapeutin ihr dann vorschlug „naseweis zu tanzen", tanzte die Klientin gleichzeitig würdevoll und keck, vorwitzig, eben ihr „naseweis jetzt". Der bei der Beschäftigung mit der Nase aufgetretene Aspekt ergriff ihren ganzen Körper. Eine in der Biografie der Klientin verlorengegangene Eigenschaft, eine Qualität ihres Erlebens konnte sie sich wieder aneignen.

Die Körperbildarbeit, wie wir sie bislang beschrieben haben, ist ein Prozess, in dem sich das Körperbild quasi im Schnelldurchgang verändert, verwandelt, weiterentwickelt. Dieser Prozess ist nicht künstlich, es entspricht dem Charakter des Körperbildes, dass es nie statisch ist. Schon der Wiener Neurologe und Psychiater Paul Schilder (1886 – 1940) beschrieb diesen Prozess: „Das Körperbild ist [...] nie eine vollständige Struktur; es ist nie statisch: es gibt immer Bestrebungen, es zu unterbrechen. Mit der sich verändernden physiologischen Situation des Lebens müssen neue Strukturierungen stattfinden, und die Situation des Lebens ändert sich ständig." (Paul Schilder, 1935, zit. n. Rosenfield, 1992)

Vor allem auf diesen Verwandlungsprozess kommt es in der Körperbildarbeit an, weniger darauf, welche Organe oder welche Körperteile in welcher Reihenfolge behandelt oder bearbeitet werden. Wenn wir mit Gruppen arbeiten, gehen wir meistens von außen nach innen vor, von den Konturen des Körpers über die Extremitäten Hände, Füße, Kopf zu den zentral gelegenen Körperteilen Becken, Wirbelsäule, Nacken bis hin zu den einzelnen inneren Organen wie dem Herzen, um dann über das Erleben der Arme und Beine auch in ihrer Diagonalen (vom rechten Fuß über das rechte Bein durch die Mitte bis zum linken Arm und zur linken Hand und umgekehrt) Verbindungen zu schaffen, ein gesamtkörperliches Erleben zu ermöglichen. Manchmal, wenn die Angst und Scham sehr groß sind, kann es sinnvoll sein, einige Zeit damit zu verbringen, Bodensicherheit spüren zu lassen. In der Einzelarbeit bestimmen die KlientInnen den Prozess. Auch hier beginnen wir gern und oft mit dem Umriss, zumal dieser eine Orientierung für das Gestalten der weiteren Arbeit bietet. Der Einstieg kann sich auch aus der aktuellen Befindlichkeit des Klienten oder der Klientin ergeben. Ein schmerzendes Organ oder die Taubheit eines Körperteils kann zum Anlass genommen werden, mit diesem Organ oder Körperteil in die Arbeit einzusteigen.

Wenn wir mit den Körperkonturen beginnen, bitten wir die KlientInnen, ihre Körperkonturen im buchstäblichen Sinne zu begreifen. Wir bitten sie, sich zu ertasten, ihren gesamten Körper zu berühren, ihn fest in die Hände zu nehmen und darüber mitzubekommen, wie sie ihre Körperkonturen erleben. Da dieser Vorgang bei fast allen Menschen mit Scham besetzt ist, vereinbaren wir als TherapeutInnen in der Regel, dass wir während dieser Tätigkeit die KlientInnen nicht anschauen. Wir bitten die KlientInnen dann, mit Stiften, Wasser- oder Gouache-Farben ihre Körperkonturen, so wie sie sie erlebt haben, auf ihr Papier zu malen, ganz gleich ob diese Kontur mit anatomischer Größe und Umfang übereinstimmt oder nicht.

Eine Einheit, die sich irgendwann zwischendurch in die Systematik der Körperbildarbeit einordnen sollte, ist besonders günstig für die Gruppenarbeit mit unterschiedlichsten KlientInnen, eignet sich aber auch als Einzeleinheit z. B. in der psychosomatischen Gesundheitsarbeit und vielen anderen Settings: Die Arbeit mit dem zu kurz gekommenen oder (immer) zu kurz kommenden Körperteil. Diese Anleitung ermöglicht eine individuelle Beschäftigung mit dem Körperteil, der vielleicht sonst (in der systematischen Abfolge) vergessen, zu kurz kommen oder im Schatten der Aufmerksamkeit bleiben würde. Häufig erleben wir bei dieser Einheit eine im besten Sinne fast andächtige Atmosphäre. Etwas findet Be-Achtung und wird öffentlich gemacht, das lange im Hintergrund oder im Geheimen verborgen war. Resonanz wird mit Vertrauen und Respekt erfahren und geschenkt.

Als Vorbereitung zu einer Einheit mit dem zu kurz gekommenen Körperteil bieten sich alle tanz- und bewegungstherapeutischen Methoden an, die die KlientInnen darauf vorbereiten, ihr Erleben mit bestimmten Körperteilen in Verbindung zu bringen. Wir legen z. B. über eine längere Phase unterschiedliche Musik auf. Dabei versuchen wir die Auswahl so zu treffen, dass sie ein breites Spektrum der Erlebnis- und Bewegungsmöglichkeiten der KlientInnen unterstützt.

Nach einer Phase des freien Tanzens, die dem Aufwärmen und dem Erwachen der inneren und äußeren Beweglichkeit dient, schlagen wir den KlientInnen oder TeilnehmerInnen einer Gruppe Folgendes vor:

- „Tanze eine Weile mit ganz kleinen und engen Bewegungen auf so kleinem und engem Raum, wie es geht."
- „Versuche herauszufinden, in welchem Körperteil du diese Enge am meisten spürst. Wenn du es herausgefunden hast, tanze wieder für eine Weile normal."
- „Tanze nun mit so großen raumgreifenden, weiten Bewegungen, wie es überhaupt möglich ist. Versuche auch hier, den Körperteil zu identifizieren, in dem du dies am deutlichsten spürst."

Auf diese Art fahren wir mit den Anleitungen fort. Wir fordern z.B. auf, mit schweren (nicht depressiven) Bewegungen zu tanzen und dann mit leichten Bewegungen, danach vielleicht mit ruhigen und dann unruhigen Bewegungen. Dabei greifen wir viele der Bewegungs- und Anleitungsideen aus dem Bereich der Leibbewegungen und Erregungskonturen (s. Kap. 3.2 und Kap. 7) auf. Jeweils nach einer Phase des Ausprobierens folgt dann die Frage nach dem Körperteil, das in diesem Moment des Tanzes für die jeweilige Bewegungsqualität „verantwortlich" ist.

- „Lass deinen Tanz ausklingen, halte auf deinem Platz für einen Moment im Stehen inne, besinne dich auf deinen Körper, spüre in ihn hinein."
- „Welcher Körperteil fällt dir ein, wenn ich dich danach frage, welcher Körperteil bei dir zu kurz kommt? Welcher Körperteil kommt in unserer gemeinsamen Arbeit zu kurz? Oder: Welcher Körperteil kommt bei dir einfach immer zu kurz?"

- „Schicke deine ganze Aufmerksamkeit zu diesem Körperteil. Wie ist das Bild dieses Körperteils von außen? Wie sieht es aus? Welches innere Bild von diesem Körperteil entsteht in dir? Spüre ihm nach!"
- „Welche Gefühle und Körperempfindungen, Vorstellungen und Fantasien fallen dir ein?"
- „Es gibt hier ganz viel Zeitungspapier, Scheren, Klebematerialien ... Gib damit deinem Eindruck von deinem Körperteil, deinem inneren Bild, deinen Empfindungen und Gefühlen einen Ausdruck. Es kann eine Collage werden oder eine Skulptur werden oder was immer du willst. Nimm die Zeitungen und lass etwas entstehen."

An dieser Stelle sind einige TeilnehmerInnen erschrocken über die Aufgabe, aus Zeitungspapier etwas zu gestalten. Sie halten es erst einmal für unmöglich, dass sie daraus wirklich etwas entstehen lassen können. Tatsache ist aber, dass genau so schnell und unmittelbar wie der Schreck auch das Gestalten beginnt: In dem Moment, in dem die TeilnehmerInnen das Papier in die Hand nehmen, fängt auch schon der Gestaltungsprozess an. Es ist an dieser Stelle wichtig, dass die Leiterin bzw. der Leiter die Selbstverständlichkeit und das Vertrauen in die kreativen Möglichkeiten der Arbeit mit diesem Material ausstrahlt. (vgl. Baer, 1999c, Frick-Baer, 1993)

Wenn dann dieser Gestaltungsprozess abgeschlossen ist, geht die Anleitung weiter:
- „Gebt euren Gebilden einen Namen, einen Titel. Schreibt ihn auf einen Klebestreifen."
- „Sucht für euer Gebilde einen angemessenen Platz im Raum. Seid dabei so sorgfältig und genau, wie Künstler und Künstlerinnen sein müssen, um den richtigen Platz für ihre Werke zu finden."
- „Lasst uns danach von Werk zu Werk gehen. Die jeweilige Künstlerin führt bitte die Gesamtgruppe zu ihrem Werk und stellt es vor – in einer Art Performance. Die anderen TeilnehmerInnen können und sollen nach der jeweiligen Vorstellung ihre Assoziationen, Eindrücke und Fantasien, ihr Sharing mitteilen."

Daran kann sich eine integrierende tanz- und bewegungstherapeutische Einheit anschließen, entweder in einer tänzerischen Identifikation mit dem Zeitungspapierobjekt oder indem den Eindrücken und Leibregungen, die durch das Betrachten des Objektes entstehen, Ausdruck verliehen wird. Vielleicht entwickelt sich eine tanz- und bewegungstherapeutische Einzelarbeit mit dem Therapeuten oder der Therapeutin im tänzerischen Dialog, im Verraumen, in der Arbeit mit Leibbewegungen oder Erregungskonturen u. Ä.

Als Variante der Arbeit mit zu kurz gekommenen Körperteilen kann dieses Körperteil zum Tier werden. Nachdem die Beteiligten ihrem zu kurz gekommenen Körperteil auf die Spur gekommen sind, schließt sich die Frage an:

- „Welches Tier wäre dieser Körperteil? Es könnte ein real existierendes Tier oder auch ein Fabeltier sein oder eine Mischung von mehreren Wesen."
- „Bitte seid für einige Zeit dieses Tier, identifiziert euch damit, geht in seine Bewegungen. Seid mit eurem ganzen Körper, euren Bewegungen, eurer Stimme so genau wie möglich dieses Tier."
- „Beginnt damit, auch die anderen Tiere im Raum wahrzunehmen. Nehmt, wenn ihr möchtet, zu den anderen Tieren Kontakt auf. Seid dabei genau und sorgfältig mit dem, was ihr wollt, und dem, was ihr nicht wollt."

Die Identifikation mit einem Tier macht die Erlebnisqualitäten des zu kurz gekommenen Körperteils besonders deutlich. Wenn sich die TeilnehmerInnen dann mit ihren Tieren in der Bewegung identifizieren, passiert und entwickelt sich wieder neues Erleben.

Ein Tier zu sein, bedeutet zu spielen und damit auch etwas Neues auszuprobieren. Die beteiligte Person ist quasi das, was in dem zu kurz gekommenen Körperteil steckt, kann damit in Kontakt treten und spielerisch probieren, was mit diesem Aspekt ihrer selbst möglich ist. Die unterschiedlichen, den jeweilig gewählten Tieren innewohnenden Eigenschaften werden deutlich: z. B. wird die „schlafende Katze" über die Bewegung und die Kontaktaufnahmen mit anderen langsam wach, sie wird von der Katze zum Tiger und spürt ihre Wut, ihre Kraft, ihre Angriffslust und möchte ihre Krallen zeigen.

So oder so: In der Arbeit mit dem zu kurz gekommenen oder zu kurz kommenden Körperteil widmen die TeilnehmerInnen oder KlientInnen diesem Körperteil besondere Aufmerksamkeit, heben es in den Vordergrund. Dies ist schon etwas, was vom Üblichen abweicht, was das Körperbild verändert.

Doch die Wirkung geht darüber hinaus. Der Teil des Körpers, der zu kurz kommt, hat oft auch etwas damit zu tun, was im Leben der betroffenen Person zu kurz kommt. Diesem zu kurz gekommenen Körperteil zu begegnen, bedeutet auch, den damit verbundenen Selbstbildern, Gefühlen und Empfindungen zu begegnen, kurz: den Körper zu erleben.

Den Abschluss der gesamten Körperbildarbeit bildet immer ein intensives Feedback, vor allem aber Sharing zu dem in seiner ganzen imposanten Größe aufgehängten Körperbild, nachdem man es aus verschiedenen Perspektiven betrachtet und die Wirkung erfahren hat. Wir bitten dann die KlientInnen:

- „Drücken Sie die Wirkung, die das Bild auf Sie hat, in Bewegung aus. Lassen Sie diese Bewegung zum Tanz werden, tanzen Sie durch den ganzen Raum und summen oder singen, schnalzen oder kreischen Sie dazu, so gut es geht. Nur Mut, bitte."
- „Welchen Namen würden Sie Ihrem Tanz geben? Dies kann ein real existierender Tanzstil sein, genauso gut aber ein Fantasiename für einen Fantasietanz. Vertrauen Sie Ihrem ersten Einfall! Schreiben Sie diesen Namen auf Ihr Bild."
- „Und nun stellen Sie sich zum Abschluss dieser Einheit vor, Ihr Bild wäre ein ande-

rer Mensch: Lassen Sie sie oder ihn in Ihrer Vorstellung körperlich werden, fordern Sie sie oder ihn zum Tanz auf und tun Sie in Ihrer Haltung und in Ihren Bewegungen so, als ob Sie diese Person in den Arm nehmen würden. Tanzen Sie mit ihr den Walzer, der gleich erklingen wird. Übernehmen Sie die Führung bei diesem Walzertanz ... Und nun überlassen Sie die Führung Ihrem Partner, Ihrem Körperbild."

Selbst bei dieser abschließenden Anleitung ist der Entwicklungs- oder Veränderungsprozess noch im Gange, deutlich zu sehen an der unterschiedlichen Art, in der mit dem Körperbild-Partner oder Körperbild-Partnerin getanzt wird, je nachdem, wer von beiden die Führung hat. Das Erleben der unterschiedlichen Qualitäten des Tanzes berührt die meisten KlientInnen sehr. Vielen ermöglicht der Abschluss-Walzer, ihr Körperbild und damit sich selbst mit all ihren „Macken" zu akzeptieren, ja liebevoll anzunehmen.

13.3 Fokussierende Körperbildarbeit am Beispiel Krankheit/Gesundheit

In der Krankheit tritt uns Menschen meist das Bild unseres Körpers bzw. von Teilen unseres Körpers als etwas von uns Getrenntes, als Objekt, als Fremdes bzw. Feindliches entgegen. Das kranke Herz, der schmerzende Magen, die wunde Haut, das ist etwas, was mir geschieht, dem ich als kranker Mensch ausgeliefert bin und dem ich wie einem Fremden gegenüberstehe: Die herkömmliche Medizin unterstützt diese Entfremdung, dieses Fremdsein. Nicht ich werde behandelt, sondern der Magen, das Herz, die Haut, nicht ich werde untersucht, sondern das Organ oder der Körperteil.

Körperbildarbeit kann helfen, dieses fremde Organ wieder „einzuverleiben". Schon wenn wir sagen: „Schließe für einen Moment die Augen und stelle dir deinen schmerzenden Magen vor. Ganz gleich, was dir dabei in den Sinn kommt, welche Farbe, welche Formen, welche Gegenstände, welche Lebewesen, nimm die Bilder ernst, nimm das Bild ernst, das entsteht", schon dann wird eine Person vielleicht ein zugeschnürtes Bündel vor dem inneren Auge sehen, die andere einen Strauch, die dritte einen Geröllhaufen, die vierte ein explosives Feuer usw. Dieses Bild mag sich noch verwandeln, wenn man es malt, mag sich weiter verwandeln, wenn man es verkörpert, mag sich noch mehr verwandeln, wenn man es verraumt. In jedem Fall hat es mit dem anatomischen Zustand des Magens nicht unbedingt viel zu tun, wohl aber mit dem leiblichen Erleben des Magens, der vielleicht als eng und eingeschnürt, als unlebendig oder hoch gespannt erlebt wird.

Körperbildarbeit ist folglich in der tanz- und bewegungstherapeutischen Arbeit zu Gesundheitsthemen ein zentraler Bestandteil unseres Vorgehens. Sie ist meist eingebettet in den therapeutischen Prozess mit Leibbewegungen, Erregungskonturen, tänzerischer Identifikation, tänzerischen Dialogen usw., als ein Zugang zum Leib unter anderen. Hier wird das Körperbild nicht systematisch entwickelt, sondern ein Organ, ein Aspekt des

Körperlichen tritt in den Vordergrund des Erlebens und Elemente der Körperbildarbeit werden auf dieses Organ, diesen Aspekt fokussiert.

Nehmen wir als Beispiel für die fokussierende Körperbildarbeit die Arbeitseinheit mit einer Gruppe zum Thema „Herz und Blutdruck":

- Nach einer Einführungsphase (Tanz, Befindlichkeitsrunde) bittet die Therapeutin die Gruppe, mit einem oder mehreren Seilen gemeinsam auf dem Boden des Raums ein Herz zu legen. Unterschiedliche Vorstellungen fließen in diesen Prozess ein. Es wird diskutiert, vorgeschlagen, gestritten und sich geeinigt, bis schließlich eine Fläche des Raums mit mehreren verknüpften Seilen als Herz eingegrenzt ist.
- „Stellt euch vor, ihr seid Blutkörperchen. Der ganze Raum ist ein Körper. Ihr bewegt euch durch diesen Raum, ihr setzt euch in Bewegung, zum Herzen hin, vom Herzen weg, immer wieder durch das Herz hindurch. Setzt euch in Bewegung, findet eure Wege als Blutkörperchen durch den Körper, durch das Herz. Seid aufmerksam dafür, welche Wege ihr wählt, und stellt fest, wie ihr als Blutkörperchen seid, welche Eigenschaften euch für euch einfällt."
- „Stellt euch nun vor, ihr bewegt euch durch sehr enge Bahnen, bewegt euch, nehmt wahr, was ihr dabei erlebt."
- „Und dann stellt euch vor, ihr bewegt euch auf sehr weiten Bahnen, nehmt wahr, was ihr dabei erlebt."
- „Stellt euch nun vor, ihr seid schlaffe, träge Blutkörperchen, bewegt euch und nehmt wahr, was ihr dabei erlebt."
- „Seid dann Blutkörperchen, die unter hohem Druck stehen, mit hohem Druck vorwärts bewegt werden bzw. sich vorwärts bewegen. Nehmt wahr, was ihr dabei erlebt."
- „Seid ängstliche oder vorsichtige oder scheue Blutkörperchen, bewegt euch und nehmt wahr, was ihr dabei erlebt."
- „Und nun seid mutige Blutkörperchen und nehmt wahr, was ihr erlebt."
- TherapeutInnen können hier Experimente mit allen möglichen Qualitäten anbieten, die (Herzens-)Themen der Gruppe sind, soweit sie es wissen oder erahnen, z. B.: „Seid verliebte (oder ernste oder angestrengte oder zähe) Blutkörperchen, bewegt euch und nehmt wahr, was ihr dabei erlebt."
- „Lasst eure Bewegungen nun ausklingen und sucht und findet einen Platz innerhalb oder außerhalb des Herzens, ein Platz, der euch nun angemessen ist."
- Nach einiger Zeit: „Nehmt nun euer Herz wahr, spürt es, hört in euer Herz hinein, stellt es euch vor, nehmt wahr, was ihr dabei erlebt."
- „Nehmt nun ein Blatt Papier und malt das Erleben eures Herzens, malt euer Herz, wie ihr es erlebt."
- „Schaut nun auf euer Bild und nehmt dabei wieder euer Herz wahr, legt eine Hand auf euer Herz, spürt es."

- „Lauscht eurem Herzen und hört darauf, was euer Herz euch hier und jetzt sagt, vielleicht ein Wort, vielleicht einen Satz, vielleicht eine Botschaft, vielleicht eine Frage, vielleicht eine Antwort ... Wenn ihr wollt, sprecht das, was euer Herz euch sagt, nun in den Raum, laut oder leise, wie immer ihr es wollt."
- Anschließend werden die TeilnehmerInnen der Gruppe aufgefordert, sich einen Partner oder eine Partnerin zu suchen und sich über das Erlebte auszutauschen, sich Rückmeldungen zu geben, eine Resonanz zu erhalten.
- Anschließend werden wichtige Erfahrungen und das, was sie mit dem Leben bzw. dem Krankheitserleben zu tun haben, in der Gruppe besprochen bzw. gegebenenfalls weiterbearbeitet.

Die beschriebene Einheit illustriert einige Grundprinzipien, von denen wir uns in unserer tanz- und bewegungstherapeutischen Arbeit zum Thema Krankheit/Gesundheit leiten lassen:
- In der Krankheit begegnet uns der Körper als fremder, isolierter Teil. Die kranken Organe werden personalisiert („Das Herz macht mir wieder Schwierigkeiten") oder versachlicht („Der Blutdruck ist zu hoch"). Grundprinzip ist, die Krankheit bzw. das erkrankte Körperteil in das Körpererleben zu integrieren, indem Wege vorgeschlagen werden, die Körpererleben ermöglichen.
- Auf welche Weise dies geschieht, ist offen. Es bieten sich all die vielfältigen Möglichkeiten der Tanz- und Bewegungstherapie an. In diesem Fall wird die Körperbildarbeit mit Verraumen (s. Kap. 12) und tänzerischer Identifikation (s. Kap. 4.3.2) verknüpft.
- Was erlebt wird, welche Bilder dabei entstehen und welche Prozesse in den KlientInnen ablaufen, ist prinzipiell offen. Wir geben nicht bestimmte innere Bilder vor, aus denen gezielt bestimmte Erlebnisaktivitäten in Gang gesetzt werden, wie z. B. Carl Simonton in seinem Ansatz der Gesundheitsarbeit, v. a. in der Arbeit mit KrebspatientInnen (Simonton 1987). Wir vertrauen auf die Weisheit des Körpererlebens, auf die Kompetenz der KlientInnen, ihre eigenen Prozesse in Gang zu setzen und dabei Wege zu finden, die ihnen gemäß sind.
- Wesentlich ist, dass die Erlebnisprozesse nicht nur allein erfahren werden, sondern Resonanz finden, in der Gruppe und seitens der Therapeutin, des Therapeuten.

Gelegentlich ist ein erkranktes Organ derart vom Körpererleben isoliert, dass über Tanz- und Bewegungsarbeit kein Zugang gefunden werden kann. Dann gilt es, unmittelbar über das Bild Möglichkeiten des Erlebens zu eröffnen und sich dann zum Beispiel über die Leibbewegungen dem körperlichen Erleben anzunähern. Als Beispiel mag ein Klient dienen, der in der Therapie von „schlechten Leberwerten" berichtet hatte. Der Klient hatte dazu „ein komisches Gefühl". Ärztliche Untersuchungen ergaben keine organischen Befunde, der Klient trank kaum Alkohol, so dass auch von dieser Seite die Leberbelastung nicht erklärbar war. Der Klient hatte in Bezug auf seine Leber keinerlei Gefühle oder inneren Bilder oder Vorstellungen oder sonstigen Bezüge. Sie war ihm fremd. Die Leber ist eines der Organe, die sich erst dann bemerkbar machen, wenn sie schon schwer erkrankt sind. Im Alltag bleiben sie, anders als z. B. das Herz oder die Haut mit ihren vielfältigen sensorischen Wahrnehmungsmöglichkeiten, für viele Menschen „außen vor". Nach einigen vergeblichen Ansätzen schlug der Therapeut schließlich eine Kombination von Verraumen mit unmittelbarem Körperzugang vor: „Nehmen Sie einige Decken oder Seile und formen Sie hier in diesem Raum den Umriss ihrer Leber. Es geht nicht darum, die Leber anatomisch abzubilden, sondern darum, die Leber so zu formen, wie Sie sie sich gerade vorstellen." Der Klient hatte keine genauen Vorstellungen von seiner Leber, weder anatomische noch sonstige, und legte ein unregelmäßig geformtes kreisförmiges Gebilde von ca. zwei bis drei Metern Durchmesser in den Raum. Der Klient holte sich anschließend nach Aufforderung durch den Therapeuten Papier und Stifte und setzte sich damit in den Innenraum der Leber. Der Therapeut bat ihn, nun die Augen zu schließen, an seine Leber, an seine Leberwerte und seine damit verbundenen Gefühle zu denken und blind zu einem Stift oder mehreren Stiften zu greifen und damit auf dem Papier herumzukritzeln. Der Klient tat dies. Nach einiger Zeit bat der Therapeut den Klienten, die Augen zu öffnen und sich anzuschauen, was entstanden war: „Sie können es so nehmen, wie es ist, sich fragen, ob und wie das, was sie dort sehen, mit ihrer Leber und ihrer Haltung zu ihrer Leber zu tun hat. Sie können aber noch weitermalen, diesmal mit offenen Augen." Der Klient hatte mit geschlossenen Augen zuerst viele braune Striche gemalt, die netzartig das ganze Bild überzogen, dann mit geschlossenen Augen eine rote Farbe gegriffen und dort einen Punkt in das Bild hineingezeichnet. Als er es nun betrachtete, wurde ihm seine Angst bewusst, die er mit dem Thema Leber verband, seine Angst und deren Wurzeln in der Familiengeschichte. „Das Braun, das ist so was Alltägliches, was man gar nicht groß wahrnimmt. Und dann haut es plötzlich rein, dann kommt plötzlich etwas, jemand fällt um und ist krank – so wie der rote Fleck dort." Er erzählte von seinem Vater und seinem Großonkel, die plötzlich im Leber-, Pankreas-, Gallen-Bereich erkrankt waren und daran gestorben sind. Ihm wurde seine schleichende Angst gewahr, dass ihm das Gleiche geschehen könne. Die Angst bekam nun Platz, konnte ausgesprochen werden, fand Resonanz beim Therapeuten ...

Nachdem die Angst etwas „gelüftet" war und dadurch ihre beklemmende Wirkung verloren hatte, malte der Klient sein Bild weiter, Rot und Gelb kamen hinzu, auch Schwarz, bis schließlich die ganze Fläche des Blattes ausgefüllt war. Mit einem „So!" legte der Klient die Stifte beiseite. Der Therapeut fragte: „Was sehen Sie nun?" „Ich glaube, das ist meine Leber. Ich weiß nicht, wieso, aber da bin ich mir ziemlich sicher. Ich staune, dass da so viel drin ist, da ist sehr viel drin ..., da ist zu viel drin ... Ist die Leber nicht auch dazu da, Gift im Körper abzubauen? Ich weiß nicht, ob das stimmt, aber ich glaube, das habe ich mal gelesen. Ist auch egal, aber so kommt es mir zumindest vor, als ob da zu viel drin ist, auch Giftiges, was die Leber nicht abbauen kann." Der Therapeut bestätigte dem Klienten, dass die Leber ein Entgiftungsorgan ist, und fragte: „Was gibt es denn Giftiges in Ihnen, in Ihrem Leben? Was könnte denn zu viel in Ihnen sein?“ Der Klient stutzte. Dann fiel ihm einiges ein, er begann von Belastungen, von Giftigem, das er „schlucken“ gelernt hatte, zu erzählen, von dem, was zuviel war, was er nicht loswerden konnte. Darüber zu reden tat ihm gut. Die Beschäftigung mit diesem Thema war ein neuer Blickwinkel, ein Perspektivwechsel. Er war aufgeregt und interessiert daran, zwischen dem Giftigen, dem Zuviel und seiner Leber eine Verbindung herzustellen. Diese Erkenntnisse taten ihm gut, aber sie minderte noch nicht seine Hilflosigkeit, mit dem „Zuviel“, mit dem Giftigen umgehen zu können. Der Therapeut schlug vor: „Bitte stellen Sie sich hin“, und fragte: „Was fällt Ihnen spontan ein, wenn ich Sie frage, welchen Weg das Giftige, das, was Ihnen zu viel ist, aus Ihrer Leber heraus nehmen könnte und möchte, vielleicht nach rechts, nach links, nach oben, nach unten, nach vorn, nach hinten? Was fällt Ihnen spontan ein?“ Der Klient antwortete schnell: „Nach vorn natürlich ... Ich weiß aber gar nicht, wie das gehen soll.“ Hieraus entwickelte sich eine Weiterarbeit mit den Richtungs-Leibbewegungen. Der Klient fand Wege heraus, nach vorn Giftiges loszulassen, es loszuwerden mit seinen Armen, mit seinem Becken, mit seiner Stimme. Er brauchte dazu aber die Rückendeckung, die Unterstützung seiner Rückseite, die ihm der Therapeut gern anbot. Dabei bewegten sich Klient und Therapeut auch aus dem Raum der Leber hinaus in die anderen Räume, konnten diesen auch Bedeutungen geben, die Leibbewegungsarbeit mit dem Verraumen verknüpfen.

Zu Beginn dieser als Beispiel beschriebenen Arbeit trat nicht die Erkrankung auf den Plan, sondern zuerst einmal die Haltung des Klienten zur Krankheit, seine Haltung zu seiner Leber, in seinem Fall die Angst. Dies ist eine typische und häufige und uns selbst überraschende Erfahrung, die wir immer wieder in der Gesundheits-/Krankheitsarbeit machen, nämlich dass die Haltung zu Krankheit und Gesundheit oft gewichtiger und bedeutungsvoller ist und nachhaltigere Folgen hat, als die unmittelbare Beschäftigung mit dem erkrankten Organ oder Körperteil selbst. Wie oft haben wir von KlientInnen erfahren, welch gewaltige Kraft die soziale Dimension der Krankheit hat. Das Körpererleben und das Körperbild ist nicht nur Konzentrat, Verdichtung der Erfahrung von Erkrankung, sondern auch des Umgangs mit Krankheit, des Erlebens, wie mit Körper, Krankheit und Gesundheit umgegangen wurde und wird: Krankheit kann die Ausnahme sein, die in der Kindheit der einzige Anlass war, Zuwendung zu erfahren. Sie kann aber auch das große Tabu sein, das Verschweigen, über das hinweggegangen wird, oder gar Anlass für Vorwürfe, „etwas falsch gemacht zu haben“ oder „falsch“ bzw. sogar „selbst schuld“ zu sein. Durch manche Familien geistern Krankheiten, derer man sich schämt, so dass jeder Anhaltspunkt, diese Krankheit zu bekommen, Scham und entsprechende Vertuschungsversuche hervorruft. Krankheit kann auch Anlass für pädagogische Botschaften sein: „Was dich nicht umbringt, macht dich härter“, „Stell dich nicht so an“, „Du immer mit deinem mimöschenhaften Verhalten“, „Sei nicht so empfindlich“, sind Reaktionen, die viele KlientInnen kennen. Häufig stehen diese Erfahrungen wie ein

Schleier oder wie eine Mauer vor dem unmittelbaren Erleben von Krankheit und Gesundheit. Man muss sich in der Therapie und auch in der Körperbildarbeit erst mit ihnen beschäftigen, um überhaupt zum Thema der Erkrankung oder zur Entdeckung von gesundheitlichen Ressourcen vordringen zu können.

Eine weiterer Ansatz der Verbindung von Körperbildarbeit mit dem Thema Krankheit und Gesundheit ist berichtenswert. Die Tänzerin und Tanztherapeutin Anna Halprin hatte in den 70er Jahren versucht, ein Selbstportrait, in das sie im Bereich des Beckens eine Kugel gezeichnet hatte, zu tanzen, was ihr aber nicht gelang. Am folgenden Tag vereinbarte sie einen Termin bei ihrem Arzt und bat ihn, sie an der Stelle, wo sie die Kugel im Körper gezeichnet hatte, genau zu untersuchen. Er diagnostizierte Krebs. Sie versuchte diese Erfahrung therapeutisch zu nutzen: „Ich nahm mir vor, herauszufinden, wie ich durch eine Zeichnung eine unbewusste Botschaft über etwas, das sich in meinem Körper abspielte, empfangen konnte. Deshalb sammelte ich über drei Jahre Dias von Bildern, die Teilnehmer meiner Kurse gemalt oder gezeichnet hatten, und versuchte, aus diesen eine kohärente visuelle Sprache abzuleiten. Ich vermutete, dass einzelne Farben und Formen eine bestimmte Bedeutung besitzen oder dass Symbole etwas Bestimmtes bedeuten könnten. Doch falls hinter all dem tatsächlich ein System steckt, muss ich zugeben, dass es mir nicht gelungen ist, dieses zu entdecken. Hingegen stellte ich fest, dass sich keine meiner Fragen auf rationale, logische oder systematische Weise beantworten ließ. So funktionierte es einfach nicht. ‚Zu funktionieren' schien hingegen der Prozess: Wenn Menschen ihre Bilder tanzten und zwischen dem Tanzen und dem Zeichnen hin und her wechselten, wurden die Botschaften durch die Bewegungen klarer. Die visuellen Bilder ließen sich nicht starr codieren, weil jeder Teilnehmer seine eigene einzigartige Geschichte hatte, die er auf seine ganz persönliche Weise zum Ausdruck brachte." (Halprin, 2000, S. 10)

Diese Erfahrung Anna Halprins entspricht unseren Erfahrungen, wegen derer wir uns gegen die Deutungen von Bildern und Bewegungen wenden und für die KlientInnenkompetenz aussprechen. Anna Halprin experimentierte weiter mit dem Wechsel zwischen Tanzen und Zeichnen und fand, wie sie berichtet, darüber letztendlich einen Weg, ihre eigene Krebserkrankung zu heilen. Einige Abschnitte auf diesem Weg, beginnend bei einem gemalten Selbstportrait, in dem sie sich ein „perfektes Aussehen" gab, beschreibt sie so: „Ich stellte mich darauf jung und in hellen Farben da. Mein Haar wehte im Wind, ich war ein Ebenbild der Gesundheit und Vitalität. Beim Betrachten des fertigen Bildes wurde mir klar, dass ich nicht einmal versuchen konnte, es zu tanzen; es fühlte sich einfach nicht so an, wie ich war. Darauf drehte ich das Blatt Papier um und arbeitete wie wild an einem neuen Bild von mir. Das war schwarz, kantig, wütend und violett. Ich wusste, dass dieses zweite Bild von mir dasjenige war, das ich tanzen musste. Dies tat ich und war völlig überwältigt von der Wut, die ich in meinem Inneren entdeckte [...]" (a. a. O., S. 11). Erst danach konnte Anna Halprin das Bild umdrehen und das Selbstportrait auf der Rückseite tanzen. Sie durchlief diesen Prozess nicht allein, sondern wurde begleitet und unterstützt durch Menschen, die sie „Zeugen“ nennt, Mitglieder ihrer Familie sowie Kollegen und einige Schüler. Aus dieser Erfahrung entwickelte Anna Halprin ihren Ansatz, dunkle und helle Selbstportraits zu malen und zu tanzen, und begann eine intensive und umfangreiche Arbeit, vor allem mit an Aids und an Krebs Erkrankten.

13.4 Körperbildarbeit mit Essgestörten

Normalerweise ist das Körperbild der Bezugsrahmen, von dem aus Menschen sich in die Welt hinein orientieren. Wenn eine Person zu einer anderen in Beziehung tritt, ist sie selbst mit ihrem Körpererleben der Ausgangspunkt, von dem aus sich Kontakt und Beziehung zur anderen Person hin entwickelt. Das Körperbild ist der Bezugsrahmen der das Wissen um die Grenze des Intimen Raums sichert und Wahlmöglichkeiten im Kontakt mit anderen ermöglicht. Wir haben schon darauf hingewiesen, dass das Körperbild in Interaktionen entsteht und Gegenüber, Spiegel und Nahrung braucht, um in den Begriffen der Tridentität zu sprechen (s. Kap. 10.4). Der „Tanz zwischen Mutter und Kind“ ist auch ein Tanz des Körpererlebens, der Tanz, in dem das kindliche Körperbild entsteht, genährt und gespiegelt wird und ein Gegenüber erfährt. Dies gilt auch für Erwachsene. Welches Bild Menschen von ihrem Körper haben, strukturiert auch die Sicht auf andere Körper und die Möglichkeit, mit diesen Körpern in Beziehung zu treten.

Bei an Essstörungen Erkrankten ist diese Beziehung strukturierende Funktion des Körperbildes gestört. Die häufig zu lesende Erklärung, dass Essstörungen darin gründen, dass sich die Erkrankten an einem Schönheitsideal orientieren, d. h. gesellschaftliche Norm zwanghaft zu erfüllen versuchen, greift zu kurz. Warum werden die meisten Menschen von dieser Norm nur wenig beeinflusst, während Erkrankte bereit sind, sich buchstäblich zu Tode zu hungern oder bis zur eigenen Unkenntlichkeit zu essen oder den Verdauungstrakt und die Stimme, die ganze Gesundheit zu ruinieren? Um dies zu erklären müssen wir nach inneren Mechanismen suchen, welche ihr Körpererleben und ihre Haltung zum eigenen Körper in eine derart feindliche verwandeln. Das Körperbild der an Essstörungen erkrankten Menschen scheint uns dafür, bei allen Gefahren, die in Vereinfachungen und Verallgemeinerungen liegen, einige Hinweise zu geben (da wir in diesem Zusammenhang ausschließlich Erfahrungen mit Mädchen und Frauen haben, sprechen wir im Folgenden von Klientinnen):

– Das Körperbild der an Magersucht erkrankten Klientinnen ist nicht (mehr) Ausgangspunkt für soziale Kontakte, sondern „kreist“ nur noch um sich selbst. Das Körperbild hat seine soziale Dimension verloren. Es ist nicht mehr Bezugsrahmen zur Welt, bezieht sich nur auf sich selbst und hat sich in sich eingekapselt und ist somit aus dem Erleben verschwunden. Dies erklärt auch, dass an der Essstörung Magersucht Erkrankte von anderen Menschen so schwer erreichbar sind und sich in einer ganz eigenen „Werte-Welt" befinden. Magersüchtige halten sich für „zu dick" – wenn andere sie darauf hinweisen, dass sie im Vergleich zu anderen Menschen schon äußerst schlank, ja unterernährt aussehen, erreicht sie dieser Vergleich nicht. Häufig sind sie sich nicht wirklich klar darüber, dass sie tatsächlich an ihrer Krankheit sterben können. Ihr Körperbild ist selbstbezogen (selbst-referenziell); die Welt der anderen ist belanglos oder hat bestenfalls Bedeutung darin, zu Gunsten des Versuchs, die Achtung vor sich selbst zu retten, abgewertet zu werden. Der Frauenkörper verkümmert. Die Periode bleibt aus. Frau werden und Frau sein mit all dem, was es beinhaltet (auch die eigene Sexualität), scheint ausgeklammert zu sein aus der Welt. Die Selbstachtung „speist" sich nur noch aus der Haltung, darin einzigartig zu sein, etwas nicht zu brauchen, was alle Menschen zum Leben brauchen: Nahrung.

- Das Körperbild der an Fettsucht erkrankten Menschen hat sich scheinbar unabhängig gemacht von seiner sozialen Dimension. Die Schichten von Fett halten das Außen vom Leib weg. Die Menschen leiden sehr intensiv an ihrem Körper und machen sich die Abwertungen der anderen zu Eigen bzw. übertreffen sie in der Regel sogar. Wenn diese Selbstabwertung über sie „herfällt", fallen sie über den Kühlschrank her. Dieses scheinbar paradoxe Erleben und Verhalten berichten viele an Fettsucht erkrankte Menschen. Der Kern des Erlebens ist der Ekel, der so groß und überwältigend ist, das er das Körperbild überlagert und kaum ein anderes Körpererleben zulässt. Auch die eigene Sexualität verschwindet hinter Scham und Ekel. Die Massivität des Ekels der Fettsüchtigen birgt, wie das „Verschwinden" des Körperbildes bei den Magersüchtigen, eine hohe, gewalttätige Dynamik. Der Ekel ist in seiner Massivität nicht aushaltbar und wird mit Essattacken (oft noch verbunden mit Alkoholkonsum) angegriffen. Dieser Bewältigungsversuch des Ekels scheitert bzw. ist nur während der Attacke selbst erfolgreich. Bereits unmittelbar danach fällt der Ekel das Körpererleben wieder an – und der Kreislauf beginnt von Neuem. Die Fettsüchtigen teilen mit den Magersüchtigen, dass die soziale Dimension des Körperbildes verkümmert ist. Der Ekel bleibt ebenso geheim wie die Essattacken, die in der Regel nur in tiefer Einsamkeit geschehen. Die Essstörung ist oft die einzige Freundin, die scheinbar Trost verspricht.
- Das gleiche beschreiben auch die meisten Klientinnen, die an Bulimie erkrankt sind. Bulimische Frauen leben häufig am längsten in der Heimlichkeit. Ihr Krank-Sein fällt beim einfachen Hinsehen nicht augenscheinlich auf. Wenn sie über ihr Erleben berichten, ist von existenzieller Beschämung die Rede: Sie schämen sich nicht so sehr dafür, wie sie sind, sondern dass sie sind. Dies führt zu grundlegenden Verunsicherungen, insbesondere in Situationen erhöhter Belastung oder in Krisen. Die Frauen sprechen häufig von „totalem" inneren Druck, der sich beim Übergeben entlädt. Das Erleben von Grenzen geht verloren. Manche arbeiten extrem über ihre Grenzen hinaus, andere begeben sich in Situationen, in denen ihre Grenzen verachtet sind, missachtet werden. In der Konsequenz fühlen sich diese Menschen immer mehr

verloren. Sie sind dabei in vielerlei Hinsicht auch ihres Körpererlebens und ihres Körperbildes verlustig gegangen. Für den Verlust machen sie sich selbst verantwortlich. Sie waren es ja – ihrem Erleben nach –, die nicht auf sich geachtet haben. Der Selbstekel betritt die Bühne und führt wie bei den Fettsüchtigen zu einsamen Essattacken. Das anschließende, bewusst herbeigeführte Erbrechen wird als Versuch erlebt, wenigstens ein Stück Kontrolle über sich wiederzugewinnen und damit ein wenig Selbstachtung. Insofern sind Menschen, die an Bulimie erkrankt sind, Grenzgänger zwischen Sucht und Kontrolle. Die Zwiespältigkeit ihres Seins ist oft am größten. Außen erfüllen sie perfekt ihre Rolle. Mit sich leben sie in einer einsamen, verzweifelten, schamerfüllten Welt.

- Die Erkrankten sind voll von Maßstäben, mit denen sie ihr Körperbild negativ bewerten und nach denen sie äußerst rigide handeln. Viele Menschen kennen Abwertungen ihres Körperbildes (zu dick, zu dünn, zu groß, zu klein, usw.), jeder Mensch hat Maßstäbe entwickelt oder übernommen, an denen er sich orientiert.
- Doch an Essstörungen Erkrankte haben Bewertungsmaßstäbe besonderer Art:
  - Sie sind in ihren Bewertungen maßlos. Es gibt kein Maß des Dünn-Seins, keine Grenze, nur ein „zu dünn“. Essen wie Hungern ist maßlos.
  - Die Bewertungen ihrer Körper sind durchgehend negativ, der eigene Körper wird nicht als liebenswert erlebt und damit oft auch nicht als lebenswert.
  - Die negative Bewertung des Körperbildes und damit auch des Körpererlebens ist selbstverachtend und gewalttätig. Die Erkrankten fügen sich durch Essattacken und Hunger Gewalt zu, die bis zum Tod reichen kann.
  - Das Nicht-Vorhandensein eines eigenen Körperbildes geht oft einher mit dem Nicht-Vorhandensein eines eigenen Lebensbildes. „Macht doch sowieso keinen Sinn. Geht doch sowieso nicht. Ich weiß nicht.“ Wünsche und Träume werden häufig als „albern“ abgewertet.

Selbstverständlich gibt es zahlreiche andere Phänomen des Körpererlebens bei an Essstörung erkrankten Menschen, selbstverständlich kennen wir viele Zwischenstufen und Übergangsformen zwischen dem Hadern mit dem eigenen Gewicht und der „harten“ lebensgefährlichen Essstörung. Doch die beschriebenen Faktoren treffen wir durchgehend bei dieser Klientinnengruppe an. Die Störung der Körperbildfunktion in Richtung einer Selbstreferenz mit gewalttätiger negativer Maßlosigkeit ist bei diesen Erkrankten zu einem Kernbestandteil ihres Leibmusters geworden. Sie bedeutet tiefstes Vertrautsein mit Einsamkeit und Verlorensein – so tief vertraut, dass die Erkrankten ihren Körper nicht mehr spüren bzw. alles dafür tun, ihn nicht mehr zu spüren, um sozusagen „unabhängig“ von ihm zu werden und das damit verbundene Erleben abzutöten.

Wie sich diese Entwicklung vollzogen hat, auf welche biografische Erfahrung sie gründet, ist grundsätzlich individuell verschieden. In unserer therapeutischen Arbeit und der anderer KollegInnen sind wir auf zwei Häufungen gestoßen:

- Viele Klientinnen berichten, dass sie keine oder zu wenig emotionale Nahrung seitens ihrer Eltern, vor allem ihrer Mutter erhalten haben. Sie wurden mit Essen versorgt, aber wenig mit Wärme („Pommes statt Liebe"). Manche Klientinnen mit Essanfällen spüren in der Körperbildarbeit den Sinn ihrer Essstörung als Reaktion auf diese Erfahrung: „Bevor ich verhungere, klaue ich mir lieber das Essen und fresse alles auf, das hast du dann davon." Oder um endlich irgendwie aufzufallen: „Hast du gesehen, ich habe den ganzen Topf aufgegessen." Oder um brav aufzufallen: „Siehst du, du kannst mich doch lieb haben, ich habe alles aufgegessen." Viele andere Klientinnen haben die emotionale Nahrung ihrer Mutter oder ihres Vaters als giftig erlebt und verweigern als Gegenreaktion Nahrung grundsätzlich: „Ich will nie wieder von Nahrung abhängig sein, mich nie wieder vollstopfen lassen." Bitten wir die Klientinnen, die familiäre Szene am Mittags- oder Abendbrottisch wiederzubeleben, die sie als Kind erlebten, dann wird die Verknüpfung zwischen stofflicher Nahrung und emotionaler Nahrung deutlich, beleben sich Erfahrungen und Zusammenhänge, die sich tief ins Leiberleben eingegraben haben: das Schweigen-Müssen oder das Angebrüllt- und Reglementiert-Werden am Mittagstisch, das ständige Beobachtet- und Kontrolliert-Werden, die Abwertungen, die Machtverhältnisse, die Spannungen zum Zerreißen, die Angst, die Beschämungen, die Ungerechtigkeiten, der Verrat, die Lügen, die Einsamkeit, die Lieblosigkeiten usw.
- In der therapeutischen Arbeit mit essgestörten KlientInnen begegnen wir fast immer Gewalterfahrungen, meist sexualisierte Gewalt, der im Körpererleben zu wenig entgegengesetzt werden konnte, so dass die Gewalt in den gewalttätigen Bewertungen und Behandlungen des eigenen Körpers ihren Widerhall findet. Wenn sich eigenes Körpererleben in der Resonanz mit dem Körpererleben anderer Menschen, vor allen Dingen der Eltern, entfalten kann, entwickelt sich das eigene Körperbild als ein System erlebter Wahrnehmungen, Empfindungen, Imaginationen, Bewertungen usw. Wird dem Menschen Gewalt zugefügt, wirkt sich das auf sein Körperbild aus. Es gibt Wunden, Störungen, Zerstörungen, Kränkungen, Verzerrungen usw. Konnte sich das eigene Körperbild schon aufgrund von Störungen der Resonanz oder anderer Faktoren nicht entwickeln und kommen dann noch Verletzungen des Körpers hinzu, dann kann die beschriebene Musterentwicklung essgestörter Menschen einsetzen, die schließlich in Bulimie, Fett- oder Magersucht mündet.

Wir haben beobachtet, dass die Körperbildarbeit für Menschen mit Essstörungen besonders einschneidende und fruchtbare Erfahrungen ermöglicht. Bei der Suche nach Erklärungen haben wir die oben beschriebenen Zusammenhänge beobachtet und analysiert. Daraus leiteten sich wiederum Schlussfolgerungen für die Praxis ab, die die therapeutische Arbeit ergänzt und vertieft haben:

- Da das Leibmuster von essgestörten Menschen in einer Störung der Körperbildfunktion gründet, muss ein therapeutischer Leitfaden in der Rekonstruktion, oder besser: Neuentwicklung des Körperbildes bestehen.
- Da bei den Erkrankten das Körpererleben in Selbstbezogenheit und Einsamkeit erstarrt ist, sollte bei der Körperbildarbeit besonderer Wert darauf gelegt werden, dass das Körpererleben und das Körperbild der Erkrankten seitens der TherapeutInnen bzw. anderer Menschen Widerhall findet. Deshalb haben sich besonders Körperbildgruppen bewährt.
- Im Aufweichen des Selbstbezugs, in der Entwicklung des Körpererlebens brauchen die Menschen den Schutz und die Resonanz anderer. Beides fürchten sie gleichzeitig existenziell, denn es ist mit großer Scham und der Angst, sich zu zeigen, verbunden. Dem muss in der Arbeit verständnisvoll Rechnung getragen werden. Scham und Angst brauchen Raum, viel Raum. Entsprechende Veränderungsprozesse brauchen Zeit und das Vertrauen der TherapeutInnen in die Richtigkeit dieses Leitfadens.
- Wenn aus dem Körperfremdbild allmählich ein eigenes Körperbild wird, tauen mit den festgefrorenen Leibmustern auch die darin enthaltenen Schmerzen und Verletzungen auf. Dies kann zeitweilig zu einer Verschlimmerung der Symptomatik führen. Da das mit den Verletzungen verbundene Körpererleben aber diesmal Resonanz findet, wird die Körperbildentwicklung dadurch nicht gestoppt oder reduziert, sondern kann sich weiter entfalten und so die Erkrankung überwinden.

Die Tanz- und Bewegungstherapeutin Rosalia Costagliola berichtet über Erfahrungen ihrer sechs Jahre währenden Körperbildarbeit mit essgestörten Frauen (Costagliola, 2001). Sie leitet seit Jahren im Auftrag einer Beratungsstelle Körperbildgruppen mit essgestörten Frauen, die häufig schon zahlreiche andere klinische und ambulante Therapieerfahrungen hinter sich haben. Frauen, die in diese Gruppen kommen, dürfen nicht in lebensbedrohlicher körperlicher Verfassung sein. Es gilt die Regel: Keine Teilnahme im betrunkenen Zustand. Informationen über Medikamenteneinnahme sind zu geben.

Insbesondere in Gesprächstherapien haben diese Frauen bereits vieles über sich herausgefunden. Sie sind oft sehr klug und wissen über ihre Erkrankung Bescheid, haben zahlreiche Bücher gelesen, können gut darüber sprechen und referieren – aber ihr Körpererleben hat sich zu ihrem Bedauern häufig nicht geändert. Die Frauen kommen freiwillig und sind da angelangt, dass sie die Geschichte ihres Hungers – ihre Körper-Lebensgeschichte – kennen lernen wollen, sich erinnern wollen. In der Körperbildarbeit begegnen sie ihrem Körperbild und ihrem Körpererleben mit all den Ängsten, mit all der Scham, mit all der Unsicherheit, die damit verbunden sind. Die Teilnehmerinnen verpflichten sich, für ein halbes Jahr wöchentlich einmal an einer Gruppe teilzunehmen, die meisten Gruppen verlängern ihre Arbeit jeweils um ein halbes Jahr bis zu einer Gesamtdauer von ein bis zwei Jahren. Nach den Erfahrungen von Costagliola ist diese lange Dauer auch sinnvoll und notwendig. Das erste halbe Jahr dient im Wesentlichen dazu, durch die Scham und Angst hindurch Grundlagen zu schaffen, sich mit dem eigenen Körper zu beschäftigen, sich vor sich und anderen zu zeigen, in Kontakt zu treten, Möglichkeiten der körperlichen und emotionalen Resonanz zu erkunden. Im zweiten Halbjahr ist dann der Boden dafür bereitet, dass die Erfahrungen mit giftiger Nahrung, mit emotionaler Unterernährung und vor allem Gewalt thematisiert werden können. In den Körperbildgruppen wird den Teilnehmerinnen vor Beginn mitgeteilt, dass es phasenweise zu einer Verschlimmerung kommen kann. Durch die therapeutische Gruppenarbeit zieht sich der Leitfaden, dass die Teilnehmerinnen den Sinn ihrer Erkrankung erkennen und erleben und im Rahmen der Gruppe auf die Suche nach Alternativen gehen können. Manchen Teilnehmerinnen ist dieser Weg zu unsicher und zu beängstigend, sie entscheiden sich für das, was sie kennen, für ihre Essstörung als sicheren, da bekannten Rahmen, und brechen die Gruppen ab, andere gehen den Weg durch alle Schwierigkeiten hindurch zu Ende und heilen sich von der Essstörung.

Häufig ist es notwendig und sinnvoll, dass die Frauen zusätzlich noch eine Einzeltherapie machen, dass sie dort einen Menschen nur für sich haben, weil dafür die Zeit in einer Gruppe nicht immer reicht. Die Erfolgsquote der Teilnehmerinnen bei Körperbildgruppen liegt bei hervorragenden zwei Dritteln.

13.5 Körperbildarbeit und Trauma

Unter Trauma wird die nachhaltige Erschütterung eines Menschen verstanden, die durch ein Unglück, z. B. einen Verkehrsunfall, oder durch existenzielle Bedrohungen wie eine plötzlich auftauchende lebensgefährliche Erkrankung oder durch Gewalt wie sexuellen Missbrauch oder Vergewaltigung hervorgerufen sein kann. Es ist in der Wirkung auf den einzelnen Menschen relativ unerheblich, ob die traumatische Bedrohung „objektiv" lebensgefährlich und damit existenziell bedrohlich war oder nicht, entscheidend ist, dass ein Geschehen als existenziell bedrohlich erlebt wurde. Diese existenzielle Bedrohung ruft eine Krise hervor, die auch eine Krise des Körpererlebens und des Körperbildes ist. Die meisten Menschen, die traumatischen Belastungen ausgesetzt wurden, leiden anschließend unter den Folgen, die als Posttraumatisches Belastungssyndrom bezeichnet werden. Die Erschütterung des Körpererlebens durch das traumatische Ereignis entfremdet die meisten KlientInnen ihrem Körper und schränkt sie in ihrer körperlichen Erlebnisfähigkeit ein. Insbesondere bei Erfahrungen mit sexuellem Missbrauch oder Vergewaltigung mussten KlientInnen erfahren, dass über die eigenen Körpergrenzen und über ihr eigenes Körpererleben hinweggegangen wurde und ihr intimster Bereich der Fremdbestimmung ausgeliefert war, der Körper als ein „fremdes Stück Fleisch", wie eine Klientin formulierte, behandelt wurde, was in Entfremdungserfahrungen nachhallt. Diese Prozesse hinterlassen Spuren im Körperbild. In der Körperbildarbeit begegnen

KlientInnen diesen Spuren und damit der traumatischen Bedrohung. Die Körperbildarbeit kann somit ein Weg sein, entfremdete Aspekte des Körpers wieder in das Körpererleben zu integrieren und vor allem die Auswirkungen traumatischer Erfahrungen zu reduzieren bzw. zu heilen. Einige Erfahrungen:

– Viele Opfer traumatischer Ereignisse leiden unter zumindest partieller Amnesie. Die Minuten vor dem Unglück fehlen im Gedächtnis, manchmal auch Stunden, Tage, Monate, ja Jahre. Auch Opfer sexueller Gewalt schützen sich häufig mit totalem oder teilweisem Gedächtnisverlust vor der stetigen Wiederkehr der Erinnerungen, die nicht zu bewältigen sind. Eine Klientin wusste zwar, dass sie vergewaltigt wurde, aber nicht mehr, von wem und unter welchen Umständen, eine andere Klientin hatte keinerlei bewusste Erinnerungen an Erfahrungen sexueller Gewalt, bekam aber Angstattacken, Herzrasen, vaginale Krämpfe und andere Symptome, wenn sie mit einem Mann allein in einem Raum war. Wieder eine andere Klientin – ebenfalls ohne Erinnerungen – malt in der Körperbildarbeit ein Messer in ihrem Unterleib und erlebt in der Beschäftigung mit diesem Bild, für sie überraschenderweise, zahlreiche körperliche Symptome des Körpererlebens bei sexueller Gewalt. Viele Erfahrungen zeigen, dass das Körpererleben ein anderes und weiter reichendes Gedächtnis hat als das kognitive Gedächtnis. Das Gedächtnis des Körpererlebens erscheint im Körperbild. Die Körperbildarbeit kann somit Verdrängtes, aus dem Gedächtnis Entferntes wieder zugänglich und integrierbar machen. Dies gelingt nicht immer. Manches ist, auch wenn KlientInnen es sich anders wünschen, so gut und fest verschlossen, dass es über Ansätze hinaus auch durch die Körperbildarbeit nicht „wieder herangeholt" werden kann. Das scheint einen Sinn zu haben. Der Organismus scheint dafür zu sorgen, dass Erfahrungen, die nicht zu bewältigen sind, im Schleier der Amnesie verbleiben. In vielen Fällen aber leiden KlientInnen darunter, dass sie nicht wissen „was los war", dass sie spüren, dass „da etwas war", aber nicht wissen was und wie. Sie meinen, „sie spinnen", was ihnen oft genug noch von anderen Menschen vorgehalten wird. Oft sind sie verzweifelt, dass sie „keine Erinnerungen" haben, und meinen damit, dass sie keine Bilder haben. Und keine Bilder zu haben bedeutet für sie, keine Beweise zu haben. Dabei ist der Zustand, keine Bilder zu haben, eine Lösung des Leibes in höchster Not: „sich wegbeamen", „sich auflösen in Nichts", „ganz woanders hingehen", „aus sich heraustreten", „ganz weit weg sein", statt offenen Auges ins Grauen zu blicken. Manchmal sind es offensichtliche Phänomene, die die bildhafte Erinnerung unmöglich machen: Wenn es während der Tat, deren Opfer sie wurden, dunkel war oder der Täter (die Täterin) sich von hinten näherte oder ihnen der Blick durch einen größeren Körper verstellt wurde.

Durch die Körperbildarbeit können sich die KlientInnen ihres Körpererlebens und der Geschichte ihres Körpererlebens sicherer werden, auch wenn oft vieles nicht mehr genau und konkret rekonstruierbar ist und auch nicht rekonstruiert werden muss. Entscheidend ist, dass mit dem Abgespaltenen, Verdrängten, Entfremdeten auch Aspekte ihrer Lebendigkeit, Aspekte der Freude, der Lust, der Leidenschaft, der Sinnlichkeit abgespalten, verdrängt und entfremdet wurden, nicht nur das Leiden, nicht nur das Grauen, nicht nur die Ohnmacht und die Hilflosigkeit. Durch die Wiederbelebung des Körpererlebens wird in der Regel Sicherheit geschaffen über das, was ist und war – auch wenn der Weg oft ein sehr quälender ist mit Phasen des Vertrauens und des immer wiederkehrenden Misstrauens in das eigene Körpererleben –, und es werden Chancen eröffnet, verdrängte und abgespaltene Aspekte der Lebendigkeit wieder zu integrieren.

- Als Gegenteil der partiellen Amnesie erfahren manche KlientInnen, dass ihnen traumatische Ereignisse „ins Gehirn gebrannt" sind. Bestimmte Szenen, bestimmte Erfahrungen wiederholen sich immer wieder. Signale von außen, von anderen Menschen oft nicht wahrzunehmen, berühren im Erleben der traumatisierten Menschen den bedrohten Intimen Raum – die Menschen haben einen „Flash-back", ohne dass ihnen dies wiederum selbst bewusst sein muss – und lösen im Körpererleben Reaktionen aus, indem Verbindungen geschaffen werden z. B. zwischen körperlicher Nähe und Ekel hervorrufenden Gerüchen oder zwischen dem Spüren bestimmter eigener Körperteile und Verkrampfungen oder zwischen aufkeimender sexueller Lust und panischen Abwehrhaltungen. Unter diesen Verknüpfungen leiden die KlientInnen. Die Körperbildarbeit wirkt hier defokussierend. Dadurch, dass KlientInnen in der Körperbildarbeit sich nach und nach mit ihrem gesamten Körper, ihrem gesamten Körpererleben beschäftigen, treten Bereiche des Körpererlebens in den Vordergrund, die durch die Fokussierung der mit der traumatischen Erfahrung verbundenen Erlebensaspekte gar keine Chance mehr hatten, wahrgenommen zu werden. Die Körperbildarbeit hat insofern eher integrierende Funktion, weil Aspekte aus dem Hintergrund in den Vordergrund treten, neue Verknüpfungen hergestellt und Ressourcen mobilisiert werden können. Im Körperbild erscheinen nun andere Bilder und Erfahrungen, häufig auch Erfahrungen des Körpererlebens, die vor dem traumatischen Ereignis gemacht wurden und durch die traumatische Erfahrung überdeckt und verschüttet wurden. Die Neigung zur angstvollen Fokussierung auf die durch das Trauma hervorgerufenen Verknüpfungen verschwindet dadurch nicht ganz, sie schwächt sich aber bedeutend ab, relativiert sich. Die KlientInnen haben die Chance, die Fähigkeit zu erwerben, diese Fokussierung nicht mehr ihr Erleben bestimmen zu lassen, sondern sie zu registrieren und dann wieder in den Hintergrund treten zu lassen.
- Alle traumatischen Erfahrungen sind mit Hilflosigkeit und Ohnmacht verbunden. Körperlich äußert sich dies oft im Erstarren oder in Taubheit. Sie erscheint auch in dem Körperbild. In der Körperbildarbeit treten Ohnmacht und Hilflosigkeit, die die KlientInnen in einer traumatischen Situation gespürt haben, wieder zu Tage. Dies ist oft mit dem Wiedererleben von Bedrohung, Schmerzen und Entsetzen verbunden, eine Erfahrung, der sich nicht alle KlientInnen stellen wollen oder können. Das

Wiedererleben traumatischer Ereignisse ist nicht Ziel oder Absicht unserer Körperbildarbeit, es ist für viele KlientInnen aber ein notwendiges Durchgangsstadium. Dass das Wiedererleben traumatischer Bedrohung allein nicht heilt, ist leider keine anerkannte Selbstverständlichkeit, aber eine Wahrheit. Heilend ist etwas anderes. Heilende Möglichkeiten ergeben sich daraus, dass KlientInnen ihre Ohnmacht und Hilflosigkeit in der traumatischen Bedrohung erleben, aber diesmal nicht ohnmächtig und hilflos sind, sondern therapeutische Hilfe (oder auch die Hilfestellung in der Gruppe) erhalten und so diesmal anders aus der Situation herausgehen können, als es in der vergangenen Situation des traumatischen Geschehens möglich war, also ihre Wehrhaftigkeit auf ihre ganz eigene Art erfahren.

Ein Beispiel mag das Letztgenannte illustrieren:

Eine Klientin malt in der Körperbildarbeit nach einer Fantasiereise ihre Beckenlandschaft als einen weiß-grau-wabernden Nebel. Sie ist darüber erschrocken und verwundert. „Ich habe versucht, mir eine Landschaft vorzustellen, so wie Sie es vorgeschlagen haben, aber da kam nichts. Da war nur weiß und grau – im ganzen Unterleib." Die Therapeutin bittet: „Versuchen Sie jetzt, Ihren Unterleib wahrzunehmen, den Sie so nebelig gemalt haben. Was spüren Sie jetzt?" Die Klientin nimmt sich Zeit, ihren Unterleib wahrzunehmen, dann sagt sie: „Nichts, ich spüre gar nichts im Unterleib." Die Therapeutin: „Spüren Sie sonst irgendwo in Ihrem Körper etwas?" Die Klientin: „Ich merke, dass ich Druck im Hals habe und auch Druck auf den Schultern. Vor allen Dingen im Hals ist der Druck sehr groß." Die Therapeutin: „Welches Bild entsteht in Ihnen, wenn Sie diesen Druck wahrnehmen, wenn Sie auf den Druck auf Ihren Schultern und in Ihrem Hals achten?" „Das ist ein schwarzer Sack im Hals, der ist voll und der ist zu, zugeschnürt." „Was ist in dem Sack?" Die Klientin zögert, überlegt: „Mein Atem ..." Sie steht erstarrt, sehr flach atmend, dann rollen Tränen und sie stößt hervor: „Und meine Lebensfreude." Sie weint. „Hat dieser Sack vielleicht irgendwo eine Öffnung?" „Ja, aber die Öffnung ist ganz klein, winzig." Die Therapeutin bittet die Klientin, sich auf ihr inneres Bild zu konzentrieren und zu probieren, den Atem aus dem Sack ein ganz kleines bisschen hinausfließen zu lassen: „Vielleicht weitet sich die Öffnung ein wenig. Probieren Sie bitte aus, was möglich ist und wie es möglich ist, besser auszuatmen, den Atem herauszulassen, und nehmen Sie wahr, was Sie dazu benötigen."

Die Klientin probiert, angestrengt und bemüht, ohne dass sich an ihrem Atem etwas ändert. Plötzlich stößt sie hervor: „Ich muss mich hinsetzen, ich spüre meine Beine nicht mehr!" Sie lehnt sich dabei mit dem Rücken an eine Wand, die Beine ausgestreckt. Die Zehen bewegen sich suchend. Die Therapeutin reagiert auf diese kleinen Bewegungen, fordert die Klientin auf, mit ihren Füßen gegen deren Füße zu drücken. Die Klientin nimmt zaghaft dieses Angebot an. Sie wird dann heftiger in ihren Bewegungen und stärker in ihrem Fußdruck, dabei wird ihr Atem auch deutlicher stoßender, freier, kräftiger. Die Therapeutin bittet die Klientin, den Druck zu verstärken, mit den Beinen zu drücken und dabei auch den Atem noch stärker hinauszudrücken. Dies gelingt. Die Klientin steht wieder auf, macht stampfende Bewegungen mit den Füßen und Beinen gegen den Boden, atmet dabei deutlich aus. Die Therapeutin: „Machen Sie bitte weiter und spüren Sie, welches Bild oder welche Bilder und Einfälle Sie jetzt haben: Wie ist das jetzt in Ihrem Hals oder an anderen Stellen in Ihrem Körper?" Die Klientin bewegt sich weiter in ihrem Stampftanz: „Es ist wie ein Schornstein, da ist es dunkel drin, aber es kommt weißer Rauch hinaus, als ob ich mich durchpuste von den Beinen bis zum Hals." Die Therapeutin bittet: „Machen Sie weiter so, stampfen Sie, atmen Sie, geben Sie Ihrem Atem einen Ton. Vielleicht will der weiße Rauch, der Nebel hinaus, vielleicht können Sie Ihr Ausatmen mit einem Ton verbinden." Die Klientin wehrt sofort ab: „Nein, das geht nicht, ich kann nicht schreien", auch wenn die Therapeutin gar nichts von Schreien erwähnt hat. Die Therapeutin erwidert: „Egal, ob Sie schreien oder ein anderer Ton herauskommt, bleiben Sie dabei. Versuchen Sie ein bisschen herauszulassen. Der Atem möchte raus, vielleicht noch mehr."

Die Therapeutin beobachtet, wie sich die Hände der Klientin krampfartig auf und ab bewegen, während die Ellbogen an den Oberkörper gepresst sind. Sie fragt: „Was möchten Ihre Hände jetzt machen? Kann ich denen etwas zum Greifen anbieten?" Die Klientin nimmt erstaunt ihre Hände wahr, die völlig außerhalb ihrer Aufmerksamkeit waren, lässt sie nach vorne greifen, es entsteht daraus eher ein Stoßen, ein Drücken. Die Therapeutin bietet ein Kissen an, das sie vor ihren Körper hält, gegen dass die Klientin stoßen, drücken oder schlagen kann. Beide tanzen stampfend mit den Beinen auf dem Boden. Die Klientin drückt erst gegen das Kissen, dann schlägt sie leicht dagegen, verhalten, vorsichtig. Die Therapeutin ermuntert die Klientin, noch einmal beim Ausatmen Töne zu machen, auch beim Drücken oder Schlagen gegen das Kissen, und nun kommen die ersten Töne, leise Klänge: „Ha!" Mit den stärker stoßenden Armbewegungen, die zu probieren die Therapeutin vorschlägt, werden auch die Töne kräftiger, wird auch die Stimme voller. Die Klientin braucht kein Kissen mehr, sie stampft durch den Raum, sie schlägt schließlich mit den Armen um sich, nach vorn, zur Seite, schlägt ihren Freiraum und ruft: „Nein!", ruft: „Ha!" Nach einigen Minuten klingen die Bewegung und die Stimme ab, mit Tränen des Glücks in den Augen läuft die Klientin weiter durch den Raum und sagt: „Ich kann schreien! Das hätte ich nie gedacht, ich kann schreien, ich kann schreien."

Der Prozess der Trauma-Verarbeitung dieser Klientin ging weiter, es gab Rückschläge und Durchbrüche, Auf und Ab. In dem beschriebenen Auszug ist die im Körperbild festgefrorene Hilflosigkeit auch im Körpererleben lebendig geworden: Der Nebel im Unterleib, der Druck im Hals und auf den Schultern, die Taubheit der Beine, die Taubheit der Arme und Hände, der zurückgehaltene Atem, die eingeschlossene Lebendigkeit, die eingeschlossene Stimme, die zurückgehaltenen, versperrten Schreie. Aber anders als in der Vergewaltigungssituation, der die Klientin als Jugendliche wiederholt ausgesetzt war, war sie diesmal nicht allein und hilflos, sie bekam Unterstützung. Auf der einen Seite fühlte sie die Hilflosigkeit, auf der anderen Seite konnte sie mit Hilfe und Ermutigung der Therapeutin selbst ihre eigenen, ganz besonderen Wege finden, aus der Hilflosigkeit herauszukommen, ihr Körpererleben zu reaktivieren und über Stoßen, Drücken, Atmen, über ihre Stimme ihr Schreien wiederzufinden. Dies war nicht der einzige Weg zur Bewältigung ihrer traumatischen Erfahrungen, aber ein wichtiger Schritt.

In den meisten Fällen erstreckt sich die Amnesie nach traumatischen Erfahrungen auf bestimmte Zeiten und Teile der Erinnerung. Der Gedächtnisverlust kann aber total werden. Abschließend geben wir ein Beispiel, in dem ein ehemaliger Teilnehmer einer Ausbildungsgruppe beschreibt, wie er über die Körperbildarbeit sein Gedächtnis wiedergewann.

„Mit 22 Jahren habe ich mein Gedächtnis durch einen Autounfall verloren. Dadurch habe ich meine eigene Identität verloren. Ich musste mir eine neue eigene Identität aufbauen, eine, mit der ich überleben und leben konnte ... Mit 35 Jahren habe ich angefangen zu malen. Weil ich einfach mit meiner Meditation nicht klar kam ..., meine ganzen Bilder wollten nach draußen. Mit 39 Jahren habe ich dann die Ausbildung in der Zukunftswerkstatt angefangen. Da begann dann die Decke der Dunkelheit, der Ummantelung meines Kopfes zu bröseln. Fragen stellten sich nach dem: Wer bin ich? Wer war ich? Warum war ich? Warum bin ich?

Das Körperbild hat mich wirklich verändert. Seinen eigenen Körper zu zeichnen ... Damals glaubte ich noch, dass ich groß und kräftig bin, jede Krise bewältigen kann. Beim Malen fiel mir das Malen immer schwieriger, und als ich das Bild endlich fertig hatte, da erschrak ich mich vor der Größe und Stärke, die das Bild ausstrahlte, fühlte sie gar nicht in mir. Ich wollte gar nicht mehr so sein, wollte mal schwach sein, Hilfe bekommen. Stämmig, groß, starke Beine und Schultern, großer gedrungener Kopf, starkes Becken, muskulös, offen für alle und für jeden. Ohne Abgrenzung zu anderen. Das Bild war mir fremd. Ich schaute es aus mehreren Richtungen an. Fremd! Ich selbst war mir dann auch sehr fremd. Fünf Tage [...] das weiß ich noch. Nach der Malerei traten richtig die Veränderungen ein. Ich fragte mich, wo der Platz ist für meine eigene Schwäche und Hilflosigkeit. Das war im November. Nach Weihnachten fing dann auch mein Gedächtnis wieder an zu kommen. Es ist was anderes, im Spiegel zu sehen oder sich zu malen. Ich kann mich aus verschiedenen Perspektiven betrachten, im Liegen, im Stehen, im Sitzen ... Mein Bild verändert sich dadurch nicht. Das Körperbild hat mich komplett gekrempelt, hat einen Riss in die Mauer gemacht. Ich habe mich fallen lassen. Nach Weihnachten hatte ich Halluzination, ohne Drogen, habe von dem Unfall geträumt, bin mit Schreien in meinen Ohren aufgewacht.

Mein Bruder ist an meiner rechten Seite zerquetscht worden. Meine erste Erinnerung war im Krankenhaus. Man hat mir meinen Arm gerichtet. Ich wachte auf, wusste nicht, wer ich bin. Normalerweise wacht man auf und weiß, wer man ist. Ich nicht. Meine Hand lag auf der Röntgenplatte. Irgendeine Krankenschwester montierte den Apparat, richtete meinen Arm. Vieles hat weh getan. Der Arm war kaputt, der Schädel angeknackst.

Leute standen an meinem Krankenbett und behaupteten, sie seien meine Eltern. Ich habe nichts gefühlt, mich an nichts erinnert [...] Ich habe fast 18 Jahre gebraucht, um meine Erinnerungen wiederzuerlangen.

Wenn ich jetzt Erinnerungen habe, dann brauche ich sie nicht alle auf einmal haben. Ich kann sie mir scheibchenweise holen, sie in Deckung bringen mit dem, was ich mir zwischenzeitlich aufgebaut habe [...]

Die Essenz ist, dass ich das Leben, das ich früher leben wollte, das durch den Unfall unterbrochen worden ist, dass ich das jetzt seit zwei Jahren lebe. Alles, was ich mir früher wünschte, meine Träume, das konnte ich 18 Jahre lang nicht leben, aber jetzt [...]

Irgendwann entschied mein rechter Arm, dass er genug gemacht und gelitten hatten. Er wurde krank. Er merkte, dass der linke Arm seine Arbeit tun konnte, ganz ohne Neid. Er hat eine Ulnaris-Lähmung. Der Endzustand wird eine Krallenhand sein. Ich gönne ihm diese Ruhepause. Verkümmern wird er nicht, nur ruhiger [...]

Wenn ich heute mein Körperbild malen würde, ich würde wieder zwei gleichstarke Arme malen. Der rechte war lange stark gewesen, der linke hat die Stärke gezeigt zu verzichten. Beide sind also gleich stark.

Auch meine Beine, meine Schultern würde ich stark und schwach malen, wie Federn. Eine Feder biegt sich ab einem gewissen Gewicht, kann auch wieder zurück. Ralf mit dem federnden Gang und dem federnden Griff.“ (Morschek/Debus. In: DFS 2001)

14

Tanz- und Bewegungstherapie in der Psychiatrie

14.1 Psychiatrische Erkrankung als chronifizierte Krise

Ein wichtiges Arbeitsfeld für Tanz- und BewegungstherapeutInnen ist die Psychiatrie. Darunter verstehen wir nicht nur stationäre psychiatrische Einrichtungen, sondern auch das in den letzten 20 Jahren entstandene breite Spektrum von Versorgungs-, Betreuungs- und Behandlungsmöglichkeiten psychisch erkrankter Menschen: Tageskliniken, Reha-Einrichtungen, betreute Wohngruppen, sozial-psychiatrische Beratung, Betreuung und Nachsorge, ambulante Therapien usw. In früheren Jahren gab es eine scheinbare klare Gliederung psychischer Krankheiten in Psychosen und Neurosen. An Psychosen erkrankt zu sein, das hieß, nur medikamentöse Behandlung und zumindest zeitweilige stationäre Unterbringung zu erfahren, während Neurosen als „therapiefähig" galten und ambulant zu behandeln waren. Mittlerweile werden diese Begrifflichkeiten und diese Unterscheidungen offiziell nicht mehr verwendet. So wie es zwischen der stationären Psychiatrie und der ambulanten Therapie ein breites Zwischenfeld gibt, existiert nun auch eine differenzierte Diagnostik psychischer Erkrankungen.

Natürlich sind sich alle therapeutischen PraktikerInnen darüber bewusst, dass es qualitativ unterschiedliche Intensitäten psychischer Erkrankungen gibt, auch wenn diese unterschiedliche Qualität oft nicht genau zu erfassen ist. Neben den KlientInnen, bei denen Aspekte ihrer Muster erstarrt sind, die in ihren Wahlmöglichkeiten eingeschränkt sind und darunter leiden, gibt es KlientInnen, deren Erkrankungen von besonderer Schwere und Intensität sind. Merkmale können sein, dass die gesamte Musterbildung zumindest zeitweilig erschüttert ist, dass Gefahr für Leib und Leben besteht (Selbstverletzung, Suizidalität) und dass die Resonanzfähigkeit grundlegend gestört ist, was für den therapeutischen Prozess bedeutet, dass zumindest zu Beginn die Resonanz als grundlegender Bestandteil der therapeutischen Beziehung äußerst eingeschränkt bzw. erschwert ist. Wir reden bei letzteren KlientInnen in der Folge von psychiatrischen Krankheitsbildern und meinen damit vor allem affektive Störungen (häufig als psychotische Depression bezeichnet), Schizophrenien und Persönlichkeitsstörungen. Wir wissen, dass die Übergänge fließend sind, wir wissen, dass nahezu jeder Mensch depressive Verstimmungen kennt – wenn wir im Folgenden z. B. von Depressionen sprechen, meinen wir eine affektive Störung, die den ganzen Menschen ergriffen hat, ihn umschlingt und festhält.

Die erwähnte Unterscheidung soll der Vereinfachung dienen, um besondere Arbeitsbedingungen und Arbeitsschwerpunkte von Tanz- und Bewegungstherapie zu beschreiben, wobei in der konkreten Arbeit die Notwendigkeit differenzierter Diagnostik selbstverständlich ist.

Zum Verständnis psychiatrischer Erkrankungen ist es unserer Meinung nach unerlässlich, sich mit dem Phänomen der Krise zu beschäftigen. Krisen sind Situationen, die von Menschen als existenzielle Bedrohung ihrer Person bzw. ihrer Lebenswelt erlebt werden. Krisen können schleichend entstehen oder plötzlich über Menschen hereinbrechen. Worin eine Krise besteht, was als eine Krise erlebt wird, ist für die Menschen sehr unterschiedlich. Manche können lebensgefährlich erkranken oder Angehörige verlieren, anderen ihre Heimat oder eine langjährige Liebesbeziehung abhanden kommen. Wieder andere verlieren das Gefühl der Selbstverständlichkeit körperlicher Unversehrtheit aufgrund von Gewalterfahrungen. Entscheidend ist, dass Menschen den krisenhaften Lebensumstand als eine existenzielle Bedrohung *erleben.* Wenn z. B. Menschen in ihrem Selbstbild erschüttert werden und vor der Herausforderung stehen, die Frage nach der Sinnhaftigkeit ihres Lebens (neu) zu beantworten, kann dies für manche Menschen „normal" sein, während es andere als Krise erleben. Wenn ein Paar sich trennt, wird es manchmal Außenstehende geben, die sagen: „Endlich ist dieser Krampf und Kampf zu Ende, das kann für beide doch nur besser werden", während sich die Beteiligten in einer Krise befinden und die Trennung als eine Bedrohung ihrer Existenz erleben.

Kein Mensch kann Krisen vermeiden, entscheidend ist, ob und wie sie bewältigt werden. Die meisten Menschen haben Bewältigungsstrategien entwickelt. In den Sozialwissenschaften wird die Bewältigung von Herausforderungen als „Coping" bezeichnet. Die meisten Menschen haben ihr spezifisches Krisen-Coping. Häufige Krisen-Copings sind das Fliehen (Wegrennen, Herausforderungen nicht annehmen, manchmal auch Abtauchen in eine andere Welt oder in den Alkoholismus, Rauschmittelkonsum etc.), das Kämpfen (die Herausforderung annehmen, aber auch aggressiv um sich schlagen, ohne ein Maß dafür zu haben, oder zum Workaholic werden, sich in Ersatzkämpfen ablenken, z.B. vor der Verlustverarbeitung ausweichen) oder Erstarren (sich körperlich und emotional unempfindlich machen, im Schockzustand verbleiben, so tun, als ob keine Krise bestünde, versuchen sie auszusitzen). Diese Krisenbewältigungen haben menschheitsgeschichtliche Wurzeln: Wenn unsere frühen Vorfahren, die Urmenschen, z. B. von einem Löwen bedroht wurden, hatten sie drei Möglichkeiten, diese Krise zu bewältigen: Sie konnten fliehen, sie konnten kämpfen oder sie konnten erstarren, sich verstecken bzw. so tun, als seien sie ein Baum.

Was haben nun Krisen und psychiatrische Erkrankungen miteinander zu tun? Wir meinen, dass jede psychiatrische Erkrankung von den Erkrankten und von Angehörigen oder anderen nahen Menschen als Krise erlebt wird. Jede psychiatrische Erkrankung ist vom Erleben her eine existenzielle Bedrohung. Das Leben geht nicht mehr so weiter wie bisher, die Erkrankten „treten aus dem Leben heraus", aus dem Leben, das sie bisher geführt haben. Die individuelle Betrachtung einzelner Krankheitsverläufe und vor allem des Erlebens der Erkrankung zeigt darüber hinaus, dass psychiatrische Erkrankungen häufig als chronifizierte Krisen zu verstehen sind. Vielleicht haben bisherige Krisenbewältigungsstrategien nicht mehr ausgereicht, vielleicht haben Menschen lange Zeit in einem Zustand gelebt, den sie subjektiv als Krise erfahren haben, bis ein kleiner Tropfen das Fass zum Überlaufen brachte. Vielleicht hat sich in der chronifizierten Aggressivität mancher KlientInnen, die an Persönlichkeitsstörungen leiden, der Kampf mit dem Löwen verselbständigt – alles und jeder kann Löwe sein und als solcher prophylaktisch bekämpft werden. Vielleicht begann die schizophrene Erkrankung als Flucht vor dem Löwen, vor etwas als existenziell bedrohlich Erlebtem, und hat sich derart chronifiziert, dass kein Innehalten mehr möglich ist, keine Rückkehr zum Vorher, keine Rückkehr zum Erleben eines Zustandes, der nicht bedrohlich ist. Vielleicht ist die Depression die Chronifizierung der Erstarrung, der festgehaltene andauernde Schock.

Worin eine Krise besteht und inwiefern eine psychiatrische Erkrankung eine Chronifizierung von Krisen ist, kann jeweils nur im Einzelfall herausgearbeitet werden. Der generelle Zusammenhang von Krise und psychiatrischer Erkrankung hilft uns beim Verständnis für das Erleben psychisch Erkrankter.

Auch Luc Ciompi beschreibt diesen Zusammenhang:
„Die seit rund 30 Jahren unter anderem von Lindemann, Caplan und anderen Autoren in den USA mächtig vorangetriebene Krisenforschung hat ihrerseits gezeigt, dass es bei akuter Überforderung eines gegebenen Coping- oder Verarbeitungssystems – und als eine solche Überforderung muss jede Krise verstanden werden – von einem bestimmten und individuell sehr verschiedenen Schwellenwert an bei jedermann recht regelhaft zu einem Verlust von normalen und gewohnten Verhaltensweisen kommen kann. An deren Stelle treten Phänomene, die nicht nur den Anfangsbildern, sondern zunehmend sogar recht vorgerückten Stadien akuter Psychosen auffällig gleichen: Am Anfang finden wir hier wie dort eine zunächst noch wenig spezifische Erhöhung von Spannung, Angst und Unsicherheit, Zwiespältigkeit, Verwirrung, eventuell von Reizbarkeit, Depressivität und Aufregung. Dauert der Druck nur lange genug an, so kommt es auch bei vorher Gesunden progressiv zu Veränderungsgefühlen im Sinne der Personalisation und Derealisation, zu aggressiven oder autoaggressiven Ausbrüchen, ja zu wahnhaften Projektionen und Introjektionen (inadäquates Wegschieben von eigenen u. a. aggressiven Gefühlen etc. auf andere, falsche Eigenbezüge z. B. in Form von Verfolgungsideen etc.), zu Denk- und Sprachstörungen und unter Umständen schließlich sogar zu Halluzinationen. Akut psychotische Erscheinungen können damit weitgehend als – zwar zweifellos überschießende und krankhafte, aber ähnlich der epileptischen Krampfbereitschaft grundsätzlich in jedermann als Möglichkeit bestehende – Reaktion besonders sensibler und vulnerabler Menschen auf (für sie) zu große Belastungen aller Art verstanden werden.

Weitere Ergebnisse aus der Krisenforschung zeigen, dass auf dem Höhepunkt von Krisen ein besonders unstabiles, unter anderem durch erhöhte Suggestibilität gekennzeichnetes Stadium eintritt, in welchem kleine Ursachen (Einflüsse von außen, situative Elemente etc.) nicht selten große Wirkungen zeitigen. Geringfügige Veränderungen aus dieser Phase können in der Folge leicht zu stabilen Verhaltensweisen werden, die später nur noch mit riesigem Aufwand rückgängig zu machen sind." (Ciompi, 1982, S. 276 f.)

Tanz- und Bewegungstherapie mit KlientInnen, die an psychiatrischen Krankheitsbildern leiden, ist folglich permanente Krisenintervention. Damit unterscheiden sich die Rahmenbedingungen von den bisher beschriebenen anderen tanz- und bewegungstherapeutischen Arbeitsfeldern. In Krisen brauchen Menschen Klarheit und Sicherheit. Erst in dem Maße, wie diese geschaffen ist, kann begonnen werden, Veränderungen auszuprobieren. Dies ist wichtig zu wissen. Und es ist wesentlich, hinter all den Symptomen und Diagnosen psychiatrisch erkrankter Menschen und hinter all den fachlichen Erklärungen und auch der gegen den Therapeuten oder die Therapeutin gerichteten Abwehr den Menschen zu sehen, den Ciompi folgendermaßen beschreibt: „Ein armer, fragiler, verwirrter und nach außen eigentümlich abwehrender, dahinter jedoch sehr feinfühliger und dünnhäutiger Mensch, der sich aus einer ihn überfordernden Konfusion in ein abstruses Refugium zu retten versucht, das allerdings nur noch mehr Schwierigkeiten schafft und ihm schließlich zum Gefängnis und Verhängnis wird." (a. a. O., S. 279)

14.2 Das Erleben der Depression

Der Leibphilosoph und Psychiater Thomas Fuchs unternimmt in seinem Werk „Psychopathologie von Leib und Raum" (2001) den Versuch, die Depression (von ihm auch als Melancholie bezeichnet) und die Schizophrenie vom Erleben her, von den Strukturen und Begrifflichkeiten der Leibphänomenologie her zu beschreiben und zu verstehen. Dieses Bemühen unterscheidet sich grundlegend von den rein symptomatischen Beschreibungen, denen es an einem Sinnzusammenhang der verschiedenen Symptome mangelt bzw. die in Ermangelung eines Sinnzusammenhanges auf entstehungsgeschichtliche Erklärungen zurückgreifen müssen. Die üblichen Erklärungsansätze fußen auf der Entwicklung meist frühkindlicher innerpsychischer Konflikte (Psychoanalyse), auf der Annahme krankmachender, meist familiärer Systeme (Familientherapie) sowie der Ableitung der Erkrankung aus biochemischen Störungen (pharmakologische Therapie) oder der Annahme gelernten falschen Verhaltens (Verhaltenstherapie). Der leibtheoretische Ansatz schließt manche der vorhandenen Erklärungsversuche nicht aus, sondern hebt sie im Hegelschen Sinne auf, d. h. in den neuen Ansatz können Elemente der bisherigen Ansätze integriert werden. Selbstverständlich hat jede depressive oder schizophrene Erkrankung auch eine biografische Vorgeschichte, selbstverständlich ist in jedem Erlebensmuster auch die Geschichte des Erlebens enthalten und bedarf der Aufmerksamkeit. Selbstverständlich fließt in das Erleben, in das gesunde wie in das pathologische, auch die Interaktion mit der Lebenswelt ein und als solche auch das Familiensystem. Und selbstverständlich ist jedes Erleben auch ein hirnorganischer Vorgang, auch ein materieller biologischer Prozess, so dass Erlebensveränderungen auch hirnorganische Veränderungen beinhalten.

Der Ansatz, psychische Erkrankungen vom Erleben her zu verstehen, bietet unserer Meinung nach verschiedene Vorteile. Hervorzuhebende Vorteile sind der buchstäblich ganzheitliche Ansatz, der im Erleben den inneren Zusammenhang körperlicher, emotionaler, geistiger, verhaltensmäßiger etc. Symptomatik durchschaubar und verstehbar werden lässt, sowie die in letzter Konsequenz radikale Subjektivität des Erlebens, die bei aller feststellbaren Gemeinsamkeit bestimmter pathologischer Strukturen immer wieder auf die Individualität und Einzigartigkeit eines jeden erkranken Menschen verweist.

Betrachten wir das Erleben der Depression. Wir folgen hier weitestgehend der ausgezeichneten Beschreibung von Fuchs, in der wir unsere Erfahrungen und Beobachtungen bestätigt sehen. Wir werden sie am Beispiel der Depression an einigen Stellen ergänzen. Wir möchten exemplarisch zeigen, was die Leibanalyse einer Erkrankung zum Verständnis der Erkrankung und des Erkrankten beitragen kann und welche wichtigen Schlussfolgerungen für Tanz- und Bewegungstherapie sich daraus ergeben können.

Fuchs beschreibt den Kern der Depression als „Fixierung der beengenden Spannung", als „Erstarren in der Enge des Leibes" (Fuchs, 2001, S. 100). Der normale leibliche Prozess des Engens und Weitens, des Spannens und Lösens ist nicht mehr flexibel, sondern erstarrt, eingefroren. Spannung und Enge gehört zu jeder Art der Depression, auch zur depressiven Verstimmung, die fast alle Menschen kennen. KlientInnen mit leichteren depressiven Erkrankungen erleben sich oft als unter einer erhöhten Körperspannung stehend und als eingeengt. Die Spannung und Enge erscheinen oft als Spannungsfeld oder Druck im mittleren Brustbereich, in der Leibinsel um das Brustbein herum, ihr Atem ist meist flach. In der Melancholie, in der schweren Depression als affektiver Psychose, hat die beengende Spannung das ganze Erleben erfasst. Hinsichtlich der therapeutischen Konsequenzen ist schon an dieser Stelle der Zusammenhang zu den konstitutiven Leibbewegungen engen-weiten bzw. spannen-lösen offenkundig. Doch bevor wir uns mit den therapeutischen Konsequenzen beschäftigen, wollen wir einige weitere Aspekte des depressiven Erlebens bzw. des Erlebens Depressiver betrachten:

- In der Depression erleben KlientInnen eine besondere Form der Angst. Die übliche Angst steigt an, langsam oder schnell, um dann aber wieder abzuklingen (auf- und absteigender Erregungsverlauf). „In der Vitalangst der Depression hingegen herrscht allein die Restriktion, in der alle rhythmische leibliche Dynamik eingefroren ist." (a. a. O., S. 101). Unter Restriktion bezeichnet Fuchs die beengende Spannung. An Depression Erkrankte können selten beschreiben, wovor sie Angst haben. Das unterscheidet sie von Angststörungen oder anderen Formen der Angsterkrankung. Es handelt sich um eine „diffuse, grundlose Angst, als generalisierte leibliche Enge“ (a. a. O., S. 100). Wenn nicht gespürt werden kann, *wovor* man Angst hat, dann fehlt auch der Fluchtimpuls. „Es fehlt der ‚Weg!'-Charakter der Angst, und der Antrieb zur Flucht erstarrt in einem Vernichtungsgefühl, in der Gewissheit des unabwendbaren Verhängnisses. Die Katastrophe ist schon eingetreten oder so unvermeidbar, dass jeder Widerstand zwecklos' ist.“ (a. a. O., S. 101).

Tänzerische Gestaltungen oder Identifikation mit der Angst sind bei Depressiven folglich unmöglich. Auch die sonst häufig erfolgreichen Versuche, Angst zu konkretisieren, scheitern. Es gilt, nicht an der Angst, sondern an der Spannung und an der Enge anzusetzen. Die Angst ist da, ist existenziell, hat den ganzen Menschen erfasst. Jede therapeutische Arbeit braucht deshalb Sicherheit, muss feste Rahmen und Rituale bieten.

- Die erstarrte Enge beeinträchtigt, ja hemmt den Austausch zwischen Leibraum und Umraum. Auch körperlich ist dies sichtbar. Bei vielen Menschen, die unter schweren Depressionen leiden, ist die Atmung beengt, sie beschreiben Bilder des Druckes, erleben sich als mit einem Ring um die Brust belegt. Ihre Alltagsbewegungen stecken häufig zwischen dem Intimen Raum und dem Persönlichen Raum fest, ihre Kinesphäre ist eingeengt. In der tanz- und bewegungstherapeutischen Arbeit können erste Schritte in den Persönlichen Raum hinaus gegangen werden. Erst wenn, meist langsam, Schritt für Schritt, bewegungsmäßig der Persönliche Raum erfühlbar und erlebbar ist, können Schritte darüber hinaus gewagt werden. Alles andere wäre eine Überforderung.
- Die häufigen Schlafstörungen depressiver KlientInnen sind vom spezifisch depressiven Erleben her erklärbar. Schlafen bedeutet vom Erleben her ein „Versinken des Leibes in die Weite“ (a. a. O., S. 101), ein Loslassen, ein Fallenlassen („in den Schlaf fallen“). Die eingefrorene Spannung verhindert dies, so dass Depressive oft darunter leiden, nicht einschlafen zu können. Umgekehrt bedeutet das Aufwachen vom Erleben her ein meist allmähliches „Auftauchen“, ein langsames Aufbauen von Spannung. In der Depression gibt es kein langsames Aufbauen von Spannung, in der Depression ist die Spannung fixiert. Deswegen vollzieht sich in der Depression das Aufwachen meist plötzlich. Schlagartig ist die angstvolle Spannung da, als ob sie auf der Lauer gelegen hätte.
- Weinen und Lachen sind Spannungslöser. Manche Menschen halten sich für depressiv, weil sie oft traurig sind und häufig weinen. Trauer und ihr Ausdruck, das Weinen, sind für uns aber das Gegenteil von Depression. Bei depressiv Erkrankten sind wir froh, wenn im therapeutischen Prozess Trauer möglich ist, und erleichtert, wenn die KlientInnen weinen können. Das vorherrschende Gefühl der Depression ist nicht die Trauer, sondern das Gefühl der Gefühllosigkeit. In der eingefrorenen Spannung wird auch die Emotionalität festgefroren, die festgehaltene Enge hält auch emotionales

Erleben und emotionalen Ausdruck zurück. Statt konkreter Gefühle erleben Depressive eher Stimmungen wie die diffuse Angst oder die Schwermut. „Wie in einer Wüste zeichnen sich im homogenen Raum der Schwermut keine Richtungen und Wege mehr ab, die interessante Ziele verheißen und die Mühe des Aufbruchs lohnen. Schwermut lähmt durch die alles erfassende Atmosphäre der Vergeblichkeit. In dieser Stimmung wird gerade das sonst als schön oder freudig Erlebte zur Quelle umso größeren Leids, da es die Schwermut nicht zu durchdringen vermag und sich nur unter dem Signum des Unerreichbaren und Verlorenen präsentiert.“(a. a. O., S. 106) Trauer kann man mit anderen Menschen teilen, Schwermut nicht. Weinen bedeutet wie Lachen ein Lösen von Spannung, ein oft als „befreiend“ beschriebenes Loslassen, das aufgrund der festgehaltenen Spannung bei Depressiven nicht möglich ist.

– Als Kern der Depression wird in der Fachliteratur häufig die Antriebsschwäche gesehen. Und in der Tat ist bei depressiven Menschen zumeist ein Antriebsverlust zu beobachten. Der Kern des depressiven Erlebens, die festgefrorene Spannung, die rigide Enge, führt dazu, dass „die Quelle der expansiven Richtungen, der Spontaneität und Initiative des Leibes versiegt. Daraus resultiert eine Störung der Triebfunktionen und ein Erlahmen aller zentrifugalen Richtungen. Anhaltende Erschöpfung, Mangel an Appetit und Libido, fehlender Elan und Interesselosigkeit zeigen an, dass das leibliche Grundbedürfnis nach Expansion und Verbindung mit dem Umraum zum Erliegen kommt.“ (a. a. O., S. 102) Es gibt aber auch Formen der Depression (agierte Depression), die von Bewegungsunruhe gekennzeichnet sind. Hier ist der Antrieb nicht völlig zum Erliegen gekommen, er bricht gleichsam aus der leiblichen Enge aus, „ohne freilich zu einer Lösung der Spannung zu führen“ (a.a.O. S. 102). In manchen Formen der Depression oder manchen Phasen depressiver Entwicklung legt sich der Aktionismus wie ein Mantel über die Depression. Diese KlientInnen sind durchaus zu tänzerischer Bewegung fähig, suchen diese manchmal sogar, weil der Tanz ihnen ein Gerüst, eine Form bietet, aus der Umklammerung der Enge, der chronifizierten Spannung, auszubrechen. Der Preis dieser Mühe ist hoch. Neben all der Anstrengung hat ihr Tanz etwas Demonstratives. Sie zeigen sich und anderen, dass sie tanzen können, ohne wirklich die Befriedigung und damit ein Loslassen der Spannung zu spüren. Im Sharing wirken die Bewegungen oft „als ob“ oder „aufgesetzt“. Bei aller formalen Ästhetik ist die Resonanzfähigkeit des inneren Erlebens vermindert.
– Die dauerhafte, spannungsvolle Enge verhindert ein Ausgreifen in die Umgebung, von Fuchs „Richtungsraum“ genannt: „Der Richtungsraum schrumpft auf die nächste Umgebung des Kranken zusammen.“ (a. a. O., S. 103) Im schlimmsten Stadium der Depression sind die KlientInnen nur noch in der Lage, passiv aufzunehmen, was von außen an sie herankommt.

„Die leibliche Restriktion resultiert andererseits in psychomotorischer Hemmung. Alle motorischen und sprachlichen Äußerungen sind auf das Notwendigste reduziert;

Gesten und Bewegungen werden nur mechanisch und kraftlos vollzogen. Gebeugte Haltung, gesenkter Kopf, bleierne Schwere der Arme und Beine sind Ausdruck der Dominanz abwärtsgerichteter Kräfte." (a. a. O., S. 103) Wir haben auf diesem Hintergrund gute Erfahrungen gemacht, mit dem passiven Menschen mit den Richtungs-Leibbewegungen zu arbeiten. Die Richtungs-Leibbewegung hoch-hinunter bietet sich bei offenkundiger Abwärtsgerichtetheit und Schwermut an. Dem nach unten gerichteten Zug nachzugeben, den Boden zu spüren, zu überprüfen, ob der Boden trägt, und zu erfahren, dass er trägt, kann allmählich Voraussetzungen schaffen, auch die gegenteilige Richtung nach oben wieder in das Erleben zu integrieren. Die Bewegungsmöglichkeit der meisten Depressiven nach vorn ist gehemmt, so dass sie von vorn agierenden TherapeutInnen wenig erreichbar sind. Erfahrungen des gemeinsamen Seite-an-Seite-Seins und der Rückendeckung, Rücken-an-Rücken-Dialoge hingegen eröffnen meist überraschende Kontaktmöglichkeiten, bieten Unterstützung und schaffen, auch dies wieder über einen längeren Zeitraum hinweg, neue Möglichkeiten der Vorwärtsorientierung.

– Wir haben gesehen, dass Depressiven die Selbstverständlichkeit des Antriebs, des Handelns, des Ausgreifens in den Raum fehlt. Deshalb bedarf jeder Schritt einer besonderen Willensanstrengung. „Die Patienten müssen sich zu noch so geringfügigen Aufgaben erst durchringen und bei jeder Handlung die innere Hemmung überwinden, indem sie mittels einer Willensanstrengung kompensieren, was der Leib nicht mehr von selbst leistet. Bildlich gesprochen: Der ‚Wind in den Segeln' fehlt und kann durch mühsames Rudern nur unzureichend ersetzt werden." (a. a. O., S. 103) Aufforderungen, sich „zusammenzureißen", nutzen nichts – diese KlientInnen sind ja schon dauerhaft „zusammengerissen" in der Enge, in der Spannung. Depressiv Erkrankte setzen sich ständig selbst unter Druck, ohne dass der Druck erfolgreich die Spannung zu lösen in der Lage wäre. Im Gegenteil verstärkt sich dadurch das Versagens- und Schuldgefühl. Jede Art von Druck ist deshalb kontraindiziert, deswegen ist der von uns beschriebene Ansatz der tanz- und bewegungstherapeutischen Arbeit, der ohne Unterscheidung zwischen richtig und falsch auskommt, ja sogar ein Aufgeben dieser Unterscheidung voraussetzt, eine besondere Chance für an Depression erkrankte Menschen. Fuchs schlägt für die erste Phase der Behandlung eine „Entpflichtung des Patienten" vor, eine „eindeutige Zuweisung der Krankenrolle". „Es geht um die Vermittlung der Einsicht, dass eher eine ‚Aufgabe des Wollens' von ihm gefordert ist, als ein fortwährendes Ankämpfen gegen die innere Hemmung, das seine Schuld- und Insuffizienzgefühle nur verstärken muss." (a. a. O., S. 121) Wenn dieser Druck genommen ist (was nie absolut geschehen wird, sondern ein in Gang zu setzender Prozess ist), kann Tanz- und Bewegungstherapie im Sinne eines spielerischen Ausprobierens kleiner Weitungen und Lösungen der festgefrorenen Spannung und Enge Erfolg haben. Auch dabei ist es notwendig, gleichsam gebetsmühlenartig zu wiederholen, dass die Bewegungen eine Möglichkeit, aber kein Muss sind, dass sie ausprobiert werden können und dass es für sie kein Richtig und kein Falsch gibt. Gerade bei depressiven PatientInnen darf nie vorausgesetzt werden, dass dies, einmal gesagt, verankert ist. Es bedarf der ständigen Erneuerung und Wiederholung, der Geduld und der Beharrlichkeit.

– Jede Depression ist auch eine Resonanzstörung. Wenn die festgefrorene spannungsvolle Enge ein inneres Schwingen verhindert, wird auch ein Mitschwingen, eine Resonanz unmöglich. Die Resonanzfähigkeit der KlientInnen ist eingeschränkt. Die Fragen der Tanz- und BewegungstherapeutInnen danach, wie eine Bewegungseinheit erfahren und erlebt wurde, verhallen oft im Leeren, können nur selten beantwortet werden. Dies ist kein Versagen der TherapeutInnen, sondern ein generelles Problem, das der Depression innewohnt. „Ein tief gehemmter, ausdrucksloser Depressiver kann oft erst nach Lösung der Hemmung berichten, welche Verzweiflung er durchlitten hat." (a. a. O., S. 105) Auch beim senso-motorischen Basistraining, einer spezifischen tanz- und bewegungstherapeutischen Form (s. Kap. 14.5), die wir in der Rehabilitation psychisch Erkrankter erprobt haben, stellten wir und die KollegInnen immer wieder fehlende bzw. eingeschränkte Resonanzfähigkeit fest. Als Therapeut oder Therapeutin arbeitet man viel im leeren Raum, kann sich nicht darauf verlassen, Rückmeldungen zu bekommen, ist auf Beobachtungen und sein eigenes Empfinden, sein eigenes Sharing angewiesen. Im Nachhinein, nach sechs oder zwölf Monaten, hörten wir dann von TeilnehmerInnen des senso-motorischen Basistrainings bei schriftlichen Nachbefragungen, dass sie das Basistraining sehr wertschätzten, ihm mit großer Mehrheit gute bis sehr gute Noten gaben. Während der Gruppenarbeit waren solche Rückmeldungen nicht möglich.

Konsequenterweise sind dialogische Arbeiten zwischen KlientInnen und TherapeutInnen, aber auch zwischen KlientInnen in der Gruppe nicht oder nur äußerst selten möglich. In der Tiefe bzw. Schwere der Depression ist die Resonanzfähigkeit so sehr „eingeengt", dass intensivere Kontakte, vor allem Berührungen, die diffuse Angst verstärken. Wenn ein sicherer Boden geschaffen ist, können Kontaktformen der tanz- und bewegungstherapeutischen Arbeit als Möglichkeit angeboten werden, denn depressive Menschen suchen auch Wege aus ihrer Einsamkeit, die sie in der Enge der eingefrorenen Spannung erleben. „Verlust der leiblichen Resonanz bedeutet das Unvermögen, fühlend bei den Menschen und Dingen zu sein, von ihnen angesprochen oder betroffen zu werden." (a. a. O., S. 105)

– Die verlorene oder eingeschränkte Schwingungsfähigkeit hat Konsequenzen für das Denken depressiver Menschen. Ihr Denken ist „von der beweglichen Emotionalität abgetrennt" (a. a. O., S. 109). Es „wird abstrakt und rigide, es bewegt sich in starren Schemata, Hülsen oder Leerformeln (alles oder nichts, gut oder böse, immer oder niemals usw.)" (a. a. O., S. 109).

Damit ist die Möglichkeit des Perspektivwechsels und so auch eines der zentralen Inhalte therapeutischer Prozesse abgeschnitten. Versuche, depressive Menschen zu

Perspektivwechsel anzuregen, werden scheitern, solange die festgefrorene Spannung, die chronifizierte Engung besteht. Hier gilt es hauptsächlich anzusetzen, um für Perspektivwechsel den Boden zu bereiten.

– Depressiven geht das Fühlen von Werten verloren, die Werte bleiben als Maßstab aber bestehen. „Das Sollen der Werterfüllung wird urteilsmäßig erkannt, während das Fühlen verloren geht." (a. a. O., S. 114)

Wir erfahren in der Therapie oft, dass Lob und positive Rückmeldungen zu Handlungen von Depressiven ins Leere gehen. Die beschriebenen Strukturen des Erlebens erklären das. Im Fühlen, dass ein Handeln gelungen ist, spüren Menschen normalerweise Befriedigung. Depressiven fehlt diese Möglichkeit der Erfüllung wertvollen bzw. wertbestimmten Handelns. Sie wissen aber, dass etwas gelingen *soll* – der Anspruch bleibt – und sie erleben Schuld, wenn etwas nicht gelungen ist. „Nichterfüllung von Aufgaben und vermeintliche ‚Willensschwäche' sind ständige Quellen des Schulderlebens." (a. a. O., S. 114)

In der therapeutischen Praxis begegnet uns dieser Aspekt depressiven Erlebens in doppelter Hinsicht: Bei jedem Bewegungsvorschlag treffen wir, ausgesprochen oder unausgesprochen auf das: „Ich kann das nicht und ich bin schuldig, dass ich das nicht kann." Und gleichzeitig gibt es bei Depressiven die enormen Bedürfnisse nach Unterstützung bei dem Versuch, den engen Raum der eingefrorenen Spannung zu verlassen, zumindest ansatzweise nach außen zu gehen in das Handeln, in die Bewegung, in die Resonanz.

Diese Widersprüchlichkeit gilt es in der tanz- und bewegungstherapeutischen Arbeit mit depressiven Menschen auszuhalten, auch wenn es schwer ist. Wir haben vor allem in den Kapiteln über die Leibbewegungen betont und beschrieben, welch große Chancen der Tanz- und Bewegungstherapie gerade darin bestehen, dass Engen-Weiten, Spannen-Lösen, einerseits körperliche Prozesse, andererseits Erleben beinhaltet. Durch diese Doppelschichtigkeit und Verknüpfung kann depressiven KlientInnen, mehr als dies in rein verbalen Therapieeinsätzen möglich ist, geholfen werden, ihre eingefrorene Enge gleichsam „aufzutauen" und ihre Dauerspannung allmählich zu lösen.

14.3 Das Erleben der Schizophrenie

Die Schizophrenie ist eine Krankheit, die „am Selbst eines Menschen tief zu rütteln vermag" (Benedetti, 1992, S. 15) und „den Menschen in der Totalität seines Seins, als Person selbst" (Fuchs, 2001, S. 123) ergreift. In der schizophrenen Psychose ist das „globale Fühl-, Denk- und Verhaltenssystem sozusagen ‚schief', verschoben und aus dem Gleichgewicht – oder vielmehr: in ein *neues,* verdrehtes Gleichgewicht – gerückt" (Ciompi, 1992, S. 284).

Da die Schizophrenie so viele unterschiedliche Aspekte und Gesichter hat, wurde auch schon angezweifelt, dass es sich um eine Krankheit handelt. Doch auch mit dem Versuch, die Schizophrenie in mehrere Krankheitsbilder zu unterteilen, kam man nicht weiter. So bleibt die Bezeichnung „Schizophrenie" ein Sammelwort für ein Bündel von Krankheitsformen, die zumindest gemeinsam haben, dass sie sowohl von den Kranken als auch von den ihnen Nahestehenden als krisenhafte existenzielle Veränderung erlebt werden.

Aufbauend auf einige Grundüberlegungen von Fuchs wollen wir unsere Auffassung über das Erleben Schizophrener so weit darlegen, wie sie für das Verständnis von Rahmenbedingungen und Möglichkeiten der tanz- und bewegungstherapeutischen Arbeit mit diesen KlientInnen notwendig sind.
„Die Schizophrenie wird [...] verstanden als eine fundamentale Störung der Person in ihrem Vermögen, sich durch ihre Leiblichkeit hindurch auf die Welt zu richten und eine von ihr unabhängige Realität zu konstituieren." (Fuchs, 2001, S. 123) Dieses „auf die Welt richten" bezeichnet Fuchs als „*Intentionalität*, als die Form psychischer Akte, durch die sich die Person auf die Ziele und Gegenstände ihres Denkens, Fühlens, Wollens und Handelns richtet" (a. a. O., S. 123f). Dies zeigt sich in den unterschiedlichen Aspekten des Erlebens. Nehmen wir aus allen leiblichen Regungen die Wahrnehmung heraus: „Schizophrene neigen dazu, eher zu hören als *hin*zuhören, eher zu schauen als *hin*zusehen, eher zu empfinden als wahr*zunehmen*. Das aktive, intentionale Wahrnehmungsmoment ist geschwächt. Die Patienten sind daher leichter durch irrelevante, durch die Gestaltbildung störende Eindrücke zu irritieren, die sie nicht zu desaktualisieren vermögen. Es kommt zur Intensivierung der Eindrücke und zur Überlastung der Aufmerksamkeit." (a. a. O., S. 126) Normalerweise wird in der Wahrnehmung zwischen Vorder- und Hintergrund, zwischen Wichtigem und Unbedeutendem differenziert. Dieser aktive, gerichtete, absichtsvolle und Absichten entstehen lassende Aspekt der Wahrnehmung, also ihre Intentionalität, fehlt Schizophrenen. Wenn Wahrnehmung nicht mehr differenzierbar ist, kann auch nicht mehr zwischen Innen- und Außenwahrnehmung unterschieden werden, werden im Wahn von außen kommende Dinge wie Geräusche zu einem Teil des inneren Erlebens, werden Gedanken laut, das heißt, die innere Rede als von außen kommend gehört usw.

Worauf fußt diese Wahrnehmungsstörung mit all ihren für die Identität der KlientInnen verheerenden Folgen? Schon in den Kapiteln über das Körperbild und die Körperbildarbeit haben wir darauf verwiesen, dass die Wahrnehmung, das Erleben in den Raum hinein, die Orientierung, die Differenzierung usw. einen Ausgangspunkt brauchen. Diesen Ausgangspunkt schafft sich der Mensch, schafft das Gehirn über das Erleben des Körpers und das daraus entstehende Körperbild: „Die bewusste Wahrnehmung der Umwelt geschieht immer von einem bestimmten Standpunkt aus und ist nur möglich, wenn das Gehirn ein Körperbild schafft, also ein Ich, das als Bezugsraum dient." (Rosenfield, 1992) Ist dieser Boden nicht geschaffen worden oder verloren gegangen, fehlt dieser Bezugsrahmen, sind die Menschen nicht mehr in der Lage, sich

„auf selbstverständliche Weise ihres Leibes zu bedienen" (Fuchs, 2001, S. 161). „Die automatischen Syntheseleistungen des Leibes zerfallen und müssen durch bewusste Planung und Ausführung ersetzt werden [...] Jede noch so geringfügige Handlung bedarf einer gezielten Willenstätigkeit [...] Nicht von ungefähr sprechen die Patienten oft von einem Bruch zwischen ihrem Ich und ihrem Körper, fühlen sich innerlich ausgehöhlt oder wie leblose Roboter." (a. a. O., S. 161) Die Einheit des Denkens, Spürens, Fühlens, Wollens und Handelns ist verloren gegangen, was soweit gehen kann, „dass der Patient von seinen eigenen Bewegungen überrascht wird". (a. a. O., S. 163)

Die Resonanz wird zur Dissonanz. „Während der Ausdruck Depressiver meist durch eine gleichbleibende, die Einfühlung erschwerende Resonanzstarre gekennzeichnet ist, entsteht in der ersten Begegnung mit Schizophrenen vielfach der irritierende Eindruck atmosphärischer *Dissonanz*, einer mangelnden ‚Passung' der leiblichen Kommunikation." (a. a. O., S. 164) Inneres Empfinden und körperlicher Ausdruck stimmen nicht überein, die Kranken können sich nicht mehr motorisch ausdrücken. Auch viele Leibempfindungen, Gefühle und andere leibliche Regungen erscheinen abgespalten und fremd. Das Körpererleben und Körperbild als Grundlage der Wahrnehmung und Orientierung in die Umwelt hinein ist verloren gegangen. Fuchs zitiert aus einer Arbeit von G. Huber (1987) Äußerungen Schizophrener über ihr Körpererleben:

- „Wenn es mir schlecht geht, ist die linke Lunge oder der Kehlkopf ganz taub, ein anderes Mal habe ich ein steifes Gefühl in Fingern und Armen, dann wieder am ganzen Körper, so dass ich mich wegen der Steifigkeit nicht bewegen kann."
- „Im Leib habe ich so ein Kältegefühl, das den Rücken eiskalt heruntersteigt, wie eine Welle durch den Körper, oder heiß in den Kopf geht, nur für ein paar Sekunden oder Minuten. Diese Kälte ist ganz anders als das natürliche Kältegefühl."
- „Oft ist es so, als ob der Oberkörper vom Unterkörper getrennt ist und in die Höhe schweben will."
- „Ich habe einfach kein Körpergefühl mehr, nicht mehr das Gefühl, dass der Körper mir gehört. Ich spüre wohl, dass ich jetzt hier sitze, aber das Gefühl ist mir fremd." (zit. n. Fuchs a. a. O., S. 166)

Aspekte des Körpererlebens treten dem Klienten oder der Klientin als fremd oder feindselig entgegen. Wenn das Körpererleben nicht mehr das „eigene" ist, dann wird es als fremden Einflüssen unterworfen betrachtet. Schizophrene erleben diese als Beeinflussungen über Gedanken anderer Menschen, personale Wahnbilder oder Strahlungen aus der Steckdose oder dem Fernsehprogramm.

Trudi Schoop, eine Pionierin der Tanztherapie, beschrieb ihre ersten Begegnungen mit an Schizophrenie Erkrankten: „An jenem ersten Tag sah ich auf der Krankenhausstation Ausdrucksweisen, die ich nicht verstand. Normalerweise ändert sich der Ausdruck des Menschen, wenn ein neuer Reiz einwirkt. Seine Stimme und seine Bewegungen nehmen eine andere Qualität an und sein Körper produziert ein anderes Gefühl. Deshalb war es unheimlich zu sehen, wie einige dieser Patienten nur ein einziges Gefühl ausdrückten, ein einziges Bewegungsmuster wiederholten, ungeachtet dessen, was um sie herum vorgeht. Es war, als hätten sie sich von jeder neuen Erfahrung abgeriegelt. Noch unverständlicher war der Anblick von zwei in ein und demselben Körper erstarrten Ausdrucksweisen. Da war jener Mann mit dem schrecklich traurigen Gesicht, der so leichtfüßig durch die Abteilung hüpfte. Dann die Frau mit dem Lächeln, die mit mir und mit jedem, der in ihre Nähe kam, kämpfen wollte. Was geschah hier mit der Wechselbeziehung? Der Körper hüpft nicht, wenn er traurig ist. Menschen schlagen nicht zu, wenn sie glücklich sind. Oder tun sie es doch?" (Schoop, 1974, S. 43) Fuchs beschreibt: „Der verselbständigte Leib kann nun zum Schauplatz mythischer Mächte und magischer Verwandlungen werden, dabei auch in Fragmente zerfallen: Eine Körperhälfte ist das Gute, die andere das Böse, eine männlich, eine weiblich; gute und böse Geister ziehen den Kranken auseinander, er ist zwischen Himmel und Hölle ausgespannt. Teile fremder Leiber oder anderer Personen können den Leib des Kranken in Form einer Doppelleiblichkeit besetzen [...] Die magische Partizipation kann schließlich im Erlebnis der Auflösung des Leibes gipfeln, die aber nicht wie in mythischen oder ekstatischen Zuständen als befreiende Weitung, sondern als bedrohliche Ich-Auflösung erfahren wird." (a. a. O., S. 170)

Das Körpererleben wird also durch „Fragmentierungs-, Einleibungs- und Auflösungsprozesse charakterisiert" (Fuchs, 2001, S. 171). Diese Störung des Körpererlebens würden wir am ehesten als Zerfall des Körpererlebens und des Körperbildes bezeichnen. Um ihre zentrale Bedeutung zu würdigen, schauen wir noch einmal auf die Zusammenfassung, die Fuchs nach seinen Analysen der Schizophrenie gibt: „In den vorangehenden Abschnitten wurde die Schizophrenie als Krankheit der Person beschrieben: als Verlust ihrer Fähigkeit, im Wahrnehmen, Denken, Fühlen und Handeln selbst tätig zu sein und gegenüber der Fremdperspektive der Anderen das eigene Zentrum zu bewahren. Die Person ‚wohnt' nicht mehr selbstverständlich in ihrem Leib und in ihrer Welt, sondern ist ihrer eigenen Akte entfremdet und entmächtigt. Als zentrale Störung wurde das Versagen der Intentionalität herausgearbeitet, der Fähigkeit, sich wahrnehmend, denkend, fühlend und handelnd auf Ziele, Gegenstände und vor allem andere Personen zu richten. Dieses Sich-Richten bedarf einer Selbstreferenzialität der Akte, die sie auf das personale Zentrum zurückbezieht und so zu Akten der Person selbst macht." (a. a. O., S. 181) Was ist nun das „eigene Zentrum" bzw. „das personale Zentrum", auf das sich Fuchs (und anderen) zufolge die an Schizophrenie erkrankte Person nicht mehr zurückziehen kann? Den Analysen von Rosenfield und unseren eigenen Beobachtungen folgend zeichnet sich ein solches „Zentrum" dadurch aus, dass der Mensch sowohl Ganzheitlichkeit als auch Differenziertheit des Körpererlebens entwickelt, das sich im Körperbild verdichtet. Hier kann und muss unseres Erachtens Therapie ansetzen, wozu Tanz- und Bewegungstherapie hervorragend geeignet ist, wenn sie sich auf die Erscheinungsformen des Leidens differenziert einlässt und dementsprechend die Richtung ihrer Absichten bestimmt.

Bisher haben wir in diesem Buch zahlreiche Methoden beschrieben und an Beispielen illustriert, in denen es darum geht, *wie* festgefahrene Aspekte des Körpererlebens und des Körperbildes wieder verflüssigt werden können und wie Körpererleben erweitert werden kann. In der Arbeit mit an Schizophrenie Erkrankten geht es darum, *dass* überhaupt ein ganzheitliches und zur Differenzierung fähiges Körpererleben und Körperbild wieder- bzw. neu hergestellt wird. Nur Letzteres kann Absicht der Tanz- und Bewegungstherapie mit Schizophrenen sein. Da nicht von einem ganzheitlichen Körpererleben ausgegangen werden kann und darf, sondern eher von einer Fragmentierung, muss das Körpererleben schrittweise, Körperteil für Körperteil *systematisch* reaktiviert und gleichsam neu „zusammengesetzt“ werden (s. Kap. 14.5). Von besonderer Bedeutung sind dabei Erfahrungen der Grenzen zwischen innen und außen, also der Unterscheidung zwischen leiblichem Innenraum und Umraum.

Wenn das Körpererleben und damit das Körperbild Schizophrener „zerfallen“ ist, erklärt dies die Schwierigkeiten, die Schizophrenie anhand von Symptomen durchgehend zu diagnostizieren. Nahezu jeder Versuch, die häufigsten Symptome dieser Erkrankung zu erfassen, kommt zu anderen Ergebnissen (s. a. Benedetti, a. a. O.). KlientInnen, die an Schizophrenie leiden, verwenden oft das Bild eines Scherbenhaufens. Wenn man das Körpererleben, das Körperbild mit einer Schüssel gleichsetzt, die beim Hinfallen zerspringt, entsteht ein Scherbenhaufen. Jede Schüssel zerfällt in andere Scherben. Es wird müßig sein, die verschiedenen Scherben der unterschiedlichen Schüsseln daraufhin zu sichten, wie viele kleine dreieckige oder große viereckige Scherben darunter sind. Dass sie *zersprungen* sind, ist entscheidend für das Verständnis der Erkrankung und als Ansatz der Therapie.

14.4 Rahmenbedingungen leiborientierter Tanz- und Bewegungstherapie

Jede Tanz- und Bewegungstherapie mit KlientInnen, die psychiatrisch erkrankt sind, unterliegt besonderen Rahmenbedingungen. Die erste und wichtigste Rahmenbedingung ist die Erkrankung selbst. Wie wir gesehen haben, besteht ein Unterschied, ob eine Klientin oder ein Klient in ihrem Spannen und Weiten Einschränkungen, Verformungen und Behinderungen erfahren hat und darunter leidet oder ob der Prozess des Spannens und Weitens, wie bei der Depression beschrieben, generell gestoppt und in restriktiver Enge erstarrt ist. Genauso wesentlich ist die Unterscheidung, ob das Körpererleben zwar vereinseitigt oder beeinträchtigt, aber doch ganzheitlich und differenziert wahrnehmbar ist oder ob es wie in der Schizophrenie zerfallen ist.

Bei den genannten schweren psychiatrischen Krankheitsbildern ist zu berücksichtigen, in welcher Phase der Erkrankung Tanz- und Bewegungstherapie angeboten wird. Man kann gewöhnlich drei Phasen unterscheiden:

- die Akutphase mit zumeist stationärer Unterbringung in der Klinik,
- die anschließende Rehabilitationsphase, z. B. in Tageskliniken, im betreuten Wohnen oder anderen Einrichtungen, in denen der Schwerpunkt weniger auf die akute Krisenbehandlung als auf rehabilitative Versuche der dauerhafteren Stabilisierung und Wiedereingliederung in den Alltag gelegt wird, und schließlich
- die ambulante Versorgung mit den Möglichkeiten der Einzel- oder Gruppentherapie sowie diverser ambulanter Anlauf- und Betreuungsstellen.

Auch wenn die Übergänge fließend sind und diese Phasen bei den einzelnen Erkrankten nicht unbedingt chronologisch durchlaufen werden, ist ihre Unterscheidung in der Praxis hilfreich. Als Regel gilt: Je akuter die Erkrankung ist, desto fundamentaler und einfacher müssen Tanz- und BewegungstherapeutInnen arbeiten, desto mehr Boden müssen sie schaffen, desto mehr Struktur geben, desto mehr Basisarbeit leisten. Tanz- und Bewegungstherapie hat hier, wie schon mehrfach betont, vor allem die Intention, über die Achtsamkeit und Bewegung überhaupt Zugänge zum Körpererleben zu ermöglichen und Kontakt zu den KlientInnen aufzunehmen – *ob* ein Sich-Spüren und ein Kontakt möglich ist, steht im Vordergrund, noch nicht so sehr das *Wie*. In dem Maße, in dem KlientInnen wieder „an Boden gewinnen", können Tanz- und BewegungstherapeutInnen differenzierter arbeiten und gemeinsam mit KlientInnen daran gehen, die individuellen Leibmuster herauszuarbeiten und darauf bezogene therapeutische Angebote zu initiieren.

Hier taucht das erste Problem für die KollegInnen auf, die in der Akutpsychiatrie arbeiten, nämlich dass sie oft keine Möglichkeiten haben, diese Phasen der Entwicklung konsequent und mit ausreichender Zeit anzugehen. „Es ist [...] die klinische Diagnose, die der Kostenträger gleich bei Aufnahme erfahren möchte und die weitestgehend mitbestimmt, wie der Behandlungsplan gestaltet wird und welche Therapieziele angestrebt werden. Dabei sind es im medizinischen Setting eher die Therapieziele des behandelnden Arztes oder Psychologen, unter Mitarbeit des Patienten, der Patientin. Ziel der Therapie ist so in erster Linie die Stabilisierung und die aktive Wiederaufnahme des Alltags und erst in zweiter Linie die Bearbeitung der grundlegenden Problematik und deren Integration in den Alltag." (Richter, 2001, S. 244)

Tanz- und BewegungstherapeutInnen, die in Akutkliniken beschäftigt sind, bleibt wenig anderes übrig, als im Sinne einer Krisenintervention stabilisierend zu arbeiten und KlientInnen erste und grundlegende Erfahrungen zu ermöglichen, ihren Körper zu spüren und das, was sie in der Achtsamkeit für ihren Körper erleben, auch im Kontakt mit anderen Menschen auszuhalten. Dies mag „wenig" sein gemessen an den Möglichkeiten der Tanz- und Bewegungstherapie, es ist ungeheuer viel für Menschen, die in der Krise ihre Identität, ihr Körpererleben, ihre Flexibilität verloren haben.

In der Akutbehandlung und oft auch lange danach unterliegen KlientInnen den Einflüssen von Medikamenten. „Psychisch erkrankte Menschen sind sehr häufig stark in ihrer Bewegungsfreiheit eingeschränkt. Die Gabe von Neuroleptika und Tranquilizern verstärkt Bewegungsunsicherheiten sehr, macht Bewegungen gar unmöglich, innerlich wie äußerlich. Das macht ein Bewegungsangebot notwendig, in dem in Form von Kleingruppen oder Einzeltherapien mit besonderer Berücksichtigung darauf eingegangen wird" (a. a. O., S. 247f.). Problematisch ist ferner, wie wir gesehen haben, dass depressive und schizophrene KlientInnen unterschiedlicher tanz- und bewegungstherapeutischer Angebote bedürfen. Die den an Schizophrenie Erkrankten verabreichten Neuroleptika dämpfen die vorhandene Energie, die wegen des zerfallenen Körpererlebens nicht integriert werden kann und die Krankheitssymptomatik verschärfen würde. Diese Medikamente fördern die Einengung, die bei depressiven KlientInnen das Krankheitsbild charakterisiert. Diese Problematik erfordert besondere Aufmerksamkeit und Fingerspitzengefühl bei gemischten Gruppen. Noch eine weitere Schwierigkeit hängt mit der Medikamentation zusammen: Viele KlientInnen in psychiatrischen Kliniken setzen ausschließlich auf die Medikamente als Heilung. Es bedeutet für sie eine Entlastung, nicht mehr gegen ihre Krankheit in vergeblichen Willenskämpfen angehen zu müssen. Diese an sich notwendige und wünschenswerte Entlastung führt aber bei vielen KlientInnen zur Haltung: „Mein Stoffwechsel ist es allein, der mich krank gemacht hat. Deswegen können nur Medikamente heilen. Was soll dann Tanztherapie?" Hier bedarf es einer besonderen Argumentation, in der die ganzheitlichen Zusammenhänge der Erkrankung erläutert werden und die Notwendigkeit betont wird, auf verschiedenen Ebenen gleichzeitig Heilungsprozesse anzugehen. Diese Arbeit zu leisten ist nicht nur Aufgabe der Tanz- und BewegungstherapeutInnen, sondern auch der ÄrztInnen und der anderen für die Betreuung und Heilung zuständigen MitarbeiterInnen. Dazu bedarf es der Wertschätzung von Tanz- und Bewegungstherapie als eigenständiger und bedeutungsvoller Therapieform.

Viele KlientInnen in Akut-Psychiatrien setzen Therapie mit Sprechen gleich und finden sich dabei in guter Gesellschaft einiger klinischer MitarbeiterInnen. Einerseits wird Tanz- und Bewegungstherapie von den Erkrankten gegenüber den verbalen Therapien dann als weniger ernst und deshalb als entlastend erlebt, andererseits besteht die Gefahr, dass Tanz- und Bewegungstherapie als „keine richtige" Therapie abgewertet wird. Die Haltung ist entscheidend, die von der gesamten Klinik und den MitarbeiterInnen im Team eingenommen wird. So lange es nicht selbstverständlich ist, dass die psychiatrischen Erkrankungen als leibliche Prozesse gesehen werden, die spezifische Leibbewegungen, Körperwahrnehmungen, Körpererleben, Körperbilder zur Grundlage oder zumindest auf diese Auswirkungen haben, so lange es also nicht selbstverständlich ist, dass Tanz- und Bewegungstherapie Kernbestandteil einer leiborientierten Therapie dieser Erkrankungen ist und sein muss, so lange bedarf Tanz- und Bewegungstherapie im psychiatrischen Umfeld einer besonderen Motivations- und Überzeugungsarbeit.

Erfolgreiche Therapien brauchen Zeit. Auch wenn heute aus ideologischen und Kostengründen der Trend zur Beschleunigung jeglicher Behandlungen geht, ist zumindest offenkundig, dass bei den schweren, die gesamte Person und Persönlichkeit erschütternden Erkrankungen Therapien langwierige und langjährige Prozesse benötigen. Benedetti beschreibt z. B. in Bezug auf seine überwiegend erfolgreichen Therapien im Mailänder Therapiezentrum, dass die Therapien mit schizophrenen PatientInnen im Durchschnitt drei bis zehn Jahre gedauert haben (Benedetti, 1992, S. 245). Tanz- und BewegungstherapeutInnen mit an psychiatrischen Krankheitsbildern leidenden KlientInnen haben in Institutionen, sei es in Akutbehandlungen oder in der anschließenden Rehabilitation, nur wenige Wochen oder Monate zur Verfügung – eine Rahmenbedingung, die Grenzen setzt und Schwerpunkte erfordert. Die kurze Zeit, in der Tanz- und BewegungstherapeutInnen, die in Institutionen tätig sind, mit KlientInnen zusammen sind, macht es ihnen oft unmöglich, Fortschritte zu erzielen. Kleine von Rückfällen begleitete Fortschritte zu bemerken und immer wieder in kleinen Schritten weiter voran zu gehen – dies erfordert ein Vertrauen auf genaue Beobachtung, ein hohes Maß an Selbstsicherheit, kontinuierliche Supervision und der besondere Rückendeckung im Team. Denn auch TherapeutInnen brauchen Resonanz, eine Resonanz, die sie von Menschen mit psychiatrischen Krankheitsbildern lange Zeit nicht oder kaum bekommen.

Tanz- und Bewegungstherapie mit KlientInnen mit psychiatrischen Krankheitsbildern ist möglich, notwendig und sinnvoll. „Wenn er kriecht, sich wälzt, kugelt, wiegt, wirft, nimmt, gibt, hopst, springt, hüpft, erfährt er sich, erfährt er die Welt. Während der Patient [...] Bewegungen ausführt, ahnt er vielleicht zum ersten Mal, was er ist und wer er ist. Er beginnt zu begreifen, dass dieser Körper, der kriecht, hopst, hüpft, läuft, lacht oder weint, ihm gehört. Ein vages Körperbild beginnt sich abzuzeichnen – wir nähern uns dem Tanz“, beschreibt Trudi Schoop die Möglichkeiten der Tanz- und Bewegungstherapie in der Psychiatrie (a. a. O., S. 72). Um diese Möglichkeiten zu entfalten, ist es notwendig, sich an einigen Leitlinien zu orientieren. Die nach unserer Erfahrung wichtigsten wollen wir skizzieren:

- Wenn das Körpererleben zerfallen ist, bedarf es des Wiederaufbaus, der Rekonstruktion. Dies kann nur schrittweise geschehen, im zeitlichen Nacheinander und im Nacheinander der Beschäftigung mit jeweils einem Körperteil. Mit dieser Basisarbeit, mit diesem „senso-motorischen Basistraining“ (s. Kap. 14.5) haben wir gute Erfahrungen gemacht.
- Auf die Wichtigkeit der konstitutiven Leibbewegungen des Spannens und Lösens bzw. Engens und Weitens sowie einiger Richtungs-Leibbewegungen sind wir in den vorherigen Kapiteln schon eingegangen. Mit konstitutiven und Richtungs-Leibbewegungen zu arbeiten, auch hier in kleinen Schritten, bedeutet für viele KlientInnen mit psychiatrischen Krankheitsbildern ebenfalls Basisarbeit. Erst wenn diese geleistet ist und ein Grundvermögen leiblicher Beweglichkeit (wieder) vorhanden ist, kann auch mit primären Leibbewegungen (Ausnahmen siehe unten) und Erregungskonturen gearbeitet werden, vorher nicht.

- Die eigene Kraft und damit den eigenen Boden zu spüren ist von besonderer Bedeutung. Dazu bedarf es der Wahrnehmung des Widerstandes. Ein besonderes Augenmerk ist auf die Bodenarbeit zu legen, die Arbeit mit der Schwere, mit der Richtung nach unten.
- Das Greifen und das Drücken sind als primäre Leibbewegungen von besonderer Bedeutung. Wenn die Grenzen zwischen innen und außen, „zwischen Selbst und Nicht-Selbst“ (Fuchs, 2001, S. 183) verloren gegangen sind, ist die Arbeit mit dem Tastsinn von besonderer Wichtigkeit, um diese Grenzen wieder zu spüren. Auch hier ist Arbeit mit dem Widerstand wichtig. Wer drückt und an- oder zupackt, spürt die Grenzen deutlich und klar.
- Ob und inwieweit Arbeit mit Augenkontakt möglich ist, bedarf der individuellen Diagnostik. Manche KlientInnen können gar nicht anschauen, dann ist ein kurzer Augenkontakt mit den TherapeutInnen schon ein Erfolg. Andere verlieren sich im Augenkontakt, hier ist Dosierung und ein Üben in der Kunst des Wegschauens gefragt. Für fast alle KlientInnen ist es unmöglich, die Augen zu schließen. Zu groß ist die Gefahr des Spannungsverlustes, des Sich-Verlierens.
- Verbalisierung des Gespürten und Erlebten sollte gesucht, aber nicht erwartet werden. Den meisten KlientInnen ist ein Verbalisieren ihrer Erfahrungen nicht möglich. TherapeutInnen können sich nicht auf verbale Rückmeldungen verlassen, sondern sind in erster Linie auf ihre Beobachtungen und ihr Sharing angewiesen.
- Die Therapie ist ein geschützter Raum, der einer klaren Struktur bedarf. Mehrdeutigkeiten, Sätze mit vielen Aufforderungen im Konjunktiv („Sie könnten ...“ oder: „Vielleicht ...“) können bei anderen KlientInnen Wege zum eigenen Erleben eröffnen, bei den hier gemeinten KlientInnen sind sie fehl am Platze. Das Erleben der KlientInnen ist mehrdeutig genug, von den TherapeutInnen brauchen sie Klarheit und Struktur.
- „Die Wiederholung bestimmter Formen macht den Patienten Freude. Wiederholungen jeder Art geben Sicherheit und Wohlbefinden, so wie wir als Kinder gerne dieselben Lieder hörten oder sangen.“ (Schoop, a. a. O., S. 100) Wiederholungen sind deshalb notwendig. Wir arbeiten gerne und erfolgreich mit Bewegungsritualen oder einem ritualisierten Ablauf der Gruppenstunden, z. B. mit der Wiederholung der gleichen Musik, des gleichen Tanzes am Anfang und/oder am Ende einer jeden Stunde.
- In späteren Phasen der Tanz- und Bewegungstherapie mit psychiatrisch erkrankten Menschen, wenn eine Basis des Körpererlebens und der leiblichen Bewegtheit vorhanden ist, können und sollten Spielräume für Tanz und Bewegung angeboten werden. Hier sind auch Leibtänze, allerdings stärker strukturiert als in Kap. 9 beschrieben, und tänzerische Identifikationen bis hin zum (Tanz-)Theater (s. a. Kerklau, 2001, S. 212 ff. und Debus, 2001, S. 219 ff.) geeignet.

14.5 Senso-motorisches Basistraining

1993 gründeten wir mit einigen KollegInnen das Berufstrainingszentrum Duisburg (BTZ), um im Auftrag des Landesarbeitsamtes und der Rentenversicherungsträger einjährige Maßnahmen der beruflichen Rehabilitation für psychisch kranke Menschen anzubieten. Alle TeilnehmerInnen hatten Klinikaufenthalte hinter sich, ihre Diagnosen deckten die gesamte Bandbreite schwerer psychischer Erkrankungen ab. Die TeilnehmerInnen waren soweit „wiederhergestellt", dass sie die akute Krise überstanden hatten und mit medikamentöser Einstellung ein Jahr lang in geschützten Betriebsstätten mit psychologischer und sozialpädagogischer Betreuung Möglichkeiten beruflicher Tätigkeiten erproben und Schritte entwickeln sollten, um wieder in das Berufsleben zurückzukehren. Neben einer gestaltungstherapeutischen „Projektwerkstatt" war das senso-motorische Basistraining unter tanz-sozialtherapeutischer Leitung, einmal wöchentlich für eine bis anderthalb Stunden, ein kleines, aber bedeutsames Element des „Unterrichts".

Die Absichten des senso-motorischen Basistrainings, das wir als eine spezifische Form der Tanz- und Bewegungstherapie mit psychisch Kranken auch in anderen Institutionen und unter anderen Rahmenbedingungen angewandt und fortentwickelt haben, ergeben sich aus unserem leibbezogenen Verständnis psychischer Erkrankungen:

- Veränderungen des beruflichen und sozialen Verhaltens (im Kontext des BTZ in der beruflichen Rehabilitation) sind immer auch begleitet von Veränderungen des Körpererlebens. Therapie kann und soll diesen Prozess anregen und unterstützen.
- Das senso-motorische Basistraining dient dazu, das Körpererleben, als Basis der Selbstwahrnehmung, des Selbstbildes und der Selbstakzeptanz aufzubauen.
- Mit der Entwicklung des Körpererlebens wird die Entfaltung und Differenzierung der Raumorientierung und damit die Orientierung in der Welt unterstützt.
- Das Basistraining soll die Engen-Weiten-Kompetenz bzw. Spannen-Lösen-Kompetenz der TeilnehmerInnen in kleinen Schritten erhöhen bzw. wiederherstellen, die insbesondere, wie beschrieben, bei depressiven Erkrankungen eingefroren und bei vielen anderen psychischen Erkrankungen deutlich reduziert ist.
- Unter Berücksichtigung der vorhandenen Hemmungen, Ängste und Scham bzgl. des Sich-Zeigens und des In-Kontakt-Tretens soll das Basistraining kleine Möglichkeiten geben, Kontakt zu erproben.
- Ausgehend von der Einschätzung, dass insbesondere in der schizophrenen Erkrankung das Körpererleben „zerfallen" ist, soll in der Körperarbeit mit dem Erleben einzelner, isolierter Körperbestandteile begonnen und von da aus auf eine Reintegration hingearbeitet werden.
- Das Basistraining dient auch dem generellen Wohlbefinden, der Lockerung, dem Spaß und der Freude.

Das senso-motorische Basistraining hat einen weitgehend ritualisierten Ablauf. Der Anfangsteil besteht aus einem Tanz zu Musik. Dabei können die TeilnehmerInnen „in Bewegung kommen". Für die Therapeutin, den Therapeuten ist dieser Teil diagnostisch wichtig, um zu erfahren, welche Stimmung in der Gruppe herrscht, wer bereit bzw. in der Lage ist mitzumachen und wer eher nicht. Gute Erfahrungen haben wir auch damit gemacht, zu Beginn des Basistrainings ein kleines Bewegungsritual zu erstellen (z. B. durch Kombination spontaner Begrüßungsgesten einer oder aller TeilnehmerInnen), dass in jeder Einheit wiederholt wird.

Der zweite Bestandteil ist die isolierte Körperwahrnehmung. Die Teilnehmenden beschäftigen sich in jeder Stunde mit einem Körperteil, z. B. den Händen, den Füßen, dem Rücken. Die Knie z. B. werden betastet und verschieden bewegt, unterschiedliche Kniehaltungen werden ausprobiert, im Tanz werden bestimmte Kniebewegungen gemacht, zum Teil auch von TeilnehmerInnen entwickelt und von allen imitiert, Knie werden angespannt und entspannt, in Bodenlage gestreckt und abgelegt, wieder herangezogen, Kniegelenke gedehnt usw. Die Teilnehmenden akzeptieren diese übungszentrierte Arbeit, die aber auf die Erlebnisfähigkeit hinzielt, als Körpertraining, Sport oder Gymnastik. Unmittelbare Erlebenseinheiten sind mit diesen KlientInnen nicht möglich oder rufen bei den meisten Abneigung oder Fluchttendenzen hervor. In den einzelnen Übungen wird immer wieder auf die Eigenwahrnehmung hingewiesen, wird immer wieder aufgefordert, eigene Bewegungen auszuprobieren, Varianten zu finden und den anderen vorzustellen usw. Diese Körperübungen und Körperwahrnehmungen unterstützen das Körpererleben, indem die TeilnehmerInnen mit ihrem Körper vertraut werden, oft überhaupt erst wieder einen Zugang zu ihm und damit zum Körpererleben finden. Die Achtsamkeit für den eigenen Körper, seine Wahrnehmung als Teil der eigenen Person („dieses Knie, das bin ja auch ich"), ist die Voraussetzung, den Körper erleben zu können.

Die isolierte Beschäftigung mit einzelnen Körperteilen hat sich sehr bewährt. Für viele dieser KlientInnen sind Körperwahrnehmung und Körpererleben durch die erfrorene gespannte Enge der Depression, durch den Zerfall des Körpererlebens in der Schizophrenie und durch medikamentöse Wirkungen so sehr reduziert, dass sie überfordert wären, ihren Körper als Ganzes wahrzunehmen oder sich in irgendeiner Weise mit ihrem Körper als Ganzem zu beschäftigen. Wir lassen die isolierte Körperwahrnehmung und -beschäftigung immer in einen Tanz münden, wobei jeweils das im Vordergrund der Einheit stehende Körperteil die Führung übernimmt bzw. besondere Beachtung erhält. Wenn so nach und nach verschiedene Körperteile Gegenstand des Interesses waren, können im Tanz jeweils Körperteile, die Themen früherer Stunden des Basistrainings waren, mit eingebaut werden. Im Tanz übernehmen so einmal die Knie die Führung, dann der Kopf, dann die Ellbogen, dann die Füße usw. Dies dient der Reintegration.

Zwei weitere Themenbereiche werden in den Ablauf jeder Einheit einbezogen. Zum einen die Atemarbeit mit atemgestützten Bewegungen, Atemspielen mit Pusten und

Tönen sowie anderen einfachen, klar strukturierten Übungen, zum anderen sind es die Sinne, von denen jeweils ein Sinn Thema einer Einheit wird. Die Beschäftigung mit Atem und Sinnen ist ein wichtiger Baustein für die Leibbewegung innen–außen, für das Wechselspiel hinein–hinaus, das bei fast allen KlientInnen des genannten Personenkreises eingeschränkt, wenn nicht gar nahezu unmöglich ist. In der psychischen Erkrankung treten Menschen innere Bestandteile als äußere wie im Wahn entgegen, andere sind betäubt und dem Erleben nicht mehr zugänglich, Äußeres wiederum wird als Inneres erlebt usw. Die TeilnehmerInnen des senso-motorischen Basistrainings sind z. B. nach der psychotischen Krise soweit stabilisiert, dass die Grenzen zwischen innen und außen wieder sicherer werden, allerdings meist um den Preis großer Starrheit. Diese Starrheit ist wichtig, oft überlebenswichtig, da Durchlässigkeit Angst macht, Angst, sich aufzulösen, sich zu verlieren, etwas nicht Aushaltbares, nicht zu Bewältigendes an sich heran und in sich hinein zu lassen. Durch die Atemarbeit (der Atem selbst ist ein Wechselspiel zwischen hinein und hinaus) und die Beschäftigung mit einzelnen Sinnen werden kleine Brücken zwischen innen und außen gebaut, kleine Verbindungslinien von außen nach innen und von innen nach außen ermöglicht. Um z. B. den Tastsinn zu aktivieren, baten wir TeilnehmerInnen, verschiedene Gegenstände zu ertasten, Unterschiede zu spüren usw. Manche konnten dies, andere waren sehr gehemmt. Wir erinnerten uns dann an die alte chinesische Methode der Steinabreibung: Ein Blatt weiches Papier wird auf Steinreliefs gelegt. Mit einem Stift (meist Bleistift oder Kreide) wird über das Papier gerieben, wobei die Reliefstruktur der darunter liegenden Fläche zum Vorschein kommt. Wir baten damals die KlientInnen, in den Räumen des BTZ verschiedene Reliefs, verschiedene Flächen zu erkunden und Abreibungen zu machen. Sie taten dies mit großer Begeisterung. Noch Tage später liefen KlientInnen umher und nahmen von sich aus Abreibungen unterschiedlichster Flächen vor. Offenkundig war dies ein Weg, Verbindungen zwischen innen und außen zu schaffen – nicht pur und unmittelbar, sondern mit der Schutzschicht des Papiers dazwischen.

Der nächste Bestandteil einer Einheit des senso-motorischen Basistrainings waren bzw. sind „kleine Themen“. Zu „kleinen“, das heißt überschaubaren Themen wurden Bewegungsangebote gemacht, weil es darum ging, jeweils eingeschränkte Erfahrungen zu ermöglichen, Erfahrungen, die integrierbar waren und nicht überforderten. In letzter Zeit haben wir als Themen vor allen Dingen Bewegungseinheiten mit den Richtungs- und konstitutiven Leibbewegungen eingebaut und damit sehr gute Erfahrungen gemacht. Wichtig war und ist auch hier, dass zuerst einmal nicht das Erleben im Vordergrund steht, sondern das Üben, das Tun, die konkret vorgegebene und strukturierte Bewegung, dass aber Platz gelassen wird für erlebnisbezogene Auswirkungen und deren Integration.

Ein weiterer Bestandteil des senso-motorischen Basistrainings ist die Entspannung. Wir haben anfangs regelmäßig Übungen der progressiven Muskelentspannung nach Jakobsen angeboten, sind später zu eigenen atemgestützten Entspannungseinheiten übergegangen. Entspannungsangebote sind bei dem genannten Klientel von großer

Bedeutung und werden gern durchgeführt. Die Belastung durch die psychische Erkrankung und die Anforderung, mit der veränderten Lebenssituation „klarkommen" zu müssen, beinhalten und schaffen Spannungen.

Als letzter Bestandteil der Einheiten des senso-motorischen Basistrainings steht rituell ein verbaler Austausch: Wie war es, wie ist es, wie geht es jeder und jedem Einzelnen?

Bei der Durchführung des senso-motorischen Basistrainings sind uns einige Erfahrungen wichtig geworden, die wir als methodische Hinweise gern weitergeben wollen:

- In jedem Fall war und ist es wichtig, kleine Einheiten durchzuführen, Einheiten, die überschaubar und verkraftbar sind und an den Stimmungen in der Gruppe ansetzen können.
- Die Wichtigkeit der übungszentrierten Arbeit wurde schon betont; dabei gilt es, wiederholt daraufhin zu weisen, dass es nicht um ein Richtig oder Falsch geht, sondern darum, Erfahrungen zu machen und zu spüren, was ist. Ein Krankheitsfaktor vieler KlientInnen ist der Druck, „alles richtig machen zu müssen", die Erkrankung selbst verschärft diesen Druck, potenziert ihn manchmal, so dass ein Beiseite-Treten von diesem Druck notwendig ist. Dies kann nicht immer gelingen, da der Druck in großem Ausmaß von innen kommt. TherapeutInnen sollten aber unbedingt darauf achten, ihn nicht noch zu verstärken, sondern ihm kontinuierlich entgegenzuwirken.
- Viele KlientInnen können sich nicht berühren und überhaupt wenig miteinander in Kontakt treten. Es ist zu tolerieren, wenn bei Kontaktübungen manche nicht mitmachen.
- Je mehr bei der Körper- und Bewegungsarbeit erlebt wird, desto unbehaglicher, fremder und Angst machender kann diese Erfahrung für manche KlientInnen werden. Dies wird gemeinhin als „Widerstand" bezeichnet, ein unseres Erachtens relativ törichtes Wort. Die KlientInnen leisten weder Widerstand gegen die TherapeutInnen noch gegen sich, gegen ihr eigenes Erleben. Sie sind schlicht und einfach überfordert, jenseits der Grenze dessen, was ihnen möglich ist. Dies kann sich manchmal in Aggressionen ausdrücken oder damit verknüpft sein, Selbstverachtung zu zeigen. Es ist in jedem Fall eine notwendige Reaktion, mit der die KlientInnen ihre Grenzen zu achten und kundzutun versuchen, und sollte als solche gesehen und respektiert werden.
- Viele der KlientInnen haben räumliche Irritationen. Sie stolpern, torkeln oder können die Richtung nicht flexibel ändern. Wessen Körpererleben zerfallen ist oder wer sich nicht mehr aufgrund festgehaltener spannungsvoller Enge in den Raum hinein orientieren kann, dessen räumliche Orientierung ist eingeschränkt bzw. beeinträchtigt. Von daher sind Übungen und Bewegungen in den leeren Raum hinein, gerade Richtungen, schräge Richtungen, Kurven sowie die Arbeit mit den Richtungs-Leibbewegungen besonders wichtig und nützlich.

- Viele Teilnehmerinnen und Teilnehmer dieses senso-motorischen Basistrainings hatten und haben im zunehmenden Maße den Spaß an kindlichem Spiel gewonnen. Das hat uns oft überrascht. Bedingung war aber, dass die Arbeit nicht nur drei oder vier Wochen lang geschah, sondern sich über mehrere Monate hin entwickeln konnte.
- Überraschend war für uns auch, wie schnell TeilnehmerInnen auch von sich aus Parallelen zwischen dem Erfahrenen und Erlebten und ihrem Alltag zogen. Wir mussten wenig danach fragen, viele Äußerungen und Erkenntnisse kamen von den TeilnehmerInnen selbst.
- TherapeutInnen müssen bzw. sollten nicht immer originell sein und neue Angebote machen. Im senso-motorischen Basistraining haben wir den Wert von Wiederholungen schätzen gelernt. Wiederholungen, Rituale geben Sicherheit. Kleine Veränderungen des Gewohnten können kostbare Erfahrungen ermöglichen, z. B. wenn ein Ritual einmal im Stehen und beim nächsten Mal im Sitzen, einmal ohne Musik, einmal mit dieser Musik, einmal mit jener Musik angeleitet wird.
- Für die meisten TeilnehmerInnen erhöhen sich die Sicherheit und der Mut zu kleinen Veränderungen, wenn sie mit anderen im Kreis stehen oder sich bewegen.
- Während der Entspannungseinheiten sollten TherapeutInnen ihre Achtsamkeit darauf konzentrieren, dass Kontrollverlust oder die Drohung von Kontrollverlust möglichst vermieden wird. Deswegen haben wir die Entspannungseinheiten nie im Liegen, sondern immer im Sitzen, manchmal auch im Stehen durchgeführt.
- Menschen mit schweren psychischen Erkrankungen sind in ihrer Resonanzfähigkeit eingeschränkt. Sie können deshalb wenig mitschwingen und auch wenig Schwingungen ausstrahlen. In den Abschlussrunden ist deshalb immer wieder eine Sprachlosigkeit zu beobachten. Es gibt einen Rückmeldungsstau, unter dem Tanz- und BewegungstherapeutInnen, die mit diesem Klientel arbeiten, manchmal leiden.

14.6 Möglichkeiten und Notwendigkeiten leiborientierter Tanz- und Bewegungstherapie

Aus den vielfältigen Möglichkeiten der leiborientierten Tanz- und Bewegungstherapie mit an Depression, Schizophrenie und an anderen psychiatrischen Krankheitsbildern leidenden KlientInnen ergibt sich die Notwendigkeit dieses Therapieansatzes. Wer diese Erkrankungen nicht nur als Stoffwechselstörungen im Gehirn oder als späte Folge früher innerpsychischer Konflikte, sondern als Störung ganzheitlicher Erlebensprozesse versteht – und dies tun in zunehmendem Maße prominente Vertreter der Psychiatrieforschung –, der muss auch Therapieansätze vertreten und fordern, die das Körpererleben, die Leibbewegungen und das Körperbild der KlientInnen in ihre therapeutische Haltung und Methodik zumindest einbeziehen, wenn nicht gar zu Grunde legen. Ciompi betonte schon 1982, dass „der therapeutische Zugang zum affektiv-kognitiven Doppelsystem der

Psyche von der Körperseite her [...] viel zu kurz gekommen ist", und forderte eine größere Nutzung der „unendlich vielen und sehr fruchtbaren Möglichkeiten" der Tanz-, Bewegungs-, Körper-, Kunst-, Gestaltungs- und Musiktherapie. „Das Ziel ist, wie schon früher betont, die Herstellung einer optimalen Übereinstimmung zwischen Körper und Geist, Fühlen und Denken, averbalen und verbalen Ausdrucks- und Kommunikationsweisen." (Ciompi, 1982, S. 395) 1997 betonte er: „Beschränken sich derartige ‚Übungen'" [gemeint sind z. B. Tanz- und Bewegungsübungen] „allerdings auf punktuelle Aktivitäten ohne Verbindung zu einem therapeutischen Gesamtplan, so droht ihr Effekt von gegenläufigen Erlebnissen rasch wieder verschüttet zu werden. Ihr volles therapeutisches Potenzial vermögen körperbezogene Aktivitäts- und Therapieformen deshalb erst dann zu entfalten, wenn sie dort, wo sie Bestandteil eines umfassenderen therapeutischen Programms sind, in dieses Programm auch voll und ganz integriert werden, statt – wie es so oft namentlich in größeren psychiatrischen Institutionen der Fall ist – entsprechend der besagten Unterschätzung ihres Wirkungspotenzials ein bloß randständiges Anhängsel ohne irgendwelche Verbindungen zum Alltag und zu anderen Therapien zu bleiben. Dies wiederum bedeutet unter anderem, dass der ‚Körpertherapeut' ein in die individuelle Therapieplanung und Fallbesprechung kontinuierlich einbezogenes Mitglied des therapeutischen Teams sein sollte. Denn nur so können einerseits Probleme, die sich in anderen Bereichen stellen, auch von der Körperseite her koordiniert, bearbeitet und andererseits Beobachtungen aus der Körpertherapie – beispielsweise über oft erst dort voll zu Tage tretende körperlich-psychische Nebeneffekte von Medikamenten – fruchtbar weiterverwertet werden." (Ciompi, 1997, S. 307) Auch andere prominente Psychiater, die in Theorie und Praxis neue Wege gegangen sind, betonen die Notwendigkeit kreativer Therapien. Benedetti arbeitet selbst überwiegend mit Kunst- und Gestaltung. Fast alle Schlussfolgerungen, die Thomas Fuchs aus seinen erlebnisbezogenen Analysen der Schizophrenie und der Depression zieht, betreffen die Notwendigkeit kreativer Therapien. Auch wenn es noch vieler weiterer Studien und Erfahrungsauswertungen bedarf, auch wenn gerade für das Gebiet schwerer psychiatrischer Erkrankungen die Methodenentwicklung intensiviert oder verfeinert werden muss, steht die Notwendigkeit leiborientierter Tanz- und Bewegungstherapie gerade für KlientInnen mit schweren psychiatrischen Krankheitsbildern außer Frage.

Literaturverzeichnis

Acogny, Germaine: Danse Africaine-Afrikanischer Tanz-African Dance. Frankfurt am Main 1988[3]

Andersen, Hans Christian: Die roten Schuhe. In: „Märchen". Stuttgart 1986

Baer, Udo: Sozialtherapie. Versuch einer Begriffsbestimmung. In: „Sozialtherapie, Zeitschrift für Theorie und Praxis der Sozialtherapie". Heft 1, 1991. Duisburg

Baer, Udo: Interaktive Gesundheitsgruppen. Thesen zu Prämissen und Essentials Interaktiver Gesundheitsarbeit. In: „Sozialtherapie, Zeitschrift für Theorie und Praxis der Sozialtherapie". Heft 3, 1992 a. Duisburg

Baer, Udo: Von Qual und Ekstase, von Spiel und Scheu. Über das Erleben im künstlerischen und therapeutischen Prozess. In: „Sozialtherapie, Zeitschrift für Theorie und Praxis der Sozialtherapie". Heft 4, 1992b. Duisburg

Baer, Udo: An hua oder: Die Gestaltung des Geheimen. In: „Sozialtherapie, Zeitschrift für Theorie und Praxis der Sozialtherapie". Heft 6–7, 1993 a. Duisburg

Baer, Udo: SensoMotorische Erlebniszentrierte Interaktionen (SMEI). Ein Verfahren Kreativer Sozialtherapie mit alten Menschen. In: „Sozialtherapie, Zeitschrift für Theorie und Praxis der Sozialtherapie". Heft 6–7, 1993 b. Duisburg

Baer, Udo: Bedeutungsräume. Raum- und Richtungsinterventionen (Teil I). In: „Sozialtherapie, Zeitschrift für Theorie und Praxis der Sozialtherapie". Heft 9, 1994. Duisburg

Baer, Udo: Sozialkartographie und Bedeutungsräume. Raum- und Richtungsinterventionen (Teil II). In: „Sozialtherapie, Zeitschrift für Theorie und Praxis der Sozialtherapie". Heft 12–13, 1995 a. Düsseldorf

Baer, Udo: Therapeutisches Triptychon. Teil A: Ein Verfahren der Gestaltungs-Sozialtherapie. In: „Sozialtherapie, Zeitschrift für Theorie und Praxis der Sozialtherapie". Heft 11, 1995 b. Duisburg

Baer, Udo: Frageleitfaden Tridentität. In: „Sozialtherapie, Zeitschrift für Theorie und Praxis der Sozialtherapie". Heft 16, 1996 a. Münster

Baer, Udo (Hrsg.): Kreative Sozialtherapie. Ausgewählte Artikel aus der Zeitschrift Sozialtherapie. Münster 1996 b

Baer, Udo: Stärkenprofil. In: „Sozialtherapie, Zeitschrift für Theorie und Praxis der Sozialtherapie". Heft 14, 1996 c. Münster

Baer, Udo: Tridentität – Identitätsbildung und Therapie. In: „Sozialtherapie, Zeitschrift für Theorie und Praxis der Sozialtherapie". Heft 16, 1996 d. Münster

Baer, Udo: Abschiedskarten. Eine gestaltungstherapeutische Methode. In: „Sozialtherapie, Zeitschrift für Theorie und Praxis der Sozialtherapie". Heft 19, 1997 a. Münster

Baer, Udo: Sozialtherapie tut Not. In: „Sozialtherapie, Zeitschrift für Theorie und Praxis der Sozialtherapie". Heft 17, 1997 b. Münster

Baer, Udo: Der Herzkreis. Eine tanztherapeutische Bewegungssequenz. In: „therapie kreativ, Zeitschrift für kreative Sozial- und Psychotherapie". Heft 21, 1998 a. Neukirchen-Vluyn

Baer, Udo: Kinder ohne Furcht. In: „therapie kreativ, Zeitschrift für kreative Sozial- und Psychotherapie". Heft 20, 1998 b. Neukirchen-Vluyn

Baer, Udo: Sand. Einige Einsatzmöglichkeiten in Tanztherapie und Kunst- und Gestaltungstherapie. In: „therapie kreativ, Zeitschrift für kreative Sozial- und Psychotherapie". Heft 22, 1998 c. Neukirchen-Vluyn

Baer, Udo: Asche-Bilder. In: „therapie kreativ, Zeitschrift für kreative Sozial- und Psychotherapie". Heft 25, 1999 a. Neukirchen-Vluyn

Baer, Udo: Der innere Ort der Bewertung. In: „therapie kreativ, Zeitschrift für kreative Sozial- und Psychotherapie". Heft 23, 1999 b. Neukirchen-Vluyn

Baer, Udo: Gefühlssterne, Angstfresser, Verwandlungsbilder ... Kunst- und gestaltungstherapeutische Methoden und Modelle. Neukirchen-Vluyn 1999 c

Baer, Udo: Anklageschriften. Eine schreibtherapeutische Methode. In: „therapie kreativ, Zeitschrift für kreative Sozio- und Psychotherapie". Heft 28, 2000 a. Neukirchen-Vluyn

Baer, Udo: Sinneskompass. In: „therapie kreativ, Zeitschrift für kreative Sozial- und Psychotherapie". Heft 26 – 27, 2000b. Neukirchen-Vluyn

Baer, Udo: Die Schamsonate. Ein themenzentriertes musiktherapeutisches Angebot. In: „therapie kreativ, Zeitschrift für kreative Sozio- und Psychotherapie", Heft 29, 2001. Neukirchen-Vluyn

Baer, Udo; Frick-Baer, Gabriele: Gefühlsstern. Ein Verfahrensvorschlag für die Kreative Sozialtherapie. In: „Sozialtherapie, Zeitschrift für Theorie und Praxis der Sozialtherapie". Heft 5, 1993. Duisburg

Baer, Udo; Frick-Baer, Gabriele: Therapeutische Triptychon. Teil B: Raumtriptychon – Verfahren der Tanz-Sozialtherapie. In: „Sozialtherapie, Zeitschrift für Theorie und Praxis der Sozialtherapie". Heft 11, 1995. Duisburg

Baer, Udo; Frick-Baer, Gabriele: Die Grammatik der Gefühle. In: „Sozialtherapie, Zeitschrift für Theorie und Praxis der Sozialtherapie". Heft 15, 1996. Münster

Baer, Udo; Frick-Baer, Gabriele: Vom Schämen und Beschämtwerden. Neukirchen-Vluyn 2000

Baer, Udo; Frick-Baer, Gabriele: Neurodermitis und Interaktive Gesundheitsarbeit. Bericht über ein sozialtherapeutisches Pilotprojekt. In: DFS (Hrsg.): Sozialtherapie in Aktion. Neukirchen-Vluyn 2001

Bartenieff, Irmgard; Lewis, Dori: Body Movement. Coping with the environment. Pennsylvenia 19937

Benedetti, Gaetano: Psychotherapie als existenzielle Herausforderung: Göttingen 1992

Bieber-Zai, Karin; Baer, Udo: Anti-Kopfschmerz-Gruppen. Interaktive Gesundheitsarbeit in der Praxis. In: Udo Baer (Hrsg.): Kreative Sozialtherapie. Münster 1996

Bischoff, N.: Psychophysik der Raumwahrnehmung. In: Metuger, W. (Hrsg.): Handbuch der Psychologie. Bd. 1 1. Halbband. Göttingen 1966

Bock, Thomas (Hrsg.); Buck, Dorothea; Gross, Jan; Maß, Ernst; Sorel, Eliot; Wolpert, Eugen: Abschied von Babylon. Verständigung über Grenzen in der Psychiatrie. Bonn 1995

Bock, Thomas. Lichtjahre: Psychosen ohne Psychiatrie. Krankheitsverständnis und Lebensentwürfe von Menschen mit unbehandelten Psychosen. Bonn 1997

Bock, Thomas; Deranders J.E.; Esterer, Ingeborg: Mitteilungen über den Wahnsinn. München 1995

Bock, Thomas; Weigand, Hildegard (Hrsg.): Hand-werks-buch Psychiatrie.Bonn 1991

Böhme, Fritz: Der Tanz in der bildenden Kunst. Heilbronn 1924

Boehn, Max von: Der Tanz. Berlin 1925

Brandtstetter, Gabriele (Hrsg.): Aufforderung zum Tanz. Geschichten und Gedichte. Stuttgart 1993

Brandtstetter, Gabriele: Tanz-Lektüren. Körperbilder und Raumfiguren der Avantgarde. Frankfurt 1995

Bundeszentrale für Gesundheitliche Aufklärung (Hrsg.): Was erhält Menschen gesund? Antonovskys Modell der Salutogenese – Diskussionsstand und Stellenwert. Köln 1998

Chace, Marian: Her Papers. 1975

Ciompi, Luc: Affektlogik. Stuttgart 1982

Ciompi, Luc: Die emotionalen Grundlagen des Denkens. Entwurf einer fraktalen Affektlogik. Göttingen 1997

Clarkson, Petruska; Mackewn, Jennifer: Frederick S. Perls und die Gestalttherapie. Köln 1995

Cohn, Ruth C.: Von der Psychoanalyse zur Themenzentrierten Interaktion. Von der Behandlung einzelner zu einer Pädagogik für alle. Stuttgart 1975

Cohn, Ruth C.; Alfred Farau: Gelebte Geschichte der Psychotherapie. Zwei Perspektiven. Stuttgart 1984

Corsini, R.: Handbuch der Psychotherapie (2 Bde.). Weinheim 1983

Costagliola, Rosalia: Körperbildarbeit mit Essgestörten. Voraussichtlich in: „therapie kreativ, Zeitschrift für kreative Sozial- und Psychotherapie", Heft 31, 2001. Neukirchen-Vluyn

Dahlke, Ruediger: Krankheit als Symbol. Handbuch der Psychosomatik. Symptome, Be-Deutung, Bearbeitung, Einlösung. München 1996

Dethlefsen, Thorwald; Dahlke, Rüdiger: Krankheit als Weg. Deutung und Be-Deutung der Krankheitsbilder. München 1990

DFS – Deutscher Fachverband für Sozialtherapie (Hrsg.): Sozialtherapie in Aktion. Neukirchen-Vluyn 2001

Dieckmann, Hans: Übertragung und Gegenübertragung. Hildesheim 1980

Döblin, Alfred: Die Ermordung einer Butterblume. Die Tänzerin und der Leib. In: Ausgewählte Erzählungen. Freiburg 1962

Dolto, Francoise: Das unbewusste Bild des Körpers. Weinheim, Berlin 1987

Dörner, Klaus; Plog, Ursula: Irren ist menschlich. Bonn 1986[3]

Dornes, Martin: Der kompetente Säugling. Die präverbale Entwicklung des Menschen. Frankfurt am Main 1993, 1999

Dornes, Martin: Die emotionale Welt des Kindes. Frankfurt am Main 2000

Dornes, Martin: Die frühe Kindheit. Entwicklungspsychologie der ersten Lebensjahre. Frankfurt am Main 1997

Duncan, Isadora: Der Tanz der Zukunft. Jena 1929[2]

Eichstedt, Astrid; Polster, Bernd: Wie die Wilden. Tänze auf der Höhe ihrer Zeit. Berlin 1985

Erikson, E. H.: Identität und Lebenszyklus. 1966

Espenak, Liljan: Tanztherapie. Durch kreativen Selbstausdruck zur Persönlichkeitsentwicklung. Dortmund 1985

Fischer, Gustave Nicolas: Psychologie des Arbeitsraumes. Frankfurt 1990

Franke, J.: Zur Strategie einer praxisbezogenen Ökologischen Psychologie. In: Kaminski, *G. (Hrsg.):* Umweltpsychologie. Perspektiven-Probleme-Praxis. Stuttgart 1976, S. 107 – 132

Franklin, Eric: Hundert Ideen für Beweglichkeit. Zürich 1989

Frick-Baer, Gabriele: Körperbild. Erlebniszentrierte sozialtherapeutische Arbeit in der Erwachsenenbildung. In: „Sozialtherapie, Zeitschrift für Theorie und Praxis der Sozialtherapie". Heft 1, 1991. Duisburg

Frick-Baer, Gabriele: Über Filmplakate und Panoramatechnik, über zu kurz gekommene Körperteile, Zeitungspapier und Tiere. Anregungen für die Praxis. In: „Sozialtherapie, Zeitschrift für Theorie und Praxis der Sozialtherapie". Heft 6 – 7, 1993. Duisburg

Frick-Baer, Gabriele; Baer, Udo: Sensorische Simulation. In: „Sozialtherapie, Zeitschrift für Theorie und Praxis der Sozialtherapie". Heft 2, 1992. Duisburg

Frick-Baer, Gabriele; Baer, Udo: Schattenbewegungen. In: „Sozialtherapie, Zeitschrift für Theorie und Praxis der Sozialtherapie". Heft 12 – 13, 1995. Düsseldorf

Frick-Baer, Gabriele; Baer, Udo: Tanztherapie und Tanz-Sozialtherapie: Was ist das? In: „Sozialtherapie, Zeitschrift für Theorie und Praxis der Sozialtherapie". Heft 18, 1997 a. Münster

Frick-Baer, Gabriele; Baer, Udo: Worüber ich nicht zu sprechen wage... In: „Sozialtherapie, Zeitschrift für Theorie und Praxis der Sozialtherapie". Heft 17, 1997 b. Münster

Frick-Baer, Gabriele; Baer, Udo: Leibtänze: In: „therapie kreativ, Zeitschrift für kreative Sozial- und Psychotherapie". Heft 26 – 27, 2000. Neukirchen-Vluyn

Fuchs, Thomas: Leib-Raum-Person. Entwurf einer Phänomenologischen Anthropologie. Stuttgart 2000

Fuchs, Thomas: Psychopathologie von Leib und Raum. Phänomenologisch-empirische Untersuchungen zu depressiven und paranoiden Erkrankungen. Darmstadt 2001

Garms, Silke: Tanzfrauen in der Avantgarde. Lebenspolitik und choreografische Entwicklung in acht Portraits. Kiel 1998

Goethe, Johann Wolfgang: Die Leiden des jungen Werther. Stuttgart 1948

Grass, Günter: Die Ballerina. Berlin 1985[4]

Graumann, C.F. (Hrsg.): Ökologische Perspektiven in der Psychologie. Bern, Stuttgart, Wien 1978

Grawe, K.; Donati, R.; Bernauer, F.: Psychotherapie im Wandel. Göttingen 1994

Günther, Helmut: Die Tänze und Riten der Afro-Amerikaner. Vom Kongo bis Samba und Soul. Bonn 1982

Haeckel, E.: Generelle Morphologie der Organismen, Bd. 1 und Bd. 2, Berlin 1866

Hall, E.T.: Die Sprache des Raumes. Düsseldorf 1976

Halprin, Anna: Tanz, Ausdruck und Heilung. Essen 2000

Halprin, Anna: Bewegungsritual. Basel 1987

Hay, Louise L.: Gesundheit für Körper und Seele. Wie Sie durch mentales Training Ihre Gesundheit erhalten und Krankheiten heilen. München 1996[4]

Heine, Heinrich: Sämtliche Werke in 4 Bänden. München 1973

Heinrichs, Hans-Jürgen: „Bewege dich, so wirst du schön". Tanz, Musik, Meditation und Wirklichkeit. Hamburg 1993

Hersey, George L.: Verführung nach Maß. Ideal und Tyrannei des perfekten Körpers. Berlin 1998

Herzog, Christiane (Hrsg.): Kraft zum Atmen. Gedanken, Texte und Bilder Mukoviszidose betroffener Kinder, Jugendlicher und Erwachsener. Münster 1995

Hoffmann-Axthelm, Dagmar (Hrsg.): Der Körper in der Psychotherapie. Oldenburg 1991

Hofmannsthal, Hugo von: Die unvergleichliche Tänzerin. In: Gesammelte Werke. Frankfurt 1979

Hörmann, Karl: Tanztherapie. Göttingen, Stuttgart 1993

Huber, G.: Hypochondrie und Coenästhopathie. Fundamenta Psychiat. 1, 122–127. 1987

Huter, Carl: Grundlagen der Menschenkenntnis. Nürnberg 1910

Huter, Carl: Illustriertes Handbuch der Menschenkenntnis. Nürnberg 1911, 1930

Huter, Carl: Die Physiognomik des Ohres. Ein Lehrbuch zur Menschenkenntnis. Schwaig bei Nürnberg, 1930, Neuausgabe 1982

Jacoby, Mario: Grundformen seelischer Austauschprozesse. Jungsche Therapie und neuere Kleinkindforschng. Zürich, Düsseldorf 1998

Kaltenbrunner, Thomas: Contact Improvisation. Aachen 1998

Kaminski, G. (Hrsg.): Ordnung und Variabilität im Alltagsgeschehen, Göttingen 1985

Kaminski, G.: Zehn Jahre Ökopsychologie. In: Albert, D.: Bericht über den 34. Kongress der Deutschen Gesellschaft für Psychologie, Bd. 2, Göttingen 1985, S. 837–840

Karina, Linian; Kant, Marion: Tanz unterm Hakenkreuz. Eine Dokumentation. Berlin 1999[2]

Kepner, James I.: Körperprozesse. Ein gestalttherapeutischer Ansatz. Köln 2000

Kerklau, Manfred: Theater Sykorax. Ein integratives Theaterprojekt für Menschen mit psychischen Störungen. In: DFS (Hrsg.): Sozialtherapie in Aktion. Neukirchen-Vluyn 2001

Klein, Petra: Tanztherapie: Eine einführende Betrachtung im Vergleich mit Konzentrativer- und Integrativer Bewegungstherapie. Suderburg 1983

Klein, Petra: Tanztherapie. Ein Weg zum Ganzheitlichen Sein. München 1993

Klingenbeck, Fritz: Unsterblicher Walzer. Die Geschichte des deutschen Nationaltanzes. Wien 1940

Koch, Marion: Salomes Schleier. Eine andere Kulturgeschichte des Tanzes. Hamburg 1995

Koffka, K.: Principles of gestalt psychology. New York 1935

Kriz, Jürgen: Grundkonzepte der Psychotherapie. Weinheim 1991[3]

Kruse, L.: Privatheit als Problem und Gegenstand der Psychologie. Bern / Stuttgart / Wien 1980

Kruse, L.: Räumliche Umwelt. Die Phänomenologie des räumlichen Verhaltens als Beitrag zu einer psychologischen Umwelttheorie. Berlin 1974

Kruse, Otto (Hrsg.): Kreativität als Ressource für Veränderung und Wachstum. Kreative Methoden in den psychosozialen Arbeitsfeldern: Theorien, Vorgehensweise, Beispiele. Tübingen 1997

Kruse, Otto: Emotionsdynamik und Psychotherapie. Grundlagen zum Verständnis menschlicher Emotionen und ihrer psychotherapeutischen Beeinflussung. Weinheim 1985

Kruse, Otto: Entwicklungstheorie der Emotionen und Psychopathologie. In: Petzold, H.G. (Hrsg.). Die Wiederentdeckung des Gefühls. Emotionen in der Psychotherapie und der menschlichen Entwicklung. Paderborn 1995

Kruse, Otto: Kreativität und Veränderung. Modellvorstellungen zur Wirksamkeit kreativer Methoden. In: Otto Kruse (Hrsg.). Kreativität als Ressource für Veränderung und Wachstum. Tübingen 1997

Künstlerhaus Bethanien (Hrsg.): Melancholie der Vorstadt: Tango. Berlin 1982

Kupfer, Amandus: Grundlagen der Menschenkenntnis. Erster Studienband. Schwaig-Nürnberg 1921

Kupfer, Amandus: Grundlagen der Menschenkenntnis. Zweiter Studienband. Schwaig-Nürnberg 1921

Kurtz, Ron: Körperzentrierte Psychotherapie. Die Hakomi-Methode. Essen 1985

Kurtz, Ron; Prestera, Hector: Botschaften des Körpers. Bodyreading: ein illustrierter Leitfaden. München 1993[7]

Laban, Rudolf von: Der moderne Ausdruckstanz. Wilhelmshaven 1982

Laban, Rudolf von: Des Kindes Gymnastik und Tanz. Oldenburg 1926[3]

Laban, Rudolf von: Die Kunst der Bewegung. Wilhelmshaven 1988

Laban, Rudolf von: Die Welt des Tänzers. Stuttgart 1920

Laban, Rudolf von: Ein Leben für den Tanz. Dresden 1935 / Faksimile-Nachdruck Bern und Stuttgart 1989

Laing, R. u. a.: Interpersonelle Wahrnehmung. 1976

Lavater, Johann Kaspar: Physiognomische Fragmente. Ingelheim 1970

Lenz, Martin; Tüpker, Rosemarie: Wege zur musiktherapeutischen Improvisation., Münster 1998

Lewin, Kurt: Psychologische Ökologie, 1943. In: Lewin, Kurt: Feldtheorie in den Sozialwissenschaften. Bern/Stuttgart 1963, S. 98 – 101.

Lewin, Kurt: Werksausgabe. Band 4. Feldtheorie. Stuttgart 1982

Loesch, Ilse: Mit Leib und Seele. Erlebte Vergangenheit des Ausdruckstanzes. Berlin 1990

Lorenz, K.: Über tierisches und menschliches Verhalten. Bd. II. München 1965

Lowen, Alexander: Bioenergetik als Körpertherapie. Der Verrat am Körper und wie er wiedergutzumachen ist. Reinbek 1998

Lowen, Alexander. Bioenergetik. Therapie der Seele durch Arbeit mit dem Körper. Reinbek 1979 / 1983

Mahler, Madeleine: Kreativer Tanz. Bern 1981[3]

Mahler, Margarat S.; Pine, Fred; Bergman, Anni: Die psychische Geburt des Menschen. Frankfurt 1980

Mahr, Karin: Rückkehr zum Körper. Bewegungstherapie – ein neuer Ansatz. Hamburg 1994

Mann, Frido; Meyer-Pachur, Regina; Schmandt, Christiane (Hrsg.): Fliege nicht eher als bis Dir Federn gewachsen sind. Gedanken, Texte und Bilder krebskranker Kinder. Münster 1994[2]

Mann, Leon: Sozialpsychologie. Weinheim, Basel 1972

Manning, Susan A.: Ecstasy and the demon. Feminism and Nationalism in the dances of Mary Wigman. Berkeley, Los Angeles, London 1984 / 1993

Matthies, Klaus: Überschneidungen und Berührungen. Zum Verhältnis von Kunst, Pädagogik und Therapie. In: Udo Baer (Hrsg.). Kreative Sozialtherapie. Münster 1996

Maturana, H.R.: Erkennen: Die Organisation und die Verkörperung der Wirklichkeit. Ausgewählte Arbeiten zur biologischen Epistemiologie. Braunschweig 1982

May, R.: Der Mut zur Kreativität. Paderborn 1987

Mead, G.H.: Geist, Identität und Gesellschaft – aus der Sicht des Sozialbehaviorismus. Frankfurt 1975

Mehrabian, Albert: Räume des Alltags. Wie die Umwelt unser Verhalten bestimmt. Frankfurt 1987

Merleau-Ponty, Maurice: Phänomenologie der Wahrnehmung. Berlin 1966

Mertens, Wolfgang: Einführung in die psychoanalytische Therapie. Band 2. Stuttgart 1993 [2]

Mertens, Wolfgang: Einführung in die psychoanalytische Therapie. Band 3. Stuttgart 1993 [2]

Miller, R.: Ökologische Psychologie. In: Lück, H.E.; Miller, R.; Rechtien, W. (Hrsg.): Geschichte der Psychologie. Ein Handbuch in Schlüsselbegriffen. München 1984

Miller, R.: Einführung in die Ökologische Psychologie. Fernuniversität Hagen 1986 a

Miller, R.: Umweltpsychologie. In: Rexilius, G.; Grubitzsch, S. (Hrsg.). Psychologie – Ein Grundkurs. Reinbek 1986 b

Müller, Hedwig: Mary Wigman. Leben und Werk der großen Tänzerin. Weinheim und Berlin 1986

Müller, Hedwig; Stöckemann, Patricia: „...jeder Mensch ist ein Tänzer." Ausdruckstanz in Deutschland zwischen 1900 und 1945. Gießen 1993

Nagera, Humberto (Hrsg.): Psychoanalytische Grundbegriffe. Frankfurt 1974

Neff, Kurt (Hrsg.): Vom Tanz. Ein Lesebuch. Frankfurt 1993

Neyraut, Michael: Die Übertragung. Literatur der Psychoanalyse. Frankfurt 1996

Niehaus, Max: Isadora Duncan. Leben-Werk-Wirkung. Wilhelmshaven 1981

Oaklander, Violet: Gestalttherapie mit Kindern und Jugendlichen, Konzepte der Humanwissenschaften. Stuttgart 1996 [10]

Ochaim, Brygida; Balk, Claudia: Variete-Tänzerinnen um 1900. Vom Sinnenrausch zur Tanzmoderne. Frankfurt, Basel 1998

Oerter, Rolf; Montada, Leo: Entwicklungspsychologie. Weinheim 1987 [2]

Onori, Piero: Sprechende Körper. Capoeira – ein afrobrasilianischer Kampftanz. St. Gallen, Köln 1988

Otterbach, Friedemann: Einführung in die Geschichte des europäischen Tanzes. Wilhelmshaven 1992

Perls, Frederick S.: Gestalt, Wachstum, Integration. Aufsätze, Vorträge, Therapiesitzungen. Paderborn 1980

Perls, Frederick S.; Baumgardner, Patricia: Das Vermächtnis der Gestalttherapie. Stuttgart 1990

Perls, Frederick S.; Hefferline, Ralph F.; Goodman, Paul: Gestalt-Therapie. Lebensfreude und Persönlichkeitsentfaltung. Stuttgart 1979

Perls, Frederick S.; Hefferline, Ralph F.; Goodman, Paul: Gestalt-Therapie. Wiederbelebung des Selbst. Stuttgart 1981 [2]

Perls, Laura: Leben an der Grenze. Essays und Anmerkungen zur Gestalt-Therapie. Köln 1989

Peter-Bolaender, Martina: Tanz und Imagination. Paderborn 1992

Petzold, Hilarion G.: Integrative Bewegungs- und Leibtherapie. Ein ganzheitlicher Weg leibbezogener Psychotherapie. Band 1 und 2. Paderborn 1988

Petzold, Hilarion G.: Die Kraft liebevoller Blicke. Psychotherapie & Babyforschung. Band 1 und 2. Paderborn 1995

Piaget, Jean: Das Weltbild des Kindes. München 1988

Piaget, Jean; Inhelder, Bärbel: Die Psychologie des Kindes. München 1986

Polenz, Silke von: Und er bewegt sich doch. Ketzerisches zur Körperabstinenz der Psychoanalyse. Frankfurt 1994

Rahm, Dorothea; Otte, Hilka; Bosse, Susanne; Ruhe-Hollenbach, Hannelore: Einführung in die Integrative Therapie. Grundlagen und Praxis. Paderborn 1993

Rank, Ansgar; Rank, Dietlinde: Schau auf deinen Körper und fühle wer du bist. Körperausdruck und Charakterstrukturen in der Bioenergetik. Stuttgart 1994

Reichelt, Fe: Ausdrucktanz und Tanztherapie. Frankfurt 1987/1991 [4]

Richter, Kurt F.: Erzählweisen des Körpers. Kreative Gestaltarbeit in Theorie, Beratung, Supervision und Gruppenarbeit. Seelze-Velber 1997

Richter, Susanne: Wenn Therapie verordnet wird ... Die Übersetzung und Integration der Tanz-Sozialtherapie in die Praxis einer Akutpsychiatrie mit Menschen in Krisen. In: DFS (Hrsg.): Sozialtherapie in Aktion. Neukirchen-Vluyn 2001

Rick, Cary: Tanztherapie. Eine Einführung in die Grundlagen. Stuttgart 1989

Rogers, Carl R.: Auf dem Wege zu einer Theorie der Kreativität (1954). In: Petzold, Hilarion; Orth, Ilse (Hrsg.): Die neuen Kreativitätstherapien. Handbuch der Kunsttherapie Band I. Paderborn 1990

Rosenfield, Israel: Das Fremde, das Vertraute und das Vergessene. Frankfurt 1992

Sacks, Oliver: Der Mann, der seine Frau mit einem Hut verwechselte. Hamburg 1987

Salber, Wilhelm: Kunst, Psychologie und Behandlung. Bonn 1977

Schenk-Danzinger, Lotte: Entwicklungspsychologie. Wien 1991 [21]

Schilder, P.: Das Körperschema. Ein Beitrag zur Lehre vom Bewußtsein des eigenen Körpers. Berlin 1923 / 1935

Schmitz, Hermann: Leib und Gefühl. Materialien zu einer philosophischen Therapeutik. Paderborn 1989

Schmitz, Hermann: System der Philosophie. Der Leib – Erster Teil. Bonn 1965

Schmitz, Hermann: System der Philosophie. Der Raum – Erster Teil. Bonn 1967

Schoop, Trudi: ...komm und tanz mit mir! Zürich 1974 und 1981

Schult-Gambard, J.: Räumliches Verhalten. Fernuniversität Hagen 1985

Shapiro, Francine: EMDR. Grundlagen und Praxis. Handbuch zur Behandlung traumatisierter Menschen. Paderborn 1998

Siegel, E. V.; Trautmann-Voigt, S.; Voigt, B.: Tanz- und Bewegungstherapie. Frankfurt 1997

Siegel, Elaine V.: Tanztherapie. Seelische und körperliche Entwicklung im Spiegel der Bewegung. Ein psychoanalytisches Konzept. Stuttgart 1986 / 1991 [3]

Simkin, S. James: Gestalttherapie. Mini-Lektionen für Einzelne und für Gruppen. Wuppertal 1978

Simmat, William E.: Über das Triptychon als bildnerische Form. Frankfurter Projekt II. Ausstellungskatalog o.J.

Simonton, Carl O.: Wieder gesund werden. Reinbek 1982

Spitz, Rene A.: Vom Säugling zum Kleinkind. Naturgeschichte der Mutter-Kind-Beziehungen im ersten Lebensjahr. Stuttgart 1967, 1996

Spitzer, R.L.; Gibbon, M.; Skodol, A.E.; Williams, J.B.W.; First, M.B.: DSM-III-R Falldarstellungen. Diagnostisches und Statistisches Manual Psychischer Störungen DMS-III-R. Weinheim und Basel 1991

Staemmler, Frank-M.: der „leere Stuhl". Ein Beitrag zur Technik der Gestalttherapie. München 1995

Staemmler, Frank-M.: Therapeutische Beziehung und Diagnose. Gestalttherapeutische Antworten. München 1993

Stangl, Anton: Die Sprache des Körpers. Menschenkenntnis für Alltag und Beruf. Düsseldorf, Wien 1977

Steiner, Rudolf: Eurythmie als sichtbare Sprache. Laut-Eurythmie-Kurs. Dornach 1964

Stern, Daniel: Die Lebenserfahrung des Säuglings. Stuttgart 1992 / 1996

Stern, Daniel: Mutter und Kind. Die erste Beziehung. Stuttgart 2000

Stevens, John O.: Die Kunst der Wahrnehmung. Übungen der Gestalttherapie. Chr. Gütersloh 1975 [14]

Stopczyk, Annegret: Nein danke, ich denke selber. Philosophieren aus weiblicher Sicht. Berlin 2000

Stopczyk, Annegret: Sophias Leib. Entfesselung der Weisheit. Heidelberg 1998

Strasberg, Lee: Ein Traum der Leidenschaft. Die Entwicklung der Methode. München 1988

Teegen, Frauke: Die Bildersprache des Körpers. Hamburg 1992

Thich Nhat Hanh: Zeiten der Achtsamkeit. Freiburg 1996

Thich Nhat Hanh: Das Glück, einen Baum zu umarmen. Geschichten von der Kunst des achtsamen Lebens. München 1997

Thich Nhat Hanh: Schritte der Achtsamkeit. Freiburg 1998

Trautmann-Voigt, Sabine; Voigt, Bernd (Hrsg.): Freud lernt laufen. Herausforderungen analytischer Tanz- und Bewegungstherapie für Psychoanalyse und Psychotherapie. Frankfurt 1997

Trautmann-Voigt, Sabine; Voigt, Bernd (Hrsg.): Bewegte Augenblicke im Leben des Säuglings – und welche therapeutischen Konsequenzen? Köln 1996

Ulbrich, Christel: Tanz dich gesund! Tanz als Bewegungstherapie. Berlin 1992

Valery, Paul: Die Seele und der Tanz. In: Eupalinos oder Der Architekt. Frankfurt 1973

Venzmer, Gerhard: Körpergestalt und Seelenanlage. Ein Überblick über die biologische Verwandtschaft zwischen Körperform und Wesenskern des Menschen. Stuttgart 1930

Virilio, Paul: Die Eroberung des Körpers. Vom Übermenschen zum überreizten Menschen. München Wien 1994

Walter, Hans-Jürgen: Gestalttheorie und Psychotherapie. Zur integrativen Anwendung zeitgenössischer Therapieformen. Opladen 1994[3]

Watzlawick, Paul: Anleitung zum Unglücklichsein. München 1984[14]

Watzlawick, Paul; Beavin, Janet H.; Jackson, Don D.: Menschliche Kommunikation. München 1969

Weißmann, Eva: Tanz-Theater-Therapie. Szene und Bewegung in der Psychotherapie. München, Basel 1998

Wertheimer, Max: Produktives Denken. Was geschieht, wenn man wirklich denkt und dabei vorwärts kommt? Was sind hierbei die entscheidenden Schritte? Wie kommen sie zustande? Woher kommt die Erleuchtung, der Geistesblitz? Frankfurt 1964[2]

Wichelhaus, Barbara: Körper, Körperwahrnehmung, Körpererfahrung. In: Kunst und Unterricht. Zeitschrift für Kunstpädagogik vereint mit Kunsterziehung, Heft 202, 1996. Seelze

Willke, Elke; Hölter, Gerd; Petzold, Hilarion: Tanztherapie. Theorie und Praxis. Ein Handbuch. 1992[2]

Winnicott, D.W.: Vom Spiel zur Kreativität. Stuttgart 1993[7]

Wosien, Bernhard: Der Weg des Tänzers. Selbsterfahrung durch Bewegung. Linz 1988

Wosien, Maria-Gabriele: Tanz im Angesicht der Götter. München 1985

Zimmer, Renate (Hrsg.): Spielformen des Tanzes. Vom Kindertanz bis zum Rock'n Roll. Dortmund 1990[2]

Stichwort- und Namensverzeichnis

Begriffe wie Tanz, Tanztherapie, Bewegungstherapie, Erleben, Klient, Klientin, Körper usw. erscheint zu häufig im Text, als dass eine Aufnahme in das Stichwortverzeichnis Sinn gemacht hätte. Wir haben deshalb darauf verzichtet.